Coulter

Portraits
homöopathischer
Arzneimittel II

Portraits homöopathischer Arzneimittel II

Zur Psychosomatik ausgewählter Konstitutionstypen

Von Catherine R. Coulter

Aus dem Amerikanischen übersetzt
von Ulrike Kessler

Mit 2 Abbildungen und 2 Tabellen

HAUG

Karl F. Haug Verlag · Heidelberg

Die Deutsche Bibliothek – CIP-Einheitsaufnahme

Coulter, Catherine R.:
Portraits homöopathischer Arzneimittel: zur Psychosomatik ausgewählter Konstitutionstypen / von Catherine R. Coulter. Aus dem Amerikan. übers. von Ulrike Kessler. –Heidelberg: Haug.
Einheitssacht.: Portraits of homoeopathic medicines «dt.»

2. Mit 2 Tabellen. – 1. Aufl., 1. Nachdr., 6. – 10. Tsd. – 1992
ISBN 3-7760-1128-9

1. Nachdruck · 6. – 10. Tausend · 1992

Titel-Nr. 2128 · ISBN 3-7760-1128-9

Gesamtherstellung: Heinrich Schreck KG, 6735 Maikammer/Pfalz

Für Harris Livermore Coulter

Danksagung

Mein Dank gilt zunächst und vor allem – einmal wieder – meinem Mann *Harris L. Coulter* für seinen großzügigen Beistand bei der Bearbeitung und der maschinenschriftlichen Fassung dieses Manuskriptes, und *Beverly Chapman* als Herausgeberin für ihre unschätzbar wertvollen Ratschläge.

Weiter möchte ich einigen guten Freunden danken: *David Wember,* M.D., und *Lissa Moore* für ihre moralische Unterstützung und intellektuelle Begleitung in allen homöopathischen Fragen; *Catherine Razi* für ihren hilfreichen Rat bei der Abfassung der Einleitung und die Übersetzung des Vorworts; *Richard Moskowitz,* M.D., *Jacques Imberechts,* M.D. und *Domenick Masiello,* D.O., die bestimmte Abschnitte des Manuskripts gelesen und kommentiert haben; ebenso *Toni Minor* und *Stan Shoptaugh* für ihre Sorgfalt bei der Fahnenkorrektur, die weit über das hinausging, was man erwarten konnte.

Besonders gilt mein Dank auch meinen drei Kindern *Elizabeth, Marian* und *Alexander;* mit scharfem Verstand, wißbegierigen Fragen und anregenden Diskussionen halfen sie mir, meine Ideen klarer darzustellen, und trugen dazu bei, daß ich diese *Portraits* mit viel Freude schreiben konnte.

Schließlich möchte ich noch der Woodward Foundation für ihre Großzügigkeit danken, mit der sie mich während der Arbeit an diesem zweiten Band finanziell unterstützten. Ich bin ihnen zu großem Dank verpflichtet.

Inhalt

Teil 2

Vorwort

Die Lehre von der Homöopathie – begründet gegen Ende des achtzehnten Jahrhunderts als Kind einer Zeit, in der revolutionäre Umwälzungen Wissenschaft, Künste und das gesamte Denken neu formulierten und umstrukturierten – basierte auf einer radikalen Kritik der zeitgenössischen medizinischen Konzepte. Innerhalb von ein paar Jahren breitete sie sich in ganz Europa aus, fand ihren Weg nach Nord- und Südamerika und schlug selbst in Indien kräftig Wurzeln. Zwei Jahrhunderte harter Arbeit durch viele, weit verstreute homöopathische Praktiker haben ihren Ausdruck in einer Literatur beachtlichen Ausmaßes gefunden.

In den letzten Jahren ist ein Wiederaufleben homöopathischer Aktivitäten in den Vereinigten Staaten zu beobachten, die der Homöopathie wieder zu ihrer früheren Bedeutung verhelfen könnten. Da die Geschichte in Zyklen verläuft, kommt es immer wieder zu den gleichen Situationen in bemerkenswert ähnlichen Sequenzen. In unseren Tagen scheint das Rad der Geschichte wieder einmal eine seiner Umdrehungen zu vollenden und uns mit Ereignissen zu konfrontieren, die ganz analog zu jenen vor zwei Jahrhunderten verlaufen.

Catherine R. Coulters „Portraits homöopathischer Arzneimittel", deren erster Band 1986 erschienen ist, läßt die Tradition der großen homöopathischen Neuerer wiederaufleben. Ihr Werk entspringt tiefer Kenntnis der Meister der Homöopathie, von denen sich im Text viele Zitate finden; nicht nur von *Samuel Hahnemann,* dem Begründer, sondern auch von den bekannten amerikanischen Pionieren wie *Kent, Hering, Allen, Boger* und anderen. In einem Stil von seltener Eleganz integriert sie ein beachtliches traditionelles Wissen und ihre eigene klinische Erfahrung als Homöopathin.

In bewundernswerter Treue fest zu den grundlegenden homöopathischen Prinzipien stehend, eröffnen ihre *Portraits* erfrischende und originelle Perspektiven und machen das Studium der Materia medica damit zu einer angenehmen Entdeckungsreise durch die verschiedenen menschlichen Verhaltensweisen, denen man jeden Tag begegnet.

Wie Dornröschen im Märchen erwacht die amerikanische Homöopathie aus ihrem langen Schlaf im Königsschloß, in dem der ganze Reichtum gehäuft liegt, den ihre Pioniere angesammelt haben. Hoffen wir, daß sich Menschen finden, die ihr helfen, die ersten Schritte zu tun, sie vor den Gefahren schützen, die auch heute noch am Rande des Weges lauern, und ihr ihre frühere Größe wiedergeben.

Dr. med. *Jacques Baur*
Lyon, 1988

Einleitung

Die homöopathischen Polychreste dienen als Archetypen. Dies bedeutet, daß sie jeweils einen weiten Bereich von Symptomen und Persönlichkeitszügen verkörpern, von denen sich beim einzelnen Patienten nur jeweils ein Teil wiederfindet. Diese archetypischen Muster, die ursprünglich anhand von Berichten über Vergiftungen, sowie durch Symptome, die durch die homöopathischen Arzneimittelprüfungen gefunden wurden, entwickelt worden sind, sind im Lauf der Jahrzehnte durch die Erfahrung der Ärzte am Krankenbett bereichert worden.*

Die so erhaltenen Informationen können gelegentlich widersprüchlich und unlogisch sein. Beispielsweise hat der *Natrium-muriaticum*-Konstitutionstyp sowohl das Bedürfnis, Menschen um sich herum zu haben, als auch, ihnen zu entfliehen. Er wird in beide Richtungen gezogen und ist weder in der einen, noch in der anderen Situation vollkommen glücklich. Im Arzneimittelbild findet sich daher Besserung *und* Verschlimmerung durch Gesellschaft, Besserung *und* Verschlimmerung durch das Alleinsein.

Solche Gegensätze schaffen eine gewisse Spannung innerhalb eines konstitutionellen Bildes. Wenn die Beschreibung eines Arzneimittels jedoch gefühlsmäßig „greifen" soll – und sei es nur aus mnemotechnischen Gründen – muß es diese Spannung zwischen den miteinander konkurrierenden Anteilen absorbieren können. Diese „Spannungen" einzufangen, sie zu bewahren und letztlich miteinander zu versöhnen, ist eines der Ziele dieser Portraits.

Ein homöopathisches Portrait ist zudem nicht einfach nur das Abbild einer klar definierten, endlichen, unveränderlichen Realität – z.B. die vorherrschende Linksseitigkeit von *Lachesis,* die hellen, strahlenden Augen von *Phosphor,* die Durstlosigkeit von *Pulsatilla,* die Frostigkeit von *Arsenicum album* und anderer „Schlüsselsymptome" der homöopathischen Verschreibung. Ein Portrait muß auch Träger einer gewissen *Symbolkraft – bildhaften Wirkung* – sein und mit den ausdrücklichen oder deutlichen Wesenszügen eines bestimmten Arzneimittels auch die verborgenen,

* Die Begriffe „Polychrest", „Konstitutionsmittel", „Arzneimittelbild", „homöopathischer Konstitutionstyp", „Arzneimittelprüfung" und andere werden in *C.R. Coulter, Portraits homöopathischer Arzneimittel,* Band I, 2., verb. Aufl., Karl F. Haug Verlag, Heidelberg 1989, diskutiert und erklärt.

mit den endlichen auch die unerschöpflichen, den unveränderlichen die fließenden anklingen lassen.

Die einzigartige, gestaltlose, ihm eigene Essenz eines homöopathischen Arzneimittels einzufangen heißt, die Gesamtheit seiner verschiedenen Prozesse auszudrücken – die unterschiedlichen Phänomene der Arzneimittelprüfungen und klinischen Erfahrungen zu einer charakteristischen, einheitlichen Form zu kristallisieren. So findet sich die Fülle und Mannigfaltigkeit der Ideen und Gefühle, die mit *Natrium muriaticum* assoziiert sind, bildhaft durch das absorbierende, bindende, kondensierende und konservierende Salz ausgedrückt, das den Eigengeschmack anderer Speisen betont, gleichzeitig aber auch zerstörerisch wirkt.

Wenn ein Arzneimittelbild einmal einen solchen Inbegriff erlangt hat, wenn es genügend geeignet ist, die ihm innewohnenden Gegensätze, Widersprüche und Abweichungen in sich zu tragen und zu vereinen und eine Fülle von Bedeutungen wachzurufen, beginnt es, wie ein Magnet immer weitere Assoziationen an sich zu ziehen, und es beginnt ein zweifacher, sich von selbst fortsetzender Prozeß. Der Arzt wird in seinem Verstehen durch das archetypische Bild eines bedrückten, traurig stimmenden, zurückhaltenden, unauffälligen Menschen vom Typ „Salz der Erde" bereichert, der vergangenen Kummer nicht loslassen kann und versucht, ihn dadurch zu sublimieren, daß er anderen hilft; dieses Bild wird jedoch wiederum auch durch ihn ergänzt, da jeder Praktiker aus seiner eigenen klinischen Erfahrung dem Arzneimittelbild eine neue Dimension hinzufügt. So weitet und vertieft der Symbolgehalt sich ständig immer mehr.

Dadurch, daß sie eine symbolische Dimension annehmen, dienen die Schlüsselsymptome eines Arzneimittels als Wegweiser zu seinen mannigfachen kleineren Symptomen; sie sind die Haken, an denen der Praktiker seine eigenen Beobachtungen aufhängt. Aus diesem Grund ist es unvermeidbar, daß die Polychreste immer mehr Bedeutung annehmen, auf Kosten der kleineren Mittel. Wie unbillig dies auch scheinen mag, so können doch *Myristica sebifera, Ranunculus bulbosus, Kalium jodatum, Cocculus* und *Bellis perennis* – so wirkungsvoll sie in ihrem eigenen Wirkungsbereich auch sein mögen – nicht die selbe emotionale Wirkung hervorrufen und den hohen Symbolgehalt tragen wie die Polychreste. So wie manche außergewöhnliche Persönlichkeiten aus der Menge hervorstechen, sind bestimmte Arzneimittel unbestrittene „Anführer" (ein Ausdruck von *Nash*). Wir wissen jedoch nicht, ob dies so bleiben muß. Die sogenannten

„kleinen Mittel“ müssen noch gründlicher geprüft werden, bevor sie abschließend beurteilt werden können.

Damit die homöopathische Materia Medica lebendig bleibt und ihre Bedeutung behält, muß sie, wie jeder Aspekt unseres kulturellen Erbes, von jeder Generation unter Berücksichtigung ihrer neuen Erfahrungen und ihres Verständnisses immer wieder genau überprüft, analysiert und neu interpretiert werden. Die *Portraits* sind ein bescheidener Versuch, dieser Herausforderung nachzukommen. Sie stehen jedoch, obwohl sie den Blick auf den homöopathischen Patienten in gesunden und kranken Tagen, in seiner Normalität und Pathologie erweitern und seine psychischen Wesenszüge feiner schattieren, fest in klassisch-hahnemannischer Tradition.

Betrachten wir rückblickend die wichtigsten Beiträge der alten (und einiger jüngerer) Meister der Homöopathie zu dieser Tradition.

In erster Linie stehen die bewährten, wahrheitsgetreuen Bausteine der Materia Medica, die Symptome aus Prüfungen, Berichten von Vergiftungsfällen und klinischen Fällen, wie sie in *„Hahnemanns Reiner Arzneimittellehre“* und *„Die Chronischen Krankheiten“* aufgelistet sind. Sie wurden gefolgt von *Herings* zehnbändigen *Guiding Symptoms of Our Materia Medica* und, gleichzeitig, von *Allens* elfbändigem Werk *Encyclopedia of Pure Materia Medica.* Einige Zeit später faßte *Clarke* die Symptome in den drei Bänden seines *Dictionary of Practical Materia Medica* zusammen.

Zu diesen monumentalen Werken kehrt jeder Praktiker immer wieder zurück, um daraus zu lernen und sich weiter zu bilden.

Auf diesen ungemein soliden Fundamenten sind eine Reihe von Gebäuden errichtet worden. Beispielsweise haben beide *Hering*-Schüler *E.A. Farrington* und *H. Gross* jeweils eine Vergleichende Materia Medica geschrieben. In der von *Gross* 1887 geschriebenen Arzneimittellehre werden die Symptome der meisten großen Mittel in Form von Listen verglichen und gegenübergestellt (beispielsweise wird *Hepar sulfuris* mit 10 anderen Mitteln verglichen, *Sulfur* mit vierzig, *Pulsatilla* mit einem Rekord von 63). *Farringtons Comparative Materia Medica* ist ähnlich umfangreich wie die von *Gross,* seine *Clinical Materia Medica* stellt die Mittel jedoch in Form individueller Essays vor, mit zahlreichen Querverweisungen auf andere Arzneimittel. So ausgezeichnet und wichtig diese Werke auch sind, sind sie doch viel zu unhandlich für den praktischen

Gebrauch; die Informationen sind einfach zu umfangreich, um sie sich zu merken, und die homöopathischen Zeitschriften des 19. Jahrhunderts sind voller Briefe von Studierenden, die um Hilfe rufen.

Um die mühsame Arbeit zu erleichtern, sich diese umfangreiche Sammlung gestaltloser symptomatischer Einzelheiten einzuverleiben, hat jeder Autor eigene Verfahrensweisen ausgearbeitet, und so kam es zu einer ganzen Reihe verschiedener Werke.

Boenninghausens frühe Repertorien und therapeutische Handbücher, die zwischen den dreißiger und sechziger Jahren des vorigen Jahrhunderts geschrieben (und später von *Boger* in dem einbändigen Werk *Characteristics and Repertory* zusammengestellt, ergänzt und neu geordnet) wurden, gehörten zu den ersten Versuchen, das Material in einer verdaulicheren Form darzustellen. Sie wurden gefolgt von *Lilienthals Homoeopathic Therapeutics* (1878), einem „klinischen Repertorium", das die charakteristischen Eigenschaften verschiedener Mittel für jeweils bestimmte klinische Symptome beschreibt, *Lippes Repertory to the More Characteristic Symptoms of the Materia Medica* (1879), *Knerrs Repertory* (1896), das auf *Herings Guiding Symptoms* basierte, und vielen anderen. Sie alle inspirierten und ebneten den Weg zu *Kents* größerem und umfassenderem *Repertorium der Homöopathischen Arzneimittel* (1897). Letzteres hat, mit seiner ungemein praktischen Klassifizierung der charakteristischen Symptome – dieser kleinsten Details, die so wichtig sind für eine effektive homöopathische Verschreibung – die früheren Repertorien ersetzt und ist jetzt Standard. Man hat hinzugefügt und verändert und wird das auch zukünftig tun (siehe z.B. das *Synthetische Repertorium* von *Barthel*), aber es bleibt dennoch das wichtigste und unbestrittenste praktische Instrument für die Verschreibung.

Gleichzeitig versuchten viele Autoren, als Antwort auf die verzweifelten Hilfeschreie von Studierenden und Praktizierenden, da immer neue Arzneimittel dem bestehenden Wissen hinzugefügt wurden, den Bedarf durch selektivere Handbücher abzudecken: *Nash* mit den *Leitsymptomen in der homöopathischen Therapie* (1898), *H. C. Allen* mit *Leitsymptome wichtiger Arzneimittel der homöopathischen Materia Medica* (1898), *W. Boericke* mit seiner unendlich wertvollen *Materia Medica und Repertorium* (1897) und *Bogers* handlichem kleinen Juwel *Synoptic Key with Repertory*, das 1930 publiziert wurde (es basiert auf *Boenninghausen's Repertory*, daher ist das Material etwas anders geordnet als in *Kents Repertorium*, wodurch es letzteres ergänzt). Zur selben Zeit entstanden Werke, die *Nashs* Vignetten erweiterten und ähnlich umfangreich wie *Farringtons* Essays waren, jedoch ohne dessen unhandliche Querverweise. Prototyp dieses Genres sind *Kents Vorlesungen zur homöopathischen Materia Medica,* die 1904 publiziert wurden und über 200 Arzneimittel darstellen. Allein im englischen Sprachraum folgten die Arzneimittelbilder von *Borland* in den dreißiger Jahren, von *Tyler* und *Wheeler* in den vierziger, von *Shepherd* in den fünfziger, von *Blackie* in den siebziger Jahren, und andere mehr.

Schließlich wurden verschiedene Anläufe gemacht, die Arzneimittel hinsichtlich ihrer miasmatischen Zuordnung zu diskutieren (vgl. die Einführung zum Kapitel Nosoden, Teil II); insgesamt haben sie jedoch die Arzneimittelbilder tendenziell kompliziert und verwirrt, statt sie zu klären.

In den fünfziger Jahren brachte *Whitmont* frischen Wind in unser Verständnis der homöopathischen Materia Medica, indem er sie aus der Sicht der *Jung*schen analytischen Psychologie beschrieb.

Ein lebendiges Portrait muß dreidimensional sein. Die erste Dimension ist das Aufzählen von Symptomen aus Vergiftungsfällen und Prüfungen; die zweite, die dem Bild mehr Tiefe verleiht, besteht aus Daten von klinischen Fällen. Die dritte Dimension repräsentiert die emotionale Kraft des Arzneimittels*. Ein konstitutionelles Portrait ist ein Zusammenspiel all dieser Züge und beruht auf der Gesamtschau und der Analyse von Symptomen und Charakteristika, hinzu kommen Assoziationen aus Literatur, Geschichte, Politik und anderen kulturellen Gebieten, die alle dazu beitragen, das Bild zu bereichern. Nur so kann die „Totalität", die *Hahnemann* meint, voll zur Geltung kommen.

Aber auch das vollständigste, zusammenhängendste dreidimensionale Portrait eines homöopathischen Arzneimittels kann nicht mehr tun, als die Tiefe und den Umfang des Gegenstands anzudeuten. Die Wirklich-

* Um noch einmal auf *Natrium muriaticum* zurückzukommen, erinnert Lots Weib, die in eine Salzsäule verwandelt wurde, an die Pathologie von *Natrium muriaticum,* die durch das „Zurückschauen" in die Vergangenheit entsteht. Miss Havisham in *Dickens Die großen Erwartungen* zeigt, wie unnachgiebiges Festhalten an einem Kummer zu zwanghaftem Groll kristallisieren kann. Don Quichote wirkt auf manche wie eine Prise Salz – entweder würzt er ihr Leben mit Abenteuer oder er hat eine abträgliche Wirkung, wenn man ihm zu sehr freien Lauf läßt. Die Art, wie *Tschechow* Salz auf existenzielle Wunden streut, erinnert wiederum andere an all das Unglück auf der Welt und zerstört ihre Gelassenheit und ihren Seelenfrieden.

keit eines Arzneimittels ist unausschöpflich – ein offenes Forum, in das jeder Praktiker die Reichhaltigkeit und Mannigfaltigkeit seiner eigenen klinischen Beobachtungen und Assoziationen, seinen eigenen Hintergrund und sein Verständnis einbringt und so immer weiter zum archetypischen Bild des Arzneimittels beiträgt.*

Diese Art und Weise, das Arzneimittelbild als Portrait anzusehen, fordert gleichzeitig jeden Homöopathen dazu auf, das Material, das auf seiner eigenen Erfahrung beruht, auf seine Art zu ordnen und, während er sich an *Hahnemanns* drei Regeln hält**, seinen eigenen Stil und seine eigenen Methoden zu entwickeln. Was auch immer er gelesen oder gelernt haben mag, immer sollte *seine eigene empirische Beobachtung der Reaktion des Patienten auf das Mittel* für ihn der wesentliche Faktor und der beste Wegweiser auf das Simillimum sein. Beispielsweise werden die Furcht, Unsicherheit oder Feigheit des *Lycopodium*-Mannes im Portrait erwähnt, aber nicht besonders betont, da jeder Mensch darunter bis zu einem gewissen Grad leidet, und die Autorin festgestellt hat, daß das offenkundige Selbstwertgefühl, die Präsenz und Lebensfähigkeit auffälligere und einzigartigere Züge der Patienten darstellten, die durch die potenzierten Sporen des Bärlapp geheilt wurden. Auch die Trägheit von *Calcium carbonicum* ist ein verläßlicheres Leitsymptom als sein unmäßiger oder übersteigerter Fleiß und seine Entschlossenheit, zum Erfolg zu kommen.

Mit einem Wort, jeder Praktiker sollte sich das Credo von *Hering* zu Herzen nehmen: „Akzeptiere nichts, ohne es zu prüfen, aber verwerfe noch weniger etwas, das du nicht versucht hast", und dann seine eigenen Muster mit Hilfe von Kette und Schuß, also der klassischen Texte und seiner eigenen Erfahrung weben. Daß seine Beobachtungen fast immer die Angaben aus der klassischen Literatur bestätigen werden, ist eine Tatsache, die die Homöopathie wissenschaftlich und zeitlos macht.

Verschiedene Punkte, die in der Einführung zum ersten Band dargelegt wurden, gelten auch für den zweiten. Aus stilistischen Gründen wird auch

---

* So wird es sicher irgendwann einmal einen homöopathischen Berichterstatter geben, der etwa zwei- oder dreihundert Seiten über *Natrium muriaticum* schreiben wird (ein schauerlicher Gedanke!!).

** Sie lauten: 1. Verschreibung nach der Ähnlichkeitsregel, 2. Einzelgaben, und 3. die minimale Dosierung.

hier die männliche Form benutzt, um beide Geschlechter zu bezeichnen, außer wenn es um Symptome geht, die sich vor allem auf das weibliche beziehen (wie in Teilen des Kapitels *Ignatia*). Schließlich sei auch hier davor gewarnt, allein auf der Basis der Geistessymptome zu verschreiben, ohne die Arzneimittelwahl durch körperliche Symptome zu erhärten. Die Komplexität und Veränderlichkeit der menschlichen Natur muß dabei stets bedacht werden, daher sollte man unangemessene Rigidität bei der Beobachtung der Reaktionen des Patienten vermeiden. Diese Portraits, die aus hunderten von Fällen zusammengesetzt sind, die die Autorin persönlich erlebt hat, sind ein Versuch, die archetypischen Dimensionen der homöopathischen Arzneimittel einzufangen und zu vermitteln. Sie sollen leiten, andeuten und inspirieren, aber niemals diktieren.

Teil 1

Nux vomica

Dieses homöopathische Arzneimittel, das aus den Samen von *Strychnos Nux vomica* (Brechnuß) hergestellt wird, also potenziertes Strychnin ist, bestätigt wie *Arsenicum album,* das Schlangengift *Lachesis, Phosphor* und *Belladonna* das alte Wort, daß die stärksten Gifte die besten Heilmittel ergeben.* Die Heilwirkung von *Nux vomica* ist so weitreichend, daß *Hahnemann* beim Studium dieses Arzneimittels das Konzept der *Polychreste* entwickelte. In der Einführung zur Arzneimittelprüfung** schrieb er:

> „Es giebt einige wenige Arzneien, deren meiste Symptome mit den Symptomen der gewöhnlichsten und häufigsten Krankheiten des Menschen (...) an Aehnlichkeit übereinstimmen und daher sehr oft hülfreiche homöopathische Anwendung finden. Man könnte sie *Polychreste* nennen. Zu diesen gehören vorzüglich die Krähenaug-Samen ..." (*Reine Arzneimittellehre,* Bd. I, S.192 ff.)

Der körperliche Zustand bei Erregung und Überreizung erfordert häufig dieses Arzneimittel, und so haben Homöopathen dazu geneigt, die psychischen Entsprechungen zu betonen, wie mangelnde Gelassenheit und Reizbarkeit, Neigung zu Streit, schnell aufgebracht und aufbrausend zu sein. Die Ausdrücke „temper medicine" (*Tyler*) und „nasty *Nux*" sind tatsächlich schon zur stehenden Redensart geworden. Zweifellos hat *Hahnemann* selbst hiermit den Anfang gemacht, als er schrieb, „... daß diejenigen Personen sie öfter bedürfen, welche sehr sorgfältigen, eifrigen, feurigen, hitzigen Temperamentes sind, oder tückischen, boshaften, zornigen Gemüths."

Ohne diese Eigenheiten in ihrer Bedeutung herabzusetzen – sie finden sich in der Tat recht häufig – versucht das folgende Portrait, das Bild zu erweitern und gleiches Gewicht auf den ausgeglichenen und beherrschten, wenn auch immer noch angespannten und nervösen *Nux-vomica*-Typus zu legen. *Hahnemann* gewährte dem Bemühen, diesen häufig zu unrecht verleumdeten Konstitutionstypus zu rehabilitieren, seinen päpstlichen Segen, als er, fast als Nachtrag und ganz am Ende des *Nux*-

---

* In seinem Aufsatz „Was sind Gifte? Was sind Arzneien?" (*Journal der practischen Heilkunde* XXIV (1806), st. III, 40-57) diskutierte *Hahnemann* dieses Konzept im Lichte der Ähnlichkeitsregel.

** *Hahnemann* benannte das Kapitel „*Krähenaugen,* Samen von *Strychnos, Nux vomica*" (d.Ü.).

vomica-Kapitels, schrieb: „Helles Bewußtseyn seiner Existenz; feines, starkes, richtiges Gefühl für Recht und Unrecht.“

Da die Beziehungen zu früher diskutierten Arzneimitteln für ein echtes Verständnis von *Nux vomica* wesentlich sind, wird der Vergleich und die Unterscheidung zu *Sulfur, Arsenicum, Lycopodium* und anderen Konstitutionsmitteln auf den folgenden Seiten breiten Raum einnehmen.

Der große Reiniger

Nux vomica findet, wie *Sulfur,* häufig als erstes Mittel in Fällen Anwendung, wo der Patient aufgrund der schädlichen Auswirkungen früher genommener Medikamente entgiftet werden muß: „häufig das erste Medikament, indiziert nach viel Arzneiabusus“ (*Boericke*). In dieser Rolle sind die beiden Mittel, wie auch in vielem anderen, häufig austauschbar („*Nux* ist eng verwandt mit *Sulfur“: Kent, „Sulfur* ist komplementär [zu *Nux vomica*] bei fast allen Erkrankungen“: *H.C. Allen). Sulfur* ist jedoch meist dann nützlich, wenn es um Nebenwirkungen bestimmter allopathischer Medikamente geht, wie z.B. Steroide oder wiederholte Gaben von Antibiotika bei Krankheitsrückfällen, während *Nux* bei Patienten indiziert ist, die mit vielen verschiedenen sogenannten „Hausmitteln“ überdosiert worden sind. *Nux* wird all jenen gut tun, denen diverse „Mixturen, Magenbitter, Kräuter, Pillen und alle Arten von Quacksalbermedizin“ (*H.C. Allen*) verabreicht wurden und die „überempfindlich auf Arzneimittel“ (*Kent*) reagieren. Es spielt auch eine wahrhaft einzigartige Rolle in Fällen *homöopathischer* Übermedikation – wenn der Patient zu viele verschiedene Arzneimittel genommen hat und überempfindlich auf sein eigenes Konstitutionsmittel geworden ist, oder wenn jedes Mittel oberhalb niedriger Potenzen schwere Erstverschlimmerungen hervorruft („verträgt nicht das geringste ähnliche Mittel“: *Hering*). Nux* stabilisiert die überempfindliche Reaktionslage und versetzt den Patienten in die Lage, sein eigenes Konstitutionsmittel oder andere wohlgewählte Arzneimittel zu vertragen (z.B. „antidotiert Überreaktionen auf *Sulfur“: Kent).*

Verdeutlicht wird dies durch den Fall eines Mannes mit heftigen Magen- und Leibschmerzen nach dem Essen, vor allem am frühen oder späten Nachmittag. Die Mittel, die auf das Symptomenbild zu passen

* *Nash* formuliert es noch klarer: „Verträgt nicht das geringste Mittel, auch wenn es das passende ist.“

schienen – *Lycopodium, Carbo vegetabilis* bzw. *Natrium sulfuricum* – riefen lediglich Tachykardie, Schwindelgefühle und Kurzatmigkeit hervor, ganz gleich welche Potenz gegeben wurde. Eine Gabe *Nux vomica* C 30 ließ ihn sein Simillimum (*Natrium sulfuricum*) in mäßig hoher Potenz, und dessen heilende Wirkung ertragen.

Ein anderer Fall war eine weibliche Patientin, die auf ihr Konstitutionsmittel *Natrium muriaticum,* das sie häufig wegen ihrer Migränekopfschmerzen benötigte, unweigerlich mit einer starken und verlängerten Menstruation reagierte; erst nach einer Zwischengabe *Nux vomica* war sie in der Lage, es zu vertragen.

Sowohl *Sulfur* als auch *Nux vomica* sind wichtige „Reiniger", was die Nachwirkungen von sog. „bewußtseinsverändernden" oder *halluzinatorischen Drogen* angeht. Ersteres paßt vor allem bei denen, die mit ihren Drogengewohnheiten gebrochen haben oder zumindest dabei sind, dies zu tun, aber immer noch unter den schädlichen Auswirkungen auf Geist und Psyche zu leiden haben. Das Mittel trägt mit dazu bei, der entkörperlichten Seele den Kontakt zur Realität wiederzugeben, welche immer noch sozusagen über den Wolken schwebt und unfähig ist, wieder auf den Boden zu kommen; es stellt die geistigen Fähigkeiten in ihrer ursprünglichen Klarheit und Konzentration wieder her, sowie die verlorengegangene Fähigkeit sich zu sammeln, zu organisieren und Gedanken klar und systematisch in Wort und Schrift darzustellen. So wirkt es der (schon ohne Drogenbeteiligung stark ausgeprägten) Neigung des *Sulfur*-Typs zu unzusammenhängenden oder sich überstürzenden Gedanken entgegen. *Nux vomica* ist auf der anderen Seite vor allem bei den Patienten indiziert, die erfolglos versuchen, sich den Drogenmißbrauch abzugewöhnen. Es mäßigt das Verlangen, mindert die Abhängigkeit und erleichtert die Entzugserscheinungen. Kurz gesagt, ist *Nux vomica* das Mittel der Wahl bei Menschen, die noch mit ihrer Abhängigkeit zu kämpfen haben, während *Sulfur* von den Nachwirkungen befreit, wenn mit der Gewohnheit gebrochen worden ist.

Nux vomica ist weiter von unschätzbarem Wert bei der Behandlung von *Alkoholismus.* Als „Erste Hilfe"-Maßnahme ist es absolut spezifisch für den Kater am Morgen „danach". Bei der Behandlung chronischer Fälle oder konstitutioneller Verschreibung wird das Mittel bei Delirium tremens gebraucht (*Hering* beschreibt das Bild im Detail) sowie beim Gewohnheitstrinker, der stetig (von ihm selbst aber unbemerkt) seinen Konsum steigert, aber wenig an akuten Beschwerden zu leiden hat; außerdem beim sog. Quartalssäufer, der zeitweilig abstinent lebt, sich jedoch immer wieder sinnlos betrinkt. Wenn er sich in Zeiten von Streß und Depression der Flasche zuwendet, kann dieser Typus ausfallend und sogar gewalttätig werden; er ist der Alkoholiker, der seine Frau schlägt und Kinder mißbraucht. *Nux vomica* kann jedoch auch der sanfte Trinker sein, der aus Gewohnheit stets halb „blau" ist, jedoch nie irgendwelche Beschwerden hat und offenbar in seinem alkoholgetränkten Zustand für immer konserviert zu sein scheint.

Sowohl *Sulfur* als auch *Nux vomica* sind wertvolle Hilfen für diejenigen, die Mitglieder von Abstinenzgruppen wie der Anonymen Alkoholiker sind. Letzteres Mittel hat sich jedoch besonders bei denen als wirksam erwiesen, die sich weigern, abstinent zu werden. Die *Natrium-muriaticum*-Ehefrauen oder ältesten Töchter solcher Alkoholiker, die die Dinge für gewöhnlich in die Hand zu nehmen pflegen, berichten von heimlichen Gaben des Mittels, die in Essen oder Getränke des Ehemannes oder Vaters gemogelt wurden, und daß nach einer größeren oder kleineren Anzahl von Gaben eine Abnahme des Alkoholkonsums zu beobachten war, ohne daß von seiten des Betroffenen irgend eine bewußte Entscheidung getroffen wurde. Der Arzt kann diese Schutzengel-Rolle auch selbst übernehmen, indem er den Alkoholismus des Patienten unter dem Vorwand einer körperlichen Beschwerde behandelt.

Ein diesbezüglicher Fall war ein Mann, der bei kaltem Wetter an schmerzhaften Nasennebenhöhlenentzündungen litt, die ihn unfähig sein ließen zu arbeiten. Der Arzt wußte von der Familie, daß er gewohnheitsmäßig trank, und zwar von dem Zeitpunkt, an dem er von der Arbeit nach Hause kam, bis er schließlich schlafen ging. Er begann mit Cocktails, ging über zu großzügigen Portionen Wein zum Abendessen, danach Brandy, und schließlich konsumierte er noch ein paar Highballs* als Schlaftrunk. Er begann, allmählich die Kontrolle über seine Stimmungen zu verlieren, und sein vorher so anziehendes Wesen wurde zunehmend beeinträchtigt (*Nux vomica* ist ein klassisches Mittel bei *charakterlichen Veränderungen* durch Drogen oder übermäßigen Alkoholgenuß). Der Patient bekam ein Fläschchen des Mittels in der 30. Potenz, um es zunächst täglich, und dann – nachdem die akute Erkrankung abgeklungen war – zweimal wöchentlich zu nehmen, um die „Nebenhöhlen wieder aufzubauen". Innerhalb von ein paar Monaten hatte sich sein Alko-

* Whisky-Cocktail (d.Ü.)

holkonsum halbiert. *Nux vomica* wurde abgesetzt, der Patient verringerte seinen Konsum jedoch noch weiter, bis zu etwa einem Drittel der früheren Menge, bei dem es dann schließlich blieb. Im Verlauf der Behandlung verringerte das Arzneimittel die Überempfindlichkeit seiner Nebenhöhlen auf Kälte, und auch seine Stimmung besserte sich merklich.

Nux vomica verträgt in bestimmten Fällen Wiederholung gut, und bei tiefsitzenden chronischen Zuständen, oder um einen Menschen von seinen Abhängigkeiten zu lösen, kann dies auch notwendig sein (manchmal haben jedoch lediglich zwei oder drei Gaben des Mittels in der 10-M-Potenz den selben Effekt). Der *Nux-vomica*-Typ neigt nämlich ganz allgemein zu *Abhängigkeiten* und übermäßigem Genuß („lebt in Saus und Braus“: *Boger*). Mit anderen Worten ist er der Mensch, der hart arbeitet und auch hart im Nehmen ist. Um der immensen Arbeitsbelastung tagsüber etwas entgegenzusetzen, sucht er Entspannung mit Hilfe von reichhaltigem Essen, Trinken, Tabak, Kaffee und anderen Stimulantien – je gereizter er ist, desto größer ist sein Verlangen danach. Auch wenn er keine starke Abhängigkeit zeigt, ist ohne sein Lieblingsstimulans sein Tag nicht vollkommen. Jedoch ist schon z.B. so mancher eingefleischte Kaffeetrinker von seiner Gewohnheit durch dieses Mittel abgebracht worden; es verringert das Verlangen und hilft dem Betreffenden, bei seiner Entscheidung und seinem „Wunsch, mit seiner Angewohnheit zu brechen“ (*Kent*) zu bleiben.

„Ich bin in einem Teufelskreis gefangen“, klagt der typische *Nux*-Patient, der unter dem Mißbrauch verschiedener Stimulantien leidet. „Alles fing auf der Oberschule an, als ich zu müde war um zu lernen. Als Kaffee und ‚Wachmacher‘ zu wirken aufhörten, mußte ich zu stärkeren Mitteln greifen. Meine Güte, haben diese Aufputschmittel meine Stimmung gehoben! Ich konnte die Informationen so schnell aufnehmen, wie ich die Pillen schluckte. Aber dann wurde ich so abhängig davon, daß ich sie brauchte, um tagsüber überhaupt wach zu bleiben, damit ich einigermaßen arbeiten und mich konzentrieren konnte, und nachts brauchte ich immer stärkere Schlaftabletten ...“.

„Solche Zustände,“ schreibt *Boericke*, „erzeugen reizbare Nerven, Überempfindlichkeit und Überempfänglichkeit für Eindrücke, wobei *Nux vomica* sehr besänftigt und beruhigt.“

Nux vomica kann durch den Mißbrauch von Medikamenten oder Stimulantien konstitutionell so beschädigt worden sein, daß er unter Umständen nicht nur einen körperlichen oder psychischen Zusammenbruch erleidet, sondern so vergiftet ist, daß seine Ausscheidungsfunktionen nicht mehr korrekt arbeiten („Funktionen verlaufen in verkehrter Richtung“: *Kent*). Der Patient hat Symptome wie Übelkeit mit Unfähigkeit zu erbrechen, obwohl ihm danach ist, oder er erbricht nur nach viel Würgen und Aufstoßen. Oder der „Bissen rutscht die Speiseröhre hinunter, wird dann als unangenehm empfunden und wieder herausgewürgt“ (*Blackie*). Obwohl der Drang da ist, muß er sich anstrengen Urin zu lassen („Tenesmus“: *Kent*); oder es besteht ein Tenesmus im Rektum, die Entleerung des Darmes macht Schwierigkeiten, der Stuhl ist ungenügend, unvollständig oder unbefriedigend – all dies wird vielfältig beschrieben: „... öfteres vergebliches Drängen zum Stuhle... kleine, öftere Stuhlgänge“ (*Hahnemann*), „eine Art Antiperistaltik... der Stuhl kommt um so schwerer, je mehr der Kranke sich anstrengt“ (*Kent*), „unregelmäßige Peristaltik, der Darminhalt wird gleichzeitig vor- und zurückgeschoben... Gefühl, als ob der Stuhlgang bevorstehe, lange Zeit bevor er dann tatsächlich stattfindet“ (*Borland*).

Ein Patient, ein kleiner Welsh Corgi*, dessen bevorzugter Zeitvertreib das Plündern der nachbarlichen Mülleimer war, holte sich eine Erkrankung der Verdauungsorgane, die sich in immer wiederkehrenden Entzündungen des Darmes äußerte, mit analen Blutungen und Unfähigkeit, Stuhl zu lassen, oder es ging nur eine sehr geringe Menge ab, mit äußerst schmerzhaftem Drang und großer Empfindlichkeit des Bauches. Einige Gaben *Nux vomica* 10 M halfen und kurierten ihn schließlich von seinen schlechten Eßgewohnheiten.

Nervöse Reizbarkeit und Überempfindlichkeit

Auf der körperlichen Ebene kann sich die vielfach belegte *nervöse Reizbarkeit* des Mittels in Form „strapazierter Nerven“ äußern, also als Zukken, Zittern und Beben, entweder des gesamten Körpers oder einzelner Körperteile, als Erkrankungen des Zentralen Nervensystems, und als Reaktionen aufgrund der unterschiedlichsten Empfindlichkeiten („Ueberempfindlichkeit gegen sinnliche Eindrücke“: *Hahnemann*).

Gerüche stören ihn und können ihn richtiggehend krank machen. *Nux vomica* gehört, zusammen mit *Phosphor*, *Ignatia* und *Arsenicum*, zu den wichtigsten Mitteln bei empfindlicher Reaktion auf Tabakrauch, Parfüm,

* Hunderasse (d.Ü.).

Gerüchen von Pflanzen oder Tieren; es ist daher auch eines der ersten Mittel bei Allergien auf Bäume, Gräser, Blumen, Schimmelpilze und Tierhaare. Der Patient verträgt kein helles Licht, leidet an Photophobie oder Entzündung des Sehnerves, stets trägt er eine Sonnenbrille gegen das Sonnenlicht. Am häufigsten ist er empfindlich auf Geräusche: „Er kann kein Geräusch, kein Gerede leiden; Musik und Gesang greifen ihn an" (*Hahnemann*).* Wenn er in einer Mietwohnung lebt, kann er geradezu hysterisch auf Geräusche von oben oder nebenan reagieren, auch wenn es sich nur um eine Unterhaltung oder Tritte auf dem Fußboden handelt („Selbst der leiseste Fußtritt und die mindeste Erschütterung des Fußbodens ist ihr empfindlich, schmerzhaft, unerträglich": *Hahnemann*). Dann klopft er in unbändiger Wut an die Wand oder die Decke und äußert lautstark seinen Unmut. Er ist nicht in der Lage zu arbeiten, wenn auch nur das *geringste* Geräusch zu hören ist. Anders als *Sulfur,* der es genießt, wenn es laut um ihn herum ist, oder *Lycopodium,* der gleichfalls den Lärm liebt, wenn er nicht zu nahe ist, braucht *Nux vomica* absolute Ruhe, um sich konzentrieren zu können.

Er ist überempfindlich gegen *Kälte.* „Abneigung gegen Kälte, gegen kalte Luft; fröstelt beim geringsten Luftzug; wenn er nicht zugedeckt ist; *muß in jedem Fieberstadium zugedeckt sein*", faßt *H.C. Allen* die zahlreichen „frostigen" Symptome zusammen. Manchmal ist er von Kälte so durchdrungen, daß weder äußerliche Wärme noch die wärmste Kleidung oder Decken genügen, um ihn aufzuwärmen (*Arsenicum, Silicea, Psorinum*). Wenn ein Patient nach einem Frösteln anfängt, heftig zu niesen, so ist das Mittel, die drohende Erkältung abzuwenden, häufig *Nux vomica.*

Er ist als „galliger" Typ bekannt, mit seinem sensiblen oder nervösen Magen, seiner Neigung zu Magen- und Zwölffingerdarmgeschwüren, seinen kolikartigen Schmerzen mit Reizbarkeit des Darmes, Brennen, Schluckauf, Aufstoßen, Entzündungen mit Berührungsempfindlichkeit des Bauches, Magendruck nach dem Essen wie von einem Stein, und anderen Symptomen, die auf eine Dysfunktion der Leber und fehlerhafte Verdauung hinweisen (*Hahnemann* zählt etwa fünfzig Verdauungssym-

* Eine bekannte Comic-Figur ist der dem Whisky ergebene Captain Haddock aus dem belgischen Comicstrip *Tintin,* der polternd und leicht aufbrausend, dabei aber loyal, gutmütig und letztlich liebenswert ist und somit eine Karikatur dieses Typs darstellt. Der Gesang von Bianca Castafiore, der „Milanesischen Nachtigall", treibt ihn zum Wahnsinn, obgleich sie auf andere nicht dieselbe nervtötende Wirkung zu haben scheint.

ptome auf, *Hering* beschreibt sie auf vollen sechs Seiten). Das viele reichhaltige, scharfe oder gut gewürzte Essen hat schließlich zu Verdauungsstörungen geführt und ihm einen „ungeselligen Magen“ gegeben, wie Patienten sich gelegentlich ausdrücken. Dieser erlaubt ihm so gut wie nichts mehr zu essen. „Meine Freude am Essen ist erbärmlich eingeschränkt!“ klagte ein Leidender. Der Vielesser und auch Feinschmecker, der außerdem ein leidenschaftlicher Liebhaber und Kenner guter Weine gewesen war, mußte nun sein Leben bei reizarmer Schonkost fristen.

Nux verlangt nach heißen, scharf gewürzten Speisen, da sie ihm in anderer Form die Anregung und Wärme geben, die er stets sucht. Auch wenn er nicht im Übermaß und ungesund ißt, verträgt seine Verdauung dennoch viele Kräuter und Gewürze nicht, und ganz sicher keinen Alkohol, Kaffee und andere Stimulantien – wie sich bei Kindern und abstinenten Erwachsenen zeigt. Seine delikate Verdauung läßt ihn wählerisch und äußerst anspruchsvoll bezüglich des Essens sein; auch darauf, wie es serviert wird, reagiert er empfindlich. Er ist so heikel damit wie ein Katze. *Sulfur* ähnelt im Gegensatz dazu mehr einem Hund, der unterschiedslos alles hinunterschlingt, was man vor ihn hinstellt und den es wenig kümmert, wie es ihm vorgesetzt wird.

Paradoxerweise ißt *Nux vomica* gerne Fettes, er kann sogar großes Verlangen nach Fett haben und es ohne Schwierigkeiten verdauen. Der Patient sagt z.B.: „Keine Mahlzeit ist für mich vollständig, ohne irgend eine Form von Fett. Ich bleibe hungrig und unbefriedigt, wenn nicht Fett am Fleisch, Butter auf dem Brot oder Öl über dem Gemüse gewesen ist. Ich mag auch fette Nüsse und reichhaltige oder cremige Desserts“ (letzteres muß von der allgemeineren „Vorliebe für Süßes“ unterschieden werden). Auch ohne tierisches Eiweiß ist sein Tag nicht vollkommen. Er mag den Gedanken verabscheuen, „tierisches Fleisch“ (wie manche Patienten angewidert sagen) zu verspeisen, oder aus religiösen oder anderen Gründen Vegetarier sein, aber er wird immer noch der Überzeugung sein, daß nur tierisches Eiweiß ihm wahre Energie gibt („braucht unbedingt Fleisch“: *Kent*).

Die homöopathische Literatur ist reich an Symptomen, die Vorlieben und Gelüste von *Nux vomica* beschreiben. Das Mittel gehört zu den wichtigsten bei bitterem, metallischem, fauligem, salzigem, saurem, süßlichem und anderem schlechten Geschmack im Mund (*Mercurius, Pulsatilla*). Ebenso markant ist seine Neigung zu „Appetitverlust“ und „Abneigung gegen Essen“ – ein Bild, das bis zu „fortgesetzter Anorexie“ (*Hahne-*

mann) gehen kann. Letzteres Symptom kann eine Reihe unterschiedlicher Ursachen haben: emotionales Trauma (*Ignatia*), krankhaft übersteigerte ästhetische Vorstellungen und das Bedürfnis, den eigenen Körper vollkommen unter Kontrolle zu haben (*Arsenicum*), ein von ideologischen Prinzipien geprägter Standpunkt (*Natrium muriaticum*), Erschöpfung durch Überarbeitung (*Calcium carbonicum*), oder auch Reaktion auf eine übergewichtige Mutter oder ein anderes übergewichtiges Familienmitglied.

Sein reizbares Wesen läßt *Nux vomica* leicht schlaflos sein. Er kann nicht einschlafen, weil so viele Ideen in seinem Kopf herumschwirren, oder aus nervöser Reizbarkeit („Je später der Abend, um so mehr ist er geistig aktiv und reagiert empfindlich auf seine Umgebung; anschließend kann er dann nicht schlafen": *Borland*). Auch Wut, quälende Gedanken, die vielen Probleme, die er mit sich herumträgt, oder Aufregung halten ihn wach. Er schläft rasch ein, schläft aber entweder nur „sporadisch" (*Kent*), oder er erwacht um 3 Uhr morgens (ein Schlüsselsymptom) und schläft erst bei Tagesanbruch wieder ein („So passet diese Arznei auch dann am vorzüglichsten, wenn [...] er schon früh um 3 Uhr aufwacht, dann mehrere Stunden mit Zudrang unabweislicher Ideen wachen muß und erst am hellen Morgen unwillkürlich in einen Schlaf voll schwerer Träume geräth, von welchen er ermüdeter, als er sich Abends niederlegte, ungern aufsteht..." *Hahnemann*)*. *Lachesis* ist, wie wir uns erinnern, trotz einer schlaflosen Nacht voller Energie. Zu dieser Tageszeit (während der frühen Morgenstunden) kann *Nux vomica* auch an einer Verschlimmerung seiner Symptome leiden, wie Verdauungsbeschwerden, Asthma, Rücken- oder Gelenkschmerzen. Er kann über seine Schlaflosigkeit

* *Hahnemann* zählt zahlreiche niederdrückende Träume dieses Typs auf, von den recht alltäglichen „starken Träumen voll Gegenstände des vorigen Tages" zu den eher ungewöhnlichen „Grausen erregenden Träumen (z.B. von wilden Thieren)... von kranken oder verstümmelten Menschen... von Läusen und Ungeziefer... es fielen ihm alle Zähne aus dem Munde" usw.
Sowohl *Nux vomica* als auch *Natrium muriaticum* neigen dazu, nach einigen Stunden Schlaf aufzuwachen, ersterer jedoch schläft wieder ein, auch wenn erst gegen Morgen, während letzterer dies nicht kann („Schlaflosigkeit, wenn er einmal erwacht ist": *Boger*). Auch *Sulfur* ist hilfreich, wenn es um „absolute Schlaflosigkeit" geht oder darum, daß der Patient „erwacht um 3, 4 oder 5 Uhr morgens und kann nicht wieder einschlafen" (*Hering*). Bei der Behandlung schwerer Schlaflosigkeit ist es für gewöhnlich besser, das Mittel öfter zu geben, und zwar in niedrigen oder mäßig hohen Potenzen, als es in Einzelgaben in hoher Potenz zu verschreiben.

erbost sein (*Arsenicum*), da er acht Stunden ununterbrochenen Schlaf als „unveräußerliches Recht“ betrachtet und sich über die ungeheuerliche, kosmische Ungerechtigkeit beklagt, wenn er um sie gebracht wird („Ich dachte, daß jedes Geschöpf Gottes zumindest schlafen können sollte!“ rief ein Patient einmal aufgebracht aus).

Da jedes Geräusch ihn stört und aufweckt, kann dieser Konstitutionstyp Schwierigkeiten damit haben, mit jemandem dasselbe Zimmer zu teilen. Wenn Geschwister, Zimmergenossen im Internat oder auf dem College, oder Ehepaare trotz gegenseitiger Zuneigung diese Schwierigkeit haben, ist *Nux vomica* eines der ersten Mittel, an die man denken sollte.

Auch die Schmerzgrenze dieses Typs ist extrem niedrig. Selbst mäßige Schmerzen können ihn in einen Zustand unkontrollierter und wütender Ungeduld bringen oder ihn vollkommen entnerven („reagiert empfindlich auf die geringsten Beschwerden“: *Kent*; „Schmerzen werden nicht ohne lautes Winseln und Jammern, mit Vorwürfen und Zanken untermischt, ertragen“: *Hahnemann*), und wenn sie schlimmer sind, hält er „den gegenwärtigen Schmerz für unausstehlich und will sich lieber das Leben nehmen“ (*Hahnemann*).

Nux vomica reagiert auf vielerlei so empfindlich, daß er in Ohnmacht fallen kann (alle Repertorien führen das Mittel unter dieser Rubrik im höchsten Grade auf). Er fällt in Ohnmacht in einem überfüllten Raum, vor Gemütserregung, Hysterie oder Schwäche, während Menses, Schwangerschaft oder schwerer Arbeit, oder vor Hitze („schwindelig und ohnmächtig in einer Menschenmenge oder wenn viele Gaslaternen brennen“: *Hering*), oder auch vom Gegenteil – wenn er an der frischen Luft spazieren geht. Bemerkenswert ist die charakteristische „Ohnmacht durch den Anblick von Blut“ (*Gibson Miller*; auch: *Ignatia*). Bei einem Patient mit einem recht gewöhnlichen allergischen Leiden wurde *Nux vomica* als Heilmittel erkannt, nachdem er dem Arzt erzählt hatte, daß er vom Wehrdienst freigestellt wurde, weil er dazu neigte, in Ohnmacht zu fallen, wenn er irgend ein Lebewesen bluten sah, oder auch nur beim Anblick eines Stücks sehr rohen Fleisches.

Nux vomica reagiert ausgesprochen empfindlich auf Unstimmigkeiten in seiner Umgebung, vielleicht weil dadurch sein empfindliches, emotionales und psychisches Gleichgewicht gestört wird. Sauberkeit, Effizienz und Ordnung sind wesentlich für seinen Seelenfrieden. Er ist „pedantisch, genau“ (*Hering*) und daher „nie zufrieden und [fühlt sich ständig] durch irgendetwas in seiner Umgebung gestört“ (*Kent*). Eine typische Klage ist: „Mein Haus/Büro/Garten ist eine Quelle *ständiger Irritation*. Wo immer ich auch hinsehe, ist irgendetwas nicht in Ordnung" (*Arsenicum*). Er wird oft reizbar und fängt an zu kritisieren, wenn andere seine Vorstellung von Ordnung stören oder sich nicht daran halten. „Alles in meinem Haus/Büro hat seinen festen Platz, und wenn jemand es verstellt, stelle ich es zurück!" ist eine häufige Bemerkung, da er es liebt, wenn die Dinge peinlich genau und auf eine bestimmte (der „richtigen") Art und Weise ausgeführt werden. Beispielsweise kann er eine halbe Grapefruit nur dann genießen, wenn sie vorher ordnungsgemäß in Schnitze zerteilt wurde, oder er weigert sich, Maisbrot zu essen, das in einer tiefen (statt in einer flachen) Form gebacken wurde („Es sieht einfach nicht richtig aus!"), oder er kann sich über jemanden aufregen, der sein Bett nicht auf richtige Art und Weise macht, oder den Gartenzaun mit einem zu schmalen Pinsel streicht: „Wie kann man das nur so umständlich machen..." brummelt er vor sich hin.*

Ein Bild, das schief an der Wand hängt, kann er zwar gerade noch ertragen (im Gegensatz zu *Arsenicum*, der dazu nicht in der Lage ist), nicht jedoch offene Schubladen oder Schranktüren. Und die Kollegen und Studenten eines *Nux-vomica*-Professors für Englische Literatur behaupteten, daß sie jedes Buch in seinem Regal blind finden würden, so peinlich genau waren sie nach Sachgebieten und Jahrhundert geordnet (und natürlich in alphabetischer Reihenfolge).

Eine ganze Reihe von Konstitutionstypen können in irgendeinem bestimmten Bereich anspruchsvoll sein – vor allem *Sulfur, Natrium muriaticum* und *Silicea* – *Nux vomica* ähnelt jedoch *Arsenicum* in seiner Fähigkeit, *allem*, was er in seinem Leben jemals in Angriff genommen hat, allem, was er tut, unendlich viel Sorgfalt angedeihen zu lassen. („Jede Arbeit, die es wert ist, gemacht zu werden, ist es auch wert, gut gemacht zu werden," ist sein berufliches Glaubensbekenntnis, das sich von dem Motto von *Arsenicum*, daß „Alles, was es wert ist, getan zu werden, ... es auch wert [ist], übertrieben zu werden" nur graduell unterscheidet). Wenn er etwas besonderes kocht, räumt er beispielsweise gleich hinter sich auf, während ein anderer die Küche aufräumen muß, wenn *Sulfur* oder *Natrium muriaticum* gekocht haben. Vielleicht ist dies der Grund, weshalb *Nux vomica* und *Arsenicum* die einzigen Mittel sind, die im *Kent*schen Repertorium unter der Rubrik „übergenau" aufgeführt sind.

* Die *Nux-vomica*-„Verstopfung auf Reisen" (*Kent*) könnte als eine Art Verstimmung interpretiert werden, die der Unterbrechung seines gewohnten Tagesablaufs zu verdanken ist.

Eine Reinemachefrau, deren familiäre Situation seit längerem unglücklich war und die für ihre gewissenhafte und gründliche Arbeit bekannt war, litt an einem innerlichen Zittern und Beben (an „Bammeligkeit", wie sie es nannte), sowie vor und während der Menses an krampfartigen Schmerzen im unteren Bereich des Rückens. Alle Symptome wurden besser durch festen Druck, oder wenn sie vollkommen ruhig saß oder lag, während sie den Rücken gegen eine feste Unterlage preßte („schlimmer durch die geringste Bewegung... muß ruhig sitzen": *Boericke*). Der Arzt wußte nicht, wie er zwischen den beiden gleichermaßen indizierten Mitteln *Nux vomica* und *Natrium muriaticum* wählen sollte, bis er fragte, ob sie ihr eigenes Haus gleichfalls so ordentlich und sauber halte. „Du lieber Himmel, nein!" rief sie aus. „Es ist ein wüstes Durcheinander! Meinen Sie, ich habe noch Lust aufzuräumen, nachdem ich den ganzen Tag damit zugebracht habe, dies für andere zu tun?" Diese Antwort war die Entscheidung für *Natrium muriaticum* – die pflichtbewußt für andere tut, was sie für sich selbst nicht macht. Das Haus von *Nux vomica* wäre tadellos sauber gewesen.

Manchmal tut *Nux vomica* in seiner Übergenauigkeit wie *Arsenicum* „zu viel des Guten", sie wird zur Obsession, statt eine gute Eigenschaft zu sein. Niemals ist er zufrieden in dieser unvollkommenen Welt, und so wird er zur Plage für andere, die Schmutz und Unordnung manchmal auch als befreiend empfinden.*

Die übergroße Sensibilität und nervöse Reizbarkeit von *Nux vomica* kann sich auch als Empfindlichkeit äußern. Er ist schnell beleidigt („nimmt alles übel": *Hahnemann*) und auch schnell dabei, andere zu tadeln („Wer ist gereizt? Ich bin's jedenfalls nicht. Du bist derjenige, der hier gereizt ist!"); wie ein Stachelschwein richtet er seine Stacheln auf, um sich unmittelbar zu verteidigen. Jeder Versuch, ihn zu necken, jedes Scherzwort kann eine böse oder sarkastische Erwiderung zur Folge haben, und wenn ein Freund fragt: „Was ist denn mit dir los? Du siehst heute so gut aus," kann er abwehrend erwidern: „Du meinst wohl, daß ich

---

* Paradoxerweise scheint dieser übergenaue Typ jedoch häßliche Hunde zu mögen. Es ist, als suche er, von Eleganz, Ordentlichkeit und visueller Harmonie übersättigt, den Gegensatz in einem Boxer oder einem sabbernden Bulldog. Wenn man ihn bittet, die Gründe für seine überraschende Vorliebe zu nennen, sagt er: „Diese Rasse hat etwas wohltuendes an sich. Die Hunde sind so häßlich, daß sie schon fast wieder schön sind!" Wenn *Natrium muriaticum* einen häßlichen Hund hat, dann aus Mitleid, oder weil er sich mit diesem „Außenseiter" irgendwie verwandt fühlt.

sonst nicht gut aussehe?" Wenn er gereizt ist, kann er ein zu wenig oder zu sehr durchgebratenes Stück Fleisch, das ihm zuhause oder im Restaurant vorgesetzt wird, als persönliche Beleidigung auffassen, und es mag ihn zu einer Szene veranlassen. *Nux vomica* versteht sich in der Tat darauf, anderen eine Szene zu machen, sowohl in der Öffentlichkeit, als auch privat („zornige Ärgerlichkeit": *Hahnemann*). Er fühlt sich schnell mißverstanden, und jedes Mißverständnis mündet in Groll. Wenn andere nicht entsprechend seinen Wünschen reagieren, erfüllt ihn das mit Wut: „Kein Mensch hört auf mich! Langsam aber sicher werde ich hier in meinem eigenen Haus/Büro zu einer bloßen Randfigur!" Kritik ärgert ihn sehr, in seiner Wut könnte er seine Kritiker geradezu umbringen – oder auch sich selbst. Er ist auch „empfindlich gegen Grobheiten" (*Kent*; auch: *Staphisagria, Calcium carbonicum* und *Natrium muriaticum*), was ihn jedoch nicht daran hindert, selbst oft ungehobelt oder „anmaßend" (*Boenninghausen*) zu sein.

Er ist nicht nur ein Mensch „gereizten und ungehaltenen Gemüths" (*Hahnemann*) – „Ich bin ein menschliches Pulverfaß, das beim leisesten Funken explodiert," wie ein Patient bemerkte – auch sein Verhalten kann *angespannt, unwirsch* und *aufgeregt* sein. Diese Verhaltensweisen sind äußere Zeichen für seine Rastlosigkeit und seine Unfähigkeit, die Ereignisse ihren Gang gehen zu lassen. Wenn die Dinge zuhause oder bei der Arbeit zu glatt gehen, macht er sich unverzüglich daran, sie in Aufruhr zu bringen. Ständig läßt er neue strittige Punkte oder widersprechende Äußerungen aufkommen.* So schafft er sich die Aufregung selbst, anschließend beklagt er sich darüber, daß er ständig belästigt und von anderen Menschen und den Umständen überwältigt wird, und spricht von seinem „Verlangen nach Gelassenheit und Ruhe" (*Kent*). *Lachesis* und *Sulfur* dagegen genießen aufrichtiger den emotionalen Aufruhr oder die Disharmonie, die sie hervorrufen, und beklagen sich weniger.

Ein Schlüsselbegriff für *Nux vomica* ist *Spasmus***. „Die auffälligsten Kennzeichen einer Vergiftung mit Strychnin sind Krämpfe und Konvulsionen," schreibt *Clarke*, und das körperliche Symptomenbild von *Nux*

---

* Die widersprechende und abweisende Persönlichkeit von *Nux vomica* findet eine kuriose Parallele in der *antidotierenden* Wirkung dieses Mittels. Häufiger als jedes andere wird *Nux vomica* als Antidot für andere Arzneimittel genannt.

** „spasm" heißt sowohl Spasmus, also Krampf im engeren Sinne, als auch Zuckung und Anfall (z.B. bei Husten) (d.Ü.).

vomica beinhaltet Spasmen des Colon, der Gliedmaßen, des Rückgrats, Wehenkrämpfe bei der Frau, Anfälle von Husten oder Niesen, und Zusammenzucken bei der leichtesten Berührung oder Bewegung. Auf der emotionalen Ebene finden sich dementsprechend kurzlebige, aber ungezügelte Ausbrüche von Reizbarkeit und „schlechter Laune" (*Boenninghausen*), eine Tendenz, sofort hochzugehen, wenn die Dinge nicht so laufen, wie er es wünscht, „hysterische Ausbrüche" (*Kent*) und ähnliches. Selbst sein „unmäßiges Lachen" (*Kent*) hat etwas krampfhaftes an sich, da es, wie bei *Natrium muriaticum*, häufig ein Ventil für darunter liegende Spannungen darstellt.

Ein vertrautes Beispiel für diese „Krampfhaftigkeit" ist der Ehemann, der sein Unbehagen an seiner Frau und seiner Familie ausläßt, wenn er abends von der Arbeit nach Hause kommt. „Warum ist mein Abendessen noch nicht fertig? Was soll das heißen, du hast zuerst den Kindern etwas gegeben? Ja sind die denn wichtiger als ich? Und wieso herrscht hier eigentlich immer ein solches Durcheinander? Wenn du nicht aufräumst, wie sollen es die Kinder denn lernen? Du gibst ein schlechtes Vorbild ab und ermutigst sie noch, faul und schludrig zu sein."

Ein anderes bekanntes Beispiel ist der reizbare *Nux-vomica*-Autofahrer. Beim Autofahren und auf Reisen zeigen sich all die aggressiven, streitlustigen und sarkastischen Wesenszüge, die er sonst so sorgsam hinter seiner perfekten Liebenswürdigkeit verbirgt. Er ist bekannt dafür, im Verkehr gereizt zu reagieren, wütend zu schimpfen, wenn ein Auto sich vor das seine drängelt, und andere Autofahrer zu beleidigen. Er kommt in Rage, wenn man wagt, ihn darauf hinzuweisen, daß er vielleicht falsch abgebogen sein könnte, und sich verfahren zu haben ist für ihn die schlimmste Beleidigung. *Nux vomica* spielt eine dominante Rolle bei dem angespannten, reizbaren Vater aus *Ring Lardners* Kurzgeschichte *The Young Immigrants*, in der eine Familie mit dem Auto durch den Mittleren Westen der USA fährt (die Geschichte ist aus der Sicht des Kindes geschrieben):

„... Himmel", sagte meine Mutter, „Ypsilanti muß ja eine irre Schule sein, wenn sie so ein riesiges Fußballfeld haben."

Mein Vater warf ihr einen komischen Blick zu. „Das ist nicht Ypsilanti, das ist Ann Arbor", schrie er.

„Ich dachte, du hättest gesagt, daß wir südlich an Ann Arbor vorbei und direkt nach Ypsilanti fahren", sagte meine Mutter und grinste blöd.

„Das hab' ich auch gesagt, aber ich dachte, ich könnte dir eine Überraschung machen, wenn wir durch Ann Arbor fahren", antwortete mein Vater ... mit verzerrtem Gesicht.

Ich glaube, daß die Überraschung einstimmig war.

„... Das ist doch Kanada da drüben, nicht wahr?" sagte meine Mutter.

„Ja denkst du denn, das sind die Tiroler Berge?" erwiderte mein Vater und hustete gefährlich.

„... Nun, ich glaube, du bleibst besser auf der Hauptstraße", sagte meine Mutter taktlos.

„Nun, ich glaube, du bleibst besser bei den Dingen, die dich was angehen", antwortete mein Vater und warf ihr einen Blick zu, der sie hätt' erstechen können.

Sobald mein Vater bezahlt und den Kellner bestochen hatte, sprangen wir wieder einmal ins Auto und machten uns auf. Ich sag' besser nicht, welche Abkürzungen er genommen hat – mit einem Wort, wir haben uns jesusmäßig verfahren (...). Schließlich nahm Mutter all ihren Mut zusammen und sagte freundlich, „warum kehren wir nicht um und fahren irgendwohin zurück." Was mein Vater darauf antwortete, kann ich nicht wiedergeben.

„... Hast du dich verirrt, Papi?" fragte ich zärtlich.

„Halt's Maul", erklärte er ... (usw.).

Typisch für *Nux vomica* ist die Weigerung, auch nur den Versuch zu unternehmen, sein Naturell zu bändigen. Der Leopard hat nicht den Wunsch, seine Zeichnung zu ändern bzw. seine Flecken auch nur zu verbergen. In dieser Hinsicht ist *Nux vomica* wie ein Kind, ohne Selbstbeherrschung oder Hemmungen läßt er sich gehen, da sein unerhörtes Verhalten ihm Erleichterung oder ein Gefühl von Macht verschafft.* Selbst der geschickte und erfolgreiche Geschäftsmann kann sich völlig vergessen. Wegen einer unbedeutenden Kleinigkeit läßt er sich zu einem Wutausbruch hinreißen, der allen Regeln zivilisierten Verhaltens spottet, und er kann völlig kopflos und ohne Rücksicht auf den Eindruck handeln, den er bei anderen hinterläßt. Der Unternehmer, der keine Unter-

* Ein extremes Beispiel für diese kindische und unzivilisierte Einstellung ereignete sich während einer Hirschjagd. Am Ende eines langen Tages, der verging, ohne daß etwas erlegt wurde, zeigte sich eine Damhirschkuh auf einer entfernten Lichtung. Da vereinbart worden war, Hirschkühe zu schonen, schoß niemand. Nur das *Nux-vomica*-Mitglied der Jagdgesellschaft riß, frustriert und verärgert über seinen Mißerfolg, das Gewehr hoch und schoß das Tier tot.

haltung ohne zu brüllen beenden, der noch nicht einmal telefonieren kann, ohne den Hörer vor Ärger auf die Gabel zu knallen, noch bevor sein Gegenüber zu Ende gesprochen hat, der seine Untergebenen drangsaliert, mit seinen Geschäftspartnern „streitet, (ihnen) Vorwürfe macht, (sie) beschimpft und beleidigt" (*Hering*), unbeherrscht und maßlos auf jede Situation reagiert, wird wahrscheinlich *Nux vomica* benötigen. Er kann jedoch, wie ein Kind, im nächsten Moment wieder gutgelaunt sein und so tun, als wäre nichts gewesen: „Ich kriege keine Magengeschwüre, ich *mache* sie," war die markige Selbsteinschätzung eines solchen Menschen.

Natürlich kann sich auch *Sulfur* in einer Machtposition oder zuhause ähnlich polternd verhalten, wenn er unter Druck steht, und Wutausbrüche haben – auch *Sulfur* wird flegelhaft, aggressiv und cholerisch, und neigt dazu, seinen Gesprächspartner niederzubrüllen, der etwas unwillkommenes sagt (*Lycopodium* tut so, als hätte er nichts gehört, während *Natrium muriaticum* endlos argumentiert). Der Tonfall von *Sulfur* ist jedoch gewöhnlich weniger gehässig als der von *Nux vomica*. Um letzterem gerecht zu werden, muß man hinzufügen, daß gelegentlich seine von Natur aus schnarrende oder kratzende Stimme den Eindruck von Reizbarkeit verstärkt.

Wenn er wütend ist, weil es nicht so geht, wie er will, kann *Nux vomica* auf „Schmähungen, gemischt mit unzüchtigen Ausdrücken" (*Hahnemann*) oder „Fluchen" (*Boenninghausen*) zurückgreifen. Wenn er sich auch nur etwas im Unrecht fühlt, ist er schnell dabei, andere in die Defensive zu drängen, um zu vermeiden, daß ihm selbst Vorhaltungen gemacht werden. Wenn z.B. ein Kreditkartenunternehmen droht, sein Konto aufzulösen, da er mit den Zahlungen allzusehr im Rückstand ist, reagiert er mit einer Tirade von Drohworten und Beleidigungen: „Sie haben verdammt recht, daß ich nicht bezahlt habe. Aber das kann ihnen doch scheißegal sein. Sie haben mich wohl noch nicht recht kennengelernt. Ich habe schließlich meine Rechnungen immer bezahlt. Was zum Kuckuck ist denn anderes der Sinn von Kreditkarten, als daß man sich mit dem Bezahlen Zeit lassen kann! Geben Sie mir sofort den Abteilungsleiter... Oh, der sind Sie? Gut, dann verbinden Sie mich mit der Geschäftsleitung. Ihren Job sind sie womöglich bald los..." usw., immer im selben Ton.

Dieses „streitsüchtige" (*Boenninghausen*), „beleidigende" (*Hahnemann*) und „arrogante" (*Hering*) Verhalten, wenn man ihm in die Quere kommt, kann bewirken, daß selbst der beste *Nux-vomica*-Kollege gefürchtet oder unbeliebt sein kann, wenn man ihn auch respektiert. Seine unkontrollierte Reizbarkeit und anklagende Haltung kann Freundschaften zerstören oder das Familienglück gefährden. Wenn er seine Fassung wiedergewonnen hat und sich bemüht, seine schlechte Laune zu beheben, ist das Unglück schon geschehen: sein Schimpfen hat die Stimmung im Haus ruiniert, der Friede und die gute Laune der anderen ist verdorben.

Ein Bankier kam in die homöopathische Praxis mit Magengeschwürschmerzen. Als er über sein Gedächtnis und seine Konzentrationsfähigkeit befragt wurde, antwortete er: „Damit gibt es keine Probleme. Es sind nicht meine geistigen Fähigkeiten, die der Reparatur bedürfen, sondern meine Gereiztheit. Ich bin mit dem besten Gedächtnis, aber der schlechtesten Laune der Welt gesegnet. Es ist sogar so, daß mir die Leute sagen, daß ich der absolut unangenehmste Verhandlungspartner sei, mit dem sie je zu tun hatten. Ich wäre Ihnen dankbar, wenn Sie aus mir wenigstens den *zweit*unangenehmsten machen könnten."

Nux vomica sollte daher stets bei Patienten in Betracht gezogen werden, die Stimmungsschwankungen unterliegen, bei denen leicht die „Sicherung durchbrennt" oder die durch ihre explosiven Wutanfälle Beziehungen und Leben gefährden*. Besonders beim Mann kann das Mittel diesem aufbrausenden Verhalten die Spitze nehmen und es ihm ermöglichen, ein paar Sekunden verstreichen zu lassen, bevor er reagiert. Vielleicht beruhigt er sich dann so weit, daß er nachdenken und angemessen reagieren kann, und er begreift, daß Zurückhaltung manchmal angebrachter ist als furchtlose Unverblümtheit. Er kann ausgeglichener werden und sich selbst eher unter Kontrolle haben, er kann lernen, seine „vehementen" (*Boenninghausen*) Reaktionen im Zaum zu halten, die sich im Nachhinein so häufig als unklug herausstellen (*Lachesis* bei der Frau).

* Der Autor *H.H. Munro „Saki"* beschreibt in einer seiner Kurzgeschichten einen ständig gekränkten Jagdaufseher während einer nicht sehr ertragreichen Jagdsaison und portraitiert damit nahezu perfekt den unkontrollierten *Nux-vomica*-Typus. „Major Pallaby war ein Opfer von Umständen, die er nicht kontrollieren konnte („Es misräth ihm alles": *Hahnemann*), und seiner Gereiztheit, über die er nur wenig Kontrolle hatte." Als er (irrtümlich) zu dem Schluß kommt, daß jemand aus Versehen den Fuchs erlegt hat, der erst am nächsten Tag gejagt werden sollte, „schimpfte und schmähte (der Major) das Schicksal und den allgemeinen Lauf der Dinge (und) verdammte jeden, der ihm jemals über den Weg gelaufen war, zu endlosen, übertriebenen Bestrafungen." Als er fortgeht, hat seine gleichgesinnte Wirtin mit ihren „gellenden, monotonen Wiederholungen" das Feld für sich. Nach der Vorstellung des Majors verfehlten ihre Anstrengungen nach verbaler Gewalttätigkeit jedoch ihre volle Wirkung; es war, als ob man aus einer Oper von Wagner direkt in einen ziemlich zahmen Gewittersturm geraten würde" („The Bag").

Wechselweise ist der *Nux-vomica*-Mann auch geschickt darin, es jeden, der sein Mißfallen erregt hat, auf stumme Weise fühlen zu lassen – indem er sich in verletzte, unliebenswürdige, trübselige Isolation zurückzieht („mürrisch, verdrießlich": *Hering*) oder auf höfliche Fragen griesgrämig einsilbig antwortet („Abneigung zu antworten": *Kent*) und kurz angebunden oder mit schmallippigem Sarkasmus reagiert, wenn die Dinge nicht so sind, wie sie seiner Meinung nach sein sollten.

Gelegentlich ist es so, daß man am ehesten *vorhersagen* kann, daß seine Reaktionen übertrieben, sein Verhalten unvorhersehbar, seine Laune unstet und seine *Stimmungen sprunghaft wechselnd* sind. Jeden Tag fragen sich seine Arbeitskollegen, wie er wohl gelaunt sein wird, und seine Frau fragt sich das selbe, wenn er auf dem Weg nach Hause ist, um ihr Verhalten darauf einzustellen. Ob gut oder schlecht, borstig oder freundlich, immer muß seiner Gestimmtheit von seiner Umgebung Rechnung getragen werden, ständig verlangt er, daß die anderen sich anpassen oder ihn beschwichtigen. Seine insgesamt angespannte emotionale Balance kann *Nux vomica* in schweren Fällen auch anfällig für verschiedene Geistesstörungen und Manien sein lassen: im Kindbett, durch enttäuschten Ehrgeiz oder verletzte Ehre, die Belastung durch einen Gerichtsprozeß oder das Brüten über einen beruflichen Fehlschlag usw. „Er sitzt stundenlang da, starrt mit stumpfen, eingesunken Augen vor sich hin, oder er tobt und stöhnt ohne jeden Zusammenhang..." (*Hering*).

Er kann über verbale Beschimpfungen hinaus auch physisch gewalttätig werden („Zanksucht bis zu Thätlichkeiten": *Hahnemann*; „schlägt": *Kent*), oder er ist kurz davor („es scheint, als möchte er jeden, der ein Wort auf ihn redet, in's Gesicht schlagen, so gereizten und ungehaltenen Gemüths ist er": *Hahnemann*), oder er ist grundlos destruktiv – zerbricht Sachen und wirft sie auf den Boden. Er kann sogar „grausam" (*Kent*) oder „boshaft" (*Hahnemann*) sein.

Kent gibt in seinem Repertorium unter der Rubrik „rachsüchtig, boshaft" nur *Nux vomica* und *Stramonium* im Fettdruck an; *Boenninghausen* führt in der gleichen Rubrik *Nux vomica* und *Anacardium* im höchsten (vierten) Grad auf.

Seine Destruktivität kann sich auch gegen ihn selbst richten; *Nux vomica* ist eines der häufigsten Mittel für Selbstmordgedanken („beim Anblick eines Messers hat er den Gedanken, sich zu erstechen, wenn er Wasser sieht, möchte er sich ertränken": *Boenninghausen*) – besonders, wenn der Patient „Selbstmord begehen möchte, aber Angst hat zu sterben“ (*Hering*). Ein diesbezüglicher Fall war ein Mann Anfang Fünfzig, dessen schroffe Verhaltensweisen der Grund dafür gewesen waren, daß er nach zwanzig Jahren seinen Arbeitsplatz verloren hatte. In seiner Wut und seinem Selbstmitleid, und da er seine Emotionen und Energie nirgendwo mehr auslassen konnte, drohte er, sich das Leben zu nehmen. Was ihn davon abhielt, war weder Rücksicht auf die Gefühle anderer, noch, um mit *Hamlet* zu sprechen, das „Gewissen, das uns alle zu feigen Memmen macht“, sondern seine körperlich spürbare Furcht vor dem Tod. Wegen seiner „Melancholie infolge Verlustes seiner Stellung“ (*Hering*) bekam er *Nux vomica* in hoher Potenz verschrieben – ohne Resultat; dann *Aurum metallicum* wegen seiner hochgradigen suizidalen Depression und der Drohung, er werde sich aus Verzweiflung aus dem Fenster stürzen, sowie seiner „Selbstverurteilung und dem Gefühl äußerster Wertlosigkeit“ (*Boericke*) – wieder ohne Resultat. Da er immer mehr jammerte und lamentierte, und die Suiziddrohungen häufiger wurden (er vertraute sich jedem an, der ihm zuhörte), bekam er *Pulsatilla* 10 M eine Woche lang täglich. Er jammerte weniger, wurde zurückhaltender und drohte nicht mehr so oft, sich umzubringen, aber der Impuls blieb. Nun wurde wieder *Nux vomica* 50 M verschrieben, dieses Mal mit Erfolg. Im Verlauf eines Jahres wurde bei jedem Anzeichen eines Rückfalls jeweils eines der beiden Mittel gegeben.

Nux vomica und *Pulsatilla* mögen als eigenartige Verbündete erscheinen, in diesem Falle jedoch vollendeten die beiden zusammen, was einer von ihnen alleine nicht erreicht hätte.

Wie bei einer quadratischen Gleichung, deren Wurzel positiv und negativ sein kann, so hat auch jedes Konstitutionsmittel seine zwei Seiten. Die „positive Wurzel“ der Empfindlichkeit von *Nux vomica* ist „Feinheit“ (*Hahnemann*) und Rücksichtnahme.

Wie schon erwähnt, reagiert dieser Typ sehr stark und lebhaft („leicht bewegt“: *Allen*). Seine Gefühle sind nahe an der Oberfläche, er ist äußerst sensibel, und wenn er ausgeglichen ist, kann ihm mehr „Sanftheit“ eigen sein als dem Durchschnittsmann (dieses Wort hört sich vielleicht etwas eigenartig an im Zusammenhang mit *Nux vomica*, ist aber dennoch angemessen). Er kann ungemein „mitfühlend“ (*Kent*) sein, bei Ereignissen, die ihn berühren, empfindsam wie *Pulsatilla* weinen und vom Leiden anderer sichtlich betroffen sein. Er ist also nicht nur in zärtlicher Eigenliebe empfindlich im Bezug auf sich selbst, sondern er nimmt, da er selbst ungeheuer unter „verletzter Ehre“ (*Hering*) leiden kann, auch sorgfältig Rücksicht auf den Stolz anderer und achtet darauf, sie nicht zu demütigen (*Natrium muriaticum*, *Staphisagria*). Im allgemeinen sind es eher *Sulfur*- und *Lycopodium*-Männer, die in ihrer emotionalen Empfindlichkeit auf den Gefühlen anderer herumtrampeln – selten *Nux vomica*, der insgesamt leicht empfänglich ist und sowohl emotional als auch körperlich „alles zu stark fühlt“ (*Hahnemann*). Eben diese überstarke Empfänglichkeit und sein empfindliches, „nervöses Wesen“ (*Boenninghausen*) sind auch der Grund für seine leidenschaftlichen Gefühlsausbrüche, für seine Amokläufe, wenn ihm etwas gegen den Strich geht, was letztendlich zu dem unkontrollierten Verhalten führt, für das dieser Typus so berüchtigt ist.

Sein Wesen ist daher häufig eine *Mischung* – Sanftheit wechselt ab mit Ausbrüchen von Reizbarkeit. Der Patient, dessen wirklich liebenswürdiges Verhalten mit unberechenbaren oder heftigen Impulsen abwechselt, wird häufig auf *Nux vomica* reagieren. Der Mann, der seine Untergebenen tyrannisiert, kann ungemein feinfühlig mit seiner Familie umgehen, Tiere lieben und in Rage kommen, wenn sie schlecht behandelt werden (die andere Seite der Münze, auf deren Vorderseite das besser bekannte Symptom Grausamkeit zu Tieren steht, wie Hunde zu treten, Pferde zu schlagen usw.). Umgekehrt kann einer, der seine Familie schlecht behandelt, äußerst sorgfältig seine geschäftlichen Beziehungen pflegen; er bringt seine begeisterten und (da sie selbst geachtet werden) hochachtungsvollen Kollegen leicht dazu, sich bereitwillig aufzuopfern, und hinter seiner bärbeißigen Art steckt die mehr als nur pflichtbewußte Sorge um die Interessen seiner Kunden.

Dieses Nebeneinander von Tugenden und Mängeln bei *Nux vomica* unterscheidet sich von dem des dualistischen *Lachesis*, da die Dimension der moralischen Auseinandersetzung fehlt, wie sie für letzteren charakteristisch ist. *Nux vomica* akzeptiert eher sein widersprüchliches Wesen, oder ist sich dessen weniger bewußt, daher kämpft er auch nicht so mit sich selbst und gibt ein weniger zerrissenes Bild ab.

Er kann schroffer sein als die meisten anderen Konstitutionstypen, und eine rauhere, zerklüftetere Schale besitzen, und er ist sicher weniger liebenswürdig zu Fremden als z.B. *Lycopodium*. Dafür ist er aber in der Regel aufrichtiger fürsorglich als letzterer, wenn seine unmittelbare Familie betroffen ist – zumindest wenn man danach geht, wie zufrieden oder nicht zufrieden sich die Frauen dieser beiden Typen äußern. Sieht man vom gelegentlich alkoholabhängigen oder extrem übellaunigen *Nux-vomica*-Mann ab, so spüren die Frauen dieses Typs aufrichtiges Interesse und sprechen davon, daß sie sich, zumindest im Privatleben, geliebt und umsorgt fühlen, auch wenn ihr Gatte in der Öffentlichkeit überreizt, unberechenbar, unvernünftig ist und sie gelegentlich durch sein ungehobeltes Verhalten in eine peinliche Lage versetzt.* Die Frau von *Lycopodium*, die sich auf der anderen Seite scheinbar wenig zu beklagen hat (da sich ihr Ehemann in der Öffentlichkeit untadelig verhält), beklagt sich eher über eine nur schwer faßbare Unzulänglichkeit im Privatleben – eine undurchdringliche Reserviertheit? einen Mangel an wahrem Interesse?

Vielleicht ist der Grund einfach der, daß *Lycopodium* weniger Leidenschaft, weniger emotionale Unterstützung zu geben hat, als *Nux vomica* mit seinen starken Gefühlen und seiner ausgeprägten männlichen Energie. Seine Gefühlswelt ist stärker entwickelt als die von *Lycopodium* – und für seine Frau kann dies eine ganze Reihe von Unzulänglichkeiten aufwiegen.

Die unzufriedene Ehefrau von *Lycopodium* sagt daher beispielsweise beim Arzt: „Eigentlich sollte ich mich ja nicht beklagen, mein Mann ist so aufmerksam und freundlich – aber was ist Aufmerksamkeit ohne Wärme?", während die unzufriedene Gattin von *Nux vomica* äußert: „Nun gut, mein Mann hegt starke Gefühle und große Leidenschaft – aber was habe ich von seiner Wärme, wenn er kein bißchen Rücksicht auf mich nimmt?"

In glücklichen Ehen spricht der treue *Nux-vomica*-Mann hochherzig von seiner Frau und gesteht auf rührende Art und Weise und etwas sentimental: „Wenn sie wüßte, wie viel sie mir bedeutet und wie sie mir hilft! Ich kann mir mein Leben einfach nicht mehr ohne sie vorstellen!" oder „Jeder Moment, in dem ich nicht mit ihr zusammen bin, ist für mich verloren." *Sulfur, Lycopodium* und *Arsenicum* würden sich nur selten so ausdrücken, ungeachtet, was sie fühlen mögen.

Ein Patient, dessen kinderlose, hypochondrische *Arsenicum*-Ehefrau intellektuell und emotional fast ausschließlich um ihre eigene

---

* In hohem Grade *Nux vomica* ist John Knightley, eine Figur aus dem Roman *Emma* von *Jane Austen*. Er ist jähzornig und schnell dabei, sarkastisch zu seiner Frau und seinen Schwiegereltern zu sein, obwohl er im Grunde „feste häusliche Gewohnheiten pflegt und ihm sein Heim vollkommen genügt". Seine Frau hält ihn mit viel Mühe einigermaßen zufrieden und erträglich, indem sie ihn dauernd besänftigt (sie ist *Pulsatilla* und völlig zufrieden damit, dies zu tun), und auch die anderen Familienmitglieder widmen ihm ihre volle Aufmerksamkeit.

Gesundheit kreiste, bekam wiederholte Gaben von *Nux vomica*, und zwar wegen seiner aufgeregten, mitfühlenden Besorgtheit. Jedesmal, wenn sie krank wurde oder es sich auch nur einbildete, fing er an, gegen die böse Welt, ihre Eltern und jeden Arzt zu wettern, der sie jemals behandelt hatte, da keiner in der Lage sei, ihr zu helfen. Gleichzeitig behinderte er unbewußt jeden anhaltenden Versuch, ihre Leiden zu lindern, indem er sie gegen jede Kritik verteidigte. Der Arzt konnte kaum mehr tun, als die Ängste dieses hingebungsvollen Paares palliativ zu behandeln und sich auf ihre akuten Krankheiten zu konzentrieren. Keiner war bereit, eine Situation aufzulösen, die so viele sekundäre Vorteile bot. Das Wohlergehen der Ehefrau, bzw. das mangelnde, war der beste Anlaß, der starken persönlichen Bindung zwischen ihnen Ausdruck zu geben – eine ideale Gelegenheit, all ihre Ängste, Hoffnungen, Befürchtungen und gegenseitige Hingabe auszuleben.

Solche Situationen sind, in unterschiedlichen Variationen, nicht selten. Vom homöopathischen Standpunkt aus ist es interessant und überraschend zu sehen, wie häufig der primär von *Nux vomica* geprägte Typus (ob nun männlich oder weiblich) gewillt ist, auf die Gesundheit bezogene neurotische Verhaltensweisen seines Partners zu unterstützen. *Sulfur, Lycopodium* und *Sepia* mangelt es an der Toleranz, jahraus, jahrein mitfühlend zu bleiben, während *Arsenicum*, der hier nicht vergessen werden darf, und die einfühlsamen Konstitutionstypen *Pulsatilla* und *Phosphor* beginnen, um ihren Anteil an Krankheiten und Aufmerksamkeit zu konkurrieren. Letzterer kann in der Tat aus lauter Mitgefühl einen ähnlichen Schmerz oder ähnliche Beschwerden entwickeln. *Natrium muriaticum* und *Lachesis* ertragen ähnlich geduldig chronisch kränkelnde Partner, kämpfen aber weniger panisch oder wütend gegen diese Ungerechtigkeit. *Natrium muriaticum* ist sich nur allzu sehr bewußt, daß Krankheit lediglich ein weiterer Aspekt des unweigerlich beschwerlichen menschlichen Schicksals ist, während die selbstlose Hingabe eines *Lachesis*-Menschen ihn oder sie die Situation als „innere Berufung" begreifen läßt, der gerecht zu werden er keine andere Wahl hat.

Lachesis kann sogar Anregung und Heiterkeit aus einer solchen Belastung gewinnen, während *Natrium muriaticum* seine Pflichten, wie seine Freuden, ernst und tragisch nimmt.

Als männliches Gegenstück zur isomorphen *Ignatia* und mit seiner hoch entwickelten romantischen und „leidenschaftlichen" (*Boenning-*

hausen) Seite*, sollte *Nux vomica* natürlich auch bei „unglücklicher Liebe" (*Kent*) gute Dienste leisten. In der Tat haben Schroffheit, Bitterkeit, Alkoholismus und andere nervöse Gebrechen häufig ihre Wurzeln in enttäuschter oder desillusionierter Liebe.

Ein romantisierendes literarisches Portrait der Art von *Nux vomica* zu lieben, findet sich in Rhett Butler, dem Helden aus *Vom Winde verweht*. Das Scheitern seiner aufrichtigen, heftigen Liebe zu Scarlett O'Hara verstärkt den ihm eigenen Zynismus und bringt seine verborgene Schroffheit und seinen latenten Alkoholismus heraus – während er gleichzeitig unerwartet liebenswürdig im Umgang mit Kindern ist und die Feinheit von Melanie Wilkes auf sensible, zartfühlende Art zu schätzen weiß.

Nux vomica kann lebhaft und jovial sein, besitzt aber selten die echte Herzlichkeit und das allumfassende Wohlwollen von *Sulfur*. Und ganz sicher ist Großzügigkeit gegenüber denen, die ihn verletzt haben, nicht seine Stärke. *Sulfur* (dank seines selektiven, „optimistischen" Gedächtnisses) und *Lycopodium* (mit seinem „praktischen" oder auch „intriganten" Gedächtnis), sind viel eher gewillt, ihre Verbitterung hintanzustellen und ihren Rachegelüsten nicht nachzugeben. Wie *Arsenicum*, kann *Nux vomica* wütend und nachtragend reagieren, wenn er mit Forderungen überhäuft und gezwungen wird, mehr zu geben, als er bereit ist: „Ich gebe schon so viel – wie kannst du noch mehr von mir verlangen?" Großzügige Impulse und Gefühle sind ihm jedoch durchaus nicht fremd, auch wenn er sie nicht unterschiedslos gewährt.

Ein Beispiel hierfür war ein Journalist, der den Arzt am Morgen anrief, als er zu einer Geschäftsreise aufbrach. Er klagte über einen beeinträchtigenden Schluckauf, der vor ein paar Tagen eingesetzt hatte und ihn nun beinahe ständig quälte.

Bevor er sich in homöopathische Behandlung begeben hatte, war er ein eingefleischter Kaffeetrinker gewesen, der acht Tassen Kaffee am Tag getrunken hatte und diese Menge beträchtlich steigern konnte, um Erschöpfung oder Unpäßlichkeiten entgegenzuwirken, oder um seine Denkfähigkeit zu stimulieren, wenn er daran ging, über umstrittene Themen zu schreiben. Auf diese Art und Weise hatte er seine Verdauung all-

---

* Sätze wie „Sexuelles Verlangen auf den leisesten Reiz hin" (*Hering*), „Intensives sexuelles Verlangen" (*Boenninghausen*), „Auf geringe Anreitzung, verliebte Entzückung" (*Hahnemann*), geben einen Eindruck von der sexuellen Leidenschaft von *Nux vomica*.

mählich ruiniert, und die Konstitutionsbehandlung brachte das periodische Auftreten eigenartiger Symptome mit sich.

Der Patient klagte gereizt, daß er von der Homöopathie etwas Besseres erwartet hätte: „Ich habe meinem Körper die Chance gegeben, mit Hilfe des Konstitutionsmittels von selbst wieder ins rechte Lot zu kommen, und habe alles versucht, um den Schluckauf in den Griff zu kriegen – indem ich Wasser in großen Schlucken trank, meinen Atem anhielt und mich sogar auf den Kopf stellte – vollkommen zwecklos. Nach ein paar Minuten fängt es wieder an. Ich fliege heute ab und kann nicht länger warten. Wenn Sie ein so guter Arzt sind, wie Sie behaupten, dann finden Sie etwas, das schnell funktioniert, weil ich gesund sein will, wenn ich aufbreche." Diese kritische Haltung paßte auch auf *Arsenicum*, aber der starke Schluckauf wies eher auf das Krampfmittel *Nux vomica* hin. Der Patient wurde daher angewiesen, die 30. Potenz, die sich in seiner Hausapotheke befand, stündlich einzunehmen, bis eine Besserung auftrete.

Am selben Nachmittag rief er zurück und war außer sich vor Begeisterung: „Es war ein *Wunder*... anders kann man das nicht nennen! Ich habe das Mittel nur einmal genommen – als ich mit Ihnen am Telefon gesprochen habe, und der Schluckauf begann schon besser zu werden, während ich noch meine Hausapotheke wieder ins Regal räumte. Nun kommt er nur noch selten und dauert nur noch einen Moment oder zwei. Können Sie das fassen? Oder lassen diese Wunder einen als Homöopathen gleichgültig?" (In Wahrheit ist es so, daß es selbst altgedienten Homöopathen schwerfällt, die Resultate einer therapeutischen Methode gleichgültig hinzunehmen, die so sicher, so durchweg angenehm für die Patienten und so tief befriedigend für den Behandler ist.)

Wenn der Patient *Arsenicum* gewesen wäre, wäre sein Lob gemäßigter ausgefallen: „Ich bin noch nicht völlig geheilt, aber es geht mir besser. Natürlich wäre es mir lieber, wenn ich den Schluckauf ganz los wäre, aber es war ohne Zweifel das richtige Mittel. Ich sollte wirklich aufhören zu zweifeln und die Homöopathie als solche akzeptieren," und so weiter – wobei er immer dankbarer wird, je mehr er sich warmredet. Der skeptische *Lycopodium-Typs* hätte wahrscheinlich behauptet, daß, da die Besserung so schnell eingesetzt habe, er bereits von selbst auf dem Weg zur Genesung gewesen sein mußte.

Schließlich kann auch das dem traditionellen Bild der Reizbarkeit und fehlenden Gemütsruhe völlig entgegengesetzte *Nux vomica* sein: der

Patient ist ruhig, verhalten, beherrscht – ob er nun in seinem Inneren vor Wut und Frustration kocht oder auch *nicht* – und zurückhaltend bei allem, was er tut und wie er sich gibt. Ein solcher Patient kam wegen Schlafstörungen in homöopathische Behandlung, die kombiniert waren mit überwältigender Schläfrigkeit am Tage, vor allem nach den Mahlzeiten. Obwohl er auf seinem Gebiet Hervorragendes geleistet hatte, war er nicht im mindesten angeberisch oder prahlerisch, sondern machte nicht viel von sich und dem, was er erreicht hatte, her. Selbstverständlich wurden auch Mittel wie *Arsenicum* und *Lycopodium* in Betracht gezogen, aber diese wissen für gewöhnlich um ihren eigenen Wert, während *Nux vomica* sich verhält, als ob er sich seiner außergewöhnlichen Qualitäten nicht bewußt wäre. Außerdem hatte der Patient ein bläßliches, gelbsüchtiges Aussehen, was zusammen mit den schneidenden oder ziehenden Schmerzen vor oder während des Stuhlgangs auf die Brechnuß hinwies.

Diese angenehme, zurückhaltende und feine Art findet sich häufig bei Menschen, die aus reizbaren, lautstarken und angespannten Familien kommen. *Nux vomica* hat sich entschieden, anders zu sein, und obwohl er von Natur aus nicht sehr stabil ist, hat er seine Emotionen vollkommen unter Kontrolle. Selten hebt er seine Stimme (die sanft sein kann, aber nicht so zärtlich wie die von *Phosphor*), er achtet auf das, was er sagt und nimmt sich Zeit, bevor er antwortet.* Er *erlaubt* sich einfach nicht, aus geringfügigem Anlaß Gefühle zu zeigen oder sie auch nur zu haben – dies kann so weit gehen, daß er in seiner Zurückhaltung untätig oder allzu geschmeidig erscheint, als einer, den man leicht an die Wand drängen kann. „Möchten Sie dies oder das," wird er gefragt. „Das ist mir gleich," antwortet er. „Nun, so sagen Sie doch, was sie wollen," „Es ist mir *wirklich* gleich." Und das stimmt auch. Ein solcher Patient sagte einmal über sich: „In meiner Jugend war ich so gewinnend und diplomatisch, daß ich alle Glaubwürdigkeit verlor."

Was diesen Menschen auszeichnet, ist *Reife* – in direktem Gegensatz zu dem kindischen Verhalten, das oft so typisch ist für *Nux vomica*. Diese scheint von einem *Bewußtsein für moralische Werte* herzurühren, das weder richtet, noch sich selbst dient, das weder versucht, etwas zu beweisen, noch bestimmte moralische Regeln durchzusetzen. Diese aufrichtige Interesselosigkeit färbt auf die Motive und Handlungen dieses Menschen

* Eine *laute* Stimme ist beim Mann häufig ein Hinweis auf *Sulfur*, bei der Frau auf *Lachesis* oder *Natrium muriaticum*.

ab und verleiht ihm intellektuelle Integrität und moralische Unbestechlichkeit. So ist er in der Lage, seine überkritischen Instinkte zu sublimieren, und man trifft ihn häufig in der Rolle des Schiedsrichters. Das ist es, was *Hahnemann* ohne Zweifel meinte, als er schrieb: „Helles Bewußtseyn seiner Existenz; feines, starkes, richtiges Gefühl für Recht und Unrecht."

Geistesart und Intellekt: Der moderne Mensch und der Mensch der Renaissance

Das klassische Bild von *Nux vomica* als angespanntem, getriebenem, überarbeitetem Geschäftsmann oder Freiberufler, der in dem schnellen Tempo des modernen Lebens gefangen ist, hat *Kent* unsterblich gemacht:

> „Es kann sich z.B. um einen Geschäftsmann handeln, der an seinem Schreibtisch sitzt, bis er übermüdet ist. Er bekommt viele Briefe, er hat viele Eisen im Feuer, tausend kleine Dinge zerren an ihm, und ständig wird er von einem zum andern getrieben, bis er wie gefoltert ist. Dabei handelt es sich weniger um schwerwiegende Dinge als um Kleinigkeiten des Lebens ... Auch zu Hause grübelt er weiter" (*Vorlesungen zur Materia Medica*).

Dieses Bild ist von anderen aufgegriffen worden. *Wheeler* schreibt: „*Nux vomica* ist ein Mittel für die hoch zivilisierten Rassen, für Stadtbewohner und die, die unter dem Streß des modernen Lebens körperliche und geistige Symptome entwickeln." In jüngerer Zeit beschrieb *Whitmont* ihn als „uns wohlbekannten Zeitgenossen, den überzivilisierten, geistig überreizten Stadtbewohner, den überarbeiteten Anwalt oder Buchhalter, den tyrannischen Beamten ... anmaßend, nervös." Kurz, die Belastung, Anspannung und das üppige Leben eines Geschäftsmannes scheint die Entwicklung einer *Nux-vomica*-Pathologie zu begünstigen (selbst seine Träume handeln von „emsig zu besorgenden Geschäften": *Hahnemann*), so daß dieses Mittel die gleiche „episodische" Rolle beim Berufstätigen spielt wie *Sepia* bei der Hausfrau – d.h., daß ein *Nux-vomica*-Bild bei anderen Konstitutionstypen zeitweise in Erscheinung treten kann.

Da er so sehr auf seine Karriere und seine Arbeit ausgerichtet ist, geht *Nux vomica* mit Streß oder Angst so um, daß er noch *mehr* Arbeit übernimmt („Beschäftigung bessert": *Kent*). Häufig ist er in der Tat hierin erfolgreicher, als er es in seinem Privatleben ist, da er seine emotionale Entwicklung seiner Karriere geopfert und den Hauptteil seiner Energie der harten Arbeit gewidmet hat, die es erfordert, eine geschäftliche oder selbständige Existenz aufzubauen. So empfindet er „Übellaunigkeit und

Langeweile“ (*Boenninghausen*) vor allem dann, wenn er nicht in der Lage ist zu arbeiten, was bei ihm ein Gefühl von Sinnlosigkeit hervorruft („Ich bin nichts anderes als eine Drohne!“).

Mit seinem *getriebenen* Arbeitsstil ähnelt er *Arsenicum*; während letzterer jedoch zwanghaft wie ein Specht den ganzen Tag seine Löcher klopft (vgl. das Kapitel *Arsenicum* im ersten Band), gleicht *Nux vomica* dem „fleißigen Biber“, der sich sein Leben nicht ohne Arbeit vorstellen kann. Dieser Wesenszug findet sich selbst bei ruhigen, zurückhaltenden Mathematikern, Computerfachleuten und Wissenschaftlern, die nur wenig von dem hektischen Wirbeln eines Geschäftsmanns, eines Fabrikmanagers oder eines hoch dynamischen Anwalts an sich haben, der zu viele Fälle auf einmal jongliert, die aber genauso arbeitssüchtig sind. Beide Typen neigen dazu, sich zu übernehmen, und haben Schwierigkeiten damit, Grenzen zu setzen. *Sulfur* tut dies auch, aber da er darauf vertraut, daß seine Energie unerschöpflich ist (oder weil er sich überschätzt), quält ihn der Gedanke nicht so, daß er nicht fertig werden könnte. *Nux vomica* und *Arsenicum*, die beide „übermäßig arbeiten“, können homöopathisch manchmal nur aufgrund ihrer körperlichen Symptome und Modalitäten unterschieden werden. Eine besonders entscheidende Rolle kommt hierbei der Zeit zu, da *Arsenicum* in jeder Hinsicht ein „Morgenmensch“ ist (mit begleitenden nächtlichen Verschlimmerungen), während bei *Nux vomica* viele körperliche und geistige Symptome morgens schlimmer sind und er sich abends besser fühlt. Wie *Lachesis* und *Natrium muriaticum* ist er „niedergeschlagen“ (*Kent*), wenn er erwacht, während sich seine Stimmung abends oder nachts hebt.* Eine nächtliche Verschlimmerung (besonders zwischen 3 und 5 Uhr morgens, was ja, wenn man so will, früh am Morgen ist), ja sogar gelegentlich um 6 Uhr nachmittags (*Boger*) schließt eine Verschreibung von *Nux vomica* jedoch nicht aus. Ein Arzneimittel sollte niemals auf der Basis eines einzigen Symptoms oder einer einzigen Modalität ausgeschlossen werden, wie wichtig sie auch immer sein mag (es gibt *durchaus* durstige *Pulsatillas*!).

Üblicherweise ähnelt *Nux vomica* auch *Lachesis*, da nachts seine Ideen am besten fließen und er dann auch am besten geistig arbeiten kann – auch die von *Hering* beschriebene „morgendliche Abneigung zu arbeiten

---

* *Natrium muriaticum* sollte in den Rubriken „Schwermut, morgens“ und „beim Erwachen“ des *Kent*schen Repertoriums im Fettdruck nachgetragen werden, in denen es unverständlicherweise vollkommen fehlt.

und große Müdigkeit" weist er auf. Er kann morgens jedoch auch intellektuell produktiv und inspiriert sein („Außergewöhnlicher Ideenfluß": *Allen*), vielleicht bringt ihn seine Modalität „Beschäftigung bessert" dazu, um diese Zeit besonders hart zu arbeiten, um seine Niedergeschlagenheit zu überwinden (*Natrium muriaticum*).

Gleichfalls häufig sind Abneigung gegen geistige Arbeit, Unfähigkeit, sich auf die Arbeit zu konzentrieren, fehlende Geduld und geistige Erschöpfung: „Unaufgelegtheit zu Kopfarbeiten ... kann die Gedanken schwerlich zusammennehmen ... verspricht sich oft im Reden, sucht die Worte mit Anstrengung und bedient sich unpassender Ausdrücke ... Er verredet und verschreibt sich leicht, läßt auch Silben und ganze Worte aus" (*Hahnemann*). *Sulfur* ist anders, wenn er so ausgebrannt ist. *Hahnemann* schreibt über *Nux vomica*: „Scheue vor solcher literarischen Beschäftigung, bei welcher man selbst denken und selbst die Ideen aus sich entwickeln muß, um sie entweder schriftlich aufzuzeichnen, oder mündlich vorzutragen; Lesen aber und Auswendiglernen ist ihm nicht zuwider." Bei *Sulfur* findet sich das Gegenteil: sein Gedächtnis versagt, und er ist unfähig zu eher passiver intellektueller Beschäftigung, lange bevor er aufhört, seine Ideen „aus sich zu entwickeln".

Nux vomica ist voller „ausserordentlicher Angst" (*Hahnemann*). Es ist eines der ersten Mittel bei jüngeren Menschen, die kein Ziel im Leben finden können – die produktiv sein wollen, aber nicht wissen wie; ebenso in der sogenannten midlife crisis von Männern, die hart gearbeitet haben und trotz beruflicher Anerkennung mit ihrem Leben unzufrieden sind – die den Verdacht haben, daß sie irgend etwas „versäumt" haben, und ihren versäumten Gelegenheiten nachtrauern (*Lachesis* bei Frauen). Im Arzneimittelbild finden sich auch Unsicherheiten und Ängste auf sexuellem Gebiet; das Mittel spielt eine wichtige Rolle bei verschiedenen sexuellen Störungen bei Männern, vor allem bei solchen im Gefolge von übermäßigem Alkoholgenuß und sexuellen Aktivitäten („Nachtschwärmer": *Boenninghausen*; „schlimme Folgen sexueller Exzesse": *Boericke*; von „Ausschweifungen": *Boger*).

Viele der Befürchtungen von *Nux vomica* – bezüglich Arbeit, Zukunft, körperlicher Unversehrtheit, finanzieller Sicherheit – gleichen denen von *Arsenicum*, sind aber eher unterschwellig als alles beherrschend. Aber auch *Nux vomica* kann seine eigenen charakteristischen Ängste haben, wie der Wall-Street-Broker, bei dem sich der Streß in den für das Mittel typischen Rückenschmerzen in der Lumbalgegend niederschlug, mit dem Schlüsselsymptom „muß im Bett aufsitzen, um sich umdrehen zu können" (*Hering*). Als er gefragt wurde, ob er irgendwelche besonderen Ängste habe, gestand er, daß er sich, für den Fall einer Kollision am vorderen oder hinteren Ende, stets in die Mitte seines Vorortzugs setze.

Auch die Sorge um seine Gesundheit ist gewöhnlich weniger stark ausgeprägt als bei *Arsenicum*. Wenn ein Patient, der vor langem aufgehört hat zu rauchen, sagt: „Ich war nie ein starker Raucher, aber bis heute bereue ich *jeden einzelnen* Zug, den ich vor fünfzig Jahren getan habe, und ich mache mir Sorgen, ob nicht doch noch der Rauch irgendwo in meinen Lungen lauert!" dann vermutet der Homöopath zu Recht, daß er es mit *Arsenicum* und nicht mit *Nux vomica* zu tun hat.

Man hat nicht den Eindruck, daß der Besuch beim Arzt zu den Lieblingsbeschäftigungen von *Nux vomica* zählt; er ist auch nicht so beeinflußbar, daß er das Gefühl hat, jede Krankheit haben zu müssen, von der er irgendwo gelesen hat. Schließlich ist er auch nicht der frustrierte Möchtegern-Arzt, als der *Arsenicum* so häufig erscheint, und er versucht auch nicht, mehr zu wissen als der Arzt. Nicht selten reagiert er auf dessen routinemäßigen „Erklärungen" der heilenden Wirkung von Mikrodilutionen mit einem ärgerlichen „Tun Sie Ihre Arbeit, und versuchen Sie nicht, mir etwas zu erklären. Ich will gar nichts drüber wissen, es ist sowieso recht unverständlich. Ich bin bereit zu akzeptieren, daß in der Homöopathie weniger mehr ist, und daß Verschlimmerungen gut sind, und dabei wollen wir es belassen!" (*Lycopodium*). Wenn der Arzt ihn gegen Ende der Anamnese fragt: „Haben Sie mir alle ihre Symptome berichtet?", kann es sein, daß der Patient antwortet: „Sicher nicht, aber ich weiß genau, daß Sie nicht mehr hören wollen, und deswegen höre ich jetzt auf." *Arsenicum* würde seine Symptome unbedingt zu Ende berichten wollen.

Nux vomica achtet jedoch mehr auf seine Gesundheit wie z.B. *Sulfur* oder *Lycopodium*. Wenn er seinem Körper zu viel zumutet, ist er sich dessen bewußt, wobei ihm eher die Folgen gleichgültig sind. *Sulfur* und *Lycopodium* betrachten ihre starke Konstitution als selbstverständlich und merken noch nicht einmal, daß sie sie mißhandeln.

Dennoch darf *Nux vomica* bei einem „Hypochonder" (*Tyler*) nicht übersehen werden, der nur noch über seine Zipperlein nachdenkt und ständig von ihnen redet, und für den bei einer Krankheit die Welt so zusammenbricht, wie es bei anderen nur bei einer enttäuschten Liebe der

Fall ist. Leichte Rückenschmerzen oder vorübergehende Schlafstörungen können ihn glauben machen, daß das Leben ohne jeden Sinn ist.

Selbst der Verlust eines Zahnes kann diese Wirkung hervorrufen, wie in dem bemerkenswerten Fall eines intelligenten jungen Mannes, dem beim Hockeyspielen ein Zahn ausgeschlagen worden war. Das physische Trauma, zusammen mit dem dadurch verursachten Schmerz, führte zu einer zwanghaften Beschäftigung mit seinem verlorenen Zahn (obwohl dieser durch eine Brücke ersetzt worden war), und schließlich zu suizidaler Verzweiflung, die mehrere Monate anhielt und erst gelindert wurde, nachdem er *Nux vomica* 50 M verschrieben bekam („Melancholie nach der Extraktion eines Zahnes; *spricht von nichts anderem mehr als seinem Zahn*... sitzt den ganzen Tag untätig herum, weint und klagt um seinen Zahn“: *Hering* [Hervorhebungen von der Autorin]).

Hier deckt sich das Bild des *Nux-vomica*-Mannes, mit seinem unstillbaren „Verlangen, über seine Beschwerden zu sprechen, mit ängstlichen Befürchtungen“ (*Hering*), wie auch das der *Natrium-muriaticum*-Frau, die von ihrer Gesundheit völlig in Anspruch genommen ist, teilweise mit dem von *Arsenicum*.

In einer der Kurzgeschichten von *O. Henry,* „Makes the Whole World Kin“, trifft ein liebenswerter *Nux-vomica*-Einbrecher, der in ein vornehmes Privathaus eingebrochen ist, auf den *Arsenicum*-Eigentümer, der von Rheumatismus gelähmt im Bett liegt. Den Einbrecher plagt das selbe Leiden, und die beiden beginnen eine lebhafte Unterhaltung über die Symptome und ihre Behandlungsversuche. Der Autor ergründet in genialer Weise die Unterschiede in Stil und Einstellung zwischen den beiden Typen. Der *Arsenicum*-Hauseigentümer erkundigt sich fachmännisch wie ein Arzt nach den Einzelheiten der Krankheit seines Gegenübers: „Wie lange leiden Sie schon daran? Ist es schlimmer morgens oder nachts? Kommt der Schmerz anfallsweise, oder hält er an? Sind ihre Gelenke irgendwie geschwollen?“, während der *Nux-vomica*-Einbrecher angeregt in bildhafter Sprache antwortet: „Es springt mich an (und) zwackt mich, wenn ich nicht darauf gefaßt bin. Ich habe es aufgegeben, im zweiten Stock zu arbeiten, weil ich schon einige Male auf halbem Weg steckengeblieben bin.“ Die Geschichte endet damit, daß die beiden Leidensgenossen sich in aller Freundschaft in ein nahegelegenes Lokal begeben, um ihr gemeinsames Gebrechen zu begießen.

Ungeduld ist ein ausgeprägter Zug im Arzneimittelbild. *Nux vomica* ist „immer in Eile“ (*Kent*)*, und gelegentlich ist er peinlich um Pünktlichkeit und seine knappe Zeit besorgt („Ich bin krankhaft pünktlich!“). Typisch ist die Antwort von *Napoleon* auf die Bitte eines ihm ergebenen Generals um einen Gefallen: „Bitten Sie mich, worum Sie wollen, aber nicht um mehr Zeit!“ (ebenso: *Arsenicum*). Aus diesem Grund, und weil er völlig ruhige, lange und *ununterbrochene* Zeitabschnitte braucht, um intellektuell produktiv zu sein, kann er ungeheuer ärgerlich reagieren, wenn er beim Arbeiten unterbrochen wird („streitsüchtig, wenn man ihn stört“: *Hering*); „Sieht jeden boshaft an, der ihn etwas fragt ... gleich als ob er sich zähmen müßte, um nicht grob auszufallen“: *Hahnemann*).

Hierin unterscheidet er sich von *Sulfur*, der trotz Unterbrechungen gut arbeiten kann und der die verschiedenen Stimuli sogar anregend findet.

Gelegentlich beruht seine Ungeduld auf physiologischen Gründen. Sein Zeitsinn ist gestört und verzerrt (wie auch bei bewußtseinsverändernden Drogen und Alkohol). Die Rubrik „Zeit, vergeht zu langsam“ (*Kent*) bezieht sich nicht nur auf das beschleunigte Tempo und die Ungeduld von *Nux vomica*, mit der er „die Dinge am Laufen“ hält, sondern kann auch ein Leitsymptom bei Patienten mit neurologischen Störungen sein. Er liegt z.B. im Bett, dämmert zwischen Schlafen und Wachsein und es kommt ihm vor, als dauere dieser Zustand unendlich lange Zeit, wenn er jedoch auf die Uhr schaut, sind erst fünf oder zehn Minuten vergangen.

Nux vomica kann furchtbar ungeduldig mit sich sein, wenn etwas nicht beim ersten Mal klappt. Das Kind stampft mit den Füßen und schreit, wenn es irgendetwas nicht sofort fertigbringt. Der Erwachsene wirft wütend seine Arbeit zu Boden, oder er kämpft zornig mit den physischen Hindernissen, die ihn bei seiner Aufgabe behindern: „Wenn beim Auskleiden ein Knopf sich nicht öffnen läßt, wird er abgerissen, so wütend ist der Patient darüber ... Wenn ihm ein Stuhl im Weg ist, stößt er ihn mit dem Fuß um“ (*Kent*). Auch bei Verspätungen und Widerstand gegen seine Pläne und Wünsche wird er ungeduldig; er hat das Gefühl, daß er etwas *tun* muß, statt zuzulassen, daß die Ereignisse ihren Lauf nehmen („möchte alles nach seinem Willen ausgerichtet wissen“: *Kent*), und er versucht, wie *Arsenicum*, „schneller zu tanzen als die Musik spielt“. Zweifellos ist er unduldsam und „krittelig“ (*Hering*) mit anderen, die weniger kompetent sind als er selbst, und geißelt ihre Unfähigkeit mit harten Wor-

* Häufig sind selbst seine Träume „voll Geschäftigkeit und Eile“ (*Boericke*).

ten. Wenn sie nicht so schnell lernen oder verstehen, regt ihn dies ungeheuer auf oder bringt ihn zur Verzweiflung, und er treibt sie an, genauso hart zu arbeiten wie er selbst. Er liebt es, Fehler von anderen zu finden und sie richtigzustellen und ist daher, wie *Arsenicum*, ein guter Herausgeber. Beide Typen sind, da sie unter Druck schnell denken können, recht häufig bei Journalisten und forensisch tätigen Anwälten zu finden.

Wenn *Sulfur* ungeduldig mit anderen ist, so sieht dies anders aus als bei *Nux vomica*, wie folgender Vergleich aufschlußreich zeigt: *Sulfur* mißt mit zweierlei Maß, er kritisiert andere für Fehler, die seine eigenen in Wirklichkeit spiegeln (z.B. läßt er sein eigenes Zimmer in Unordnung verkommen, ist aber aufgebracht, wenn andere ihre Sachen nicht wegräumen, er rügt andere dafür, daß sie schlampig abrechnen, wenn er das selbe tut oder beschuldigt andere der selben kompetitiven Einstellung und Aggressivität, die er selbst an den Tag legt). *Nux vomica* hingegen neigt eher dazu, aus einer rechtschaffenen Position heraus zu kritisieren (er *ist* tatsächlich all das, was er bei anderen als mangelhaft kritisiert: wohl organisiert, effizient, klar denkend), und er ist „sehr geneigt, Andern... Fehler heftig vorzuwerfen" (*Hahnemann*), die sich von seinen eigenen unterscheiden, während er gegenüber denen, die seinen eigenen Fehlern ähneln, einigermaßen tolerant bleibt. *Arsenicum* übertrifft beide, da er beide Arten von Fehlern ohne Unterschied tadelt.

Die „Eile und Hast" (*Boenninghausen*) eines *Nux-vomica*-Patienten wird für den Arzt in seinem Wunsch deutlich, schnell und ohne allzuviele Fragen geheilt zu werden. Wenn das Arzneimittel seine mäßigende Wirkung noch nicht geltend gemacht hat, können seine Antworten unwirsch, barsch, bissig, ungnädig und herausfordernd sein. Häufig geht der Patient nicht gerne zum Arzt und verkündet trotzig: „Damit Sie es gleich wissen, ich vertraue oder glaube Ihnen nicht. Daher kann es sein, daß Ihre Medizin bei mir nicht wirkt."*

Ein Amateurgolfer von hohem Rang, der wegen Gelenksteifigkeit und -schmerzen homöopathische Hilfe suchte, war ein extremes Beispiel für dieses barsche Verhalten. Er war ein Mensch, der vor Intensität vibrierte

---

* Dies beunruhigt den Arzt natürlich keineswegs. Wie die Sonne gleichermaßen auf Gute und Böse scheint, so wirken die homöopathischen Arzneimittel gleich bei Gläubigen und Skeptikern. Hier paßt der Aphorismus von *Kent*: „Wir können einem Patienten nichts beibringen, bis er geheilt ist. Wir müssen ihn denken lassen, was er will. Heile ihn, ohne daß er daran glaubt. Tue ihm Gutes. Das ist das einzige, was zählt."

und schnell dabei war zu streiten, außerdem war er bekannt für sein grundlos ungehobeltes Verhalten (was sich vielleicht aus seinen ständigen Schmerzen erklärte). Es gibt viele Mittel bei Arthritis, und *Nux vomica* gehört mit zu den besten. Vor allem kann es durch seine Modalität *schlimmer bei kaltem, trockenem Wetter; besser bei feuchtem, regnerischem Wetter* unterschieden werden – sicherlich ein „auffallenderes, besonderes, ungewöhnliches" Symptom bei diesen Beschwerden (auch: *Causticum*).* Deshalb, und auch aufgrund anderer *Nux-vomica-* Modalitäten (z.B. besser durch heiße Anwendungen, schlimmer morgens) bekam der Patient das Mittel in der 1 M, eine zweite Gabe wurde ihm mitgegeben, für den Fall daß er sie brauchen würde. Drei Wochen später kam er wieder, die Schmerzen und die Gelenksteifigkeit waren zu etwa 75 Prozent besser geworden, und er verlangte, daß auch die restlichen 25 Prozent weggehen sollten, damit er bei einem bevorstehenden Turnier spielen konnte. Als der Arzt ermutigend bemerkte, daß auch dies möglicherweise erreichbar sei, gab der Patient höhnisch zurück: „Nun, selbst wenn ich rechtzeitig geheilt sein sollte, zahlt mir denn die Homöopathie auch das Geld für die Rundreise zu den Wettbewerben?"

Nux vomica hatte schon viel erreicht, aber offenbar war noch einiges zu tun!

Sein Verhalten mag schroff, seine Bemerkungen bissig, seine Laune unbeherrscht und seine Ungeduld groß sein – unter der rauhen Schale von *Nux vomica* schlägt jedoch häufig ein weiches Herz, wie auch bei diesem Patienten, der eine außergewöhnlich schwierige Familiensituation mit großer Fassung ertrug.

Mr. Jaggers, der Anwalt in *Dickens Die großen Erwartungen*, dessen kurz angebundene, unwirsche Art seine unaufdringliche Rechtschaffenheit und Freundlichkeit zu verurteilten Strafgefangenen verdeckt, könnte z.B. *Nux vomica* sein (oder auch *Natrium muriaticum* und *Bryonia* – die alle

* Bei *Rhus toxicodendron* sind die Gelenke wie „eingerostet": der Schmerz ist bei der ersten Bewegung schlimmer, und bessert sich, wenn der Patient sich „einläuft"; zusammen mit *Kalium bichromicum* sind die Symptome von *Rhus toxicodendron* bei kaltem, feuchtem Wetter schlimmer, außerdem fühlt der Patient in seinen Gelenken, daß es bald regnen wird. Die Symptome von *Bryonia* werden durch die geringste Bewegung schlimmer, sie werden besser durch festen Druck, da dies eine Möglichkeit ist, den befallenen Körperteil *absolut* ruhig zu halten. *Pulsatilla* hat wandernde, veränderliche, flüchtige Schmerzen, die in frischer Luft und durch leichte Bewegung besser werden, und schlimmer durch Wärme ... usw.

drei „rohe Diamanten" sein können). Ein nach außen hin schroffer und zuweilen anmaßender Patient kommentierte einmal seine Reizbarkeit kurz und bündig so: „Ich weiß nicht, weshalb sich irgend jemand vor mir fürchten sollte. Sehen sie denn nicht, daß ich in Wirklichkeit ein zahnloser alter Löwe bin, der zwar gefährlich brüllt, aber niemals jemanden beißen könnte?"

Nux vomica wird allgemein, und mit Recht, für clever gehalten. Er ist einfallsreich, geschickt, wandelbar und kompetent, was immer er auch unternimmt. Häufig ist er so perfektionistisch und effizient wie *Arsenicum* und ist, im Gegensatz zum unbeholfen stümpernden *Sulfur*, ebenso feinfühlig und aufmerksam in Kleinigkeiten: „Paßt auf genaue, sorgfältige, eifrige Menschen" (*Hering*).

Auch als „Schreibtischgelehrtem", der allzu lange sitzt zu „ausgedehnter Geistestätigkeit" (*Hahnemann*), ist *Nux vomica* eine praktische Denkweise und eine pragmatische Einstellung eigen. Er ist kein Träumer oder Idealist, der sich in Abstraktionen und leerer Theorie verliert, sondern sieht die Situation klar und schätzt sie realistisch ein. Er denkt logisch und systematisch, ist in der Lage, aus vergangenen Erfahrungen zu lernen und das Gelernte auf die Zukunft zu übertragen – eine Fähigkeit, die nicht allzu häufig im Leben anzutreffen ist.

Ein achtzehnjähriger junger Mann wurde mit *Nux vomica* wegen (wahrscheinlich durch Streß ausgelösten) brennenden Schmerzen in Speiseröhre und Magengrube behandelt. Er war zwar ziemlich temperamentvoll, aber dennoch kein Sklave seiner Gefühle – wie es für die beste Seite von *Nux vomica* charakteristisch ist. Als er gedrängt wurde, etwas zu seinen Geistes- und Gemütssymptomen zu sagen, beschrieb er, wie seine langjährige Freundin das Interesse an ihm verlor und daran war, ihre Beziehung abzubrechen. „Sie hat sich sehr selbstsüchtig verhalten und mich gebraucht, wenn sie nichts besseres zur Hand hatte, um schließlich meiner müde zu werden." „Aber", fügte er nüchtern hinzu, „vor ein paar Jahren habe ich das gleiche Danny angetan, der zwei Jahre lang mein bester Freund gewesen war. Als ich einen besseren Freund kennenlernte, habe ich ihn einfach fallen gelassen und wollte so wenig wie möglich mit ihm zu tun haben. Phyllis behandelt mich genauso, wie ich Danny behandelt habe, und jetzt – (mit einem reumütigen Lächeln) –, da ich weiß, wie verletzter Stolz und Zurückweisung sich anfühlen, werde ich niemals einen Menschen mehr so behandeln!" Er stellte einfach fest, ohne Vorwurf oder Ärger, und zeigte so die für *Nux vomica* typische Redlichkeit („Gewissenhaftigkeit“: *Boenninghausen*).

Die Geistesart von *Nux vomica* unterscheidet sich von der des intellektuellen *Sulfur*-Typs darin, daß es ihm an der Begeisterung für abstrakte Ideen um ihrer selbst willen fehlt. Ihm fehlt das Verständnis, oder er nimmt sie nicht so tief in sich auf wie *Sulfur* (gelegentlich mißversteht er sie auch). Er ist von schneller Auffassungsgabe, was Theorien und Ideologien betrifft, und hat ein klares Empfinden für die Kraft, die von Ideen ausgeht, aber er besitzt meist nicht die wissenschaftliche Tiefe von *Sulfur*. Möglicherweise fehlt es ihm an der prophetischen oder seherischen Gabe des letzteren, und dies ist vielleicht auch der Grund dafür, daß er, obwohl er starke Überzeugungen haben kann, nicht die Überzeugungskraft von *Sulfur* (und *Arsenicum*) besitzt, die die großen Veränderungen und Revolutionen in der Welt bewirken können. *Nux vomica* ist eher ein *Ausführender*. Auch hier wieder der Gegensatz zu *Sulfur*, der manchmal nur ein „Schwätzer [ist], der nichts zustande bringt“: *Nux vomica* beendet, was er sich vorgenommen hat.

Der *Nux-vomica*-Gelehrte unterscheidet sich auch von *Lycopodium*, da ihn seine intellektuellen Aktivitäten nicht von seinen eigenen Gefühlen und denen anderer entfernen.

Der intellektuelle *Nux vomica* strebt danach, ein Renaissancemensch zu sein – ausgeglichen, im Vollbesitz seines Intellekts, mit der Überzeugung, daß Bildung adelt. Patienten beschreiben häufig eine abwechslungsreiche, eindrucksvolle Breite ihrer Interessen. *Goethe*, der „letzte Mensch der Renaissance“, hatte eine *Nux-vomica*-Seite. Im Gegensatz zu seinen Landsleuten *Hahnemann, Marx* und *Jung* – deren Werk auf eine einzige, all-umfassende, alles einschließende Vision zurückgeführt werden kann – beschäftigte sich der vielseitige *Goethe* mit verschiedenen Dingen: er war Dichter, Dramatiker, Romanschriftsteller, Physiologe, Botaniker, Naturforscher, Ökonom und Politiker, wobei er in jeder Disziplin eigene Standpunkte bezog.

Auch wenn er bemüht ist, sein Wissen zu vermehren, ist *Nux vomica* anspruchsvoll und kritisch (*Sulfur* sammelt sein Wissen eher planlos, verschlingt alles, was in seiner Reichweite ist, und häuft Ideen wahllos an). Sein Sinn für Schönheit – eine Form der Harmonie und Ordnung, die er so sehr schätzt – läßt ihn sich ebenso an den Kleinigkeiten der Natur, wie an ihrer Erhabenheit erfreuen.* Die Haltung oder Färbung einer Blume am Wegrand kann ihn tief berühren, ebenso wie die geschnitzten Verzierungen an einem Möbelstück. Wie *Arsenicum*, so begeistert auch er sich für Details, wenn er nicht gar von ihnen geradezu *besessen* ist. Während jedoch jeder Schauspieler in seinem Streben nach Perfektion wahrscheinlich einen *Arsenicum*-Anteil hat, ist *Nux vomica* hier weniger auffallend.

Er hat ein gutes Gefühl für Sprache und handhabt sie geschickt („seine Worte sind wohlgewählt": *Hering*), und mit jeder Faser seines Wesens reagiert er auf einen treffend gewählten oder prägnanten Ausdruck. Wenn er eine fremde Sprache spricht, greift er eine interessante Redewendung schnell auf und benutzt sie bei der ersten Gelegenheit; auch in seiner Muttersprache ist er wach für neue Ausdrucksmöglichkeiten. Intellektuelle und verbale Beweglichkeit lassen ihn häufig ein guter Unterhalter sein: er ist anregend, schlagfertig, selten langweilig. Seine kritische und aggressive Seite kann sich in seinem Witz zeigen, der dazu neigt, voller Schärfe („spottet": *Boenninghausen*) und Sarkasmus zu sein („macht sich leidenschaftlich gerne lustig": *Kent*). Von der Pedanterie und dem unverbesserlichen Hang von *Sulfur* zu monologisieren, hat er nur wenig, in dieser Hinsicht können die beiden unmöglich verwechselt werden. Wo die Unterhaltung von *Sulfur* zu einem fortwährenden Auswerfen von Informationen, zu einer unbarmherzigen Untersuchung von Tatsachen oder einer ausführlichen Abhandlung über sich selbst und seine Meinung entartet, ist die Schwäche von *Nux vomica* seine scharfe Zunge. Entweder es ist so, daß nichts seinen abfälligen oder spöttischen Bemerkungen entgeht, oder die Unterhaltung wird zur lebhaften, aber bedeutungslosen Anekdotensammlung.

Eine junge *Pulsatilla*-Frau berichtete dem Arzt über ihre beiden Verehrer und beklagte sich über deren jeweilige Unzulänglichkeiten. Zwar fand sie sie beide gleich gutaussehend, hatte jedoch bei beiden Vorbehalte – wenn auch unterschiedliche – was ihren Charakter betraf. „Je mehr ich von Jack sehe, um so mehr beunruhigt er mich. Zunächst bin ich gut mit ihm ausgekommen, aber jetzt sehe ich nur noch ein extrem egozentrisches Individuum. Ich habe einmal darauf geachtet, was er so sagt: mindestens 90 Prozent handeln von ihm. Es geht um *seinen* Sport, *seine* Arbeit,

* Übrigens schätzt er letztere, ohne sie haben zu wollen. Anders als *Sulfur*, kann er schöne Seen, Berge, Wälder oder Ebenen bewundern, ohne den Wunsch zu hegen, sie für sich zu besitzen.

seinen Besitz, und *vor allem* um seine Meinungen. Meine Güte, worüber er alles eine Meinung hat. Über alles und jeden unter der Sonne. Larry ist anders, aber ich weiß auch nicht. Vielleicht habe ich ja meinen Sinn für Humor verloren, aber mir scheint, als ob all sein Herumwitzeln und Auf-den-Arm-nehmen manchmal etwas grausames hat. Er versucht immer, sich selbst gut hinzustellen, indem er den anderen herabwürdigt (was oft typisch ist für den kritischen *Nux-vomica-* oder *Arsenicum*-Menschen). Und bei niemandem habe ich so sehr das Gefühl, ein unbedeutender Mensch zu sein wie bei Larry, wenn er schlecht gelaunt oder mir böse ist – und umgekehrt können nur wenige Menschen mich so gut gelaunt sein lassen wie er, wenn er gut drauf ist."

Jack würde wahrscheinlich von einer Gabe *Sulfur*, Larry von *Nux vomica* profitieren.

Die Langatmigkeit und philosophische Ader von *Sulfur* sind schon an anderer Stelle beschrieben worden, zusammen mit dessen Neigung, in verschiedene Richtungen abzuheben, sich eloquent über Wägbares und Unwägbares auszulassen und eine ungewöhnliche Theorie nach der anderen zu erfinden (ein Patient plante, Hüttenkäse an Rennpferde zu verfüttern, wegen des höherwertigen Proteins und einer möglichen besseren Leistung der Pferde), oder seine eigenen Erfolge in „quantitativem" Stil aufzuzählen*. *Nux vomica* ist während einer Unterhaltung ganz anders: lebhaft, prägnant, nervös, temperamentvoll, in der Lage, kräftige Pointen zu setzen, und spielerisch mit Worten und Ideen umzugehen.

Es ist nicht unbedingt so, daß er sich gerne selbst reden hört und Freude am Klang der eigenen Stimme hat (die Aussage „Ich bin der interessanteste Mensch, den ich kenne!" riecht eher nach *Sulfur*), eher versucht er, seinem Gesprächspartner eine Reaktion zu entlocken, was wiederum sein Talent zur Konversation stimuliert. Er spricht nicht *zu* anderen, sondern es kommt ihm eher auf verbales Geben und Nehmen an. Er muß auch nicht immer die Richtung des Gespräches lenken, und im Gegensatz zu

* Wie viele Meilen er auf seiner letzten Geschäftsreise geflogen ist; wie viele Seiten er an diesem Tag gelesen oder geschrieben hat; wie viele Studenten er in diesem Semester in seiner Vorlesung hat im Vergleich zum vorigen; wieviel Geld er dieses Jahr verdienen wird usw. Er würzt seine Unterhaltung mit trivialen Fakten, zum Beispiel, wieviele Hamburger jeden Tag im größten Fast-food-Restaurant der Stadt verkauft werden, läßt aber wenig an emotionaler Substanz sehen. Natürlich drückt sich nicht jeder *Sulfur*-Mensch so unpersönlich oder „aufzählend" aus, aber wenn man eine solche Erzählweise antrifft, ist *Sulfur* das erste Mittel, das in Betracht gezogen werden muß.

Arsenicum kommt er nicht schon sprechend in den Raum, um so den Tonfall oder das Thema zu bestimmen.

Das ärztliche Gespräch mit einem *Nux-vomica*-Patienten ist häufig lebendig, voll einprägsamer Äußerungen und aufblitzendem Humor. Ein lebhafter, siebzig Jahre alter Patient bemerkte, als er seine Kurzatmigkeit beschrieb: „Einem Bus nachzurennen ist auch nicht mehr dasselbe wie früher. Heutzutage fahren die Busse einfach schneller." Eine andere Patientin, deren Heuschnupfen durch regelmäßige Gaben von *Nux vomica* in hoher Potenz geheilt wurde, beschrieb eine frühere Erfahrung bei einem europäischen Homöopathen, der ihr häufige Gaben verschiedener Mittel in niedriger Potenz verschrieben hatte.

„Ja und, zeigte diese Mehrfachverschreibung denn irgend eine Wirkung?"

„Da bin ich nicht sicher. Ich war so damit beschäftigt, jede Stunde zur halben Stunde winzig kleine Körnchen, abwechselnd jede Stunde zur vollen Stunde Tropfen einer Tinktur und drei oder vier Mal am Tag in regelmäßigen Abständen irgendwelche größeren Kügelchen zu nehmen – die wöchentliche Einnahme einer bestimmten Nosode nicht zu vergessen – daß ich einfach keine Zeit hatte, zu niesen!"

Ein dritter Patient, der wegen Kopfschmerzen behandelt wurde, die in letzter Zeit häufiger aufgetreten waren, deren krönendes Leitsymptom für *Nux vomica* die „Empfindung (war), als ob ein Nagel (oder Dorn) durch Schläfe oder Seite des Kopfes getrieben würde" (*Hering*)*, zeigte den Widerspruchsgeist dieses Typs recht deutlich.

---

* *Borland* liefert eine knapp zusammengefaßte Beschreibung der verschiedenen Kopfschmerz-Typen von *Nux vomica*, die äußerst nützlich und gleichzeitig geistreich ist (in leicht ergänzter Form): „Der *Nux-vomica*-Kopfschmerz rührt (im typischen Fall) sowohl von übermäßigem Essen als auch von übermäßigem Trinken her, die Symptome verschlimmern sich durch die Einnahme von Stimulantien, wie z.B. Wein oder Kaffee. Die Patienten klagen über eine allgemeine Fülle im Kopf, mit einem Gefühl von Kongestion und Druck, und zwar gewöhnlich im oberen Teil des Kopfes, häufig in der oberen Frontalregion. Der Kopfschmerz ist verbunden mit Verstopfung, aber (trotz Übelkeit) nicht unbedingt begleitet von Erbrechen. Der *Nux-vomica*-Kopfschmerz tritt vor allem morgens beim Aufwachen auf, während der Kopfschmerz von *Bryonia* erst beginnt, wenn der Patient sich bewegt.
Nux-vomica-Patienten sind, wenn sie Kopfschmerzen haben, (meist) frostig und schlecht gelaunt. Sie wollen nicht angesprochen oder gestört werden, sie bewegen sich nur ungern, ihre Symptome bessern sich, wenn sie sich hinlegen… Schlimmer werden die Kopfschmerzen durch geistige Anstrengung (oder) Lärm… Meist ist ihnen übel, und wenn sie

„Ich begebe mich völlig in Ihre Hand. Machen Sie mit mir, was Sie wollen", wies er den Arzt an.

„Nicht was *ich* will," verbesserte ihn dieser. „Sie können nicht einfach jegliche Verantwortung abgeben. Diese Arzneimittel helfen Ihnen vor allem, Ihren inneren Ressourcen einen Impuls zu geben und versetzen sie damit in die Lage, sich selbst zu heilen."

„Da bin ich mir nicht so sicher. Ich könnte nicht so ohne weiteres sagen, ob ich überhaupt noch innere Ressourcen habe. Ich lebe für meine Arbeit, und um die steht es nicht gut. Woher wollen Sie wissen, daß da etwas ist, dem man einen Impuls geben könnte?"

„Das weiß ich intuitiv."

Der Patient zuckte mit den Achseln, als wolle er damit sagen, daß er von der Intuition des Arztes nicht viel hielt, aber er ließ es durchgehen. „Nun gut, Sie sind hier der Boss. Lassen Sie uns weitermachen."

Diese Haltung steht im direkten Gegensatz zu der von *Arsenicum*: „Ich *kann* einfach nicht verstehen, wie man sich so ohne weiteres bedingungslos in die Hände eines Arztes geben kann, als würde man sagen, ‚Hier bin ich. Ich übergebe an Sie. Sorgen Sie für mich!'"

Das Verhalten von *Nux vomica* ist nicht nur direkt und geradeheraus (was manchmal erfrischend sein kann, gelegentlich aber auch störend), sondern er ist auch bekannt für seine „impulsive Art" (*Kent*), sprühend vor Begeisterung, Ungeduld und Nervosität. Dies läßt ihn jedoch nicht unbedingt taktlos sein und heißt auch nicht, daß er nicht genauso scharfsinnig und schlau sein kann, wenn er das will, wie jeder andere auch. Der ränkeschmiedende Fürst in *Machiavellis* Hauptwerk *Il principe* läßt an eine *Nux vomica/Lycopodium*-Persönlichkeit denken; eine andere literarische Darstellung dieses Typs findet sich in Julien Sorel, einer Figur aus *Stendhals Rot und Schwarz*, dessen *Nux-vomica*-Impulsivität eine denkwürdige Kombination mit seiner manipulativen Art, sowohl im Umgang mit Frauen als auch während seines Aufstiegs zur Macht eingeht.

sich zwingen, etwas zu essen, geht es ihnen schlechter. Dies ist ein nützliches Unterscheidungsmerkmal zu *Lycopodium*, dessen Kopfschmerzen durch eine kleine Mahlzeit gebessert werden [auch: *Arsenicum*] ... Ein kühler Luftzug läßt den frontalen Kopfschmerz sofort heftiger werden [im Gegensatz zu *Arsenicum*] ..." usw.
Diese Beobachtungen bleiben jedoch immer noch an der Oberfläche. *Hahnemann* führt fast 100 Kopfschmerz-Symptome, *Allen* über 100 auf, und *Hering* beschreibt auf drei vollen Seiten hilfreiche „Ursachen" dieser Beschwerde, wie z.B. geistige Erschöpfung (vor allem im Frühstadium), Verstopfung, Hämorrhoiden, usw.

Amerikanische Homöopathen haben *Nux vomica* stets mit den romanischen und anderen mediterranen Völkern in Verbindung gebracht. Wahrscheinlich hat *Hering* diese Tradition begründet, als er in seinen *Guiding Symptoms* schrieb: „In Nordamerika gibt es mehr *Ignatia*- als *Nux-vomica*-Menschen." *Kent* hat dies später noch verstärkt, indem er feststellte: „Bei der Hysterie von Europäern findet man mehr *Nux-vomica*-Symptome, während für die der Amerikaner *Ignatia* besser paßt." Vielleicht hat der hohe Weinkonsum in Frankreich, Spanien und Italien zum *Nux-vomica*-Bild beigetragen. Der Erfahrung zeitgenössischer Homöopathen nach sind beide Mittel jedoch weniger aufgrund der Nationalität, als aufgrund des Geschlechts zu unterscheiden – die emotionalen Symptome von *Nux vomica* sind vor allem Männern, die von *Ignatia* eher Frauen zuzuordnen.

Wie immer es auch sei, Tatsache ist, daß *Nux vomica* in der Tat häufig bei dunklen oder dunkelhäutigen Männern zu passen scheint („brünette Männer": *Boger*), die „dünn, mager, aktiv, nervös, reizbar" (*Boericke*) sind, die sich Wein, Weib und Gesang allzusehr hingeben und deren emotionale Intensität und unbeschwertes Verhalten exakt diesen besonderen südlichen Charme und Sex-Appeal verströmen*.

Der durchschnittliche mediterrane Intellektuelle weist natürlich viele *Nux-vomica*-Züge auf, die Straßencafés der romanischen Länder sind voll von ihnen – angeregt diskutieren sie politische, philosophische, künstlerische und religiöse Themen oder trainieren einfach ihre Intelligenz und üben sich in geistreichem Disput. *Nux vomica* ist empfänglich für Ideen und macht sie sich bereitwillig zu eigen – gelegentlich auch allzu bereitwillig, da die Intensität seiner Überzeugungen, das leidenschaftliche In-sich-aufnehmen einer besonderen Sichtweise nicht immer durch ein entsprechend tiefes Verständnis unterstützt wird.

Als *Mark Twain* nach der Rückkehr von einer Auslandsreise schrieb: „Der Mensch steht ein wenig unter den Engeln, und ein wenig über den Franzosen," bezog er sich damit auf die negative Seite der *Nux-vomica*-Persönlichkeit. Dieser Typus zeigt sich Fremden nicht unbedingt von seiner besten Seite. Wie es so häufig bei *Sepia* oder *Natrium muriaticum* der

* Wenn Haar und Hautfarbe eines Mannes viel dunkler sind als die anderer Familienmitglieder, so ist dies interessanterweise gelegentlich ein Hinweis auf *Nux vomica*. Selbst Kinder mit hellbraunen oder kastanienbraunen Haaren können in der Adoleszenz nachdunkeln und brünette Haare bekommen.

Fall ist, kommen seine guten Eigenschaften erst zum Vorschein, wenn man ihn näher kennt, oder sie müssen überhaupt erst einmal ausgegraben werden. Dies steht im Gegensatz zu *Lycopodium, Phosphor* oder *Pulsatilla*, die Außenstehenden ein gutes Bild von sich vermitteln. Wenn man mit *Nux vomica* jedoch einmal vertraut ist, ändert sich das Bild; dann kommt seine Großzügigkeit zum Vorschein, er ist zu noblen Gesten in der Lage, kann umfassend gastfreundlich sein oder ungeheuer hingebungsvoll für irgend einen Verwandten oder Freund sorgen und ganz allgemein das typische, überschwengliche Flair der romanischen und mediterranen Völker besitzen.

Autorität und Macht

Ein zentraler Punkt jeder Analyse von *Nux vomica* ist die Erörterung seiner Beziehung zur Macht. Seine autoritäre Neigung kann er vor allem aufgrund seiner unbestreitbaren Kompetenz geltend machen. Er besitzt Weitblick und konzentrierte Energie, und auch wenn er sich von Eigeninteresse leiten läßt, so bleibt er dennoch realistisch und stellt seine Leistungen sich selbst oder anderen gegenüber nicht übertrieben heraus. Daher hat er Erfolg, wo *Sulfur, Phosphor* oder *Lycopodium* lediglich davon reden mögen. Seine unternehmerischen Fähigkeiten können weniger entwickelt sein als die von *Sulfur* mit seinen großartigen Ideen, aber was immer er auch unternimmt oder in die Wege leitet, wird systematisch durchgeführt. Er arbeitet sorgfältig, und ist sich dann seiner Sache sicher (*Natrium muriaticum, Arsenicum*); sein Grundsatz lautet, daß die meisten Probleme mit Fleiß und Hingabe gelöst werden können, und daß harte Arbeit immer zum Erfolg führt.

Sein autoritäres Wesen kann sich auf verschiedene Art und Weise zeigen. Zuhause besteht er darauf, daß andere gemäß seinen Grundsätzen leben, seine Wünsche respektieren und sich seinen Ansichten fügen. Wenn er einmal die Regeln aufgestellt hat, verlangt er fraglosen Gehorsam und liebt es nicht, wie *Natrium muriaticum*, unterschiedliche Sichtweisen endlos zu verhandeln.

Die Frau von *Nux vomica* ist nicht so sehr „Lehrmädchen“ wie die von *Arsenicum*, die sich durch Arbeit und Gehorsam das Recht verdienen muß, in ihrem eigenen Haus zu leben. Ihr Status ist eher der eines getreuen Gefolgsmannes. Eine dieser Frauen bekannte dem Arzt, daß sie am meisten störe, daß ihr Mann sie erst dann hinsichtlich verschiedener häuslicher Entscheidungen befrage – wer zum Abendessen eingeladen, ob die Bäume im Garten geschnitten oder was für ein Sessel fürs Wohnzimmer gekauft werden solle, wenn er seine Entscheidung schon längst getroffen hatte. „Ich bin so lange auf dieses Spiel gemeinsamer, den Haushalt betreffender Entscheidungen hereingefallen, bis ich erkannte, daß es keinen Sinn hatte, wenn ich ‚nein' sagte, da die Frage rein rhetorisch gestellt war. Der Gast war schon eingeladen, der Baum geschnitten, der Sessel ausgesucht, und er hatte nicht die Absicht, zurückzustecken oder seine Meinung zu ändern" (Dieser Konstitutionstyp gehört zu *den* sturſten überhaupt).

Nux vomica ist entscheidungsfreudig und liebt es, Verantwortung zu übernehmen. Er bekommt einen bestimmten, erzieherischen Gesichtsausdruck, wenn er die Kontrolle über eine Situation übernimmt und anderen praktisch nur noch die Wahl läßt, sich zu fügen. Ein extremes Beispiel aus der Praxis war ein Patient mit Hämorrhoiden (für die *Nux vomica* besonders anfällig ist; im selben Maße, wie sie aufflammen, wird er aufbrausend und reizbar). Wenn er seine Familie zum Essen ins Restaurant ausführte, bestand er darauf, zu bestimmen, was sie essen sollten. „Du solltest keine Seezunge bestellen", konnte er zu seiner Frau sagen. „Du weißt, daß man in diesem Restaurant nicht gut Fisch ißt. Bestelle statt dessen Kalb!" Oder zu seinem Sohn: „Wie kannst du schon *wieder* Hamburger mit Pommes frites bestellen! Das hast du doch schon das letzte Mal bestellt, und überhaupt, ich nehme dich doch nicht mit ins Restaurant, damit du so etwas Ordinäres ißt wie Hamburger mit Pommes frites." Und er schickte sich an, für beide etwas anderes zu bestellen.

In dieser Hinsicht gleicht er *Arsenicum*, obwohl man beobachten kann, daß sich diese so verwandten Seelen darin unterscheiden, daß *Arsenicum* versucht, andere in allen Lebensbereichen zu bevormunden, während *Nux vomica* seiner Neigung, die Dinge in die Hand zu nehmen, primär in bestimmten, umschriebenen Bereichen nachgibt. Seine autoritäre Neigung, sei sie nun groß oder klein, beschränkt sich für gewöhnlich auf ein Gebiet (oder zwei).

Nux vomica kann sich jedoch einer höheren Autorität unterordnen. Ein Patient beurteilte sich folgendermaßen: „Bei der Arbeit bin ich äußerst hilfsbereit. Es ist sogar so, daß ich wie ein guter Soldat stupide und gehorsam tue, was man mir sagt. Aber zuhause verhalte ich mich wie ein Diktator – ich bin despotisch und dulde absolut keinen Widerspruch. Offenbar finde ich keinen Mittelweg zwischen diesen beiden Extremen."

Tatsächlich kann er in untergeordneter Stellung ungewöhnlich kooperativ sein, jedoch zum Tyrann werden, wenn er Macht erlangt. Manchmal ist es schwierig für ihn, gleichrangige Beziehungen zu unterhalten.

Schließlich läßt auch der empfindliche Stolz von *Nux vomica* andere Ansichten nur ungern zu, und er kann, wie leicht vorherzusehen, „die mindeste Widerrede... nicht ertragen“ (*Hahnemann*). Er kann es nicht ausstehen, korrigiert zu werden, auch wenn er offensichtlich im Unrecht ist („Ich habe dies so gesagt, und genauso will ich es haben – auch wenn man mich mißversteht!“) und kann „auch die vernünftigsten Vorstellungen, sie zu etwas Anderm zu bewegen, nicht ertragen“ (*Hahnemann*), obwohl er sich die Freiheit nimmt, seinerseits andere dazu zu bewegen, ihr Verhalten zu ändern.

Diese Mentalität kann jedoch durch das Mittel geändert werden, wie folgende jüdische chassidische Erzählung veranschaulicht, deren symbolischer Gehalt ganz zwanglos eine homöopathische Interpretation zuläßt:

> Ein erwachsener Sohn beschloß, seinen (vor *Nux vomica*) autoritären Vater zu verlassen und weit fort zu gehen. Der Vater sandte ihm einen Boten nach und befahl ihm, zurückzukommen, der Sohn aber antwortete: „Ich kann nicht.“ Nach einiger Zeit (nach *Nux vomica*) sandte der Vater ihm einen weiteren Boten, um ihm zu sagen: „Eines Tages kehre um und komm zurück, so weit du kannst, ich werde dir den Rest des Weges entgegengehen.“

Seine Liebe zur Macht und auch sein Machtbedürfnis zeigen sich deutlich in Arbeit und Beruf. Dieser Typus ist auf seine Arbeit und Karriere ausgerichtet und unverhohlen wettbewerbsorientiert. *Seine* Fabrik produziert mehr – oder bessere – Nägel, Schrauben oder Bolzen als jede andere, *sein* Geschäft wirft mehr ab und ist erfolgreicher. Häufig definiert er sich durch seine Arbeit und beweist auf diesem Weg der Außenwelt seinen Wert, das Streben nach beruflichen Zielen ist wesentlich für sein Selbstwertgefühl (*Lycopodium*). Der Selfmademan, der hart für das, was er erreicht hat, gearbeitet hat und das gleiche Engagement auch von anderen erwartet, dem es jedoch schwerfällt, Verantwortung zu delegieren (da er – oft zu Recht – der Überzeugung ist, daß er das, was zu erledigen ist, selbst besser macht), ist häufig ein *Nux-vomica*-Mensch.

Allzu eifrig kann dieser Typus sich die Prämisse von *Nietzsche* zu eigen machen, wonach der *Wille zur Macht* allen menschlichen Instinkten zugrundeliegt, selbst dem Überlebenstrieb.* Damit steht er natürlich nicht alleine, da auch *Lycopodium, Arsenicum, Sulfur* und *Lachesis* ähnlich empfinden, und auch andere sind, auf eher verdeckte Art, dieser Meinung. Wenn *Nux vomica* jedoch allzu ehrgeizig seine Interessen verfolgt und versucht, an die Spitze zu kommen, „benutzt" er nicht nur andere bei seinem Aufstieg, sondern er kann manchmal auch rücksichtslos auf anderen herumtrampeln, die nicht so denken wie er oder ihm einfach nur im Weg stehen.

Ein höchst ehrgeiziger Mann mittleren Alters, der es geschafft hatte, an die Spitze seiner eigenen Firma zu kommen und nun dabei war, schonungslos die konkurrierenden Firmen zu übernehmen, kam wegen wiederholter, spastischer Hustenanfälle, die jeder Behandlung hartnäckig widerstanden, in die homöopathische Praxis. Der Husten pflegte mit einem Kratzen im Hals zu beginnen; dann wurde dieser rauh und reizte zu heftigen Hustenanfällen, die erst nach Expektoration eines eitrig-schleimigen Auswurfs abklangen. Während der einen Winter lang dauernden Behandlung wurde die mäßigende Wirkung des Arzneimittels auf erstaunliche Art und Weise ersichtlich. Es war nicht nur der Husten, der besser wurde, sondern es ging auch eine Veränderung auf einer tieferen Ebene in ihm vor. Nach einigen Monaten berichtete der Patient, daß er nicht mehr so besessen war von dem Gedanken, seine Konkurrenten zugrunde zu richten und sein Ziel, koste es was es wolle, zu erreichen. „Ich fange an, entspannter in bezug auf meine Arbeit zu sein und lerne, was viele andere in jüngeren Jahren verstanden haben, daß der Sinn des Lebens nicht in der unmittelbaren Befriedigung liegt, die man beim Erreichen eines Ziels empfindet, noch in dem nicht enden wollenden Kampf, mit dem man beweisen muß, daß man besser ist als andere, sondern in dem redlichen, sich selbst achtenden Bemühen, den Herausforderungen und der Realität des Lebens gerecht zu werden."

Es schien beinahe, als ob der Patient seinen Husten nicht überwinden konnte, bis seine Ansichten und sein Verständnis gereift waren. Jedenfalls hätte kein Arzt sich ein besseres Beispiel dafür wünschen können, wie die-

---

* *Nietzsche* war der Ansicht, daß der stärkste und höchste Lebenswille nicht in dem armseligen Kampf um die Existenz, sondern im Willen zur Macht liegt. Die logische Folgerung daraus stellt den Menschen über gut und böse und erhebt ihn zum *Übermenschen*, dem es erlaubt ist, „wenn nötig, unbarmherzig auf der Masse der Schwachen, Degenerierten und Kleingeistigen herumzutrampeln ...".

ses Mittel in der Lage ist, unangemessenes Konkurrenzdenken oder ausschließliche Ausrichtung auf Erfolg zu mäßigen und ein Gefühl für wahre Werte zu bewirken.

Obwohl der *Nux-vomica*-Mensch häufig Beschäftigung, Beruf oder berufliche Schwerpunkte wechseln kann, tut er dies nicht aus Rastlosigkeit (*Tuberkulinum*) heraus, oder weil er versagt hat, sondern weil er seinen Horizont erweitern will; so eilt er von Erfolg zu Erfolg. Er kann aber auch wie ein Meteor aufsteigen und wieder fallen, viel Geld verdienen und es schnell wieder verlieren, ganz so, als wäre er unfähig, mit seinem Erfolg umzugehen.

Der Erfolg kann ihm zum Kopf steigen, wiegt ihn aber selten in Sicherheit. Vielleicht weil er selbst so aggressiv, kompetitiv und „tadelsüchtig" (*Kent*) ist, teilt *Nux vomica* sich mit *Arsenicum* die Furcht vor den vielfältig drohenden Gefahren, „Mißtrauen" (*Kent*) anderen gegenüber, und ständige Wachsamkeit, um nicht betrogen oder verraten zu werden. In der Tat kann er wie ein primitiver Stammesangehöriger instinktiv die Welt als feindlich und gefährlich ansehen, in der alle, die ihm fremd sind, nur ihren eigenen Vorteil suchen (*Natrium muriaticum* ist eher paranoid, was Familienangehörige und ehemals enge Freunde angeht, während er Außenstehenden eher Vertrauen entgegenbringt). Dies wiederum rechtfertigt den Versuch, sich selbst zuerst zu übervorteilen. Und wenn die Dinge nicht so laufen, wie er will, kann *Nux vomica* einen unerträglichen, sich selbst bemitleidenden Tonfall bekommen (*Pulsatilla*): „Warum habe immer nur ich Pech?" Dieser „weinerliche" (*Boenninghausen*) Tonfall steht im Gegensatz zu *Natrium muriaticum*, der eher denkt: „Ich muß es verdient haben!"

Nux vomica ist ein guter Stratege, geschickt manipuliert er Machtstrukturen, im Verborgenen und indirekt, aber auch offen, sowohl im Beruf als auch im Privatleben. Er benutzt Techniken wie Angriff unter dem Deckmantel vorgeblicher oder vermeintlicher Selbstverteidigung, und er versteht es, einen Guerillakrieg zu führen, Raubzüge oder Ausfälle ins gegnerische Gebiet zu unternehmen, um sich anschließend in Sicherheit zu bringen und auf die nächste günstige Gelegenheit zu warten. Auch *Sulfur* ist, wie wir uns erinnern, ein guter Stratege und Organisator, es fällt ihm jedoch schwer, seine Ideen zu ordnen oder Einzelheiten Aufmerksamkeit zu widmen; daher hat er seine Schwächen, wenn es darum geht, etwas systematisch auszuführen. *Nux vomica* ist geschickt sowohl was Strategie als auch was Taktik angeht.

Aus diesen Gründen, und auch weil er für den „gemischten" Typus steht, soll der amerikanische General und spätere Präsident *Ulysses S. Grant* als Beispiel für die autoritäre *Nux-vomica*-Persönlichkeit dienen.

Angefangen damit, daß er ein notorischer Alkoholiker war, der sein ganzes Leben mit seiner Abhängigkeit kämpfte (er war früher deshalb gezwungen worden, die Armee zu verlassen), konnte er als Unionsgeneral zeitweilig abstinent bleiben, unterlag dann aber immer wieder, vor allem in Abwesenheit seiner geliebten Frau, die einen stabilisierenden Einfluß auf ihn ausübte, seiner Sucht. Er betrank sich schändlich, sogar bis zu dem Punkt, an dem er ohnmächtig wurde und tagelang nicht in der Lage war, das Kommando auszuüben.

Vom Wesen her war er einerseits hart, andererseits extrem empfindlich. Seine Härte zeigte sich darin, daß er gewillt war, eine neue Taktik – den Stellungskrieg – und eine neue Waffe – das Maschinengewehr – einzusetzen, die beispiellose Verluste verursachten. Letztlich war es seine „Metzger"-Mentalität, wie Mrs. *Lincoln* sie nannte, die verantwortlich dafür war, daß die Nordstaaten buchstäblich eine Generation verloren, um den Sieg über den Süden zu erringen. Doch trotz seines legendären Mutes auf dem Schlachtfeld, der ihm den Anschein von Unverletzbarkeit, ja sogar Gleichgültigkeit Gefahren gegenüber gab, konnte er den Anblick von Blut nicht ertragen – bis dahin, daß er sich weigerte, Fleisch zu essen, mit gelegentlicher Ausnahme von gut durchgebratenem Rindfleisch (er aß niemals Huhn, da, wie er sagte, er „niemals etwas essen [könnte], was auf zwei Beinen geht"), auch den Anblick der Verwundeten, die in den Lazaretten litten, konnte er nicht ertragen. Mißhandlungen von Tieren ließen ihn ungeheuer wütend werden und den Schuldigen schwer bestrafen.

Der beste Beweis für seine große Empfindsamkeit war sein rücksichtsvoller Umgang mit Untergebenen, mit seiner Frau, und besonders sein einfühlsames Verhalten während der Kapitulation in Appomatox, die den Sezessionskrieg beendete. Ohne Zurschaustellung oder Großtuerei, in einem einfachen blauen Unionshemd und ohne Säbel nahm er ruhig und zurückhaltend die Kapitulation des ehrenvolleren *Robert E. Lee* (*Lycopodium*) entgegen, der auch in der Niederlage voller Würde war. Sein Widerstreben, die Demütigung eines anderen mitanzusehen, ließ ihn, wie er später schrieb, „traurig und deprimiert (werden). Ich verspürte alles andere als Freude über den Fall eines Feindes, der so lange und tapfer für seine Sache gefochten und so viel gelitten hatte." Dies sind recht unübliche Gefühle für einen siegreichen General.

Grant war auch der Autor eines bleibenden Werkes amerikanischer Prosa – seiner *Persönlichen Erinnerungen*, die von Historikern als der bemerkenswerteste militärische Rechenschaftsbericht seit *Caesars „De bello gallico"* angesehen wird. Seine knappe, klare, schmucklose Sprache, die völlig ohne Bilder oder Ausschmückungen auskommt, seine präzisen, aber treffenden Sätze, sind Hinweise auf das klare, wohlgeordnete *Nux-vomica*-Denken (vgl. auch den Anhang).

Die Nux-vomica-Frau

Das Bild der *Nux-vomica*-Frau überschneidet sich, genau wie beim Mann, mit dem verschiedener anderer Polychreste und kann besonders schwer von *Arsenicum* zu unterscheiden sein. Auf der körperlichen Ebene finden sich die gleiche extreme Frostigkeit und das Verlangen nach Wärme, die gleiche Vorliebe für fette Speisen (Verlangen nach kalorischer Wärme?) und die gleiche Intensität im Verhalten. Darüber hinaus weisen beide eine grundlegende Zurückhaltung auf, obwohl sie durchaus gerne ungehindert reden würden, was im Gegensatz zu dem unaufhaltsamen Redeschwall eines *Lachesis*-Menschen steht. Schließlich sind beide auch ängstlich um ihre Gesundheit besorgt, mit dem Unterschied, daß die Ängste von *Arsenicum* noch offensichtlicher sind und sie sich noch hingebungsvoller dem Kult um die Gesundheit hingibt. Die *Nux-vomica*-Frau verfolgt das Ziel körperlicher Fitneß nicht mit dem aggressiven Elan von *Arsenicum*. Wenn sie joggt, wird sie in den kalten, nassen Monaten eine Pause einlegen, während *Arsenicum* es genießt, sich trotz rauhester Witterung zum Laufen zu zwingen.* *Nux vomica* unterwirft sich auch nicht so strikt rigiden Diätvorschriften; auch wenn sie „Reformkost"-Anhängerin ist, läßt sie sich dadurch nicht daran hindern, gelegentlich einen Hotdog oder zwei zu genießen, während *Arsenicum* nicht auf die Idee kommt, ihre Prinzipien zu verraten.

Auf einer eher ernsthaften Ebene ist die *Nux-vomica*-Frau, wenn z.B. die Menses im mittleren Alter heftiger werden oder länger dauern, ob die-

* Bei Sportlerinnen dominieren *Sepia* und *Arsenicum*, erstere wegen des Verlangens nach heftiger körperlicher Bewegung und der dadurch erfolgenden Besserung aller Symptome, letztere aufgrund ihres kompetitiven Charakters und ihres Perfektionismus.

ser Fehlfunktion so besorgt, wie man es ist, wenn ein Maschinenteil nicht richtig funktioniert, und sie beschließt, der Ursache auf den Grund zu gehen, während *Arsenicum*, noch bevor sie eine solche angemessene Maßnahme trifft, sofort eine maligne Entartung befürchtet. Es finden sich noch weitere Unterschiede. Mutter zu sein, mit den damit verbundenen enormen Befürchtungen, der Frustration perfektionistischer Vorstellungen und den grenzenlosen Erwartungen, die den eigenen Nachwuchs betreffen, bringt eher die *Arsenicum-*, als die *Nux-vomica*-Seite an einer Frau heraus. Nicht umsonst erkennt jeder Homöopath, der diesen Namen verdient, die „*Arsenicum*-Mutter", während die *Nux-vomica*-Mutter viel schwieriger zu unterscheiden ist.

In mittlerem Alter kann *Nux vomica* jedoch, wie auch *Lachesis*, auch von Frauen benötigt werden, die es vorher nicht brauchten, vielleicht wegen der sich ein Leben lang akkumulierenden Wirkung von Stimulantien oder Medikamenten, oder irgend einer Abhängigkeit.

Ein typischer Fall war eine Patientin in der Menopause, die wochenlang unter Vibrieren des ganzen Körpers und heftigen, verlängerten Blutungen litt. In ihrem höchst reizbaren geistigen Zustand entwickelte sie schwere Schlafstörungen und schien kurz davor zu sein, ihr psychisches Gleichgewicht zu verlieren. Einige Dosen *Lachesis* in verschiedenen Potenzen wurden verschrieben, wodurch ihre Schlaflosigkeit und die Vibrationen besser wurden. Die hämorrhagischen Blutungen hielten jedoch unvermindert an. Aufgrund des Symptomenbildes „Eine Menstruation scheint in die andere überzugehen" (*Kent*), bzw. „Verlängerte Blutung, alle vierzehn Tage" (*Boericke*, auch: *Phosphor* und *Sepia*) oder „Menses zu früh und profus, treten zu früh ein und dauern zu lang" (*Hering*), wurde *Nux vomica* C 30 verschrieben, in Wasser verkleppert zweimal täglich zwei Wochen lang einzunehmen, bzw. bis die Beschwerden anfingen sich zu bessern*. Nach einer Woche nahm der Blutfluß ab,

* Diese als „plussing" [von Plus, also Mehr, d.Ü.] bekannte Methode, die Arzneimittel bei akuten Beschwerden zu verabreichen, die nach häufiger Wiederholung des Mittels verlangen, ist nützlich, wenn der Körper des Patienten aufhört, auf die Wiederholung derselben Potenz zu reagieren. Die Arznei wird in einer kleinen Flasche oder einem Glas Wasser mittlerer Größe aufgelöst und vor jeder Gabe etwa hundert Mal heftig geschüttelt oder mit einem Löffel verkleppert. Das wiederholte Schütteln scheint die Potenz leicht zu erhöhen, und diese leichte Veränderung scheint die therapeutische Wirkung des Mittels fortdauern zu lassen. Dieses Vorgehen vermindert auch die Wahrscheinlichkeit einer Verschlimmerung der Symptome (d.h. einer Arzneimittelprüfung) durch die Wiederholung der Arznei (vgl. die Erörterung dieser Methode durch *Hahnemann* im *Organon*, §§ 247, 248 und 282).

und nach zehn Tagen war er beinahe zum Stillstand gekommen. Sie hörte auf, die Medizin zu nehmen, und in den nächsten Monaten war die Periode normal. Immer wenn die Blutung heftiger zu werden drohte, nahm sie ein paar Gaben so potenziertes *Nux vomica*, mit denselben erfreulichen Resultaten. Die Menses hörten zu gegebener Zeit auf, und es gab keine weiteren Komplikationen.

Im großen und ganzen ist die *Nux-vomica*-Frau etwas ausgeglichener, nicht so unvorhersagbar in ihrem Verhalten, weniger leicht zu ärgern, weniger geneigt, offenkundig zu manipulieren und nicht so emotional labil wie ihr männliches Gegenstück. Aber die Möglichkeit von Kontrollverlust oder Hysterie ist gegeben, und auch Kritik kann sie nicht ertragen („so außer sich, daß sie schreit": *Boger*). Ferner kann sie unterschwellig provozierend wirken und, wie der *Nux-vomica*-Mann, die Fähigkeit besitzen, alle, die nicht mit ihr einer Meinung sind, ins Unrecht zu setzen. Stellt sich schließlich heraus, daß sie doch recht hatten, läßt sie sie spüren, wie engstirnig und schulmeisterlich sie sind. Sie kann auch so stachlig wie ein *Stachelschwein* sein; sie ist jederzeit bereit, sich zu verteidigen, und unter Streß neigt sie dazu herumzunörgeln: „ärgerlich bedenklich, nimmt alles übel und bricht leicht in Zank und Schimpfreden aus" (*Hahnemann*). Oder sie breitet, wie *Sepia*, um sich herum eine schwarze Wolke aus, die ihre ganze Umgebung bedrückt („düster": *Boenninghausen*). Wenn sie besonders schlecht aufgelegt ist, dämpft sie den Enthusiasmus anderer und würdigt ihre Leistungen herab. So kann *Nux vomica* beispielsweise auf den begeisterten Bericht eines Familienmitgliedes darüber, wie sich dessen Sehvermögen durch bestimmte Augenübungen verbessert haben, mit der Bemerkung reagieren: „Das bildest du dir doch nur ein. Du hast dir so viel Mühe mit den Übungen gegeben, daß du jetzt einfach nicht zugeben kannst, daß sie Zeitverschwendung waren. Deine Augen sind wahrscheinlich nicht anders als sonst." Oder sie kann, wenn sie wütend ist, wie *Lachesis* in vulgäre Beschimpfungen ausbrechen und sogar „unkeusche" (*Hering*) Worte benutzen. Letzterer kann sie darin ähneln, daß sie „sich selbst über die kleinsten Uebel nicht hinwegsetzen" (*Hahnemann*) kann – ob nun in bezug auf ihr eigenes, unangemessenes Verhalten („Gewissensangst": *Kent*) oder wegen moralischer Vergehen anderer. Jede Störung kann in der Tat zur fixen Idee werden.

Auf der anderen Seite ist die *Nux-vomica*-Frau, genauso wie der Mann, anziehend vital und besitzt häufig große sexuelle Energie („große Erregung der sexuellen Organe, mit sexuellen Träumen und Orgasmen", schreibt *Hering* und fügt hinzu: „bei reizbaren und eigensinnigen Frauen"), sie kann geistreich und phantasievoll sein und auffällige Brillanz zusammen mit einem kraftvollen und forschenden Verstand besitzen. Bei künstlerischer oder intellektueller Beschäftigung teilt sie sich mit *Arsenicum* und *Sepia* die Neigung, von ihren kreativen Impulsen *getrieben* zu sein. Sie kann sich nicht entspannen oder zufrieden sein und ist zuhause unglücklich, wenn sie nicht jeden Tag etwas Zeit hat, sich in einer *vollkommen* ruhigen Umgebung ihrer einsamen intellektuellen Beschäftigung zu widmen. Die Modalität „Beschäftigung bessert" (*Kent*) beruht jedoch eher auf einer *Arsenicum* ähnlichen reinen Liebe zur Arbeit, während *Sepia* Arbeit und Karriere außerhalb des Hauses braucht, um vor allem ihrer Familie zu entfliehen oder ihre Gleichgültigkeit ihnen gegenüber zu verstecken.

Anders als die *Sulfur*-Frau, die in einer Atmosphäre „ungeordneter Ordnung" oder „kreativen Unordnung" (wie *Sulfur* selbst gerne sagt) aufblüht, und gleichzeitig ihre Kinder füttern, Brot backen, ein geschäftliches Telefongespräch führen, einem Fernsehprogramm folgen und sich dazwischen ihrem Strickzeug widmen kann, macht die *Nux-vomica*-Frau nur ein oder zwei Dinge auf einmal, tut dies aber sorgfältig und systematisch.*

Ihr „ueberzartes, weiches Gemüth", das *Hahnemann* erwähnt, weist auf bereitwillige Sympathie und ungeheure Empfänglichkeit für die Tragödien und Leiden anderer hin, was auch tatsächlich der Fall ist. Wenn die Nachrichtenmedien voll sind von Natur- und vom Menschen verursachten Katastrophen, von Überflutungen, Erdbeben, Hungersnöten, nuklearem Fallout, Bombenangriffen, Terrorakten und ähnlichem, ahnt der Homöopath eine merkliche Zunahme weiblicher Patienten voraus, die *Nux vomica* benötigen. Solche Ereignisse lassen sie emotional aus dem Gleichgewicht geraten und an Schlaflosigkeit leiden, leicht weinen und so weiter.**

---

* Es mutet daher ironisch an, daß das wohl organisierte und motivierte *Nux vomica* eines von lediglich zwei Mitteln ist, die *Kent* in der Rubrik „Zeit, vertrödelt die" aufführt (*Cocculus* ist das andere). Sicher gehört auch *Calcium carbonicum* hierher.

** Ein Mensch, der beim Lesen von Todesanzeigen weint, ist *Causticum* („äußerst mitfühlend": *Hahnemann*), während *Calcium carbonicum* „ungeheuer empfindlich (reagiert), wenn er von Grausamkeiten hört" (*Kent*).

Auch *Natrium muriaticum* nimmt natürlich die Leiden anderer auf sich, tut dies aber auf andere Weise. Bei ihr sind die Auswirkungen des stellvertretenden Leidens nicht so *unmittelbar.* Sie nimmt ihren stillen Kummer in sich auf, beherrscht sich und grübelt darüber, was bewirkt, daß er in ihr nagt und langsam zu einer pathologischen Entwicklung führt, während die Reaktionen von *Nux vomica* unmittelbar, unkontrolliert sind und sie offen aus dem Gleichgewicht bringen („laut weinende Klagen... anhaltendes Stöhnen... weint laut und schluchzend": *Hahnemann*), und in höherem Maße emotional verkrampfend sind. Die unmittelbare Empfänglichkeit und Empathie von *Nux vomica* unterscheidet sich von diesen Eigenschaften bei *Ignatia* oder *Phosphor* dadurch, daß diese sich eher vom Kummer von Menschen berühren lassen, die ihnen nahestehen, während *Nux vomica* zusätzlich auf Unglück reagiert, das sich irgendwo in der Welt ereignet.

Doch trotz ihrer vielen Attribute kann die *Nux-vomica*-Frau in ihrem Selbstwertgefühl äußerst schwankend sein, was dazu führt, daß sie bei der „mindesten Widerrede... ausser sich darüber" (*Hahnemann*) wird und „rasend" (*Boenninghausen*), wenn man ihr ablehnend gegenübersteht, um dann in tiefe Verzweiflung zu verfallen, mit dem Gefühl, vollkommen wertlos zu sein – „weniger wert als ein Floh", wie eine Patientin über sich sagte. Oder sie wird „schweigsam" (*Boenninghausen*), entwickelt „Abneigung gegen Gesellschaft" (*Kent*), oder eine *Natrium muriaticum, Sepia* oder *Staphisagria* ähnliche melancholische Verzweiflung („Niemand liebt mich!", „Ich gehöre nirgendwo hin", „Was soll ich hier überhaupt noch auf dieser Welt?"). Sie kann sich dann bemühen, anderen zu Gefallen zu sein und ihnen zu einer positiven Selbsteinschätzung zu verhelfen, in der Hoffnung oder Erwartung, daß sie sie dann wiederum mehr schätzen und unterstützen. Die gewinnende *Nux-vomica*-Frau liegt genau zwischen *Phosphor* mit ihrer Spontaneität und den schwerfälligen Bemühungen in dieser Richtung von *Natrium muriaticum.*

Nux vomica ist bei beiden Geschlechtern ein hochrangiges Mittel für „üble Folgen von Entrüstung" (*Kent*), mit Zittern am ganzen Körper, Schlaflosigkeit, Kopfschmerzen und Unfähigkeit, sich zu konzentrieren (*Staphisagria*). Ein diesbezüglicher Fall war eine normalerweise sensible, sprühende Frau Mitte Dreißig, die an ungewohnten Kopfschmerzen litt, die sich gelegentlich zu einer Migräne steigerten. Die unmittelbare Ursache war nicht schwer zu ermitteln: sie hatte sich kürzlich von ihrem Mann getrennt und war außer sich vor Entrüstung darüber, wie er sie ausgebeutet und mißhandelt hatte. Nun stand sie vor einer bitteren und unangenehmen Scheidung. Als sie zuerst zur homöopathischen Behandlung kam, grämte sie sich still und versuchte, gleichmütig zu sein. Daher bekam sie *Ignatia* verschrieben, mit Erfolg: die Kopfschmerzen nahmen an Häufigkeit und Intensität ab, und sie war in der Lage, das Gerichtsverfahren zu ertragen, dem sie sich gegenübersah. Als die Situation sich jedoch in die Länge zog, verloren die regelmäßigen Gaben *Ignatia* ihre Wirkung, die Migränekopfschmerzen kamen wieder, und auch *Natrium muriaticum* (und *Staphisagria*) halfen nur geringfügig. Sie begann beispiellose Streitlust und Wut zu entwickeln – was möglicherweise eine gesunde Reaktion, aber dennoch emotional erschöpfend war – und war entschlossen, ihren Ex-Gatten für all den Kummer, den er verursacht hatte, bezahlen zu lassen. „Ich will jeden Pfennig aus ihm herausquetschen, den ich kann", erklärte sie und beschrieb jede seiner Gemeinheiten in den wüstesten Schmähworten, die ihr zur Verfügung standen. Der Scheidungsprozeß brachte all ihre streitsüchtigen Eigenschaften in ihr heraus, und so wurde *Nux vomica* 1M in größeren Intervallen verschrieben. Es heilte nicht nur ihre Kopfschmerzen, sondern mäßigte auch ihre eigenen feindseligen und „rachsüchtigen" (*Kent*) Gefühle, was wiederum ihren Ex-Gatten dazu brachte, sich im Hinblick auf die endgültige Regelung der Angelegenheit vernünftiger und anständiger zu verhalten.

Wenn *Ignatia* die schlimmen Folgen von Kummer oder Ärger nicht oder nicht mehr lindert, dann ist häufig *Natrium muriaticum* indiziert, aber auch *Nux vomica* kann diese komplementäre Rolle übernehmen – sowohl beim hysterischen, als auch beim gleichgültig erscheinenden Patienten. Die *Nux-vomica*-Frau kann daher sowohl der erschöpften *Ignatia* mit ihrem Verlust der emotionalen Kontrolle ähneln, die häufig in übertriebenen Handlungen kulminieren*, als auch der offen oder im Stillen aufgebrachten *Staphisagria*, oder sogar *Sepia* und *Natrium muriaticum* in ihrer extremen „Zurückhaltung" (*Kent*) und ihrer Unfähigkeit zu weinen.

Wenn *Nux vomica* jedoch dem verständnisvollen Ratgeber oder teilnehmenden Zuhörer ihr Herz ausschüttet, ist ihr Schluchzen weniger pei-

* Herkömmlicherweise werden diese beiden Arzneimittel als „inkompatibel" (*Hering*) oder „feindlich" (*Gibson Miller*) angesehen, wobei *Nux vomica Ignatia* „antidotiert" (*Boericke*). Sie sind aber auch schon als „vergleichbar" (*Hering*) und sogar „verwandte" (*Boenninghausen*) Mittel erkannt worden. Bei Hysterie und Ärger sind sie häufig austauschbar.

nigend als das von *Natrium muriaticum*, ihr Ton weniger drückend und gequält – vielleicht aufgrund ihrer größeren inneren Lebendigkeit, oder weil sie ihre Gefühle weniger unterdrückt und im Zaum hält.

Das Kind

Traditionell wird der junge *Nux-vomica*-Patient, einmal wieder, als ungestüm und schlecht gelaunt beschrieben. Entweder er wacht schreiend, reizbar und ärgerlich auf und bleibt so den ganzen Tag, oder er ist überaktiv, übermäßig erregbar und gehört zu den Kindern, die ständig „Reaktionen provozieren" (*Blackie*). Er legt schreckliche Wutanfälle hin, und zwar sowohl zu Hause, als auch in der Öffentlichkeit – er schreit wie rasend, tritt, stampft mit den Füßen, wirft sich zu Boden und „schlägt nach" (*Kent*) denen, die versuchen, ihn daran zu hindern, oder beißt sie, und in der Praxis des Arztes kann er sich weigern, einer Untersuchung zuzustimmen.

Die anderen Hauptmittel für schwierige und sich schlecht benehmende Kinder sind *Calcium carbonicum, Tuberkulinum* (vgl. die entsprechenden Kapitel) und *Chamomilla.*

Wenn es älter wird, ist das Kind streitsüchtig, „trotzig" (*Kent*) und fängt leicht eine Tracht Prügel, da es dazu neigt, ständig die Geduld von Autoritäten auf die Probe zu stellen. Später entwickelt es sich zu einem dieser zänkischen und rebellischen Heranwachsenden, deren ungerichtete Energie in jeder Situation Konflikte zu provozieren scheint. Insgesamt sind *Nux vomica-* oder *Sulfur*-Jungen eher aktiv aufsässig und streitsüchtig, während *Silicea* und *Calcium carbonicum* eher passiv halsstarrig wirken*.

Das Verhalten von *Nux vomica* kann antisozial, ja sogar asozial sein. *Kent* führt die Brechnuß als einziges der Polychreste im zweiten Grad unter der Rubrik „Kleptomanie" auf. Als homöopathisch Praktizierender hat man jedoch nur wenig Möglichkeit, Erwachsenen das Mittel deshalb zu verschreiben (es kommen eben nur wenige, die wegen Kleptomanie

* Bei Jungen, die von Büchern über Krieg und Biografien von berühmten Generälen und Diktatoren (Machthabern) fasziniert sind, und die schon früh Bücher über den Ersten und Zweiten Weltkrieg verschlingen, findet sich häufig eine *Nux vomica-* oder *Sulfur*-Konstitution. *Arsenicum* gibt einen guten „Kommandanten" im täglichen Leben ab, ist aber in seiner Jugend weniger an Kriegen oder Kriegsführung interessiert.

homöopathisch behandelt werden wollen), und so ist dies schwierig zu verifizieren. Bei Kindern und Heranwachsenden, die beginnen, diese Neigung zu zeigen, ist bei Jungen vor allem *Sulfur* das Mittel (man denke an seine Vorliebe für Sammeln und Horten), und erst in zweiter Linie kommen *Nux vomica* oder *Calcium carbonicum* in Frage; auch bei Mädchen ist das Hauptmittel *Sulfur*, danach *Lachesis* oder *Calcium carbonicum*. *Calcium carbonicum* ist das einzige Mittel, das *Kent* unter der Rubrik „Kleptomanie, stiehlt Geld" aufführt, *Sulfur, Nux vomica* und *Lachesis* könnten jedoch hinzugefügt werden.*

Abgesehen von seinem offen widerspenstigen Verhalten gibt es nur wenige Geistes- und Gemütssymptome, die das *Nux-vomica*-Kind von anderen, normalerweise eher braven Konstitutionstypen unterscheiden; das Mittel wird häufig anhand der körperlichen Symptome verschrieben. Gewisse anziehende Charaktermerkmale treten jedoch immer wieder auf; sie sollten in die Betrachtung mit einbezogen werden. Das Kind handelt gewöhnlich zielgerichtet, ist voller Selbstvertrauen und schon in frühem Alter der Überzeugung, daß harte Arbeit zum Erfolg führt. Es besitzt auch die Fähigkeit, „Angelegenheiten zu seinem Vorteil zu durchdenken" (*Allen*). Sein scharfer Verstand zeigt sich oft in der Sprechstunde: „Stimmt, ich bin schon recht stolz," räumte eine Zehnjährige ein, „und wenn Sie das ändern wollen – nun ja, ich glaube, ich kann mich schon dazu bringen, ein wenig von meinem Stolz zu opfern. Schließlich habe ich dann immer noch genug davon." Ein anderer Jugendlicher gab zu, daß er zuhause griesgrämig war, rechtfertigte dies aber mit Langeweile. „Dieser Sommer wird ein echter Test für die Homöopathie werden. Im Idealfall würde ich gerne etwas malen, eine Symphonie komponieren, eine Novelle schreiben und mich vielleicht um ein öffentliches Amt bewerben. Aber ich sehe mich schon mit Leichtigkeit den Sommer in meiner gewöhnlichen Unfähigkeit, Ungerichtetheit – und bei schlechter

---

* Jede der destruktiven Neigungen und psychischen Störungen, die in diesem Kapitel diskutiert werden, kann aufgrund einer Reihe von Ursachen entstanden sein. Kleptomanie kann beim Heranwachsenden z.B. sexuelle Unsicherheit spiegeln, oder Angst vor Armut, die Lust, sich über soziale Normen hinwegzusetzen, Arroganz oder Wetteifern im Kampf ums Überleben. Solche „psychoanalytischen" Ursachen sind, wiewohl sie für andere Zwecke von Nutzen sind, für die homöopathische Verschreibung weniger von Bedeutung. Die ganzheitliche Betrachtungsweise der Homöopathie beschäftigt sich vor allem damit, wie diese tief sitzenden psychologischen Störungen auf der Oberfläche erscheinen. Die Gesamtheit der Symptome – als die äußere Manifestation eines inneren psychischen Prozesses – bleibt der genaueste Wegweiser zum Simillimum.

Laune – verbringen. Die Mittel werden gut wirken müssen, um eine solche Katastrophe zu verhindern und meine Energien auf etwas Nützliches zu richten." *Nux-vomica*-Kinder beiderlei Geschlechts können eigentlich ihre Energien in der Regel gut konzentrieren, tun dies aber häufig auf zurückhaltende, unauffällige Art und Weise, was von anderen nicht leicht erkannt wird, noch nicht einmal von ihnen selbst. Und zweifellos wollen sie, wie die Erwachsenen, stets in die Lage versetzt werden, sich noch *besser* konzentrieren zu können.

Sie ähneln den *Nux-vomica*-Erwachsenen auch in ihrem Sprachgefühl und ihrer Sprachgewandtheit, und, da sie sich bewußt sind, wie leicht ihr eigener Stolz verletzt wird, auch in ihrer Rücksichtnahme auf die Gefühle anderer. Sie leiden unter (wirklichen oder eingebildeten) Gefühllosigkeiten anderer und rügen ihre Eltern z.B., wenn sie Freunde oder Geschwister nicht mit der gebotenen Rücksichtnahme behandeln: „Du darfst schon fragen, ob er dir beim Geschirrwaschen hilft, aber doch nicht *so*!" Häufig ist ihnen die Sache unangenehmer als den Geschwistern oder Freunden, die sie versuchen zu schützen.

Wie *Natrium muriaticum*, kann besonders das Mädchen „scheu und linkisch" (*Hering*) sein, oder „untröstlich" (*Hahnemann*), wenn sie sich einmal zu einem Gefühlsausbruch hinreißen ließ. *Kent* führt übrigens auch *Pulsatilla* in dieser Rubrik auf, viele Homöopathen haben jedoch *Pulsatilla* als ungemein zugänglich für Trost erfahren. Auch bei guter Laune ist das *Nux-vomica*-Kind weniger übersprudelnd als *Sulfur*, aber wenn es sanftmütig und „gut" (*Boenninghausen*) ist, besitzt es mehr Reife als *Phosphor*, und mehr Selbstbeherrschung als *Pulsatilla*.

Ein Jugendlicher wurde wegen Allergie, Heuschnupfen und Neigung zu Erkältungen behandelt, die stets mit einem „Kribbeln in der Nase" (*Hering*), heftigem Niesen und eisigem Kältegefühl begannen (im Gegensatz dazu beginnt die *Phosphor*- oder *Ferrum-phosphoricum*-Erkältung z.B. im Hals). Seine Selbstbeherrschung war so ausgeprägt, daß der Arzt sich fragte, was wohl darunter vor sich ging. Sowohl Eltern als auch Lehrer bestätigten, daß er selten, wenn überhaupt, in Wut geriet, schimpfte oder seine Stimme erhob, obwohl er ganz offensichtlich von erregbarer und angespannter Natur war. Trotz seiner selbstbeherrschten Art schien er seine Gefühle überhaupt nicht zu unterdrücken – wie es z.B. bei *Natrium muriaticum* der Fall hätte sein können, der ähnlich „unnatürlich brav" sein kann; und obwohl er Respekt einflößte (*Arsenicum, Lycopodium*), schien er sich dessen nicht recht bewußt zu sein.

Nux vomica besserte seine Allergien und Erkältungen wesentlich, und eines Tages fragte ihn der Arzt, dem es an der Zeit zu sein schien, nach dem Grund für die ungewöhnliche Gleichmut zu forschen, ob er denn jemals wütend oder enttäuscht sei. Er antwortete, daß er dies natürlich schon auch sei, aber daß er in der fünften Klasse einmal über einen Lehrer wütend gewesen und so außer sich geraten sei, daß er sich danach so über sein würdeloses Verhalten geschämt habe (der empfindliche Stolz von *Nux vomica*), daß er sich geschworen habe, so etwas nie wieder geschehen zu lassen. „Es war erschreckend, so außer Kontrolle zu geraten," sagte er, „und zwar bis dahin, daß ich den Menschen hätte töten können, der sich mir entgegenstellte." Außerdem hatte er schon zu viele seiner Altersgenossen aus den verschiedensten Gründen „ausflippen"* sehen, was seinen Sinn für guten Geschmack (*Nux vomicas* „moralisch anspruchsvolles Wesen") so verletzt hatte, daß er beschlossen hatte, in Zukunft seine Selbstkontrolle jederzeit zu behalten („Nur nicht die Fassung verlieren!").

Auf ähnliche Weise hatte er schon früh begonnen zu rauchen, aber schon nach einem Jahr aufgehört, wie er sagte, „weil ich nicht von jemandem oder etwas abhängig sein wollte – und sicher nicht von meinen Gefühlen oder einer Sucht". *Nux-vomica*-Jungen oder -Mädchen geloben oft von sich aus Besserung und halten sich, wie *Natrium muriaticum*, eisern an einen Moralkodex.

Auch *Sulfur* wäre als Konstitutionsmittel in Frage gekommen, aber sämtliche Symptome des Jungen wurden durch Wärme gebessert, er stand mehr unter Hochspannung, und sein psychisches Gleichgewicht war nicht so robust wie das des durchschnittlichen *Sulfur*-Typs. Ein weiterer Hinweis auf *Nux vomica* war sein Eingeständnis, daß selbst die geringste Kritik oder Widrigkeit unvernünftig paranoide Reaktionen hervorrief, und wenn nicht alles so ging, wie er es haben wollte, hatte er Mühe, seiner aufkommenden Hysterie Herr zu werden. Der gut gelaunte *Sulfur*-Junge ist gewöhnlich optimistischer und ist psychisch besser ausbalanciert, da ihm Druck weniger ausmacht, und er seine Fröhlichkeit, Spannkraft und Freundlichkeit behält.

---

* Die Autorin benutzt an dieser Stelle den Ausdruck „spazz out" und bemerkt dazu: „Dieser Ausdruck der amerikanischen Umgangssprache, der sich von „Spasmus" oder „spasmodisch" ableitet, scheint direkt auf den Geisteszustand von *Nux vomica* (auch *Arsenicum*) gemünzt zu sein." (d.Ü.).

Nux vomica macht sich also häufig als verantwortungsbewußter und empfindsamer Mensch von hoher Gesinnung auf den Lebensweg, besitzt jedoch nicht allzu viel an Kraft und innerem Gleichmut. Er ist stark, aber es handelt sich eher um eine unzuverlässige Stärke. Die harten Lektionen, die das Leben mit sich bringt, können sein emotionales Gleichgewicht zerstören und seine cholerische Seite betonen. Seine Unfähigkeit, mit emotionalen oder in seiner Umgebung herrschenden Mißklängen oder Enttäuschungen zurecht zu kommen, kann ihn reizbar, unbeherrscht oder emotional instabil machen („leicht mißgestimmt": *Boericke*). Dann nimmt er Zuflucht zu Alkohol oder Drogen, häufig reagiert er auch aggressiv auf eine verständnislose oder feindliche Umgebung.

Der glücklichere *Nux-vomica*-Mensch, der nicht allzu viel an Härte und emotionalen Belastungen durchmachen mußte, der sie erfolgreich überwunden hat oder dessen Empfindlichkeit nicht über die Maßen strapaziert worden ist, besitzt häufig großes Feingefühl, moralische Skrupel und Integrität, die zusammen mit seiner feinen Art, seiner Sensibilität und seinem kontrollierten Gleichgewicht eine wirklich interessante und angenehme Persönlichkeit aus ihm machen.

Anhang

Ein recht einzigartiger militärischer Führer und Regent, der gleichfalls sinnbildlich für *Nux vomica* steht, war kein geringerer als *Napoleon Bonaparte*. Seine Charakterstärke, seine Größe und seine eklatanten Schwächen zeigen deutlich die Stärken und Schwächen des Konstitutionstyps.

Zunächst und vor allem verkörpert er die in hohem Maße praktische und pragmatische Denkart von *Nux vomica* – „Gott ist auf der Seite der stärksten Bataillone!" – die ihn mühelos Konzepte in die Praxis umsetzen ließ. Er besaß die Fähigkeit, eine Situation realistisch einzuschätzen, die Maßnahmen zu erkennen, die getroffen werden mußten, und sie zum richtigen Zeitpunkt zu treffen – „Eine Sache kann nur ein einziges Mal in hundert Jahren getan werden!".

Er gab die altmodischen Formen der Kriegsführung mit ihren schwerfälligen Schlachtplänen auf und führte den neuartigen Faktor Geschwindigkeit ein („Activité! Vitesse!“, schärfte er seinen Generälen wiederholt ein), was in Einklang steht mit dem beschleunigten Metabolismus von *Nux vomica*. Mit Hilfe dieses *Tempos* war er in der Lage, selbst gegen überwältigende zahlenmäßige Überlegenheit siegreich zu bleiben, und dies blieb nicht auf das Schlachtfeld beschränkt. In ganz Europa bewirkte er eine Beschleunigung sozialer Prozesse, durch die die Gesellschaft fundamental verändert wurde. Es war *Napoleon*, der die schnelle Gangart modernen Lebens einleitete, mit der *Nux vomica* so eng verbunden ist.

Außergewöhnlich an ihm war die Breite seiner Errungenschaften, obwohl die Großartigkeit seiner Ideen, seine umfassenden Visionen und die Fähigkeit, das Schicksal anderer zu formen, an eine darunterliegende *Sulfur*-Konstitution denken läßt. Sein literarischer Geschmack und seine lebhafte Neugier waren ein Erbe seines intellektuellen Vaters, und er besaß Kenntnisse in Mathematik, Geologie, Geschichte und Rechtswissenschaft. Die bloße Aufzählung seiner positiven Beiträge vermittelt einen Eindruck von der Breite seiner Talente.

Er führte Frankreich mit atemberaubender Geschwindigkeit aus dem post-revolutionären Chaos und leitete durch seine sozialen, ökonomischen, politischen und religiösen Reformen ein Stadium des Wohlstandes ein; er garantierte die Freiheit der Religion und des Handels für das gesamte Volk und ergriff Maßnahmen, um den ökonomischen Druck auf die Armen zu lindern. Der Verwaltung leistete er einen hervorragenden Dienst, indem er den Staatsapparat zentralisierte und ihm die Form gab, die er heute noch besitzt. Der *Code Napoleon*, der von Juristen und Gelehrten entworfen wurde, die unter seiner Leitung arbeiteten, ist bis heute das grundlegende Gesetzeswerk Frankreichs. Er dehnte gerichtliche Rechte und zivile Sicherheit auf alle Bürger aus und förderte die moralische und intellektuelle Entwicklung Frankreichs durch ein intensives, vom Staat unterstütztes Erziehungsprogramm.

Seine „Renaissance“-Eigenschaften umfaßten auch ein tiefes, wenn auch zynisches, Verständnis für die menschliche Natur und Psychologie. Er verstand seine Landsleute und bewies unbeirrbaren Instinkt und Gefühl dafür, was die Massen wollten. Seine eigene Denkweise beurteilte er selbst völlig richtig, als er sagte: „Mein größtes Talent besteht aus meiner klaren Einsicht in alles... Ich sehe die wesentlichen Punkte einer Frage von allen Seiten... Verschiedene Angelegenheiten sind in meinem

Kopf wie in einem Schreibtisch geordnet. Wenn ich die Arbeit daran unterbreche, schließe ich die entsprechende Schublade und öffne eine andere. Sie geraten niemals durcheinander. Ihre Mannigfaltigkeit verwirrt oder ermüdet mich nie..."

Dies ist eine genaue Würdigung des sauber organisierten und gegliederten Denkens von *Nux vomica*. Es steht im Gegensatz zu der turbulenten, chaotischen und kreativen Fantasie eines *Lachesis*-Menschen, die irgendwie in seiner Rede oder dem, was er schreibt, ihren Ausdruck finden muß, auch zum Denken von *Sulfur*, das eher mit einem unordentlichen, überhäuften Schreibtisch zu vergleichen ist, aus dessen Schubladen Papiere und andere Dinge quellen, so daß niemand, am allerwenigsten *Sulfur* selbst, weiß, was wirklich darin ist und welche unbezahlbare (oder unnütze) Sache als nächstes herausfallen wird. In der Tat spiegelt sich, wie auch das ungeordnete und wirre Denken von *Sulfur* seine Parallele in seinem unaufgeräumten Zimmer oder Schreibtisch und seiner unordentlichen Erscheinung findet, *Nux vomica*s methodischer und geordneter Geist in gleicher Weise in seinem ordentlichen Haushalt, sauber aufgeräumten Schreibtisch und seiner häufig adretten äußeren Erscheinung.

Napoleon besaß jedoch auch die negativen Seiten von *Nux vomica* in gesteigertem Ausmaß – seine Grobheit, Sinnlichkeit, sein Vergnügen an gemeinem Klatsch und Intrigen („boshaft": *Hahnemann*, „gehässig": *Boenninghausen*). Und Gier, Egoismus und Eitelkeit – Eigenschaften, von denen *Nux vomica* keinesfalls frei ist – waren die Gründe für seinen Niedergang. Der Erfolg stieg ihm bald zu Kopf; er krönte sich selbst zum Kaiser von Frankreich, obwohl er im Grunde demokratisch und republikanisch dachte. Und trotz anderslautendem Rat fuhr er fort, Krieg um Krieg zu führen, als Frankreich und ganz Europa sich verzweifelt nach Frieden sehnten.

Selbst die körperliche Erscheinung von *Napoleon*, sein Verhalten und seine Symptome passen zum konstitutionellen Bild von *Nux vomica* – die dunkle Haut, die scharf gezeichneten Gesichtszüge, und sein nervöses, herrisches und aufgeblasenes Verhalten*. Seine Niederlage in der Schlacht bei Waterloo ist zu einem Teil einem schweren Anfall von Hämorrhoiden zugeschrieben worden, wodurch er gezwungen war, wäh-

* *Nux vomica* gleicht manchmal einem Gockel, oder auch, besonders wenn er klein von Statur ist, einem Kampfhahn – leicht zu provozieren, stolziert er auf und ab und plustert sich vor Wichtigkeit.

rend der grausamen, vier Tage langen Schlacht, in seinem Zelt sitzen zu bleiben („Verschlimmerung durch die geringste Bewegung; besser durch Sitzen“: *Kent*), statt seine Truppen auf dem Feld zu kommandieren. Er war nicht in der Lage, den Kampf direkt zu beobachten, und so beging er untypische Fehler. Statt am letzten Morgen der Schlacht schnell und entschieden voranzugehen, verzögerte er unverständlicherweise seinen Angriff um mehrere Stunden – und erlaubte so den preußischen Truppen, *Wellington* und den Alliierten zu Hilfe zu kommen.

Silicea

Das Arzneimittel *Silicea* wird aus Siliciumdioxid hergestellt, einem farblosen oder weißlich-gekörnten Mineral, das überall in der Erde reichlich vorhanden ist, und zwar sowohl in seiner reinen, kristallinen Form, als auch als Quarz, Feuerstein oder Sand. Es ist gut geprüft und vollständig repertorisiert, und es mangelt nicht an Versuchen, seine Symptome umfassend darzustellen. In der Tat besitzt es einige charakteristische Wesenszüge. Viele der Symptome überschneiden sich jedoch mit denen so dominanter Polychreste wie *Pulsatilla*, *Lycopodium*, *Hepar sulfuris*, *Arsenicum* und besonders *Calcium carbonicum*; daher kann die spezifische *Silicea*-Persönlichkeit schwierig zu erkennen sein.

Im folgenden soll versucht werden, ein zusammenhängendes Portrait dieses wichtigen Konstitutionstyps zu zeichnen. Es beruht auf Bildern, die der mineralischen, der Pflanzen- und der Tierwelt entnommen sind: dem Sandkorn, dem Weizenhalm, der Maus und der Grille.

Das Sandkorn

Stellen wir uns ein Sandkorn vor: es ist hart und kristallin, und der Vorgang, durch den es seine jetzige, unbiegsame Gestalt erhielt, war langsam und dauerte lange. Der *Silicea*-Patient verkörpert diese langsamen, kristallinen, rigiden und chronischen Eigenschaften auf körperlicher und geistiger Ebene.

Körperlich findet sich *Härte* bei diesem Typus in seiner Neigung zu harten Knoten oder Wucherungen, fibrösen Knötchen („hat rezidivierende Fibrome... geheilt“: *Kent*), Karbunkeln, Zysten, Tumoren in der Brust und anderen Körperteilen, harten, geschwollenen Drüsen („Entzündungen der Drüsen an Hals und Nacken, in den Achselhöhlen, der Ohrspeicheldrüsen, Milchdrüsen, Leistendrüsen, Talgdrüsen, bösartige, gangränöse“: *H.C. Allen*), zu Keloiden, kalkigen oder arthritischen Ablagerungen in Gelenken, verhärtetem Tränenkanal und ähnlichem.

Silicea kann auch *spröde* sein, wie man an den Knochen erkennt, die leicht kariös werden und brechen, oder an den Haaren, die sich an den Enden spalten, an den deformierten „verkrüppelten, gespaltenen“ (*Kent*) und leicht brechenden Fingernägeln, sowie den Zähnen mit ihrem mangelhaften Schmelz, die leicht abbrechen und weiße Flecken auf der Oberfläche aufweisen. Selbst die Haut erscheint irgendwie spröde, mit Neigung zu Fisteln, vor allem am Anus (obwohl die homöopathische Literatur auch Fisteln des Tränenkanals und der Hornhaut beschreibt), zu Rissen an den Fingerspitzen und Nagelbettentzündungen, an Lippen, in den Mundwinkeln, der Nase oder zwischen den Zehen.

Seine *körnigen* Eigenschaften zeigen sich in Gerstenkörnern an den Augenlidern, rauhen Schwielen an den Fußsohlen oder Handinnenflächen, „sandigen" Fingerspitzen, die es dem Patienten unangenehm machen, etwas zu berühren, und Wangen, die so rauh sind wie Sandpapier. Ein außergewöhnliches Beispiel für dieses „Körnige" war ein Patient, der schwer an Arthritis erkrankt war, und der nicht nur sich körnig anfühlende, sondern auch noch sandfarbene Fingerspitzen hatte („graue Fingernägel": *Kent*). Vor allem aufgrund dieses „auffallenden, sonderen, ungewöhnlichen Symptoms" fiel die – korrekte – Wahl des Simillimums auf *Silicea*.

Außerdem begegnet man der Empfindung, „als ob" etwas scharfkörniges – ein Span, Dorn, Sandkorn oder Glassplitter – sich in der Haut, im Auge, Hals, um die Fingernägel herum oder in irgend einem anderen Teil des Körpers befinde; sowie die zwar weder schmerzhafte, noch lebensbedrohliche, aber ungeheuer störende „Empfindung eines Haares auf der Zunge" (*Hering*).

Das Mittel hat bei granulären Ablagerungen in den Lungen von Arbeitern in Minen und Steinbrüchen gute Dienste geleistet („Lungenerkrankungen bei Steinhauern" *: *Kent*). Heute gehören sowohl Bildhauer, Töpfer und Künstler, die vom Arbeiten mit Stein, Ton, oder Gips hartnäckigen Husten entwickeln, als auch Menschen, die der Wirkung von Asbest ausgesetzt sind, zu den Fällen, die auf *Silicea* ansprechen.

Schließlich besitzt dieses Arzneimittel die einzigartige Fähigkeit, das *Austreiben* von Dornen, Nesseln, Nadeln, Glassplittern oder Spänen aus der Haut, von Fischgräten aus dem Rachen, von Knochensplittern und anderen Fremdkörpern zu *fördern* (laut *Boericke* sogar von Kugeln aus alten Schußwunden!). Ein unvergeßlicher Fall war der eines jungen Mädchens, das bei einem Schülerstreich auf dem Gesäß über den alten Holzfußboden eines Turnsaals gezogen worden war. Als Folge davon war ihr verlängerter Rücken voll Dutzender winziger, tief sitzender Holzsplitter. Zwei Gaben *Silicea* C 30 trieben innerhalb weniger Tage buchstäblich

* Silikose (!), syn. Quarzstaublunge (d.Ü.).

jeden Splitter aus, und dies ohne auch nur ein Anzeichen einer lokalen Entzündung.

Das Mittel bringt auch „alte Granulationen und Verhärtungen zum Eitern" – ein Grund, weshalb es als „homöopathisches Skalpell" bekannt ist.

Ein dramatisches Beispiel für die Heilkraft von *Silicea* war ein älterer Herr, der wegen eines hartnäckigen Abszesses an der Basis des Daumens in die homöopathische Praxis kam. Er hatte schon einen Termin zur Operation, bei der eine große Zyste am Rücken entfernt werden sollte, die schon lange Jahre bestand. Aus Vorsorge gegen eine mögliche Infektion und um sicher zu gehen, daß er in optimalem körperlichen Zustand war, hatte der Chirurg die Operation hinausgeschoben, bis der eitrige Abszeß am Daumen aufgebrochen war. Um den Reifungsprozeß zu beschleunigen, wurden dem Patienten drei Gaben *Silicea* 200 verschrieben, die er in 12- Stunden-Intervallen nehmen sollte. Er bekam die erste Gabe in der Praxis, die zweite nahm er, als er schlafen ging. Am nächsten Morgen, als er sich über das Waschbecken beugte, um sich die Zähne zu putzen, hörte der Patient ein explosives Geräusch hinter sich, und als er sich umdrehte, sah er, daß eine große Menge Blut und Eiter gegen die Badezimmerwand gespritzt war. Das Mittel hatte nicht nur den Abszeß, sondern auch die Zyste reifen lassen, und der Körper entledigte sich ihrer ohne weitere Umstände.

Wie die homöopathischen Arzneimittellehren jedoch warnen, kann *Silicea* auch tuberkulöse Herde aktiv werden oder altes Narbengewebe aufbrechen und reabsorbieren lassen und damit alte Vernarbungen, Wunden und Abszesse im Lungengewebe öffnen; daher sollte es in solchen Fällen vorsichtig in längeren Zeitabständen und höheren Potenzen gebraucht werden, besonders dann, wenn eine tuberkulöse Vorgeschichte besteht.

Die *chronischen Eigenschaften* von *Silicea* drücken sich in Beschwerden aus, die sich langsam entwickeln und ebenso lange brauchen, bis sie heilen – einschließlich absolut unbehandelbarer Fälle von Kopfschmerzen, Dysmenorrhöe, Arthritis und Lungenbeschwerden („Beschwerden neigen dazu, eher chronisch zu werden, als abzuheilen": *Farrington*). Diese *mangelnde Tendenz zur Selbstheilung* zeigt sich höchst bildhaft in den verschiedenen Hautaffektionen des Mittels: kleine Wunden und Entzündungen, die endlos eitern, alte Wunden und Fissuren, die nie richtig abgeheilt sind, Geschwüre und Abszesse, die nicht aufbrechen wollen.

Margaret Tyler beschreibt diesen Aspekt von *Silicea* mit Hilfe der Klage einer Mutter über den körperlichen Zustand ihres Sohnes:

> „Schauen Sie sich seine Nägel an – rauh und gelb sind sie; und sie fühlen sich an, als ob er einen Spleiß im Finger hätte. Oder er bekommt einen rot geschwollenen Finger, der pocht und sich wie Umlauf anfühlt... und der Knochen fühlt sich groß an... und dann will seine Haut nicht heilen... jeder kleine Kratzer, jede Verletzung eitert und schwärt... und bei jeder Entzündung kriegt er stechende oder brennende Schmerzen... und überall kann sich etwas entzünden. Eiterbeulen auch! Eine Beule auf der Haut, dann eine am Nacken... Pusteln und Beulen überall auf seinem Körper..." etc.

Das Mittel hat, zusammen mit *Hepar sulfuris*, die Fähigkeit, Eiterbeulen abheilen zu lassen, das Reifen und Aufbrechen von Abszessen zu beschleunigen und hartnäckig bestehende Hautkrankheiten zu heilen („Hat eine wunderbare Kontrolle über den Eiterungsprozeß – im Bindegewebe, am Periost oder Knochen – beschleunigt, wenn gewünscht, die Eiterung oder bremst übermäßige Eiterentwicklung": *H.C. Allen*). Beide Mittel können, in mittlerer Potenz, drohenden Brustentzündungen bei stillenden Müttern vorbeugen oder Heilung bringen, wenn die Brust sich schon entzündet hat. Von allen Arzneimitteln besitzen diese beiden auch die größte Fähigkeit, Abszesse an den Zahnwurzeln zu heilen.

Der Hauptunterschied zwischen ihnen ist, daß sich die drüsigen Eiterungen von *Hepar sulfuris* plötzlicher und schneller entwickeln, die von *Silicea* hingegen eher langsam, und daß die Absonderungen von *Hepar sulfuris* dick und kremig sind, während die von *Silicea* dünn, wässrig und blutig sind. *Farrington* vertritt die Ansicht, daß *Hepar sulfuris* häufig zu einem früheren Zeitpunkt der Infektion benötigt wird als *Silicea*, so daß man in zweifelhaften Fällen mit ersterem beginnen könnte, um später wenn nötig zu *Silicea* überzugehen.

Was die Modalitäten betrifft, werden die Symptome von *Hepar sulfuris* durch feuchte Wärme, die von *Silicea* durch trockene Wärme gebessert – daher auch der große Stellenwert von *Hepar sulfuris* bei der Behandlung von Krupp, wenn die Beschwerden von heißem Dampf gebessert werden*. *Silicea* schwitzt am Oberkörper und am Kopf, *Hepar sulfuris* überall.

---

* *Hepar sulfuris* wird routinemäßig bei Krupp als Folgemittel von *Aconit* und *Spongia* verschrieben, um die Heilung zu vervollständigen und einem Rückfall vorzubeugen.

Selbst „die Wirkung von *Silicea* ist (üblicherweise) langsam" (*Kent*). Wie beim gleichfalls langsam wirkenden *Calcium carbonicum* kann seine Heilwirkung jedoch sowohl den Patienten, als auch den Arzt überraschen.

Das Mittel wurde einer Patientin, die an erschöpfenden Schweißausbrüchen bei jeder schnellen oder energischen Bewegung litt, in der 1M gegeben; sie hatte auch ein „schweres" Gefühl in der Brust und gelegentlich heftiges Herzklopfen. Beim nächsten Besuch fragte sie: „Kann es sein, daß das Mittel nach dreißig Sekunden schon anfing zu wirken?"

„Das ist schon möglich," antwortete der Arzt.

„Nun, nach buchstäblich einer halben Minute spürte ich, wie das Gewicht und die Enge in meiner Brust verschwand, und seither habe ich sie nicht mehr verspürt. Das Herzklopfen hat nachgelassen, und auch diese erschöpfenden Schweißausbrüche, daher habe ich mich gefragt, ob das sein kann."

Eine so unmittelbare Wirkung wäre bei der Behandlung mit *Arnica*, *Belladonna*, *Chamomilla* oder anderen akuten Arzneimitteln zu erwarten gewesen, für eine Konstitutionsbehandlung mit *Silicea* war sie recht ungewöhnlich.

Die *Unbiegsamkeit* von Feuerstein zeigt sich auf der geistigen Ebene in der „Hartnäckigkeit" (*Boenninghausen*) von *Silicea*. Dieser Typus kann so stur sein wie *Calcium carbonicum*, *Tuberkulinum* oder *Nux vomica*. Er ist weder aggressiv, noch streitet er.* Er lächelt, bleibt liebenswürdig, wirkt nachgiebig – und macht weiter, wie er es für richtig hält. Ein *Silicea*-Pferd oder Hund ist gutartig und meist gut zu lenken, nimmt am anderen Ende der Zügel oder Leine jedoch gelegentlich einen unerschütterlich halsstarrigen Ausdruck an oder dreht unbeeindruckt seinen Kopf weg. Wenn man es von der Leine läßt, kann es sein, daß das Tier sich einfach lang-

* *Silicea* kann wütend werden, aber selten ohne Grund; die emotionale Reaktion ist durch den Anlaß meist gerechtfertigt. Dies ist vielleicht der Grund, weshalb es in der Rubrik „Streitsucht" im *Kent*schen Repertorium nicht aufgeführt ist (*Pulsatilla* ist der einzige weitere der Polychreste, die in diesen beiden Bänden diskutiert werden, dem diese Ehre zufällt). Bei *Hahnemann* findet sich jedoch das Symptom „Ärgerlich und zänkisch, Abends."

sam und ruhig davonmacht, und wenn man es zurückpfeift, tut es so, als höre es nicht.

Das *Silicea*-Kind, normalerweise gehorsam und wohlerzogen, leistet eine Weile geduldig Widerstand oder versucht beharrlich, etwas durchzusetzen, ab einem bestimmten Punkt fängt es jedoch an, darauf zu bestehen („Eigensinnig, hartnäckig, halsstarrig": *Hering*). Möchte es also ein Dreirad, einen Fußball oder ein Eis haben, beharrt es darauf zunächst in ruhigem Tonfall, um dann ab einem bestimmten Moment in ein „ungeduldiges und reizbares" (*Kent*) „Mama, ich habe dir *gesagt*, daß ich einen Fußball will!" auszubrechen (worauf das Gegenüber sich dann geschlagen gibt). Oder es behält seinen Gleichmut, während es seine Bitte ständig wiederholt – und sein Ziel erreicht, weil es unerbittlich bleibt und den Widerstand des anderen zermürbt (*Calcium carbonicum*).

Ein Beispiel für diese wirksame Beharrlichkeit ist das Kind, das einen absoluten Widerwillen gegen sein Internat hegt, seine Eltern jedoch nicht davon überzeugen kann, es nach Hause zu holen oder es in ein anderes Internat zu geben. Es fängt an, ob nun absichtlich oder unbewußt, verschiedene Formen passiven Widerstands anzuwenden: es beantwortet die Briefe seiner Eltern nicht und weigert sich, zuhause anzurufen. Rufen die Eltern an, spricht es nur davon, wie schlecht es ihm geht. Während das unzufriedene *Sulfur*- oder *Nux-vomica*-Kind beginnt, sich schlecht zu benehmen (beide sind Unruhestifter, die „Wellen schlagen"), entwickelt *Silicea* unbestimmte Beschwerden oder stellt sich krank und zwingt seine Eltern damit, seinem Willen nachzugeben.

Ein *Silicea*-Bild findet sich auch beim jungen Mädchen oder der jungen Frau, die, wie *Pulsatilla*, gefügig und schutz- oder führungsbedürftig erscheint, in Wahrheit jedoch ganz genau weiß, was sie will – oder genauer, was sie nicht will. Es ist unmöglich, ihr einen Rat zu geben oder ihr auch nur ein Geschenk zu kaufen. Nichts ist ganz richtig, kein Kleidungsstück entspricht genau ihrem Geschmack, und selbst ein relativ neutrales Geschenk wie ein Paar Socken oder ein Kissenbezug für ihr Bett muß ihr genau zusagen, sonst legt sie es unbenutzt beiseite. Sie tut dies nicht aus Negativität, sondern aus einer gewissen Starrheit. Das Mädchen (oder der Junge) kann auch ebenso rigide und wählerisch in bezug auf andere Menschen sein und daher besondere Schwierigkeiten damit haben, Freunde oder später einen akzeptablen Lebenspartner zu finden.

Menschen, die alleinstehend bleiben, nicht weil sie es ablehnen, verheiratet zu sein, sondern weil sie allzu anspruchsvoll sind – niemand scheint ihnen je wirklich zu passen –, werden häufig Züge dieses Mittels aufweisen.

Ähnlich rigide ist *Silicea* bezüglich seines Berufes. Hat er einmal beschlossen, wie viel er für seine Dienste fordert, wird ihn nichts dazu bringen, dies zu ändern. Sanft, aber standhaft wiederholt er: „Kann sein, daß ich nicht genügend (oder zu viel) für meine Arbeit verlangt habe, aber ich habe gesagt, daß ich so viel berechnen würde, und dabei will ich auch bleiben!" In jedem Lebensalter bleibt *Silicea* unberührt von Druck oder Einfluß von außen und kann halsstarrig bei seinem „So bin ich nun einmal, und *niemand* wird mich je ändern" bleiben. Er kann schüchtern und zurückhaltend sein, aber er läßt sich nichts aufdrängen. Auch in grundsätzlichen Fragen bleibt er fest – wie Feuerstein, der unter Druck zwar brechen, aber nicht gebeugt werden kann.

Wie *Calcium carbonicum* kann er störrisch sein, ohne etwas zu unternehmen – die Hartnäckigkeit wird zu Widerstand und Verweigerung – im Gegensatz zu *Sulfur*, *Lycopodium* oder *Nux vomica*, die dickköpfig darauf bestehen, etwas selbst gegen jede Vernunft zu tun. *Hartnäckigkeit* und *Beharrlichkeit* entsprechen eher dem Stil von *Silicea* und sind Ausdruck seiner Unbiegsamkeit. Dies kann zu einem Teil auch einem Mangel an Vitalität zu verdanken sein. *Silicea* hat zwar genügend Energie, Druck zu widerstehen und seine eigenen Wünsche durchzusetzen, aber nicht genügend, um andere seinem Willen zu unterwerfen oder aktiv etwas gegen Widerstände durchzusetzen.

Einen Schritt weiter werden Unbeugsamkeit und Sturheit zu „fixen Ideen" (*Clarke*).

Das hübsche, aber schüchterne junge Mädchen ist der Überzeugung, daß jeder Mann, der freundliche Annäherungsversuche macht, sie verführen möchte, und nichts kann sie von dieser Idee abbringen (*Pulsatilla*). Umgekehrt kann *Silicea* positive Fixierungen bezüglich allem entwickeln, das mit jemandem, für den sie sorgt, zu tun hat. Wenn sie von seiner Brillanz überzeugt ist, ist sie nicht nur selbst gewillt, stundenlang den selben Geschichten und Gesprächen zuzuhören, sondern findet, daß andere ebenso gefesselt sein sollten. Eine sanfte Person kann recht „ärgerlich" (*Hahnemann*) werden, wenn andere nicht genügend Interesse an diesem geliebten Menschen zeigen oder sich nicht beeindrucken lassen.

Der junge Mann ist unerschütterlich davon überzeugt, daß er den Härten einer viertägigen Klassenwanderung nicht gewachsen ist, obwohl nichts aus seiner Vorgeschichte diese Annahme rechtfertigt. Und das klassische Beispiel für die *idée fixe* ist die Frau, die an nichts anderes mehr als an Nadeln denkt: „Glaubt Nadeln verschluckt zu haben, sucht stundenlang nach verlorengegangenen Nadeln; untersucht sorgfältig ihr Essen aus Furcht vor Nadeln" (*Hering*).*

Gelegentlich nehmen die fixen Ideen die Gestalt von Gewissensbissen an. Auch geringfügige Fehler oder Nachlässigkeiten im Verhalten bereut er heftig („stärkste Gewissens-Scrupel, als habe er das grösste Unrecht begangen": *Hahnemann*; „Gewissensbisse wegen unbedeutender Kleinigkeiten": *Hering*). Eine Frau, die wegen schmerzhaft trockener Augen, die auf eine Verstopfung der Tränenkanäle zurückzuführen waren, in die homöopathische Praxis kam, machte sich unablässig Vorwürfe, sich ab und zu nicht ganz richtig ihrem geliebten Hund gegenüber verhalten zu haben, für den sie gut gesorgt hatte, und der nun gestorben war. Bei einer anderen Patientin, die an unspezifischen, „dickköpfigen" Kopfschmerzen litt, die auf kein Arzneimittel ansprachen, wurde schließlich *Silicea* als Heilmittel erkannt, als herauskam, daß sie sich weigerte, neue Freundschaften einzugehen, da sie sich ständig die Mißverständnisse mit früheren Freunden ins Gedächtnis rief, die sie durch ihr eigenes Verhalten verursacht hatte. Rasch verfiel sie in einen selbstanklagenden Tonfall: „Warum habe ich mich nur so verhalten!" – „Diese Bemerkung hätte ich nie machen dürfen!" und so weiter. Sie war von diesen gescheiterten Verbindungen wie besessen und wühlte das Terrain wieder und wieder um, um die Gründe und Umstände zu erforschen, die zu dem Abbruch der Beziehung geführt hatten, und zwar mit einer Hartnäckigkeit, die an *Schliemann* auf der Suche nach der untergegangenen Stadt Troja erinnerte.

Silicea übernimmt jedoch nicht unwillkürlich die Rolle des „Sündenbocks" oder leidet stellvertretend für andere. Diese Rolle ist reserviert für *Natrium muriaticum* und *Staphisagria*, die sich ihr beide mit einer Bereitwilligkeit und Hingabe widmen, die sowohl Respekt als auch mitfühlende Besorgtheit einflößt.

---

* Wer schon einmal mit einem defekten Computer gekämpft hat, der immer wieder den selben Fehler macht, ganz gleich, wie oft er neu programmiert wird, hat Bekanntschaft mit der für *Silicea* typischen „fixen Idee" gemacht. Es mag bloßer Zufall sein, aber Siliziumchips sind zentrale Bestandteile von Computern.

In extremen Fällen werden fixe Ideen zu „Monomanie". Im Repertorium von *Kent* ist *Silicea* seltsamerweise eines von nur zwei Mitteln, die dort im zweiten Grad aufgeführt sind, das andere ist *Ignatia* (dessen Monomanie jedoch hysterischer, verzweifelter oder intensiver ist). Der sanfte und freundlich „bekloppte" Mr. Dick, in *Dickens „David Copperfield"*, der dauernd vom Kopf des exekutierten Charles I spricht, der stellvertretend für die tiefe Kränkung steht, die seiner eigenen Familie widerfahren ist, stellt eine Karikatur der Monomanie von *Silicea* dar. Ein Musterbeispiel aus der Realität könnte *Earnest Vincent Wright* sein, der Autor der Novelle „ohne e", *Gadsby*. Einen so außergewöhnlichen Kraftakt zu vollbringen, ein ganzes Buch zu schreiben, ohne auch nur einmal den bei weitem am häufigsten im Englischen vorkommenden Buchstaben zu benutzen (man halte sich vor Augen, daß er niemals „the" oder die Personalpronomen „he," „she," „we," „they," „them," oder verschiedene Formen des Verbs „to be" benutzen konnte), erfordert einen wahrhaft monomanen Geisteszustand.*

Die *Silicea*-Monomanie findet sich im allgemeinen in abgeschwächter Form bei Schriftstellern oder Gelehrten, die sich ihrem Werk mit unablässiger Konzentration widmen – Studenten sammeln manchmal doppelt so viele Scheine, wie sie für ihren Abschluß brauchen, oder sie bestehen darauf, praktisch jede Vorlesung zu besuchen, die angeboten wird.

Die mangelnde Flexibilität dieses Typs spiegelt sich außerdem in seinen Schwierigkeiten wider, sich Veränderungen anzupassen. Da er lange Zeit braucht, um sich in einer gegebenen Situation sicher zu fühlen, widersteht er jeder Neuerung. Die Frau ist ein Gewohnheitstier und fährt meilenweit, um in einem Laden einzukaufen, der in der Nähe ihres früheren Wohnortes liegt (*Calcium carbonicum*); auch der Mann ist ein eingefleischter Konservativer, der nicht den Wunsch hegt, an einen neuen Ort zu gehen oder etwas anderes zu machen (*Lycopodium*).

---

* Die Novelle liest sich übrigens, trotz dieser ungeheuren Vorgabe, bemerkenswert flüssig: "Gadsby was walking back from a visit in Branton Hill's manufacturing district on a Saturday night. A busy day's traffic had had its noisy run; and with not many folks in sight His Honor got along without having to grasp a hand or talk; for a mayor out of City Hall is a shining mark for any politician. And so, coming to Broadway, a booming drum and sounds of singing told of a small Salvation Army unit carring on amidst Broadway night shopping crowds. Gadsby, walking towards that group, saw a young girl, back towards him, just finishing a long soulful oration: '... I can say this to you, for I know what I am talking about: for I was brought up in a pool of liquor..." (usw.).

Eine Patientin, die bei der leichtesten Infektion oder auch lediglich bei Müdigkeit zu Drüsenschwellungen neigte, beschrieb, wie ihre Unterrichtsverpflichtungen es erforderten, daß sie wöchentlich zwischen Boston und New York pendelte. Der Arzt war verblüfft zu hören, daß sie das nicht zu erschöpfen schien. „Und das Pendeln belastet Sie überhaupt nicht?“ fragte er nach. „Jetzt nicht mehr“, war die Antwort. „Vor Jahren konnte mich der bloße Gedanke an eine einzelne Reise nach Boston, mit all den Komplikationen, die so etwas mit sich bringt, in Angst und Schrekken versetzen. Jetzt, wo ich regelmäßig pendle, ist es überhaupt keine Sache.“ Dies war ein Geistessymptom, das hinreichend für *Silicea* sprach.

Der Widerstand gegenüber Veränderungen könnte ein Grund dafür sein, weshalb *Silicea* (wie *Calcium carbonicum*) so stark von den Mondphasen (die ja eine Form der Veränderung darstellen) in Mitleidenschaft gezogen wird. Schlafwandeln („Somnambulismus“: *Hering*), Enuresis, Asthma, Hautausschläge, chronische Diarrhöe, Kopfschmerzen und Anfälle sind häufig schlimmer bei Vollmond (*Boger*) und besonders bei Neumond (*Boericke*).

Die weitreichenden Überschneidungen zwischen *Silicea* und *Calcium carbonicum*, besonders beim Kind, erfordern vergleichende Betrachtung und Differentialdiagnose ihrer jeweiligen Symptomatologien.

Beide können einen großen Kopf und einen vorgewölbten Bauch (der wie eine umgekehrte Suppenschüssel aussieht), sowie einen spürbar schlaffen Muskeltonus besitzen. Kleinere Kinder brauchen lange, um sitzen, aufstehen oder laufen zu lernen, und sie zeigen wenig Neigung, es zu versuchen. Während das *Calcium-carbonicum*-Kind eher offensichtlich „schlapp“ ist, ist *Silicea* gummiartig beweglich. Die Karriere des jungen Pianisten oder Violinisten wird gebremst durch seine allzu beweglichen und zusammenknickenden Finger, während die Muskelkontrolle des jungen Kunstturners durch seine ungeheure Elastizität behindert ist. Beide Typen neigen als Kind dazu, um Kopf und Nacken herum zu schwitzen, vor allem im Schlaf, obwohl der Schweiß von *Silicea* durchdringender riecht als der von *Calcium carbonicum* (*Tyler*). Ersterer schwitzt außerdem eher am Hinterkopf (als Erwachsener unter den Armen und am oberen Rücken), während letzterer am ganzen Kopf schwitzt (als Erwachsener unter den Armen und auf der Brust).

Beide vertragen möglicherweise keine Milch, gelegentlich auch keine Muttermilch, die Durchfall und Erbrechen hervorrufen kann, und als

Babies essen sie (passenderweise) *Sand* und andere unverdauliche Dinge. *Silicea* kann, wie *Calcium carbonicum*, das chronische Ergänzungsmittel zu *Belladonna* sein, es wird präventiv bei immer wiederkehrenden Infekten der Atemwege gegeben, die sich in den Tonsillen oder den Lymphknoten im Hals-Nackengebiet festsetzen, oder bei Kindern mit rezidivierenden Otitiden*.

Ein Fall, der die Ähnlichkeiten zwischen dem potenzierten Austernkalk und potenziertem Quarzsand verdeutlicht, war der eines achtzehn Monate alten Mädchens mit epileptischen Anfällen, die nach einer kürzlich zurückliegenden DPT-Impfung begonnen hatten (Impfungen werden ausführlicher im Anhang diskutiert). Ihre vergrößerten Lymphdrüsen, Unverträglichkeit von Milch, ihre Frostigkeit und die ständig laufende Nase paßten auf beide Mittel, aber da die Anfälle bei Neumond heftiger als bei Vollmond waren, und ihr Verhalten eher auf Schüchternheit als auf Gelassenheit schließen ließ, wurde *Silicea* 10 M verschrieben. Das Mittel half und wurde einige Male in unterschiedlichen Potenzen verschrieben, aber nach einigen Monaten ließ die Besserung nach. Nun wurde *Calcium carbonicum* gegeben – mit Erfolg. Das Kind wurde in der Folge jeweils mit einem der beiden Mittel behandelt, je nach den körperlichen Begleitsymptomen.

Dieses Beispiel zeigt viel über das methodische Vorgehen: es ist nicht nötig, als Arzt verzweifelt mit sich zu ringen, wenn zwei Konstitutionsmittel gleichermaßen indiziert zu sein scheinen. Beide werden ihren Dienst tun, und während sie in verschiedenen körperlichen und geistigen Bereichen des Patienten wirken, ergänzen sie sich gegenseitig. Auch wenn der Arzt im obigen Fall mit *Calcium-carbonicum*-Gaben begonnen hätte, um dann zu *Silicea* überzugehen, wäre das Ergebnis vermutlich das selbe gewesen (vgl. die Schlußbemerkung zu Kapitel *Staphisagria*).

Im allgemeinen können die beiden Typen jedoch anhand ihres Gewichtes und Körperbaus, sowie ihrer allgemeinen körperlichen Erscheinung unterschieden werden. Das *Calcium-carbonicum*-Kind ist gewöhnlich massig, schwammig, phlegmatisch und hat volle oder rosige Wangen; *Silicea* ist leichter gebaut, selbst „schwach“ (*Nash*), bleich oder

* Bei akuten Ohrenentzündungen reagieren rechtsseitige Ohrenschmerzen am häufigsten auf *Belladonna*, während linksseitige *Ferrum phosphoricum* verlangen. Wenn *Belladonna* sich jedoch als unwirksam bei rechtsseitigen Ohrenschmerzen erweist, sollte *Ferrum phosphoricum* in der höchsten verfügbaren Potenz versucht werden (*Boger*). Bei Ohrenentzündungen ohne akute Schmerzen ist häufig *Pulsatilla* das Mittel.

anämisch, mit klarer, fast durchscheinender Haut und feinen, durchscheinenden Venen, gelegentlich wirkt es verhutzelt oder beunruhigt („abgehärmtes, alt aussehendes Gesicht“: *Nash*; auch: *Lycopodium*). Auch der heranwachsende oder ältere Patient kann kränklich aussehen, mit verkümmertem Wachstum und Anzeichen von Fehlernährung oder mangelhafter Assimilation von Nährstoffen („Die Ernährung ist zentral gestört... alles scheint zu seinem Stillstand gekommen zu sein, soweit Wachstum und Entwicklung betroffen sind“: *Nash*). Ein fliehendes oder gespaltenes Kinn läßt unmittelbar an *Silicea* denken, da Kinn und vorderer Hals verletzliche Stellen für diesen Typ sind (*Boger*).*

Ist *Silicea* blond, dann bleibt, im Unterschied zu *Calcium carbonicum*, das feine, oft dünne Haar bis ins Erwachsenenalter hell und seidig.** Die Kombination von dünnem, blonden Haar, feinen Gesichtszügen, bleicher, „wachsiger“ (*Kent*) Haut, einem Gesichtsausdruck, der ein „zu gut für diese Welt“ signalisiert, mit überfeiner Veranlagung, veranlaßte *Elizabeth Hubbard*, diesen Typ als „Engelskind“ zu etikettieren.

Ein typisches *Silicea*-Kind war der dünne, zarte Vierjährige mit chronischem, übelriechendem Ausfluß aus den Ohren, der manchmal gelb, manchmal dünn und blutgestreift war. Er besaß ein kleines, spitzes, fliehendes Kinn und einen klaren Teint. Er war ernsthaft und intelligent, ohne allzu selbstbewußt zu sein, und machte einen überfeinen Eindruck, der sich deutlich von der Unerschütterlichkeit eines *Calcium-carbonicum*-Kindes abhob.

Der Weizenhalm

Ein anderer Aspekt von *Silicea* zeigt sich bei Menschen mit festen moralischen Grundsätzen und emotionaler Stabilität, die dabei jedoch schwach und nicht sehr vital sind. Ein gutes Bild hierfür, das *Kent* geprägt hat, ist der *Weizenhalm*: „So wie *Silicea* ein Stützskelett für den Getreidehalm bildet, so wirkt das Mittel in übertragenem Sinne auch auf den menschlichen Geist. Betrachten wir die glänzende, feste, äußere Hülle

* Das fliehende Kinn mancher durch Inzucht geprägter europäischen Adelsfamilien mit langer Ahnenreihe (das manchmal als ein Zeichen von übermäßiger Verfeinerung, mangelnder Willenskraft und Charakterschwäche angesehen wird) könnte als *Silicea*-Phänomen betrachtet werden.

** Das Erscheinungsbild und die Persönlichkeit dieses Arzneimittels werden übrigens traditionell mit dem der Skandinavier assoziiert.

eines Getreidehalms, so sehen wir, mit welcher Festigkeit sie die Ähre bis zum Reifen trägt. Im Halm findet eine fortschreitende Ablagerung von *Silicea* statt, um ihm Standfestigkeit zu verleihen. Analog ist es auch mit dem Geist: der geistige Zustand, der *Silicea* erfordert, ist gekennzeichnet durch Schwäche, Verwirrung, Furcht und Nachgiebigkeit...". In späterer Zeit ist *Gutman* näher auf dieses Thema eingegangen und hat herausgearbeitet, wie dieses Mittel Menschen, die unfähig sind, etwas beharrlich zu verfolgen oder Erfolg zu haben, eine *Struktur* zur Verfügung stellen kann. Er beschreibt detailliert die Bedeutung dieses Minerals für das Bindegewebe, für Bänder und Faszien, welche Rolle es bei der Formgebung der Organe und Knochen spielt, und wie es durch eine Stärkung der Konzentrationsfähigkeit, d.h. der „zentralen Gestaltungskraft", so etwas wie „geistige Stabilität" verleihen kann (*Grundlage der Homöopathie und das Wesen der Arznei*).

Auch in körperlicher Hinsicht kann *Silicea* einem Weizenhalm gleichen. Er kann schlaksig sein, mit Gliedmaßen wie Selleriestengel und einem grünlichen Teint, der in der Farbe an Winterendivien erinnert – kurz gesagt wirkt er wie ein zerbrechliches Schilfrohr. Seine körperliche Ausdauerfähigkeit ist mangelhaft, er ist nicht sehr vital und wird schnell müde („Große Müdigkeit und Schwäche, möchte sich hinlegen": *H.C. Allen*), er leidet unter Beschwerden, die durch Überanstrengung und Überhitzung (erschöpfende Schweißausbrüche) verursacht wurden. Folgende Zeichnung veranschaulicht diesen Typus:

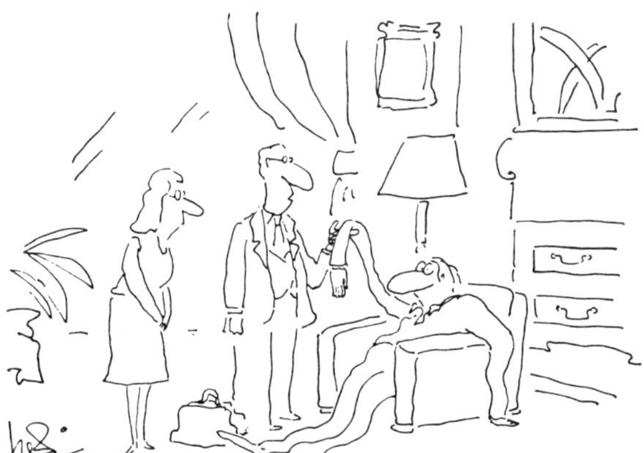

„Er scheint völlig außer Form zu sein."
Zeichnung von Arnie Levine; © 1987 The New Yorker Magazine, Inc.

Mit den körperlichen Anforderungen des täglichen Lebens zurecht zu kommen, kann ihn so viel Kraft kosten, daß nur noch wenig davon übrig ist, um das Leben auch zu genießen.

Zusammen mit *Calcium carbonicum*, *Kalium carbonicum*, *Natrium muriaticum* und *Sepia* ist *Silicea* außerdem nach dem Geschlechtsverkehr erschöpft, bzw. sind seine Beschwerden danach verschlimmert: „Vor allem der Verlust an Körperflüssigkeit verschlimmert die Symptome; Samenerguß oder Koitus verursacht oder ist gefolgt von Zerschlagenheitsgefühl am ganzen Körper" (*Farrington*).

Auch auf mentaler Ebene kann es ihm an Durchhaltevermögen fehlen („geistige Arbeit fällt äußerst schwer; Lesen und Schreiben erschöpft": *Hering*); Denken allein kostet ihn Kraft, und der Gedanke an all das, was er noch zu tun hat, erdrückt ihn geradezu und läßt ihn die Mühe scheuen (*Calcium carbonicum*). *Silicea* ist eines der ersten Mittel bei Verschlimmerung durch geistige Erschöpfung, auch wenn das Ereignis schon mehrere Monate zurückliegt. Daher auch *Kent*s „never well since" dieser oder jener geistigen Anstrengung. *Hahnemann* schreibt: „Auch von geringer Unterhaltung bekommt er sogleich Eingenommenheit des Kopfes und allgemeine Abspannung", er ist verwirrt und kann sich nicht konzentrieren, oder er vergißt, was er sagen wollte.

Allen beschreibt als Beispiel für die typische „Vergeßlichkeit" und „Zerstreutheit" eine Frau, die ihre Uhr in den Kochtopf legt, obwohl sie eigentlich ein Ei kochen wollte. Und kürzlich zeigte sich dieses Symptom bei einer Patientin, die an chronischer Schlaflosigkeit litt (aufgrund eines eigentümlichen „Pulsierens im Körper, vor allem im Abdomen": *Kent*), die einen Brief, den sie gerade geschrieben hatte, in den Abfall tat und sorgfältig einen Hühnerknochen im Briefumschlag in den Postkasten um die Ecke warf. Noch typischer ist es, wenn die Frau eine Gabel oder einen Löffel statt ihres Schlüssels in ihrer Handtasche verstaut oder leichtverderbliche Essensreste in den Küchenschrank, Küchenutensilien aber in den Kühlschrank legt. Der *Silicea*-Mann legt seine Akten falsch ab oder verlegt seine Werkzeuge; ein solcher Patient pflegte seinen Schraubenzieher im Ordner „Häusliche Reparaturen" in seinem Aktenschrank zu finden („Zerstreut, ist er fast immer im Geiste an zwei Orten zugleich": *Hahnemann*).

Der Gesamteindruck eines „Weizenhalms" bedeutet jedoch nicht intellektuelle Unfähigkeit. *Silicea* ist einfach überarbeitet und überfordert, er leidet an „Hirnmüdigkeit" (*Kent*) oder benötigt mehr geistige Struktur.

Silicea ist auch „kleinmütig" (*Hering*) und „verzagt" (*Hahnemann*). Da er von seiner (häufig nur eingebildeten) Unfähigkeit überzeugt ist und fürchtet, daß es ihm an Kraft mangeln wird, fühlt er sich unfähig, mit dem anstehenden Problem umzugehen. Patienten beklagen sich typischerweise: „Ich halte diesen Druck nicht mehr aus... Ich habe keine Energie mehr... Ich bin schon jetzt völlig überfordert mit dem, was ich zu tun habe, und kann nichts mehr zusätzlich machen... Verlangen Sie nicht von mir, mich noch mehr anzustrengen, ich bin so schon völlig ausgepumpt...". Oder „Ich habe ständig das Gefühl, nachzulassen und nicht mehr Schritt halten zu können; es gelingt mir zwar, einigermaßen zurechtzukommen, und andere denken, daß ich mehr kann, als es tatsächlich der Fall ist. Dies macht mich nur um so unsicherer, und so fürchte ich mich vor jedem neuen Tag und vor den Strapazen, die er mit sich bringen wird."

Es ist daher möglich, daß der „kleinmütige" (*Boenninghausen*) *Silicea*-Mensch sich *selbst* unterschätzt und sich weigert, Verantwortung für Dinge zu übernehmen, zu denen er sehr wohl in der Lage wäre. Manchmal führt seine Resignation zu Rückzug, wie bei *Calcium carbonicum*, seltener zu Selbstmitleid, wie bei *Pulsatilla*, oder zu Selbstvorwürfen und Selbstisolation, wie bei *Natrium muriaticum*. Die *Silicea*-Schicht um den Weizenhalm herum spielt die selbe Rolle wie die Austernschale von *Calcium carbonicum*, ist jedoch nicht so undurchdringlich und hält äußere Einflüsse nicht so gut ab. Seine Selbstzweifel können jedoch dazu führen, daß er sich schließlich voller „Niedergeschlagenheit, Melancholie, Verzagtheit oder Innerem Lebens-Ueberdruss" (*Hahnemann*) fühlt.

Wenn Depression auf die *Suche* eines Menschen *nach seinem verlorenen* (nicht verwirklichten und unerfüllten) *Selbst* zurückzuführen ist, wie manche modernen Psychologen sagen, dann beinhaltet das „verlorene Selbst" von *Silicea* ohne Zweifel Mut, Unternehmungsgeist und Schwung.* Daher auch das altehrwürdige Schlüsselsymptom „Mangel an moralischer und physischer *Entschlossenheit*" (*Boericke*).

---

* Das „verlorene Selbst" von *Natrium muriaticum* hat häufig direkt etwas mit seiner Unfähigkeit zu tun, Gefühle – Ärger, Liebe und ähnliches – auszudrücken.

In der amerikanischen Umgangssprache steht „sand“ auch für „Mut, bzw. Mumm“. Lebhaften Ausdruck findet dies in dem Buch *Huckleberry Finn* von *Mark Twain*, wo der vierzehnjährige Huck in den bewunderndsten Worten, die ihm zur Verfügung stehen, den Unternehmungsgeist und Schwung von Mary Jane Wilks beschreibt: „Du lieber Himmel! Ich schätze, wenn sie mich gekannt hätte, hätte sie 'nen Job übernommen, der ihr mehr gepaßt hätte. Aber ich wette, sie hätt's genauso gut gemacht – von der Sorte war sie. Sie hat so'n Rückgrat, daß sie für Judas gebetet hätte, wenn sie auf die Idee gekommen wär' – 'nen Rückzieher hätt' sie bestimmt nicht gemacht, glaub' ich. Da kannst du sagen, was du willst, aber nach meiner Ansicht hat sie mehr Mumm ("sand") in den Knochen gehabt als irgend'n Mädchen, das ich überhaupt kenne, meiner Meinung nach war sie bis oben hin voll damit...“

Kent führt *Silicea* unter der Rubrik „Feigheit“ im zweiten Grad auf, nur *Lycopodium* und *Gelsemium* sind im dritten Grad bezeichnet. Diesem Konstitutionstyp mag es zwar an Selbstvertrauen und Schneid fehlen, er kann jedoch auf subtilere und feinere Art Mut beweisen – wenn er selbst in verführerischen oder widrigen Situationen aufrichtig und integer bleibt. In direktem Kontrast zu dem klassischen „Mangel an moralischer Entschlossenheit,“ ist es genau diese Entschlossenheit, die *Silicea* gelegentlich an den Tag legt, wenn er unerwartete geistige Ausdauer oder moralische Grundsätze beweist: „Obwohl er durch harte Arbeit und große Einschränkungen erschöpft ist, überwindet er seine nervöse Schwäche durch Willenskraft“ (*Allen*) – so kommt es auch zu der „Hirnmüdigkeit“ und der geistigen Überanstrengung, von der er sich nie erholt hat. Immer und immer wieder beweist *Silicea* Entschlossenheit und Prinzipientreue unter extremen Umständen (man denke an die kieselharten Körner des Hart- oder Winterweizens).

Silicea vermeidet auch Veränderungen, die auf der psychologischen Ebene erschöpfen können. Er weiß, daß er sich nicht schonen wird, wenn er sich einmal verpflichtet hat, sondern seine gesamte Energie in das einbringt, was er unternimmt („*Silicea* kann unmöglich etwas tun, wird er jedoch zum Handeln gezwungen, dann neigt er dazu, zu übertreiben“: *Dunham*, zitiert bei *Tyler*). Daher muß er, um zu überleben und zu funktionieren, vorsichtig jeden Schritt ausprobieren, bevor er den nächsten unternimmt, und seine Energie genau nach dem bemessen, was er unternehmen zu können oder nicht zu können meint. Wie A.J. Prufrock, eine Romanfigur von *T.S. Eliot*, „mißt er sein Leben in Kaffeelöffeln“ und läßt sich nicht darauf ein, auch nur ein Quentchen mehr an Anstrengung auf sich zu nehmen, als er in der Lage zu sein meint und überläßt anderen den Eifer – oder die ganze Arbeit.

Ein zehnjähriges *Silicea*-Mädchen, das sehr an seiner kränkelnden Großmutter hing, kam letztendlich zur Behandlung, um ihrem Anteil an Verantwortlichkeit „aus dem Weg zu gehen" (*Kent*): Nachdem sie sich völlig darin verausgabt hatte, nach ihr zu sehen und für sie zu sorgen, entwickelte sie unweigerlich quälende Kopfschmerzen oder wurde ungeheuer reizbar.

Nur allzu häufig bricht dieser Typus auch nach dem Versuch zusammen, in einer spannungsreichen Familiensituation Frieden zu stiften. Danach kann er, im Bewußtsein seiner unzulänglichen psychischen und physischen Regenerationsfähigkeit, es vorziehen, auszuziehen und alleine zu leben. Obwohl er an seinem Zuhause hängt und oft Angst hat, es zu verlassen, zwingt er sich, eher aus seinem Elternhaus wegzugehen als allzusehr in die Familiendynamik verstrickt zu werden. In dieser Hinsicht ist er unabhängiger als der resignierte *Calcium carbonicum* oder der nach Unterstützung verlangende *Pulsatilla*.

Gelegentlich scheint es *Silicea* auch an Großzügigkeit zu fehlen; in seinen Beziehungen zieht er eine gewisse Unverbindlichkeit vor. Er scheut sich vor Nähe und Intimität und kann sogar „gleichgültig gegenüber Freunden und früheren Vergnügungen" (*Hering*) werden. Beim Arzt sagt er: „Statt meine Freunde als kostbare ‚Meisterwerke der Natur' zu schätzen, gehe ich gleichgültig und unachtsam mit ihnen um. Ich weiß, daß ich versuche, mich selbst vor Verletzungen und Enttäuschungen zu schützen, aber ich wollte, ich wäre nicht so ängstlich und könnte weniger distanziert mit anderen Menschen umgehen."*

---

* Der Ausdruck „Ein Freund ist wohl ein Meisterwerk der Natur" stammt von *Ralph Waldo Emerson*, einem aus Neu-England stammenden Gelehrten des neunzehnten Jahrhunderts. Er war Prediger, Denker und Schriftsteller; sein Denken und seine moralischen Werte weisen, nebenbei bemerkt, auf eine starke Prägung durch *Silicea* hin. *Emerson* war ein Mensch von kultiviertem und untadeligem Geschmack, dabei jedoch vielleicht etwas dünnblütig in seinem Asketizismus und seinem Mangel an Vitalität, und offenbar zu vergeistigt, um enge Fühlung mit der Welt aufzunehmen. Als unablässiger Verfechter der Selbstgenügsamkeit und Unermeßlichkeit des *Individuums* artikulierte er seine einsiedlerischen *Silicea*-Instinkte wie folgt: „Der Mensch ist wie eine Insel und kann letztlich nicht berührt werden. Jeder ist ein alles abweisendes, in sich geschlossenes Ganzes, und sein individuelles Wesen bleibt so in diesem Zustand ... Die meisten, denen ich begegne, sehe ich wie über einen Meeresarm hinweg! Ich kann sie nicht erreichen, und sie mich auch nicht." Diese

Patienten beklagen sich gelegentlich über ein Gefühl des „Losgelöstseins", des Getrenntseins, so als ob sie nicht so recht zur Gemeinschaft aller Menschen gehörten (bezieht sich dies auf das eigentümliche *Silicea*-Symptom „Gefühl, als sei sie in zwei Hälften geteilt, und als gehöre die linke Seite nicht zu ihr" [*Hering*]?).

Wenn andere wenig von ihm verlangen, ist er umgänglich und freundlich. Könnten die Forderungen jedoch sein geistiges oder körperliches Wohlbefinden beeinträchtigen, schützt er Müdigkeit vor. Dringt man weiter in ihn, wird er „ärgerlich und verdrießlich... (und kommt) beim besten Vorsatze... leicht aus der Fassung" (*Hahnemann*).

Manche halten dies für ein selbstsüchtiges Verhalten („Beschwerden durch Selbstgefälligkeit": *Hering*), es ist jedoch auch eine Möglichkeit, sich als nicht aggressiver Mensch vor emotionaler Verletzung zu schützen. Er ist nicht die *Natrium-muriaticum-* Motte, die sich an einer Kerze verbrennt – an Schuldgefühlen, edler Gesinnung oder bloßer Neurose, und sich immer wieder ausnutzen, mißbrauchen oder ungerecht behandeln läßt; er zwingt anderen auch nicht allzugroße Nähe auf, indem er sich emotional zu schnell oder zu intensiv auf eine Beziehung einläßt und als Ergebnis davon leidet (*Phosphor*, und wieder einmal *Natrium muriaticum*). Sein Verhalten ist jedoch auch nicht die Folge einer *Calcium carbonicum*ähnlichen Trägheit. *Silicea* kennt einfach seine Grenzen, er lernt, wie er seine emotionale Stabilität bewahren kann und schützt sich selbst vor ungebührlichen psychologischen Forderungen.

Auch im Berufsleben fehlt es ihm an unternehmerischen Qualitäten. Er überläßt es anderen, günstige Gelegenheiten ausfindig zu machen und sich die interessanteren (und anstrengenderen) Jobs zu sichern, und gelegentlich läßt er sich auch aus seiner angestammten Position herausdrängen.

Er ist also nicht offen aggressiv oder anmaßend. Eher zieht er sich zurück als sich einer Situation zu stellen, die nicht vollkommen seinen empfindlichen Bedürfnissen entspricht. Zwar ist es so, daß er „Kritik und Widerspruch nicht ertragen" kann (*Kent*), normalerweise bleibt er dabei jedoch passiv, wahrscheinlich sowohl aus Unsicherheit als auch aus man-

---

Zurückhaltung wurde jedoch durch sein mutiges Eintreten für die Menschenrechte konterkariert, die ihn zu einem frühen und freimütigen Verfechter der Sklavenbefreiung machten – zu einem Zeitpunkt, als der Rest der Intellektuellen Neu-Englands sich diesem Thema noch nicht klar gestellt hatte.

gelnder Aggressivität heraus.* Wenn Anspannung oder auch ein Kursus in „Selbstsicherheitstraining“ ihn verwegener werden lassen und er seinen Mut zusammennimmt, um sich zu behaupten und sich der Welt zu stellen, dann tut er dies zitternd und bleich vor Wut (im Gegensatz zu *Sulfur* und *Natrium muriaticum*, die einen dunkelroten Kopf bekommen), gleicht dabei aber eher einer „brüllenden Maus“ und stellt keine große Bedrohung dar. *Silicea* hat die gleiche Angst vor Konfrontation wie *Natrium muriaticum* und *Staphisagria*. Doch während letztere nicht ruhen können, bis derjenige, der sie in Bedrängnis gebracht hat, zur Rede gestellt worden ist, und das unablässige gedankliche Kreisen um die widerfahrene Ungerechtigkeit sie um ihren Seelenfrieden bringt, verspürt *Silicea* kein solches Bedürfnis – er möchte vor allem *in Ruhe* gelassen werden. So besteht er auf ruhige Art und Weise auf dem, was ihm wichtig ist, und bringt (wie das Kind, dem es in seinem Internat nicht gefiel) andere möglicherweise unmerklich dazu, daß sie so mit ihm umgehen, wie er es für angemessen hält.

Außerdem drückt er seinen Ärger und Widerspruch angemessener aus als *Natrium muriaticum* oder *Staphisagria* – die ihre Wutausbrüche häufig im falschen Moment bekommen, wodurch ihnen vieles von ihrer Wirkung genommen wird.

Die Hartnäckigkeit, Beharrlichkeit und Verläßlichkeit von *Silicea* äußert sich oft in seiner *Gewissenhaftigkeit*, die sich schon in jungen Jahren zeigt. Kein Kind (noch nicht einmal *Arsenicum*) räumt im Kindergarten so peinlich genau seinen Tisch auf wie *Silicea*, und auch das ältere Kind sorgt wie keines sonst gewissenhaft, umsichtig und verläßlich für seine jüngeren Geschwister. Das selbe läßt sich auch vom Erwachsenen sagen. Sieht er sich einer neuen Aufgabe gegenüber, zögert *Silicea*, fühlt sich überfordert und beklagt seine mangelnden Fähigkeiten, um sich ihr dann jedoch gewissenhaft und kompetent zu widmen, während andere vielversprechender beginnen, um sich dann zu rechtfertigen oder zu bedauern, wenn sie daran scheitern. Ein Patient, den seine Leidenschaft, sich „Bildung“ anzueignen, dazu trieb, sich durch sämtliche Klassiker der

* Überraschenderweise führt *Kent Silicea* als eines von nur zwei Mitteln unter der Rubrik auf: „verträgt keinen Widerspruch, muß sich zurückhalten, um nicht heftig zu werden“ (das andere Mittel ist *Aloe*). Viele Homöopathen würden hier *Nux vomica, Aurum metallicum, Sepia, Tuberkulinum, Ignatia* und andere auflisten, nicht aber *Silicea*.

Literatur zu ackern und Museen, Konzerte und Theater in einem kaum vorstellbaren Ausmaß zu besuchen, sagte über sich selbst: „Oh, ja! Ich *bin* gewissenhaft. Wenn ich sonst nichts anderes bin, aber gewissenhaft bin ich. Ich werde mich auch getreulich an Ihren Rat halten. Bitte *sagen* Sie mir doch, wonach ich mich richten soll!" Eine andere Patientin beschrieb ausführlich ihre neue Angewohnheit, jeden Morgen eine halbe Stunde vor dem Aufstehen im Bett liegen zu bleiben, obwohl sie lieber gleich aufgestanden wäre („Im Bett liegen morgens verschlimmert": *Kent*), „weil ich in irgend einem obskuren und wahrscheinlich unseriösen Blättchen gelesen habe, daß dies für die Gesundheit unerläßlich ist".

Die Füße dieser Frau waren übrigens weit weniger angenehm als ihre geistreichen Bemerkungen, wobei übel riechende Füße („unerträglich schlechter, saurer oder aasiger Geruch": *Hering*) mit wundmachendem Schweiß, der Löcher in die Socken und das Leder der Schuhe frißt, Leitsymptome für *Silicea* sind. Auch *Thuja* hat stark riechenden Fußschweiß, aber der Geruch von *Silicea* ist noch durchdringender, unverwechselbarer *und* hartnäckiger. Wenn der Arzt verzweifelt auf der Suche nach einem körperlichen Symptom ist, das die häufig schwer faßbare Diagnose *Silicea* bestätigen könnte, werden ihm häufig der stechende Geruch der unteren Extremitäten dieses Typs aus seiner Verlegenheit helfen. Der Schweiß riecht im allgemeinen „sauer" oder „widerwärtig" (*Kent*).

Silicea kann übertreiben und „peinlich in Kleinigkeiten" (*Kent* – im Fettdruck) werden. Wenn *Arsenicum* mehrere Stunden damit verbringen kann, einen Koffer immer und immer wieder zu packen, bis er „genau richtig" ist, kann *Silicea* eine ganze Woche damit zubringen. Bei einem Hobbybastler, der an Hydrozele litt (Hodenwasserbruch mit Schwellung), wurde das Mittel an der übermäßig langen Zeit und übergroßen Sorgfalt erkannt, die er auf die einfachsten häuslichen Reparaturen verwandte. Er brauchte Tage, um einen tropfenden Wasserhahn zu reparieren, während er für den Einbau einer Tür oder ein Lochbrett für Küchenwerkzeuge Wochen benötigte.

Diese Übergewissenhaftigkeit in kleinen Dingen – in der sich zweifellos Unsicherheit und die Weigerung spiegelt, sich mit größeren Zusammenhängen auseinanderzusetzen – findet sich in der Geschichte von den *Peanuts* karikiert, in der der Hund Snoopy als Autor geschildert wird. Er sitzt mit seiner Schreibmaschine auf dem Dach seiner Hundehütte, um die Einleitung zu seiner „großen amerikanischen Novelle" zu schreiben. Als erstes beginnt er den Satz mit „Es". Eine Weile denkt er nach, dann ändert er das Wort in „Als". Dann reißt er die Seite heraus und fängt wieder an mit „Der". Im letzten Bild sagt er strahlend und befriedigt zu sich selbst: „Ein guter Schriftsteller sucht manchmal stundenlang nach genau dem richtigen Wort."

Natürlich wird selbst *Silicea* der kleinen Dinge gelegentlich überdrüssig und verspürt ein *Sulfur* ähnliches Verlangen, sich breite Konzepte und philosophische Systeme zu eigen zu machen. Hierin kann es ihm jedoch an „intellektuellem Mut" * mangeln, er gleicht dann einer hart arbeitenden Ameise, die sich mit einem Stück Holz abmüht, das einfach zu groß für sie ist – sie kämpft tapfer, bekommt die Sache aber nicht in den Griff. Ist ein Mensch intellektuell oder philosophisch so ins Schwimmen geraten, so ist der potenzierte Quarzkristall das erste Mittel nach *Sulfur*, das in Betracht kommt.

Seit *Kent* schrieb, daß *Silicea* „das natürliche Komplement und chronische Mittel von *Pulsatilla* ... (und) ein tieferwirkendes, bis auf den Grund gehendes Mittel" sei, ist es als solches angesehen worden. Und es gibt viele Gründe, die diese Annahme rechtfertigen, wie z.B. die typische Schüchternheit des Kindes, seine Niedergeschlagenheit, wenn es kränkelt, seine Neigung, gleich zu weinen, wenn man es schilt oder es gekränkt ist, sein Klammern und seine Furcht vor Fremden.** In einer Gruppe ist er selten der Anführer, er begnügt sich damit, mit den anderen zusammenzuarbeiten, während er ihnen die Initiative überläßt.

Silicea ergänzt *Pulsatilla* bei Krankheiten von Kindern, wie z.B. Enuresis, Allergien, Husten, Erkältungen und besonders Infektionen des Ohrs, wobei es die Heilwirkung von *Pulsatilla* steigert oder vertieft. Das Arznei-

---

* Im Original: "intellectual grit" – "grit" hat wie "sand" (s.o.) im Englischen eine Doppelbedeutung: einerseits grober Sand oder Kies, andererseits Mut, "Mumm" oder Rückgrat (d.Ü.).

** Einmal mehr liefert *Margaret Tyler* eine lebhafte Beschreibung dieser Seite von *Silicea*: „Das typische *Silicea*-Kind krabbelt nervös herein oder wird an der Hand der Mutter hereingezogen, und man erkennt es sofort. ‚Er macht nicht vorwärts, einfach nicht', schildert die Mutter. ‚Er lernt nicht, er spielt nicht einmal ... Bei allem ist er das Schlußlicht, und sein Lehrer kann nichts mit ihm anfangen ... Irgendwie scheint er keinen *Schwung* zu haben. Es sieht so aus, als ob er noch nicht einmal denken kann! Er kriegt seinen Kopf nicht zusammen, kann weder lesen noch schreiben. Und doch ist er immer völlig beunruhigt, wenn er irgend eine Kleinigkeit falsch gemacht hat. Genau: er ist so komisch, so anders als die anderen. Und irgendwie ist er immer verkehrt, vollkommen verkehrt, das ist er! ... Es geht abwärts mit ihm,' das jedenfalls denkt sie über ihn."

mittelbild ist reich an Ohrsymptomen, wie Katarrhen, Verstopfung, Ausfluß, Verlust des Gehörs, Ohrgeräusche, Riß des Trommelfells usw. Häufig wirkt es selbst dann noch, wenn *Pulsatilla* nicht mehr hilft. *Pulsatilla* wird „pflanzlicher *Sulfur*" genannt, mit dem gleichen Recht könnte das Mittel auch (besonders bei Frauen und Kindern) als „pflanzliche *Silicea*" bezeichnet werden.

Als Erwachsener kann er sich das nicht aggressive Wesen von *Pulsatilla* erhalten haben, teils aus natürlicher „Liebenswürdigkeit" (*Kent*) heraus, teils aufgrund mangelnder Energie. Jeder Konflikt oder Streit, jede Kontroverse oder Konfrontation braucht Kraft, und genau dies möchte *Silicea* vermeiden. Anders als *Pulsatilla* ist der *Silicea*-Mensch jedoch in der Lage, obwohl auch er „weich" (*Hering*) und gelegentlich „unentschlossen" (*Kent*) ist, Entscheidungen zu treffen, ohne ein Dutzend anderer in den Prozeß mit einzubeziehen; hat er sich einmal entschieden, so hält er sich auch daran, ohne wie *Pulsatilla* ständig zu schwanken. Außerdem leidet *Silicea* wirklich unter seinem Zögern und seiner Unentschlossenheit, während *Pulsatilla* dies nur zu tun meint. Und während der sich anklammernde und abhängige *Pulsatilla* vom Bedürfnis anderer profitiert, stark, beschützend und fürsorglich zu sein, so ist dies beim eher unabhängigen *Silicea* nicht der Fall (außer wenn er sehr jung ist).

Manchmal ist die Unentschlossenheit von *Silicea* lediglich ein Zeichen für mangelndes Selbstvertrauen; ein andermal schwankt und zögert er, weil er wirklich nicht weiß, was er will. Dieser Mangel an Entschlossenheit und Engagement hindert ihn nicht nur daran zu tun, wozu er eigentlich in der Lage wäre, er schmälert auch seine Freude an dem, was er tut. Eine tief verwurzelte „Gleichgültigkeit" (*Boenninghausen*) verhindert, daß er tiefe, wahre Befriedigung empfindet („Ich kann's tun, es aber auch lassen!" ist seine typische, leidenschaftslose Haltung). Was also manchmal wie Feigheit aussieht, ist oft bloße „Apathie" (*Hering*).

Ein verzagter Anwalt Mitte Dreißig kam wegen einer Anzahl von Beschwerden in die Praxis, einschließlich eines eingewachsenen Zehnagels. *Magnetis Polus Australis*, das hergestellt wird, indem Milchzucker dem Einfluß des Südpols eines Magneten ausgesetzt wird, heilte diese Beschwerde (!!), als er jedoch einige Monate später wieder kam, war eine eingehende Konstitutionsbehandlung klar angezeigt. Er bekam *Silicea* 1 M verschrieben, und während des Heilungsprozesses erlebte der Patient, der jahrelang geschwankt hatte, ob er an die Universität gehen oder in der Praxis bleiben sollte, daß er auf einmal genügend Entscheidungsvermögen besaß, sich für ersteres zu entscheiden. Später berichtete er, daß er sich zum ersten Mal seit Jahren mit seiner Arbeit wirklich verbunden gefühlt und echte Befriedigung durch sie empfunden habe. Dem Arzt blieb nur noch übrig, darüber zu sinnieren, welchen Anteil die Homöopathie an dieser Veränderung wohl gehabt haben mochte.

Silicea ist sowohl körperlich als auch emotional sehr *empfindlich* („krankhaft verfeinerte Sinne": *Farrington*). Er reagiert so empfindlich auf Nervenreize, daß er äußerlich und innerlich zittern kann; Lärm oder Berührung lassen ihn leicht auffahren, auch im Schlaf ist er sehr schreckhaft und achtet sehr auf Geräusche. Seine Schlaflosigkeit hat verschiedene Ursachen, unter anderem heftiges Herzklopfen oder starkes Pulsieren des Körpers, nach dem Geschlechtsverkehr oder davon, daß er zu früh erwacht, durch vermehrte geistige Tätigkeit, Kopfschmerzen, kalte Füße, Blutandrang zum Kopf oder ein zu hartes Bett. Die überzarte Prinzessin im Märchen, die wegen einer Erbse unter ihren sechs Matratzen nicht schlafen konnte („Ich habe kaum ein Auge zugemacht! Gott allein weiß, was in meinem Bett war! Ich lag auf etwas, das so hart war, daß ich überall schwarz und blau bin!"), muß eine *Silicea* gewesen sein.

Seine „Empfindlichkeit für Eindrücke" (*Boenninghausen*) ist extrem hoch. Die Symptome „Das geringste Wort bringt sie zum Weinen" (*Hahnemann*) oder „Weint, wenn man freundlich zu ihr spricht" (*Hering*) legen nahe, daß er durch emotionale Berührung leicht zu verletzen ist, auch wenn sie vom anderen aus Sympathie und Anteilnahme geschieht. Die daraus folgende Scheu vor emotionaler Verwicklung findet ihre körperliche Parallele in dem *Lachesis* ähnlichen Symptom „Will nicht angefaßt werden" (*Kent*).

Doch wie der Weizenhalm, der voller Spannkraft ist, obwohl er zerbrechlich und nachgiebig wirkt, so ist *Silicea* trotz seines zarten Äußeren und seiner bescheidenen Art *psychisch stabil*. Er ist ausgeglichen, verläßlich und ausdauernd, auch unter schwierigen Bedingungen („sanguinisches Temperament": *H.C. Allen*); er verlagert seine schlechten Stimmungen nicht nach außen und erlaubt ihnen nicht, sein Verhalten zu beeinflussen. Er kann so sensitiv und intuitiv sein wie *Phosphor*, und im allgemeinen ist er weder anmaßend noch angeberisch, eingebildet oder wichtigtuerisch. Wenn etwas schiefläuft, so gibt er nicht anderen die Schuld, und er hat auch nichts von einem Despoten oder Tyrannen an sich. Selten hat er das Bedürfnis, seinen Willen durchzusetzen oder über andere offen zu dominieren; er ist ein Mensch mit Grundsätzen, ohne selbstgerecht zu sein. Schließlich zeichnet ihn noch die seltene Aufrichtigkeit aus, die ihm erlaubt, sich der Wahrheit zu stellen, auch wenn sie unangenehm ist – im Gegensatz zu *Lycopodium*, der behauptet, die Wahrheit zu wollen, sie dann aber leugnet. In freundschaftlichen Beziehungen ist er rücksichtsvoll und verläßlich, er nutzt die, die ihn lieben, nicht aus und auch „Hochmut zeichnet den Patienten niemals aus“ (*Borland*). Auch seine Selbstzweifel haben nichts Narzißtisches an sich, sondern sind Ausdruck seiner bescheidenen und aufrichtigen Suche nach etwas Bedeutsamem.

Die junge Heldin des Romans *Mansfield Park* von *Jane Austen* soll hier als gutes abschließendes Beispiel aus der Literatur für die schwankende, aber doch standfeste, einem Weizenhalm gleichende Persönlichkeit von *Silicea* stehen. Fanny Price ist von zarter und schwankender Erscheinung (ihr „Affekt“ hat natürlich auch viel von *Pulsatilla*), und in der Tat ist sie körperlich schwach und von formbarem Wesen; typisch für *Silicea*, fehlt ihr das Vertrauen in ihre eigenen guten Fähigkeiten und Geschicklichkeit. Unter höchst schwierigen Umständen jedoch, einschließlich Liebesaffären und ihrer eigenen dynamischen Rolle in der Familienstruktur, erweist sich, daß sie höchste moralische Festigkeit besitzt.

Um ihre Fügsamkeit hervorzuheben, beschreibt die Autorin an einer Stelle, wie sie die Treppe nach oben in ihr Bett „kriecht“, als sie sich nach einem Tanzabend zurückziehen soll. Nur eine *Silicea*-Heldin könnte nach oben „kriechen“, ohne Gefahr zu laufen, den Respekt des Lesers zu verlieren – und dies bringt uns zu unserem nächsten Bild für das Mittel.

Die Maus

Whitmont hat die *Silicea*-Persönlichkeit in einem Vortrag einmal mit einer scheuen, zarten, weißen Maus verglichen, die dennoch die Unverletzlichkeit ihres Territoriums heftig verteidigt. Dieses Bild verdeutlicht die Schüchternheit dieses Typs, sein dem Selbstschutz dienendes Verhalten und seine ängstlich begrenzte Einstellung zum Leben.

Silicea fürchtet sich häufig vor Unbekanntem und vor der Welt im allgemeinen; er begnügt sich damit, ein eingeschränktes Leben zu führen, das in bedeutungsloser, einförmiger Routine verläuft. In der Kurzgeschichte “*The Mappined Life*“ von *Saki* versichert eine der Figuren, daß die in zoologischen Gärten künstlich angelegten Freilandgehege, die nichts anderes sind als ein geräumiger Käfigersatz und den Tieren die Illusion der Freiheit vermitteln sollen, ein perfektes Abbild der Verhältnisse sind, unter denen sich das menschliche Leben abspielt: „Wir leben, nicht anders als viele Tiere, in Freilandgehegen... gefesselt an die Schranken des Einkommens und der Gelegenheiten, die sich uns bieten, vor allem auch durch Mangel an Initiative... Im Winter erkälten wir uns, und im Sommer haben wir Heuschnupfen, und wenn es einer Wespe einfällt, einen von uns zu stechen, nun, dann ist dies Sache der Wespe, nicht unsere; alles, was wir tun, ist, zu warten bis die Schwellung zurückgeht."

Eine solche Beschreibung würde auf eine ganze Reihe von Konstitutionstypen nur schwerlich passen – man denke nur an die katalysierende Energie von *Sulfur*, an das unbezähmbare Verlangen von *Arsenicum*, Ereignisse zu inszenieren, das selbstbewußte Auftreten von *Lycopodium*, die leidenschaftlichen Impulse von *Lachesis* oder *Phosphor*, oder den Wunsch von *Nux vomica*, sein eigenes Schicksal und das von anderen zu gestalten –, recht häufig ist sie jedoch passend für *Silicea* (auch: *Calcium carbonicum* und *Psorinum*).

Dieser Typus ist auch zurückhaltend und leicht einzuschüchtern – Kinder lassen sich von ihren jüngeren Geschwistern*, Erwachsene durch ihre Partner oder Eltern einschüchtern. Es ist ihm unangenehm, überhaupt bemerkt zu werden, er hat eine „Abneigung, angesprochen zu werden" (*Boenninghausen*; *Natrium muriaticum* ist das einzige Mittel, das außerdem in der Rubrik aufgeführt ist) und verhält sich ganz allgemein, als ob er sich ständig *entschuldigen* wolle. Er bemüht sich sehr, keine Aufmerksamkeit zu erregen, ist aber gleichzeitig *ängstlich bemüht, seine Rechte, Prinzipien und Privatsphäre zu wahren*. Obwohl er sich zumeist korrekt und freundlich verhält, findet *Silicea* es, ähnlich wie *Natrium muriaticum*, äußerst schwierig, mit Menschen umzugehen, die er nicht uneingeschränkt billigt. Dies im Gegensatz zu *Sulfur* oder *Arsenicum*, die Menschen, die sie nicht mögen, anmaßend oder schroff behandeln können, aber dennoch in der Lage sind, mit ihnen umzugehen; oder zu *Lycopodium*, der jeden gleich behandelt.

Die mit dem Bild der Maus verbundene Furchtsamkeit und Abneigung, sich in ungewohnte Umstände zu begeben, findet ihren konkreten

* Ein vierjähriges *Silicea*-Mädchen hatte einen solchen Respekt vor dem gebieterischen und herrischen Grunzen ihrer sechs Monate alten Schwester, daß sie ihre Mutter um Hilfe bat: „Sag Jennie, daß sie aufhören soll, mich rumzukommandieren!"

Ausdruck in *Heimweh* („Sehnsucht nach seiner Familie und seinem Zuhause“: *Hering*). *Silicea* hat schon vielen Kindern geholfen, denen es Angst machte, zum ersten Mal von zuhause weg zu sein – im Internat oder Ferienlager oder bloß zu Besuch bei einem Freund –, und ihnen durch die ersten unglücklichen Tage oder Wochen hindurchgeholfen.

Selbst der Erwachsene kann nicht lange von zuhause wegbleiben oder schläft schlecht an einem unbekannten Ort, oder auch nur in einem anderen Zimmer seines eigenen Hauses. Wenn der Patient gesteht, daß eine seiner traumatischsten Kindheitserfahrungen war, von zuhause fortzugehen, auch wenn der Anlaß erfreulich war, sollte der Arzt an *Silicea* (oder *Calcium carbonicum*) denken.

Ein eher ungewöhnlicher Fall war eine junge Frau, die zum ersten Mal in ihrem Leben ihr Zuhause verließ, um auf ein College zu gehen. Ihr Heimweh war so extrem, daß ihre Menstruation aussetzte, sie in diesem Winter vierzig Pfund zunahm und schließlich an einer schweren Lungenentzündung erkrankte, die von einem hartnäckigen Husten gefolgt war. Sie hielt kaum das Jahr durch, und selbst als sie endgültig wieder zuhause war, hielten die Symptome weiter an, bis *Silicea* 50 M sie auf den Weg zur Genesung brachte.

Silicea ist zwar stark mit seinem Zuhause verbunden, ist aber nicht so ausgeprägt gastfreundlich wie *Calcium carbonicum* oder *Sulfur*, die darauf bestehen, andere bei jeder Gelegenheit zum Essen oder Trinken zu nötigen; er hegt auch nicht den Wunsch von *Calcium carbonicum*, die Familie zu den Mahlzeiten um den Tisch zu versammeln.

Seine Ängstlichkeit prädisponiert *Silicea* für bestimmte Phobien. Die bekannteste ist seine „Furcht vor Nadeln, Messern und anderen scharfen Objekten“ (man beachte das korrespondierende Symptom „Gefühl von einer Nadel im Hals“: *Hering*). Wenn Erwachsene nervös reagieren, wenn sie akupunktiert werden sollen, oder Kinder sich schreiend weigern, sich impfen zu lassen, so läßt dies unmittelbar an *Silicea* denken. Andere typische Ängste sind die Angst vor dem Fahren („Die Risiken wiegen schwerer als die Vorteile“, wie verschiedene Patienten gestanden haben) oder davor, beraubt zu werden („Bildet sich ein, daß Diebe einbrechen“: *Allen*). Wie *Natrium muriaticum* und *Arsenicum* kann er jeden Abend vor dem Schlafengehen im gesamten Haus herumgehen und die Türen und Fenster kontrollieren.

Eine eher unübliche Angstvorstellung fand sich bei einer älteren Dame, die zu Bronchialkatarrhen neigte und weder auf *Arsenicum* noch *Calcium carbonicum* (ihre augenscheinlichen Konstitutionsmittel) reagierte, sondern auf *Silicea*. Sie gestand, daß sie in jüngeren Jahren, insgeheim den Untergang der Titanic im Hinterkopf, ihren Mann gedrängt habe, Rock und Perücke einzupacken, wenn er mit dem Schiff reiste, um sich als Frau zu verkleiden und zu den ersten zu gehören, die im Falle einer Katastrophe in die Rettungsboote kommen.

Silicea kann jedoch auf alles mögliche ängstlich und vorsichtig reagieren. Das Kind kann sich nicht dazu durchringen, sich ein Kunststück im Turnunterricht oder auf dem Spielplatz zu trauen; schwimmen oder besonders unter Wasser tauchen zu lernen, kann zu einer traumatischen Erfahrung werden. Ein anderes fährt nur im Hof oder auf der Veranda Fahrrad, weil es Angst hat, hinzufallen und ausgelacht zu werden. Dieses schüchterne Kind muß häufig aus der Reserve gelockt werden. Es fürchtet sich davor, in der Schule etwas laut vorzulesen, weil die anderen über seine falsche Aussprache lachen könnten (*Calcium carbonicum*). Obwohl seine Kenntnisse gut sind, und es seine Sachen gelernt hat, sitzt es still in der hintersten Bank, wagt nur selten, eine Frage zu stellen, und hofft, daß der Lehrer es nicht aufruft. Dies steht sowohl im Gegensatz zum selbstsicheren *Sulfur*- oder *Lycopodium*-Kind, das gerne aufgerufen wird und immer die Hand hebt, ob es nun die richtige Antwort weiß oder nicht, als auch zu *Arsenicum* oder *Nux vomica*, die sich gleichfalls eifrig melden, gewöhnlich jedoch richtig antworten.

Als Erwachsener graut es ihm davor, mit Menschen zusammenzutreffen, da er fürchtet, er könne sich schlecht benehmen und keinen guten Eindruck hinterlassen. Wie schon erwähnt, kann er durch sein entschuldigendes Verhalten sein mangelndes Selbstbewußtsein zum Ausdruck bringen; er braucht lange, um zu überlegen, was er sagt, und läßt sich dadurch häufig die Gelegenheit entgehen, es zu sagen; oder er meint, daß seine Idee nichts taugt oder zu unbedeutend ist, und überlegt noch einmal, ob er sich äußern soll, oder hört mitten im Satz auf. Berufliche Wagnisse geht er nur zögernd ein; auch wenn er seine Arbeit nicht mag, kündigt er nur widerstrebend (*Lycopodium*). Da es ihm auch bezüglich seiner Sexualität an Selbstvertrauen mangelt („Keine Erektionen, gar keine Spur davon mehr; Geschlechtstrieb sehr schwach und fast erloschen“: *Hahnemann*), fürchtet er sich vor dem Ritual der Hochzeitsnacht. Auch Vater oder Mutter zu werden macht ihm Angst, oder sich zu trennen (wie wichtig es auch für seinen eigenen Schutz oder sein Selbstvertrauen sein mag). Ein Patient klagte: „Ich habe in meinem Leben deshalb nichts zustande gebracht, weil ich so viel Energie darauf verwendet habe, mit meinen Ängsten und Befürchtungen fertigzuwerden, daß keine Zeit für etwas anderes geblieben ist."

Diese Schüchternheit findet ihre körperliche Parallele in einem charakteristischen Symptom, dem sogenannten „verschämten Stuhl". Die Peristaltik ist nicht stark genug, und so wird der Stuhl trotz großer Anstrengung nur teilweise herausgedrückt, um dann wieder in den Darm zurückzuschlüpfen, als ob er zu scheu wäre um herauszukommen.

Auch seine Träume spiegeln seine verschiedenen Befürchtungen – „Verliebte Träume von Heirathen... Geile Träume" (*Hahnemann*) und Ängste: „Aengstlicher Traum von Räubern, mit denen er rang... von Mördern... als wolle man sie würgen... von Schlangen... von ihn verfolgenden grossen Hunden... als solle er im Wasser ertrinken... als sey er eines Mordes bezüchtigt, verrathen" usw. (*Hahnemann*).

In der Sprechstunde beziehen sich die Ängste von *Silicea* natürlich am häufigsten auf die Gesundheit („Ängstlich besorgt um die Gesundheit": *Kent*). Obwohl er hierin *Arsenicum* ähneln kann, sind seine Befürchtungen weniger deutlich; er besitzt nicht das alles verzehrende Interesse des letzteren an Diäten, Medizin und Gesundheit, und gewöhnlich ist er auch nicht so ausgeprägt hypochondrisch.* Ein Fall von Angst vor Krankheit, der *Arsenicum* würdig gewesen wäre, war jedoch der eines Gentleman europäischer Herkunft, der besonders im Sommer zu kolikartigen Durchfällen neigte. Wann immer er zur Begrüßung die Hand einer Dame im Stil der Alten Welt zu den Lippen führte, achtete er darauf, seinen eigenen Daumen zu küssen – um den Kontakt mit fremden Bakterien zu vermeiden.

Silicea kann unter etwas leiden, was *Hubbard* „seelischen Albinismus" genannt hat – einem Mangel an schützenden Pigmenten, die ihn von den gleißenden Strahlen des Lebens abschirmen könnten. Eine ängstliche Patientin, die mit einer Reihe von Gaben *Silicea* C 30 von einer kleinen, harten, beweglichen Zyste am rechten Knie geheilt wurde (sie verschwand einfach), formulierte es so: „Ich habe die meiste Zeit meines Lebens damit

* Dennoch ist *Silicea* das einzige Mittel im *Kent*schen Repertorium, das unter der Rubrik „Angst um die eigene Gesundheit, hauptsächlich während des Klimakteriums" aufgeführt ist.

verbracht, mich zu verstecken."* Der *Silicea*-Typ mag so wenig Ehrgeiz oder Energie besitzen, daß er zuläßt, daß andere sich den Verdienst für Dinge anrechnen lassen, die er geleistet hat, oder er weigert sich, seine Position zu verteidigen, und läßt sich lieber ins Unrecht setzen, als sich die Mühe zu machen, sich zu verteidigen. Selbst für Begeisterung kann es ihm an Energie mangeln, und er kann einen Großteil seines Lebens damit verbringen, Anstoß oder Reibereien zu vermeiden.

Manchmal gleicht *Silicea* einem Menschen am Fuße einer steilen Treppenflucht. Wenn er seine Augen zu hoch hebt und ans Ende der Treppe schaut, bekommt er Angst vor der Höhe („Schwindel vom Hochschauen, als ob er nach vorne fallen würde": *H.C. Allen*) und vor der Anstrengung, die das Hinaufsteigen erfordert; wenn er jedoch nicht weiter als auf die nächste Stufe sieht, kann er zumindest einen Teil des Weges zurücklegen.

Diese begrenzten Ambitionen und eingeschränkte Sichtweise fand sich bei einem Patienten, der an Taubheit der Arme und Hände beim Erwachen litt, ein Zustand, der sich bei verschiedenen Polychresten findet. Der Arzt dachte jedoch unmittelbar an *Silicea*, als er erfuhr, daß der Patient sehr lange Zeit ein Manuskript über Naturgeschichte ausgearbeitet hatte, um schließlich einen dreiseitigen Artikel unter der Überschrift „Wie man einen seltenen Käfer jagt" (!) zu veröffentlichen. Dann nahm er seine mühselige literarische Arbeit wieder auf und äußerte sich in einem weiteren dreiseitigen Opus „Über das Ködern von Mittelmeeräschen". Ein anderer Patient mit für das Mittel typischen weißen Flecken unter dem Fingernagel und Defekten am Zahnschmelz hatte ein Ablagesystem für seine Akten entwickelt, das viel zu kompliziert für seine Bedürfnisse war. Er verbrachte seine Abende damit, es immer und immer wieder zu ordnen und nahm sich damit effektiv die Zeit, wirklich etwas damit anzufangen. Ein dritter Patient hatte ein halbes Dutzend Pläne für die unbedeutendsten Kleinigkeiten in seinem Tagesablauf ausgearbeitet, konnte sich jedoch, überwältigt von der Fülle der Wahlmöglichkeiten, nicht dazu entschließen, auch nur einen davon auszuführen. Auch *Arse-*

---

* Eine prägnante Beschreibung dieses schüchternen *Silicea*-Typs ist Akaki Akakiewitsch, der demütige und bescheidene staatliche Schreiber und Protagonist der Kurzgeschichte *„Der Mantel"* von *Nikolai Gogol*. Nach Jahren der Not und Entbehrung ist er endlich in der Lage, sich seinen einzigen Traum im Leben zu erfüllen und sich einen schönen warmen Mantel zu leisten. Zum ersten Mal spürt er, daß er als Mensch etwas wert ist. Als man ihm in einer dunklen Straße auflauert und ihm in der ersten Nacht, in der er ihn trägt, seinen Mantel raubt, verfliegt seine neugefundene Selbstachtung, und er stirbt an gebrochenem Herzen.

nicum liebt Pläne – darüber, wie etwas durchgeführt, wie die Voraussetzungen dafür geschaffen werden könnten, und viele andere mehr –, entscheidet sich dann aber für eine Möglichkeit und führt sie prompt durch.

Andererseits paßt langsam fortschreitendes organisches Wachsen eher zu Stil und Tempo von *Silicea*, und dies ist auch der Weg, auf dem er möglicherweise eine Spitzenposition erreicht. Ein entsprechender Fall war der Politikwissenschaftler, der ein wichtiges Buch über ein bestimmtes soziales Problem schrieb. Es war zunächst ein fünfseitiger Artikel in einer wissenschaftlichen Zeitung gewesen, bevor es einen beträchtlichen Umfang annahm. „Wenn ich gleich von Anfang an ein Buch hätte schreiben sollen," räumte er ein, „hätte ich den Versuch niemals gewagt".

In der homöopathischen Materia Medica ist schon viel über die Symptome geschrieben worden, die *Silicea* aus Angst vor öffentlichen Auftritten (der Geistliche, der seine Predigt halten soll, der Professor seine Vorlesung, der Anwalt sein Plädoyer) oder vor Prüfungen entwickelt („Ein besonderer Zug von *Silicea* findet sich in seiner Furcht vor Mißerfolg. Wenn der Kranke eine ungewöhnliche Aufgabe durchzuführen hat, fürchtet er, sie werde ihm mißraten": *Kent*). Kurz zusammengefaßt, handelt es sich um *Erwartungsangst*, die lange vor dem Ereignis selbst einsetzt und die vom „Lampenfieber" von *Gelsemium* oder *Argentum nitricum* unterschieden werden muß. In der Tat ist diese Angst ein Leitsymptom. Das Mittel paßt sowohl beim „Weizenhalm", der seine eigenen Fähigkeiten unterschätzt, letztlich aber seine Sache gut macht („Wenn er sich einmal ins Geschirr zwingt, geht alles plötzlich leicht, seine gewohnte Selbstkontrolle kehrt zurück und er verrichtet seine Arbeit pünktlich, vollständig und exakt": *Kent*), als auch bei der „Maus", deren Befürchtungen wohlbegründet sind. Seine ausgeprägte Erwartungsangst und starke Befangenheit („Kann vor lauter Nachdenken über seinen veränderten geistigen Zustand nicht mehr zur Sache kommen": *Kent*) beeinträchtigen seine Leistungsfähigkeit. Oder er hat aufgrund seiner geringen Vitalität einfach nicht genügend Kraft, um sich gut vorzubereiten („Erschöpft durch fortgesetzte geistige Anstrengung... später kommt ein Stadium, wo er seine Arbeit nicht mehr einwandfrei erledigen kann": *Kent*).

Manchmal haben die Unsicherheit und die sie begleitenden Symptome von *Silicea* jedoch berechtigte Hintergründe und sind das Resultat konkreter Erfahrung. Ein Gymnasiallehrer mit starken *Sulfur-* und *Arsenicum*-Anteilen kam mit Asthma-Symptomen zur Behandlung. Keines der gerade genannten beiden Mittel half, und als der Arzt den Fall noch eingehender untersuchte, erfuhr er, daß der Patient ein talentierter Geiger gewesen war, der sich einst Hoffnungen auf eine professionelle Karriere gemacht hatte. Eine Reihe unglücklicher Umstände zwangen ihn jedoch, diese Ambitionen aufzugeben: entweder riß eine Saite während eines Solos, oder sein Begleiter verspielte sich und brachte ihn aus dem Konzept, oder er wurde vor einem angekündigten Konzert krank. Das Schicksal schien sich gegen ihn verschworen zu haben und seinen Erfolg in diesem Beruf verhindern zu wollen. Der Arzt entschloß sich, von diesem Stadium im Leben des Patienten auszugehen und Mittel für die traumatischen Erfahrungen zu verschreiben, die zu dem Verlust seines Selbstvertrauens geführt hatten. Hier erwies sich *Silicea* (das gewissermaßen auf der Ebene der medizinischen Vergangenheit des Patienten arbeitete) als äußerst wirkungsvoll; verschiedene Gaben des Mittels über einen längeren Zeitraum bewirkten nicht nur eine Besserung seiner respiratorischen Symptome, sondern versetzten den Patienten auch in die Lage, besser auf die jetzt passenden Mittel *Sulfur* und *Arsenicum* zu reagieren.

Unschlüssigkeit und mangelndes Selbstvertrauen von *Silicea* rühren teilweise auch von seiner hochdifferenzierten geistigen Entwicklung her. Häufig ist er gebildet oder stammt aus kultiviertem Milieu, ist kritisch und stellt an sich hohe Anforderungen; er ist sich bewußt, wieviel nötig ist, um eine überragende Ansprache zu halten, eine gute Leistung zu vollbringen oder ein echtes Kunstwerk zu schaffen. Seine Unsicherheit kann daher auch das Ergebnis davon sein, daß ihm seine eigenen Grenzen recht klar sind.

Auch bei *Lycopodium* kann diese vorwegnehmende Angst vorkommen, die beiden Mittel sind jedoch nicht miteinander zu verwechseln. *Silicea* ist leichter einzuschüchtern und besitzt weniger von der unbestreitbaren Ausstrahlung des letzteren (die zur Arroganz werden kann), und er braucht es nicht, sich anderen überlegen zu fühlen, oder von ihnen für überlegen gehalten zu werden. Er mag letztlich so kompetente Leistungen wie *Lycopodium* vollbringen, erwartet dies jedoch nicht.

Ein gutes Beispiel für die unterschiedliche Haltung der beiden waren zwei Gelehrte, die beide auf ihrem Gebiet wichtige Arbeiten veröffentlicht hatten. Da sie recht spezialisiert waren, hatte keine von ihnen viel Beachtung gefunden. *Silicea* entschied sofort, daß sein Artikel zwar bedeutend, aber unverdaulich war. „Es ist kaum verwunderlich, daß er keine Aufmerksamkeit erregte", bemerkte er. „Wer will schon ein so gewichtiges Werk lesen, in dem jeder einzelne Satz bleischwer ist?" (die andere Seite seiner Konstitution war *Sulfur*). Der *Lycopodium*-Gelehrte blieb ungerührt, obwohl er zugab, daß sein Artikel das Schicksal einer Flaschenpost erlitt, die in der Hoffnung, daß jemand sie finden würde, im Atlantik schwamm (er verliebte sich so in diesen Vergleich, daß er ihn bei jeder Gelegenheit wiederholte). „Keine Angst", sagte er. „Dies ist ein erstklassiges wissenschaftliches Werk, und wenn es den Leuten zu hoch ist – nun, dann müssen sie sich halt ein wenig strecken. Die, die es zu würdigen wissen, werden es zu gegebener Zeit schon lesen."

Lycopodium unterscheidet sich von *Silicea* auch darin, daß er Herausforderungen und Verantwortung nicht scheut (auch wenn sie seine Möglichkeiten überfordern). Das einzige, dem er ausweicht, ist das Knüpfen emotionaler Bindungen. Außerdem ist *Lycopodium* mehr wettbewerbsorientiert als *Silicea* (wie auch *Arsenicum*, *Nux vomica*, *Sulfur* und andere). *Silicea* möchte eine gute Leistung vollbringen, aber nicht notwendigerweise eine, die besser ist als die von anderen.

Potenzierter Quarzsand kann tatsächlich eine Stärkung seiner allzu bescheidenen Selbsteinschätzung bewirken und ihm zu mehr Glauben an sich verhelfen. Das Mittel ermutigt diejenigen, denen das Selbstbewußtsein fehlt, Situationen „die Stirn zu bieten", und bringt ihre Talente und Ambitionen, oder auch ihre innersten Gedanken, sichtbar heraus. Der begabte Student überwindet seine Angst vor dem Versagen und besteht die Aufnahmeprüfung zur juristischen Fakultät; der angehende Künstler stellt seine Zeichnungen und Aquarelle aus; der Schriftsteller veröffentlicht seine Werke und stellt sich damit der Kritik.

Da die „Angst vor dem Versagen" (*Kent*) und die Scheu vor Verantwortung bei *Silicea* vielleicht größer ist als bei jedem anderen Konstitutionstypus, können *Silicea*-Menschen wie gelähmt sein – buchstäblich versteinert –, wenn es darum geht, in die Welt hinauszugehen und ihr Glück zu machen. Der intellektuell fähige Universitäts- oder Fachhochschulabsolvent, der trotz jahrelanger, spezialisierter Ausbildung nicht in der Lage ist, eine Arbeit anzunehmen, die seinen Fähigkeiten entspricht, und statt dessen beschließt, eine Weile „auszusteigen", um einen Bioladen, eine Bäckerei oder eine Marmelademanufaktur irgendwo in Vermont aufzumachen, wird entweder *Silicea* oder *Calcium carbonicum* benötigen, oder beides: „...jahrelang unfähig, seinen Beruf zu ergreifen... hat die typische Furcht, irgend etwas zu unternehmen" (*Kent*).

Übt er dann seinen Beruf schließlich aus, dann kann er sich unmöglich entscheiden, welche Spezialrichtung er verfolgen soll. Das *Silicea*-Bild ist häufig bei Ärzten zu finden, unabhängig von ihrem grundlegenden Konstitutionstyp, die beabsichtigen, homöopathisch zu praktizieren, aber so viel sie auch studieren, Fortbildungen und Konferenzen besuchen und sich auf die Tätigkeit vorbereiten mögen, bringen sie den „Mumm"* nicht auf, diese Tätigkeit auch aufzunehmen. Das überwältigende Gefühl, nicht *vorbereitet* zu sein, bewahrt sie davor, sich auch einmal die Füße naß zu machen (als ob ein Mensch sich je genügend vorbereitet gefühlt hätte, um Homöopathie zu praktizieren!). Eine Gabe des Mittels in hoher Potenz wird ihnen häufig den Anstoß geben, den Schritt zu wagen – und dabeizubleiben; denn (und dies ist typisch für seine oben erwähnte Hartnäckigkeit, mit der schon *Magellan* entschlossen war, alle Schwierigkeiten, Rückschläge und Hindernisse zu überwinden, um den Erdball zu umschiffen) wenn er sich einmal für eine Sache entschieden hat, läßt er sich nicht mehr beirren.

Auch wenn *Kent* bemerkt: „*Silicea* paßt nicht für die Reizbarkeit und nervöse Erschöpfung der Geschäftsleute, sondern mehr für jene Formen der Hirnmüdigkeit, wie wir sie bei geistigen Berufen, Studenten, Rechtsanwälten und Geistlichen beobachten", haben Homöopathen festgestellt, daß auch Menschen, die Hochleistungen erfordernde Positionen in der Wirtschaft oder Verwaltung aufgeben, die dem Druck und der Verantwortung nicht mehr gewachsen sind, die von der „Überholspur" heruntergehen und sich auf eine bescheidenere gesellschaftliche Stellung zurückziehen, genauso von diesem Mittel profitieren können, wie diejenigen, die lediglich auf eine Art und Weise, die nichts mit der Realität zu tun hat, überängstlich sind, was ihre Arbeit angeht.

Ein Beispiel für noch tiefer sitzende Zweifel und Unsicherheiten, wenn der Mensch niedergeschlagen seine Daseinsberechtigung in Frage stellt, ist der Protagonist von *George Bernanos' Diary of a Country Priest*. Der weitgehend von *Silicea* geprägte Held, der ein isoliertes, unbedeutendes und ereignisloses Leben führt, das von Unsicherheit und scheinbarem Mißlingen geprägt ist, der um sein Selbstwertgefühl und den Sinn seiner Berufung ringt („Wie einfach ist es doch, sich selbst zu hassen... die höchste Gnade wäre, sich selbst in aller Schlichtheit zu lieben"), legt

* vgl. Anm. S. 103 (d.Ü.).

Zeugnis ab für den bescheidenen, in seinem hinterfragenden Zweifeln aber wieder unermeßlich reichen und leuchtenden menschlichen Geist.*

Die Grille

Keine Besprechung dieses Mittels wäre vollständig ohne die Erwähnung der lebhaften, fröhlichen, zirpenden Grille.

Wenn *Silicea* sein mangelndes Selbstvertrauen oder sein Bedürfnis nach sicheren äußeren Umständen überwinden kann, dann ist seine Ausstrahlung häufig die einer Grille, die auf einem Ofen herumhüpft. Er ist „nervös, unruhig" (*H.C. Allen*) und will sich nicht anbinden lassen, während er Tag und Nacht zirpt. Fragt man ihn, ob er ein „Morgen-" oder ein „Nachtmensch" ist, oder zu welchen Zeiten er seine „Tiefpunkte" hat, dann bestreitet er, überhaupt welche zu haben („Ich bin ein Ganztagsmensch"). In der Tat sind die Mondphasen häufig seine einzigen Zeitmodalitäten**.

Auch das Verlangen der Grille nach Wärme (im Sommer lebt sie auf, den Winter über versteckt sie sich hinter dem Ofen oder im Herd) spiegelt sich in der extremen *Frostigkeit* von *Silicea*. Er hat „so wenig Lebenswärme, daß es ihn selbst bei körperlicher Bewegung fröstelt" (*Hering*). Häufig sitzt er zusammengekauert und gut gegen die Kälte eingepackt da („sitzt am Feuer und friert": *Hering*) und hält vollkommen still, da jede Bewegung ihn noch mehr frieren läßt („frostig bei Bewegung": *Boenninghausen*). Sein Kopf, besonders der Teil, der schmerzt, muß gut eingehüllt sein. Er kann nicht einschlafen, wenn seine Füße auch nur leicht kühl sind, oder muß gar Socken im Bett tragen (*Arsenicum*). Kaltwerden der Füße kann zu Kopfschmerzen führen, und jedes Frieren läßt ihn gleich anfällig für Erkältungen werden. Andere Beschwerden treten auf, wenn er dem leisesten Luftzug ausgesetzt war, und Klimaanlagen können tödlich sein (*Hepar sulfuris*, *Psorinum*). Kühlt er aus, so entzünden sich seine Nebenhöhlen und füllen sich mit Eiter, der nicht abläuft, wobei der damit verbundene Druck und Schmerz gelegentlich unerträglich wird; zu

---

* „Das einzig Wertvolle in dieser Welt ist das tätige Herz", schrieb der andere *Silicea*-Pastor, *Emerson*.

** *Boericke* gibt „Verschlimmerung morgens" an, *Boger* schreibt „Schlimmer nachts", einige heutige Homöopathen finden jedoch keine der beiden Modalitäten besonders auffällig.

Recht hat das Mittel im *Kent*schen Repertorium den höchsten Grad für Nebenhöhlenentzündungen erhalten.

Insgesamt empfindet dieser Typus Kälte nicht nur als unangenehm oder lästig, sondern als schwächend, ja sogar lähmend.

Paradoxerweise mag er, obwohl er leicht fröstelt, kühle Luft oder kaltes Wasser (*Hepar sulfuris*, *Tuberkulinum*), während seine Symptome durch Hitze verschlimmert werden. Seine Krankheitssymptome lassen sich häufig auf eine Abkühlung nach Überhitzung durch körperliche Betätigung oder einem warmem Bad, zurückführen, und zahlreiche Beschwerden sind das Ergebnis von „unterdrücktem Schweiß" (*Kent*), wobei denkbar ist, daß sie von einer Blockierung der Ausscheidung von Krankheitstoxinen über den Schweiß herrühren. *Silicea* sollte also besonders vorsichtig damit sein, nach körperlichen Anstrengungen in kaltes Wasser zu tauchen, und es ist möglich, daß er an den Folgen von „unterdrücktem Fußschweiß" (*Hering*) leidet.

Die „sanguinische" (*H.C. Allen*) Disposition von *Silicea* ist zum Teil auch auf seine Unerschütterlichkeit und seine zurückhaltende Selbstgenügsamkeit zurückzuführen (*seelische Ausgeglichenheit* ist vielleicht der passendste Ausdruck dafür). Das gesunde, glückliche Kind ist lebhaft und unabhängig und braucht nicht ständig Aufmerksamkeit von anderen. Dieser Wesenszug ist häufig kombiniert mit einer drolligen, etwas altklugen Art sich auszudrücken. Der Erwachsene ist zufrieden damit, seinen Interessen nachzugehen, auch wenn sie nicht sehr weit reichen; er schlägt sich zwar auf einem anspruchslosen Niveau irgendwie durch, ist dabei jedoch viel glücklicher als andere, die in Reichtum und Wohlstand leben.

Ein Beispiel hierfür war ein langjähriger Witwer, der kinderlos und ohne Familienangehörige in der Nähe in einem heruntergekommenen kleinen Haus in einem armen Stadtteil lebte, und dessen dennoch stets quietschvergnügte gute Laune* einen immer wieder überraschte. Er hatte Morbus Menière; *Arsenicum* und *Psorinum* hatten die Symptome gebessert, ihn aber nicht völlig geheilt. Eines Tages kam der Arzt zufällig bei ihm zuhause vorbei und wurde im Garten herumgeführt. Ein höchst ungewöhnlicher Anblick tat sich vor seinen Augen auf: die befestigten Wege waren mit Kopfsalat gesäumt; Karotten, Rote Bete und Kürbisse waren so in den Beeten gepflanzt, daß sie blumenähnliche Muster ergaben, an den Weinstöcken hingen Gurken, usw. Die quietschvergnügte

* Im Original "chirpiness" – von to chirp, zirpen (!), zwitschern, piepsen (d.Ü.).

gute Laune des Patienten, mit der er mit mühsam verhaltenem Stolz seinen ungewöhnlichen Garten vorführte, erinnerte so sehr an eine Grille, daß der Arzt *Silicea* als nächstes Konstitutionsmittel verschrieb – und mit Erfolg (*Boericke* führt in der Tat *Silicea* als Heilmittel bei Menièrscher Krankheit auf).

Schließlich ähnelt dieser Typus einer Grille auch insoweit, daß er unbedrohlich und harmlos ist. Vielleicht ist er so kritisch und anspruchsvoll wie *Arsenicum*, *Nux vomica* oder *Natrium muriaticum* (*Sulfur* ist kritisch, aber nicht anspruchsvoll), er zeigt es jedoch nicht. Sein Verhalten ist oft bescheiden, bis dahin, daß er naiv, arglos oder „nicht ganz trocken hinter den Ohren" erscheint, wie auch immer sein Alter oder seine intellektuellen Fähigkeiten sein mögen – in vielerlei Hinsicht wie *Calcium carbonicum*, aber nicht so unbewußt. Seine wenig großtuerische Selbstdarstellung kommt nicht so sehr daher, daß er sich selbst nicht schätzt, sondern daß er es vorzieht, im Hintergrund zu bleiben, und sich nicht gerne vordrängt. Wenn er zum Beispiel von einer gegenwärtigen oder vergangenen Leistung erzählt und sich dabei selbst lobt, fühlt er sich sogleich befangen und unwohl, und es kann sein, daß er sich anschließend dafür entschuldigt, selbstgefällig geklungen zu haben.

Dies steht in direktem Gegensatz zu der Haltung von *Arsenicum*, die *Sherlock Holmes* einmal so formuliert hat: „Ich stimme nicht mit denen überein, die Bescheidenheit zu den Tugenden zählen. Ein logisch denkender Mensch sollte alle Dinge so sehen, wie sie sind, und sich selbst zu unterschätzen ist ebenso weit von der Wahrheit entfernt, wie seine Fähigkeiten übertrieben darzustellen (*The Greek Interpreter*)."

Die gewinnende und liebenswürdige Seite von *Silicea* spiegelt sich in seiner liebenswürdigen, fairen, ausgeglichenen und vernünftigen Sichtweise anderer Menschen. Nur selten allzu standesbewußt, beurteilt er andere als Individuen und aufgrund ihrer Qualitäten, nicht aufgrund ihrer Position. Er ist nicht unbedingt *nett*, aber aufrichtig und ehrlich. Mag sein, daß ihm die Wärme von *Phosphor* und die sympathische Ausstrahlung von *Pulsatilla* fehlen, da er eher Mitgefühl als Sympathie gewährt und nicht so sehr emotional auf Probleme anderer reagiert, sondern rational versucht, ihnen zu helfen, sie zu lösen. Außerdem kann er, wie schon erwähnt, sich selbst besser schützen als *Staphisagria* und *Natrium muriaticum* und läßt sich daher weniger ausnützen. Er kann so präzise wie *Lachesis* in die tiefsten, geheimsten Winkel der Seele anderer Menschen dringen und geht mit seiner großen Intuition und seinem klaren Verständnis sensibel mit ihren Gefühlen und Denkweisen um. Tatsächlich ist der Quarzkristall eines der wenigen Mittel, die *Kent* unter der Rubrik „Hellsichtig" aufführt. Kristalle werden ja auch traditionell mit überragender geistiger Klarheit und der Fähigkeit in Verbindung gebracht, in die Zukunft zu sehen – was Ausdrücke wie „kristallklare Gedanken", oder die Kristallkugel der Hellseher belegen.

Den besonderen Charme von *Silicea* hat *Dickens* in seinem Roman *Die großen Erwartungen* in der Figur des naiven, fröhlich energischen und ewig jungen Herbert Pocket eingefangen – dem „bleichen jungen Gentleman von schlanker Gestalt, mit rotumrandeten Augen und hellem Haar (der *Silicea*-„Albino")... er sah aus, als würde er immer hell und jung bleiben... (und doch war) eine gewisse melancholische Sehnsucht in ihm und eine Lebhaftigkeit, die darauf schließen ließ, daß er nicht allzu viel natürliche Stärke besaß." Der Erzähler beschreibt ihn weiter als einen Menschen, der den Eindruck machte, als sei er „von einem wunderbaren Optimismus erfüllt, der mir gleichzeitig zuflüsterte, daß er niemals erfolgreich oder wohlhabend sein würde... Obwohl er seiner Ansicht nach schon sein Glück gemacht hatte, war er darob so bescheiden, daß ich ihm dankbar dafür war, daß er sich damit nicht großtat."

Trotz seiner quietschvergnügten guten Laune und seines Optimismus behält die Grille *Silicea* bestimmte Ängste und auch eine eindeutige Unreife bei. Häufig ist er der *ewige Student*. Trotz guter akademischer Leistungen, und obwohl er mehr Kurse belegt als er braucht, hat er solche Angst, sich auf die Suche nach einem Job zu machen oder mehr Verantwortung auf sich zu nehmen, als er handhaben kann, solche Abneigung, sich acht Stunden lang einer Arbeit zu widmen, daß er endlos vorgibt, sein Studium zu beenden, seine Abschlußexamina zu machen oder seine Dissertation zu schreiben, während er fortfährt, Jahr um Jahr die Universitätsbibliotheken und Vorlesungssäle zu frequentieren.

Silicea hat schon so manchem Studenten geholfen, sein Studium zu beenden und den Hochschulabsolventen ermutigt, aus seinem akademischen Grad Nutzen zu ziehen. Seine Ängstlichkeit hindert ihn nämlich nicht daran, Ehrgeiz zu entwickeln, und über die Jahre kann er eine Anzahl von Novellen, Bühnenstücken, Lieder oder wissenschaftliche Projekte beginnen, ohne in der Lage zu sein, sie zu beenden – weder aus einer *Tuberkulinum*-Rastlosigkeit oder Unzufriedenheit heraus, noch aufgrund einer *Sulfur*-Neigung, zu vieles gleichzeitig zu beginnen, sondern eher durch ein *Calcium carbonicum* ähnelndes Versanden seiner Energie.

Wie der inerte, inflexible Feuerstein, der nur dann Funken sprüht, wenn er geschlagen oder gerieben wird, so kann der *Silicea*- Mensch die Stimulation durch das homöopathische Mittel brauchen, um den Funken zu zünden, der die Sache zum Abschluß bringt, die Leistung steigert oder ein lange darniederliegendes Projekt zur Verwirklichung bringt.

Eine interessante Variante zum Thema Unfähigkeit, eine intellektuelle Unternehmung zu beenden und zu etwas anderem überzugehen (analog zum ewigen Studenten), war ein großer, stämmiger, selbstsicherer Patient – ein Wissenschaftler und Schriftsteller –, der das überragende Selbstvertrauen eines *Sulfur*- oder *Lycopodium*-Menschen ausstrahlte und in homöopathische Behandlung kam, da er immer wieder unter Blutbläschen im Mund litt. Er wies kein einziges *Silicea*-Geistessymptom auf, bis der Arzt ihn über sein Schreiben befragte. „Insgesamt komme ich gut damit voran," antwortete er. „Aber ich habe Schwierigkeiten, mein gegenwärtiges Buch zu beenden. Ich schreibe nun schon mehr als sechs Monate am Schlußkapitel, aber es wird immer länger und länger. Ich bin auf Seite fünfundsiebzig, und es ist immer noch kein Ende in Sicht. Ich weiß, ich sollte nichts mehr verändern. Es ist perfekt so, und ich wollte, ich könnte aufhören! Aber irgend etwas hält mich davon ab, es dabei bewenden zu lassen."

Dies war ein zu lauter Schrei nach Hilfe, um ihn überhören zu können, und der Arzt war froh, daß die Bläschen eine Gelegenheit gaben, dem Patienten einmal *Silicea* 1 M zu verabreichen. Die Wirkung war am Erscheinen des Buches abzulesen: das letzte Kapitel war nur achtzig Seiten lang (die Bläschen heilten, nebenbei bemerkt, gleichfalls ab).

Zusammenfassend läßt sich sagen, daß *Silicea* ein unverwechselbares und charakteristisches Portrait besitzt, obwohl sein Bild sich mit dem einiger Polychreste überschneidet, und trotz der gelegentlich widersprüchlichen Grundzüge seiner verschiedenen Aspekte – dem harten und spröden Quarz, dem nachgiebigen, aber fest verwurzelten Weizenhalm, der furchtsam sich einschränkenden Maus und der fröhlichen, energievollen Grille. Der homöopathischen Wissenschaft sei Anerkennung gezollt, die in der Lage ist, den Reichtum und die Mannigfaltigkeit der menschlichen Natur, auch innerhalb eines bestimmten Konstitutionstyps, in sich zu fassen und Widersprüche zu versöhnen, und die damit diese vor allem individualisierende Behandlungsform erst ermöglicht.

Anhang: Impfungen

Dieses wichtige und im Lichte der homöopathischen Theorie und klinischen Praxis kontrovers diskutierte Thema verdient einen eigenen Abschnitt.*

Zunächst ist die Homöopathie nicht gegen Impfungen als solche eingestellt, da beide auf dem Konzept der Behandlung mit „Gleichem“ gründen. *Hahnemann* war einer der ersten, die *Edward Jenners* Entdeckung würdigten, mit Kuhpockenerregern als Vorbeugung gegen Pocken zu impfen; außerdem zielen sowohl Homöopathie als auch Impfungen darauf ab, die Gesundheit dadurch zu fördern, daß das Immunsystem durch die angemessen gewählte „ähnliche“ Substanz gefordert und so seine Reaktivität gesteigert wird.

Impfungen stellen jedoch einen recht groben Gebrauch des Simile dar, und Homöopathen haben sich schon immer für einen vorsichtigen Umgang damit ausgesprochen.** Die Injektion beträchtlicher Mengen körperfremden Eiweißes kann gefährliche „Nebenwirkungen“ und nachteilige Reaktionen hervorrufen. Bestenfalls kann die künstliche Stimulation spezifischer Immunreaktionen die natürliche Immunbalance gefährden und die Schutzfunktion des Immunsystems behindern. Empirische Daten, die auf klinischer Erfahrung beruhen, legen nahe, daß das Durchmachen einer natürlichen Krankheit das gesamte Immunsystem des Körpers stärkt, während Impfungen, die die Immunität gegenüber bestimmten „Krankheiten“ erhöhen sollen, die Fähigkeit des Körpers, mit anderen Krankheiten fertig zu werden, verringern können.

Schließlich hat die Homöopathie eine eigene Sichtweise von *Kinderkrankheiten* und der Rolle, die sie bei der Vorbeugung oder Abschwächung der „parasitischen Natur der chronischen Krankheit“ (*Hahnemann*) spielen. Von Anfang an hat die Homöopathie Kinderkrankheiten als Mechanismen gesehen, mit Hilfe derer der Organismus versucht, sich kongenitaler Schwächen, Fehler oder des „Stigmas“ ererbter Krankheit zu entledigen (vgl. hierzu die Diskussion der Nosoden). Unangemessenes Impfen gegen Kinderkrankheiten kann dazu führen, daß der Körper nicht

* Vgl. auch die Arbeiten von *Margaret Tyler, Dorothy Shepherd, Richard Moskowitz* und *Harris L. Coulter*, die in der Bibliographie zitiert sind.

** Vgl. die Ablehnung der *Koch*schen Tuberkulose-Impfung durch *Compton-Burnett* (zitiert bei *Tyler*, vgl. auch *Wheeler*).

mehr in der Lage ist, sich von diesen Stigmata zu befreien, und den Weg zu künftiger chronischer Erkrankung ebnen.

Der Körper muß lernen, *wie* er mit Krankheit umgeht, und dazu benötigt er ein gewisses Maß an Praxis. Genauso wie Sprachen besser in einem frühen Lebensalter erlernt werden, läßt sich auch die Sprache der Krankheit leichter lernen, wenn wir jung sind. Bringt man den Körper um diese frühe Erfahrung, so besteht die Möglichkeit, daß er niemals die Abwehrmechanismen entwickelt, die er braucht, um später ernsteren Erkrankungen Widerstand entgegenzusetzen und sie zu überwinden.

Das Immunsystem kann also von einer gewissen Belastung durch Krankheiten im Jugendalter profitieren, so wie auch der Charakter durch das Erfahren von Not, Enttäuschung und Kummer geformt wird. Daher auch der Wert – vielleicht sogar die Lebensnotwendigkeit – solcher Kinderkrankheiten wie Masern, Mumps, Röteln, Windpocken oder gar Keuchhusten, durch die der Körper trainiert und gekräftigt wird.*

Der Gebrauch potenzierter Arzneimittel verringert natürlich auch wesentlich die Risiken dieser Kinderkrankheiten. Besteht die Möglichkeit zur Behandlung bei einem Homöopathen, so gibt es keinen Grund, sich allzu sehr um die damit verbundenen Gefahren zu sorgen. Was aber ist mit denen, die schon geimpft wurden und unter den Nachwirkungen dieser Impfungen leiden?

Glücklicherweise stehen dem Homöopathen eine Reihe von Möglichkeiten zur Verfügung, schlimmen Folgen von Impfungen entgegenzuarbeiten oder sie auf ein Minimum herabzusetzen. Das bekannteste Mittel hierfür ist *Thuja occidentalis*, dessen führende Rolle in der Behandlung schädlicher Impffolgen zuerst in *Herings „Guiding Symptoms"* aufgezeigt worden ist (unter der Rubrik „mind"). Später war es die Britische Homöopathieschule, die dieses Thema ausführlich behandelt hat und von vielen Fälle mit Ekzemen, Warzen, Hautausschlägen, Asthma, Kopfschmerzen, Beschwerden des Urogenitaltraktes, Lähmungen, Marasmus, Schlaflosigkeit, neurologischen Beschwerden und Entwicklungsverzögungen nach Pocken- und anderen Schutzimpfungen berichtete, die deutlich auf eine Behandlung mit *Thuja* reagierten.

---

* Tetanus, Diphtherie und Polio sind um vieles gefährlicher; daher ist eine Impfung gegen diese Krankheiten im allgemeinen wünschenswert. Gleichwohl entscheiden sich manche Eltern, um nicht so früh Einfluß auf die natürliche Immunbalance zu nehmen, ihr Kind gegen diese Krankheiten zu einem späteren Zeitpunkt zu impfen, wenn das Immunsystem besser entwickelt ist.

Ein interessanter Fall aus der heutigen Zeit war ein Mann Mitte Vierzig, der in Ostafrika aufgewachsen war und in mittleren Jahren plötzlich und unerklärlich Flugangst entwickelte. Bis dahin war er recht furchtlos in allen Arten von Flugzeugen, großen und kleinen, geflogen. Keines der Mittel, an die in solchen Fällen zu denken ist, wie *Gelsemium*, *Argentum nitricum*, *Phosphor* oder *Arsenicum*, hatten eine auch nur irgendwie geartete Wirkung, als der Arzt sich plötzlich auf die zahlreichen Impfungen besann, die er erhalten haben mußte, da er ständig zwischen England und Afrika unterwegs gewesen war. Er verschrieb eine Gabe *Thuja* 1M, und danach war der Patient, gewappnet mit einem Schluck Brandy, in der Lage zu fliegen. Es war ihm zwar nie besonders angenehm, aber immerhin konnte er es aushalten.

Bis in die vierziger Jahre dieses Jahrhunderts hatten die Ärzte vor allem mit den Folgen der Pockenschutzimpfung zu tun, sowie mit denen der eher exotischen Impfungen von Reisenden nach Asien und Afrika. In den fünfziger Jahren kam mit den weit verbreiteten, ja sogar zwangsweise eingeführten Impfungen gegen Kinderkrankheiten in den USA und in Europa ein komplizierteres Krankheitsbild auf, und *Thuja* alleine genügte nicht mehr.

Ohne Zweifel ist es die Keuchhustenkomponente der DPT-Impfung (Diphtherie, Pertussis, Tetanus), die der größte Übeltäter ist. Sie ist in der Lage, eine ganze Reihe von Nebenwirkungen hervorzurufen (obwohl sich die Hinweise häufen, daß auch die „MMR"- Impfung [Masern, Mumps, Röteln], und sogar die DT-Impfung alleine schon schwerwiegende Nachwirkungen haben können).* In diese Fällen ist stets die Behandlung mit dem jeweiligen Konstitutionsmittel die Methode der Wahl, wobei mit *Pulsatilla*, *Phosphor*, *Natrium muriaticum*, *Sepia* und anderen schon regelrechte Wunder vollbracht wurden. Aber so wie *Thuja* das erste Mittel bei Gesundheitsschäden durch die Pockenschutzimpfung ist, so gibt es verschiedene unbestritten führende Mittel bei der Behandlung von Schäden durch den Keuchhustenimpfstoff: *Sulfur*, *Calcium car-*

* Zu diesem Thema vgl. *Harris L. Coulter* und *Barbara L. Fisher: DPT: A Shot in the Dark.* Warner Books, New York, 1986. Weiter *Harris L. Coulters* Buch *Assault on the Brain.* Keuchhusten ist in mancher Hinsicht eine ernstere Krankheit als Masern, Mumps oder Windpocken, die z.Zt. praktizierte Injektion von ganzen Zellen infizierten Gewebes ist jedoch extrem riskant und sollte sobald als möglich durch eine andere Methode ersetzt werden – vorzugsweise durch die orale Keuchhusten-Impfung, wie sie in Österreich und Teilen der Bundesrepublik Deutschland praktiziert wird.

bonicum, *Silicea* (letzteres ist gleichfalls wertvoll bei Impfschäden durch die Pockenschutzimpfung), *Pertussin* (die Keuchhustennosode) und der potenzierte DPT-Impfstoff selbst.* Wenn die offenbar angezeigten jeweiligen Konstitutionsmittel nicht wirken, bringen diese Mittel den Fall häufig voran.

Die Berechtigung der letzten beiden Mittel ist im Lichte des Ähnlichkeitssatzes offensichtlich; die ersten drei finden Gebrauch, da ihre Symptome viele der charakteristischen Impfschäden durch die DTP-Vakzine abdecken. Alle haben sie Anfälle und Konvulsionen als auffallende Merkmale im Arzneimittelbild. Alle sind Hauptmittel bei der Behandlung von chronischen Otitiden (Ohrenschmerzen). *Calcium carbonicum* und *Silicea* haben einen schlaffen Muskeltonus und eine verzögerte intellektuelle und muskuläre Entwicklung, sowie nächtliche Alpträume, während *Sulfur* eines der wichtigsten Mittel bei einer Umkehrung des Tag- und Nachtrhythmus und besonders bei hyperaktiven Kindern ist. Sie passen gleich gut bei den langfristigen Folgezuständen nach Impfungen, wie Lesestörungen und anderen Lernschwierigkeiten, Epilepsie, Entwicklungshemmungen und anderen Formen von Hirnschäden.

Wenn sich Eltern dafür entscheiden, ihr Kind gegen Keuchhusten impfen zu lassen, können homöopathische Arzneimittel eine wichtige *präventive* Rolle bei der Vorbeugung der Folgeschäden der Impfung spielen. Hier gibt es verschiedene Vorgehensweisen. *Hypericum*, das Hauptmittel bei Nervenverletzungen, kann in mittlerer Potenz vor der Injektion gegeben werden und setzt Schäden am zentralen Nervensystem auf ein Mindestmaß herab. Kurz nach der Injektion gibt man *Ledum* („schlimme Folgen von punktförmigen Wunden": *Boericke*), gleichfalls in mittlerer Potenz, um dem nachfolgenden hohen Fieber oder einer entzündlichen Reaktion entgegenzuwirken. Auch *Thuja* kann vorbeugend gegeben wer-

---

* Manche sprechen von besseren Ergebnissen durch *Pertussin*, andere durch die Dreifachnosode. Zweifellos hängen sie davon ab, welcher Typ des DPT-Impfstoffes verabreicht wurde. Jedes der beiden Mittel wird in der 30. oder einer höheren Potenz gegeben. Manchmal kann, wenn nicht zu viel Zeit verstrichen ist, diese eine Gabe eine Fehlstellung der Augen korrigieren, asthmatische Beschwerden lösen, Konvulsionen zum Stillstand bringen oder einen gestörten Schlafrhythmus wieder herstellen, die durch die Impfung verursacht wurden.
Es gibt Homöopathen, die *Pertussin* Kindern verschreiben, deren Eltern die Entscheidung getroffen haben, sie nicht gegen Keuchhusten impfen zu lassen. Die klinische Erfahrung damit zeigt, daß das Mittel nicht so sehr eine Erkrankung an Keuchhusten verhindert, als vielmehr die Schwere der Erkrankung mildert.

den, um zukünftige Nachwirkungen der Impfung zu vermeiden oder möglichst gering zu halten; es sollte bald nach der Impfung gegeben werden, bevor sich Symptome entwickelt haben.

Wenn das Kind heftig auf den Impfstoff reagiert (hohes Fieber, schrille Schreie, ausgeprägte Schläfrigkeit, Ohnmachten, Konvulsionen, Atem anhalten etc.), dann sollte entweder *Ledum* häufiger wiederholt oder andere Mittel versucht werden: *Belladonna* bei hohem Fieber, *Chamomilla* für das „plötzliche Anhalten des Atems bei Kindern" (*Kent*) und so weiter.

Danach sollte das Kind konstitutionell behandelt werden, in regelmäßigen, monatlichen oder zweimonatlichen Abständen, und die oben diskutierten Mittel (oder eine passende Nosode) sollte interkurrent gegeben werden.

Ignatia

Das Mittel stammt ab von der Ignazbohne, dem bitteren und giftigen Samen einer birnenförmigen Frucht, die auf den Philippinen heimisch und als *Strychnos Ignatii* bekannt ist. Da es sich hier um eine der Hauptquellen von Strychnin handelt, weist die Wirkung von *Ignatia* gewisse Parallelen zu der von *Nux vomica* auf: Ausdrücke wie „reizbare Empfindlichkeit" und „nervöse Erschöpfung" beschreiben vielleicht am besten, wie eng die Verwandtschaft zwischen den beiden Arzneimittelbildern ist. Die klassische Rolle von *Ignatia* ist jedoch die eines Heilmittels für „Krankheitszustände, die von Gram erzeugenden Vorfällen entstehen" (*Hahnemann*).

Da Kummer vielfältige Formen annehmen kann, erstreckt sich die Heilwirkung von *Ignatia* auf eine große Anzahl von Beschwerden: von geistiger oder körperlicher Erschöpfung durch die alltäglichen Wechselfälle, die das Leben mit sich bringt, bis hin zu so traumatischen Ereignissen wie dem Tod eines geliebten Menschen, oder Verletzung durch zurückgewiesene Liebe. Das Mittel ist unschätzbar wertvoll, wenn es darum geht, *unmittelbaren* Schmerz, der durch ein bedeutenderes tragisches Ereignis ausgelöst wurde, zu lindern.

Wenn es dem Menschen jedoch gelungen ist, Sinn in seinem Leiden zu finden, wenn er seinen Kummer zu allgemeinen humanitären Anschauungen sublimiert hat oder wenn er umgekehrt zynisch oder verbittert geworden ist, ist *Ignatia* nicht länger das Simillimum.

Sorgen, Schreck, Belastung und Enttäuschung

Ignatia ist bekannt als „Trauermittel", da es das Mittel ist, das am häufigsten verordnet wird, wenn der Verlust eines Partners, Elternteils, Kindes, Freundes oder auch eines geliebten Haustieres einen Menschen überwältigt. Der Hinterbliebene bricht in seinem Kummer in unkontrollierbares Schluchzen oder lautes Klagen aus, er ist vollkommen verzweifelt und sichtlich nicht in der Lage, mit dem Alleinsein oder der Furcht vor dem Alleinsein umzugehen. Oder er neigt im Gegensatz dazu zu „stillem Kummer" (*Hering*). Nach außen scheint er gelassen zu sein, Schmerz und innere Leere quälen ihn jedoch, auch wenn er versucht, seinen unwiderruflichen Verlust anzunehmen.

Er kann sich sehr bemühen, sorgenfrei zu erscheinen, um nicht andere mit seinem Kummer zu belasten. *Ignatia* ist leicht zu erkennen bei denen, die offen trauern, es kann jedoch auch bei scheinbar „fröhlichen" (*Boenninghausen*), sowie bei zurückhaltenden, wenig mitteilsamen Menschen angezeigt sein, die ihr Leid für sich behalten, aber weiter darüber brüten, „bei denen (...) die Erinnerung an den ärgerlichen Vorfall anhaltend an ihrem Gemüthe zu nagen pflegt" (*Hahnemann*). Die Bemühungen des trauernden Patienten, seinen Kummer nicht anderen aufzuladen, haben dazu beigetragen, daß das Mittel traditionell als akutes Ergänzungsmittel von *Natrium muriaticum* angesehen wird. „Wenn (die seelische Erschütterung) nicht allzulange zurückliegt, wird *Ignatia* ausgleichend auf den Patienten einwirken. Wenn nicht, verordne man *Natrium muriaticum*... In Fällen, in denen diese Zustände immer wiederkehren, wenn der Patient immer wieder über den Grund nachdenkt... wird *Natrium muriaticum* den Fall beenden" (*Kent*).

Manchmal ist der *Ignatia*-Patient weniger nicht gewillt, sondern einfach nicht in der Lage, seinen Kummer zu artikulieren. Ein kleines Mädchen hatte plötzlich begonnen, alles Essen, selbst Milch, zu verweigen, und hatte sich zwei Monate lang lediglich von Apfelsaft ernährt. Abgesehen davon war sie fröhlich und gut zu haben, und nichts schien sie verstimmt zu haben. Die Eltern waren am Ende ihrer Weisheit und wußten nicht mehr, was sie tun sollten. „Wie *soll* man bloß ein achtzehn Monate altes Kind dazu bringen zu essen? Man kann ihr weder gut zureden, noch sie bestechen, und man kann ihr das Essen auch nicht wie einer Mastgans in den Hals stopfen." Auf nähere Befragung stellte sich heraus, daß sie einen Bruder hatte, der ein Jahr jünger war, und obwohl sie keines der klassischen Anzeichen geschwisterlicher Eifersucht zeigte – nichts als Zärtlichkeit und Zuneigung – bestand die Möglichkeit, daß sie unter dem Gefühl litt, die Eltern würden sie nun weniger lieben. Sie bekam *Ignatia* 1 M, einmal täglich über drei Tage. Nach der ersten Gabe verlangte sie nach Milch, nach der zweiten ließ sie sich überreden, etwas Hühnchen mit Sahne (ihr Lieblingsessen) zu sich zu nehmen, und nach der dritten begann ihr Appetit allmählich zuzunehmen, bis sie nach vierzehn Tagen wieder normal aß.

Dieser Fall erinnert an die weitere Beobachtung, nach der *Ignatia* schon wiederholt hilfreich bei Anorexie bei Erwachsenen und Kindern gewirkt hat, wo das Problem jeweils in der Furcht vor Zurückweisung oder einer anderen, unausgesprochenen Sorge gründete.

Gleichzeitig kann das Mittel auch bei extrem schwierigen und sich absichtlich schlecht benehmenden Kindern angezeigt sein, die offen eifersüchtig oder feindselig einem Geschwister gegenüberstehen – wenn das ältere das jüngere zu verletzen, oder das jüngere das ältere Geschwister zu provozieren versucht. Es kann nicht nur die momentane Rivalität beseitigen, sondern manchmal auch einem zukünftigen Wiederaufflakkern vorbeugen. In Fällen, wo *Ignatia* mit Erfolg verschrieben wurde, geben die Eltern später häufig an, daß diese beiden Geschwister während der Kindheit und Adoleszenz bemerkenswert wenig gestritten haben. Das Strychnin scheint sie ein und für alle mal von allen „negativen" Gefühlen gereinigt und ihnen ermöglicht zu haben, ihr Bedürfnis, zu lieben und geliebt zu werden, in konstruktivere Bahnen zu lenken.

Ein anderes Beispiel für zwangsläufig stillen Kummer war der Fall einer gutmütigen, zurückhaltenden alternden Hündin, die ein nässendes, wundmachendes Ekzem entwickelte. Ansonsten verhielt sie sich normal, aß gut und war so freundlich wie immer. Keines der scheinbar angezeigten Mittel (*Graphites*, *Rhus toxicodendron*, *Sulfur*) wirkte, und der Arzt war in Verlegenheit, bis er erfuhr, daß die Nachbarn einen jungen Hund angeschafft hatten, dem die jungen Herrchen der „Patientin" viel Aufmerksamkeit widmeten. Offensichtlich trauerte der alte Hund. Hier konnte nur noch *Ignatia* helfen, und ein paar Gaben in der 200. Potenz brachten das Ekzem schnell in Ordnung.

In der Tat, schreibt *Tyler*, „heilt *Ignatia* viele körperliche Beschwerden, wenn die Geistessymptome das Mittel anzeigen".

Eine andere Form des Kummers, bei der das Mittel häufig hilfreich wirkt, ist Heimweh. Typisch hierfür war der Zehnjährige, der seine Eltern jeden Morgen um 6 Uhr von seinem Sommerlager aus anzurufen pflegte und darum bettelte, wieder nach Hause kommen zu dürfen („Schlimmer früh morgens, unmittelbar nach dem Erwachen": *Boenninghausen*). Die Familiensituation war jedoch so, daß dies nicht möglich war, und so versuchte seine Mutter, ihn davon zu überzeugen, „wie ein Mann" durchzuhalten. Die Unterhaltung pflegte dann etwa folgenden Verlauf zu nehmen:

„Warum soll ich denn durchhalten? Bin ich dann *weniger* Mann, wenn ich das nicht tue?"

„Nein, das stimmt nicht ganz – aber das Sommerlager gehört mit zu den Erfahrungen, die du machen mußt, wenn du groß werden willst."

„Aber warum muß ich denn solche Erfahrungen machen, wenn ich doch so unglücklich dabei bin?"

„Auch Unglücklichsein gehört mit zum Leben, und je eher du das erkennst und als Tatsache akzeptierst, um so leichter wird es später für dich sein."

„Aber warum *ist* denn das Unglücklichsein ein Teil des Lebens?"

„So ist es nun einmal. Das Schicksal teilt jedem von uns ein gewisses Maß an Glück und Unglück zu, dem können wir nicht entgehen, sondern müssen daraus lernen."

„Aber *willst* du denn, daß ich unglücklich bin, wenn ich noch so klein bin? Kann ich diese Lektion nicht später lernen, wenn ich älter bin? *Bitte*, kannst du das Schicksal nicht ein kleines bißchen beeinflussen?"

Der Arzt wies die Mutter darauf hin, daß sie in der Tat das Schicksal „ein kleines bißchen" in ihre Hände nehmen konnte, indem sie dem Jungen *Ignatia* C 30 schickte, das er morgens als erstes und noch einmal nachmittags nehmen sollte, bis er sich besser fühlte.* Nach einigen Tagen hörten die morgendlichen Anrufe auf, und bald darauf erhielten die Eltern einen begeisterten Brief: „Das Essen hier ist wunderbar, wir machen tolle Sachen und mein Gruppenführer ist ein wirklich netter Kerl!"

Die hilfreiche Wirkung von *Ignatia* bei Heimweh ist wohlbekannt (in den Repertorien von *Kent* und *Boenninghausen* ist es im Fettdruck aufgeführt). Es hat sich gleichfalls als wirksam erwiesen bei einer verwandten, aber weniger geläufigen Beschwerde, – der Sehnsucht nach dem Heimatland (*Heimweh***). Diese Sehnsucht kann ein äußerst zehrendes und krankmachendes Gefühl sein. Eine Emigration in den für die Entwicklung entscheidenden Jahren des Heranwachsens, aber auch zu einem späteren Zeitpunkt, hat in einigen Fällen schon zu emotionalen Entwicklungshemmungen geführt. Auch körperliche Symptome wie Urtikaria und andere Hauterscheinungen, Magenschmerzen, Kopfschmerzen, Hämorrhoiden, Neuralgien und verschiedene Menstruationsbeschwerden (einschließlich Amenorrhöe) können sich bei Menschen entwickeln, die sich nach ihrer alten Heimat sehnen. Wer diese Erfahrung selbst schon einmal gemacht oder andere deshalb behandelt hat, weiß, daß dieses Gefühl so intensiv sein kann wie Liebeskummer.

---

* Morgens ist nach allgemeiner Ansicht der beste Zeitpunkt, um *Ignatia* zu geben (das selbe gilt für *Sulfur*). *Hahnemann* warnt vor möglichen Verschlimmerungen oder nächtlicher Unruhe, wenn das Mittel am Abend eingenommen wird.

** Deutsch im Original (d.Ü.).

Und häufig ist es anhaltender! Wer unter Liebeskummer leidet, wird schließlich doch einen anderen Mann oder eine andere Frau finden, auf den oder die sich seine Zuneigung richtet. Aber es gibt nur ein England mit seinem unverwechselbaren Grün, wo die „Blumen wie echte Blumen riechen" (was sie in Amerika offenbar nicht tun: „Ich vermisse den Duft einer echten Lilie oder Rose" ist eine der häufigsten Klagen von Engländern „in der Fremde"). Selbst der schon lange Jahre aus politischen Gründen im Exil Lebende bleibt dabei, daß es nur ein Rußland gibt, mit seinen einzigartigen Birkenwäldern, seinen 200 unterschiedlichen eßbaren Pilzen, und seinen Menschen, die eine „echte Seele" besitzen (die sie sich vermutlich durch viel Leid erworben haben). Kalifornier scheinen häufig außerstande zu sein, sich in irgend einem Landstrich außerhalb ihres Herkunftsstaates einzugewöhnen. Und für den Franzosen gibt es keine andere Stadt als Paris... Die Reihe ließe sich fortsetzen. Auch wenn er den guten Seiten des Landes, in dem er wohnt, auf intellektueller Ebene Anerkennung zollt, kann der „Heimwehkranke" sich emotional nicht eingewöhnen.

Wenn Patienten anfangen, tief zu seufzen, wenn sie von ihrer Heimat oder von ihrem Heimatland oder ihrer Wahlheimat erzählen, kann dies ein erster Hinweis auf *Ignatia* sein. Tief, schwer oder häufig traurig zu *seufzen*, ist eines der Leitsymptome für *Ignatia*; eine interessante Parallele findet sich in der Modalität „Besserung durch tiefes Luftholen" (*Boger*) – was nichts anderes als Seufzen ist.

Eine kultivierte, künstlerisch veranlagte Europäerin suchte homöopathische Hilfe wegen ihrer häufigen Migränekopfschmerzen, die ihr seit ihrer Ankunft in den Vereinigten Staaten keine Ruhe gelassen hatten. Ihr Mann arbeitete in einem multinationalen Konzern, und vor ihrer Ankunft in diesem Land hatte die Familie in verschiedenen anderen Ländern gelebt – und überall hatte sich die Patientin vollkommen wohlgefühlt. „Lediglich auf die Vereinigten Staaten scheine ich allergisch zu reagieren," sagte sie. Welche Vorteile Amerika bot, sah sie ein, und sie gab auch zu, daß ihre Familie völlig zufrieden war. Nur sie selbst konnte sich nicht anpassen. „Es gibt ein paar Dinge, an die werde ich mich wohl nie gewöhnen."

Nach einem Beispiel gefragt, seufzte sie tief. „Es sind vor allem die kleinen Dinge, die mich verstimmen. Als mein Mann zum Beispiel nach Florenz versetzt wurde, wohnten wir in der Nähe der Uffizien. In Paris war es das historische Fünfte Arrondissement, im Schatten des Pantheons. In

London lebten wir nicht weit von Hyde Park Corner und Marble Arch. In Washington kann ich unsere Wohngegend nur dadurch näher bezeichnen, daß ich den Leuten sage, daß wir drei Blocks weit vom Super Giant Food Store leben. Nun", mit einem weiteren Seufzer, „ich denke, ich muß einfach lernen, dies zu tolerieren."

Sie erhielt *Ignatia* 10 M, einmal wöchentlich. Einen Monat später hatten sich ihre Kopfschmerzen und ihre allgemeine Einstellung so weit gebessert, daß der Arzt es wagte, noch einmal das Thema ihrer Wohngegend und des damit verbundenen ästhetischen Affronts aufzugreifen. „Ja", lachte sie, „es sind diese – wie soll ich sagen, ‚feinen' – kulturellen Unterschiede, die Amerika einzigartig machen. Zur Zeit macht es mir Spaß, den Leuten zu erzählen, daß ich ein paar Gehminuten von einem der größten Supermärkte Washingtons entfernt wohne."

Die Heilwirkung des Mittels besteht also darin, den Patienten darin zu ermutigen, die zwar nicht wünschenswerten, aber unvermeidlichen Notwendigkeiten anzunehmen. Die Situation ist gegeben und irreversibel, und es gibt keine andere Möglichkeit, als sich damit auseinanderzusetzen. Bei Eifersucht auf Geschwister beispielsweise kann das Neugeborene nicht einfach „zu Bloomingdale's zurück" geschickt werden, wie eine Dreijährige ihren Eltern empfahl.* Der junge Hund des Nachbarn wird auch nichts anderes tun als dazubleiben und weiterhin mehr als seinen gerechten Anteil an Aufmerksamkeit auf sich ziehen. Man kann auch nicht immer in seinem Heimatland oder dem Land, das man bevorzugt, leben. Aber vielen dieser Fälle kann *Ignatia* zu mehr Akzeptanz verhelfen; bei schlimmeren Tragödien und Verlusten kann das Mittel denen emotionale Stärke verleihen, die sie nicht besitzen oder sie zeitweise verloren haben, und es kann die Bürde der unauffällig Leidenden erleichtern, die zu einer stoischen Haltung erzogen wurden. Patienten beider Richtungen, die durch den Aufruhr, den schwerer Kummer oder überwältigender Verlust verursachte, völlig desorientiert sind und ihren emotionalen Zustand so beschreiben, als seien sie in einer Einöde verlorengegangen

---

* Dieses kleine Mädchen hegte die für *Ignatia* typische „fixe Idee", daß die neugeborene Schwester aus einem Kaufhaus gekommen war, obwohl ihre Eltern sie genau aufgeklärt hatten. Auf deren Appell „Wir können dieses schwache, hilflose, dünne kleine Wesen, das noch nicht einmal selbst stehen kann, doch nicht einfach wieder dahin zurückschicken, woher sie gekommen ist?" erwiderte die Kleine altklug: „Warum *versuchen* wir nicht einfach, sie auf ihre schwachen, hilflosen, dünnen Beinchen zu stellen, und warten einfach mal *ab*, ob sie nicht doch zu Bloomingdale's zurückläuft!"

und hätten keine Anhaltspunkte mehr, empfinden das Mittel wie einen Kompaß, der sie wieder zurück auf sicheren und gesunden Boden führt.

Ignatia ist ein Hauptmittel für die Folgen von *Schock* oder *Schreck* – für Menschen, die Gefahren ausgesetzt waren oder gerade noch dem Tode entronnen sind, für Opfer von Straßenraub oder Vergewaltigung, die danach eine recht einsichtige „Furchtsamkeit, Zaghaftigkeit" entwickeln und „alles für verloren" halten (*Hahnemann*).

Aconit ist ein anderes wichtiges Mittel für die Folgen von Schock, Terror, Gewalt und schlechten Nachrichten, ein weiteres ist *Arnica*, wenn körperliche Verletzung damit verbunden ist – außerdem, wenn auch seltener angewandt, *Opium*, und zwar besonders dann, wenn der Patient bewußtlos ist, und *Veratrum album*, wenn es zu Kollaps und kaltem Schweiß kommt. *Ignatia* paßt am häufigsten auf den markerschütternden Schock eines schweren Unfalls oder einer Verletzung, die einem geliebten Menschen zugestoßen sind, auf die Angst vor dessen schwerer Operation oder die Nachricht seines oder ihrer unheilbaren Krankheit (die Furcht vor einer drohenden eigenen Operation, oder davon zu erfahren, daß man selbst schwer krank ist, erfordert eher *Aconit*), oder auch auf den fast unerträglichen Schock und die Ungläubigkeit der Eltern, wenn sie zum ersten Mal erfahren, daß ihr Kind schwer körperlich oder geistig behindert ist.

Körperliche Symptome von *Ignatia* sind Schütteln, Zittern, Gliederzuckungen und andere krampfhafte Beschwerden, Übelkeit in der Rachengegend oder Magengrube, Zusammenschnüren des Halses, Herzklopfen, Schlaflosigkeit und Schwindel.

Ignatia wirkt auch hilfreich bei Befürchtungen, die man sich nach einem Irrtum oder falschem Verhalten macht, bei Ärger nach einer unklugen Entscheidung oder nach einer Taktlosigkeit (*Staphisagria*), bei erschreckenden Konsequenzen einer überstürzten Tat, Gewissensbissen nach einer unmoralischen Handlung („Gewissensangst": *Kent*), oder auch der emotionalen Belastung durch eine langfristige heimliche Liebesbeziehung. Kurz, „Angst und Furcht ziehen sich durch das gesamte Mittelbild" (*Kent*).

Der Schock oder Schreck kann sogar Krämpfe verursachen. *Hahnemann* schreibt: „Auch können Fallsuchten, die so eben erst durch großen Schreck bei jungen Personen entstanden waren, ehe sie sich mehrmal wiederholen, durch ein Paar Gaben Ignazsamen geheilt werden." Bei sehr sensiblen Kindern können selbst solche relativ geringfügigen Anlässe wie ausgeschimpft zu werden, den Hintern versohlt zu bekommen, gerügt oder zur Bestraftung aufs Zimmer geschickt zu werden, Konvulsionen im Schlaf hervorrufen, und die Angst vor elterlicher Mißbilligung oder der Kritik eines Lehrers kann zu unterschiedlichen Tics und Spasmen, Zukkungen und Grimassen führen, die dieses Mittel erfordern.

Ein fünfjähriger Junge wurde wegen Grimassen in homöopathische Behandlung gebracht, die aufgetreten waren, nachdem er sich zufällig einige Stunden in einen kleinen, stickigen Schuhschrank eingeschlossen hatte. Da er kurz davor ungezogen gewesen war, assoziierte er den Vorfall mit einer Bestrafung für sein Fehlverhalten. Er war ein typisches *Calcium-carbonicum*-Kind, untersetzt und bleich, aber zunächst wurde *Ignatia* gegeben, da das traumatische Ereignis noch nicht lange her war, mit guter Wirkung. *Calcium carbonicum* wurde später verschrieben, um Rückfällen vorzubeugen.

Diese „Chorea nach Erregung" (*Kent*) nimmt bei Erwachsenen meist die Form von Zwinkern, Zucken der Nase oder der Mundwinkel, Räuspern oder ruckartigen Bewegungen von Extremitäten an. Eine Patientin, die *Ignatia* von einem störenden, kaninchenähnlichen Nasenzucken heilte, das mit einem leichten Schniefen verbunden war, bat den Arzt flehentlich, sie von der „ständigen Todesangst" um ihre Schwiegermutter zuhause und ihren Arbeitgeber zu befreien. „Manchmal habe ich am Ende eines Tages das Gefühl, ein ganzes Pfund Nerven durch diese schreckliche Plage verloren zu haben!"

Die überarbeitete *Ignatia*-Frau, die ihre Last nicht anderen aufbürden möchte, drückt sich übrigens häufig in übersteigert anekdotenhafter Form aus, begleitet von viel Gelächter (*Natrium muriaticum*, und *Sulfur* bei Männern).

Der häufig gebildete und „zarte, feinbesaitete und oft hochkultivierte" (*Kent*) *Ignatia*-Mensch mit seiner „zarten Gewissenhaftigkeit" (*Hahnemann*) hat etwas künstlerisch-emotionales an sich und besitzt eher eine „überaus große Beeindruckbarkeit aller Sinne" (*Nash*) als einen starken Intellekt. Er ist eher intelligent als intellektuell. Sein Geist ist beweglich, er besitzt eine gute Intuition, empfindsames Urteilsvermögen und die Fähigkeit, andere genau einzuschätzen, obgleich es ihm vielleicht an Tiefsinn oder Gründlichkeit mangeln mag. *Hubbard* hat diesen Konstitutionstyp einmal als „verwöhntes, reiches amerikanisches Mädchen" bezeichnet, „die alles hat und so wenig Not in ihrem Leben erfahren hat, daß sie unfähig ist, auch nur die geringsten Schwierigkeiten durchzustehen". Sie ist überfein und zu nervös und reizbar, emotional instabil und bricht beim geringsten Anlaß zusammen.*

Patienten, die *Ignatia* benötigen, haben weniger innere Stärke als *Natrium muriaticum*; ihre mentale und emotionale Balance ist unsicherer, die Psyche ist reizbar und der Körper weniger robust. Diese Menschen können körperlich und seelisch nicht so viel aushalten wie die vom Kochsalz geprägten.

Wollte man den *Ignatia*-Zustand mit einem einzigen Wort charakterisieren, so könnte man ihn mit *Zerbrechlichkeit* bezeichnen. Emotional leicht erregbar und labil, sind die Nerven offen und bloßgelegt. Der Arzt spürt, daß die innere Ausgeglichenheit, das Gleichgewicht dieses Patienten durch die geringste Zunahme an Streß, den leisesten widrigen Umstand gefährdet sein könnte („Unbeständigkeit": *Hahnemann*).

Es mutet daher seltsam an, *Ignatia* unter der Rubrik „Mutig" im *Kent*schen Repertorium zu finden, und zwar als eines von lediglich zwei Mitteln, die dort im zweiten Grad stehen (das andere ist *Opium*). *Boenninghausen* führt es im vierten Grad unter dem Stichwort „Kühnheit" auf. Die Kategorien des Repertoriums sind jedoch ganz allgemein unter dem Gesichtspunkt des *Übermaßes* einzuordnen, dieses Stichwort legt daher eher Unbesonnenheit oder „Dreistigkeit" (*Hahnemann*) nahe, also ein törichtes Einmischen in Dinge, an die sich sonst niemand heranwagt, aus Verzweiflung, Lebensüberdruß oder mangelndem Gefahrenbewußtsein heraus (dies gilt um so mehr angesichts der Parallelen zu *Opium*). Sicher kann *Ignatia* auch wahren Mut besitzen, aber in Krisenzeiten kann es ihm an der emotionalen Stabilität fehlen, entsprechend zu handeln. Er besitzt auch nicht die Geschmeidigkeit und Elastizität von *Pulsatilla*, die es Patienten ermöglicht, sich zu beugen, ohne zu brechen, und sich Umständen anzupassen, die weder zu ändern noch zu kontrollieren sind. *Ignatia* neigt eher dazu, wie ein trockener Zweig zu zerbrechen.

---

* Auch wenn *Ignatia* traditionell vor allem als Frauenmittel gilt und wegen der engen botanischen Verwandtschaft der beiden Pflanzen als weibliches Gegenstück zu *Nux vomica* angesehen wird, sollte es beim männlichen Patienten niemals übersehen oder unterschätzt werden. Zu weiterer Diskussion von *Ignatia* als Konstitutions- und Akutmittel vgl. auch S. 152/153.

Zusätzlich zu den Beschwerden durch Kummer oder Schreck wird das Mittel auch bei solchen durch *emotionale Belastungen* verschrieben, die als Folge von Ärger, Verdruß oder Kränkung (*Staphisagria*), bei Zusammenbrüchen nach lang andauerndem Streß oder lediglich durch ernste geistige oder körperliche Erschöpfung auftreten können.

Borland beschreibt in seinen *Kindertypen* das lebhafte Kind, das in der Schule recht gut ist und nun zu herausragenden Leistungen gedrängt wird. Sein Nervensystem wird dadurch überfordert, es bekommt abends Kopfschmerzen, seine Gesichtsmuskulatur ist angespannt, oder es entwickelt Gesichtszuckungen. Mit der Zeit beginnt seine Feinmotorik darunter zu leiden; es hat Schwierigkeiten, sich zu artikulieren, wird unfähig, irgendetwas aufzunehmen, und schließlich bricht es zusammen. Der „übergewissenhafte" (*Boenninghausen*) Student vertieft sich zu sehr in seine Studien, bis zu dem Punkt, an dem sie zur „Monomanie" werden, oder das junge Mädchen übt so übertrieben auf ihrem Musikinstrument, daß sie schließlich vor Erschöpfung zusammenbricht und ihre Emotionen nicht länger kontrollieren kann (vgl. *Kent*). Auch *Hahnemann* spricht von den „Fixen Ideen, z.B. von Musik und Melodien", die der Patient nicht aus seinen Gedanken verscheuchen kann, sowie von der „Fixen Idee, die er in Gedanken verfolgt, oder im mündlichen Vortrage allzu eifrig und vollständig ausführt".

Andere Formen der Belastung, bei denen man an *Ignatia* denken sollte, sind Angstzustände infolge einer lieblosen Ehe, einer bitteren und schmerzhaften Scheidung, oder auch infolge einer einschnürenden Belastung durch eine unvermeidliche Arbeit oder Familiensituation („Melancholisch nach schweren häuslichen Unannehmlichkeiten": *Hering*), durch ausweglose finanzielle oder sonstige Abhängigkeit von jemandem, den man weder mag noch respektiert, oder die Bürde, ständig für andere sorgen und für sie verantwortlich sein zu müssen, wie beispielsweise lange Jahre ein krankes oder behindertes Familienmitglied zu pflegen. *Ignatia* wird daher häufig von pflichterfüllten, lange leidenden *Natrium-muriaticum*-Menschen benötigt, die schließlich zusammenbrechen.

Das Mittel kommt auch für Menschen in Frage, die von Natur aus offen sind, jedoch unter der Belastung leben, sich ständig verstellen zu müssen, oder gezwungen sind, zu lügen und zu intrigieren, um in einer feindlichen Umgebung zu überleben. Jeder im Grunde aufrechte Mensch, der ein Leben in Unwahrheit nicht ertragen kann oder auf irgendeine Weise in einer Situation oder Beziehung gefangen ist, die er weder tolerieren noch aufgeben kann, kann *Ignatia*-Symptome entwickeln. Sein emotionaler Zustand drückt sich im Gefühl aus, erstickt und eingeengt zu sein; der Patient beklagt sich über Mangel an frischer Luft oder Atemnot und will die Kleidung, die ihn einengt, lösen oder ausziehen. *Whitmont* hat diesen Zustand zusammenfassend so beschrieben: „Das Erschöpftsein ist Ausdruck des verzweifelten Versuchs (des Patienten), sich aus dem Netz zu befreien, in dem er sich selbst gefangen fühlt."

Manchmal spiegelt sich die Überlastung von *Ignatia* in seinen Träumen. Er „träumt die ganze Nacht durch von einem und demselben Gegenstande" (*Hahnemann*), die wiederholte, nicht erfolgreiche Versuche, eine Aufgabe zu vollenden, zum Gegenstand haben können – wie der Sisyphus der griechischen Sage, der dazu verdammt ist, einen großen Felsbrocken einen Berg hinaufzurollen, nur damit er ihm, kurz bevor der Gipfel erreicht ist, entgleitet und wieder hinunterrollt („Träume voll getäuschter und fehlgeschlagener Erwartungen und Bestrebungen": *Hahnemann*).

Das Mittel wurde z.B. einem Mann verschrieben, dessen Ehe am Auseinanderbrechen war und der körperliche Beschwerden in Form von scharfen, stechenden Schmerzen im Rektum entwickelte (*Ignatia* hat zahlreiche anale und rektale Symptome; *Hahnemann* führt etwa fünfundvierzig auf, einschließlich Jucken, Hämorrhoiden, Blutungen und verschiedene Arten stechender oder scharfer Schmerzen). Der „fixe Traum" (*Hahnemann*) des Patienten ließ ihn vergeblich die Elektrik seines Wagens reparieren. Er wurde niemals ungeduldig in seinem Traum und fing immer wieder von neuem an.

Ganz allgemein sind die *Ignatia*-Träume weniger wirr und weniger symbolisch-verschlungen als die von anderen Konstitutionstypen. Sie bezeichnen, so weit Träume dies erlauben, eher Dinge, die Denken und Fühlen des Patienten gerade beherrschen, als seinen psychischen Zustand. Die Intensität und Heftigkeit seines Kummers oder seiner Angst lassen nur wenig Raum für emotionale Komplexität oder Vieldeutigkeit, und auch in seinen Träumen spiegelt sich dieses *Buchstäbliche* seiner grundlegenden Gefühle.

Der Streßzustand, der dieses Mittel verlangt, muß nicht unbedingt durch unglückliche Umstände oder Gefühle verursacht sein, denn *Ignatia* ist auch hilfreich, wenn es sich um Überbeanspruchung des Nervensystems durch *Freude* handelt. Kinder oder Heranwachsende, die sich bei einer Theateraufführung in der Schule oder einem Musik- oder Gymnastikwettbewerb in ihrer Begeisterung überanstrengt haben, Erwachsene, die von ihren wissenschaftlichen Studien oder künstlerischen Bemühungen, die sie sich selbst auferlegt haben und die ihnen Spaß machen, vollkommen in Anspruch genommen sind, z.B. wenn sie eine größere Arbeit in Angriff genommen haben – jede Aktivität, die Konzentration oder körperliche Anspannung beansprucht, kann zu einem Kollaps führen, der *Ignatia* verlangt.

Ein junger Arzt, der gerade seine praktische Ausbildung beendet hatte, verbrachte ein Jahr damit, seine Kenntnisse in Homöopathie zu vertiefen, danach wollte er sich drei Jahre lang in innerer Medizin weiterbilden. Am Ende dieses Jahres war er so fasziniert von dieser Disziplin, daß er beschloß, ausschließlich homöopathisch zu praktizieren, mußte aber zwischenzeitlich seine Stelle als Assistenzarzt antreten. Ein halbes Jahr später war er so erschöpft durch das endlose Arbeiten und Studieren, daß er versucht war zu kündigen, da er sich sagte: „Was soll das Ganze? Warum plage ich mich so damit, Methoden zu lernen, die ich niemals anwenden werde, und Medikamente, an die ich nicht glaube?" Dann kam ihm jedoch *Ignatia* in den Sinn, und er begann, das Mittel zweimal pro Woche in hoher Potenz einzunehmen. Einen Monat später berichtete er seinem Homöopathielehrer: „Ich dachte, ich würde *Ignatia* die ganze Zeit benötigen, um die drei Jahre zu überstehen, und bis vor ein paar Wochen stimmte das auch. Aber dann änderte sich etwas in mir, und ich begann, die Arbeit an sich so interessant zu finden – ich lerne so viel, das ich später auch in der homöopathischen Praxis anwenden kann – daß ich dieses Mittel nicht länger zu nehmen brauche." Die ausgezeichnete Ausbildung, die er erhielt, muß mit seiner veränderten Haltung viel zu tun gehabt haben, aber die Vermutung liegt nahe, daß auch die mehrfachen Gaben *Ignatia* eine Rolle spielten.

Eine ähnliche Belastung kann auch durch zu intensive Teilnahme am gesellschaftlichen Leben hervorgerufen werden. *Dorothy Shepherd* beschreibt die „Autointoxikation... der Dame der Gesellschaft, die in einem Wirbel von Aufregungen lebt und von einer Party zur nächsten hastet. Sie kommt mit wenig Schlaf aus, tanzt die halbe Nacht, und um nicht schlapp zu machen, raucht sie zu viele Zigaretten, trinkt viel Kaffee und zu viele Cocktails" (*Nux vomica* bei Männern).

Weiter ist *Ignatia* indiziert in Fällen *schwerer Enttäuschung von sich selbst oder anderen*, *Frustration* und *enttäuschtem Ehrgeiz*.

Es mildert die Selbstvorwürfe, die man sich macht, wenn man jemanden als Freund oder unterstützendes Familienmitglied „enttäuscht" hat („Bildet sich ein, er habe irgendeine Pflicht versäumt... [und] kommt nicht mehr davon los": *Kent*). Der Patient verdammt sich selbst ohne Gnade (manchmal auch ohne daß es hierfür einen Grund gibt), er habe zu große Forderungen gestellt oder einem vor kurzem gestorbenen Ehegatten oder Elternteil zu wenig Zuneigung oder Aufmerksamkeit gewidmet.

Er stellt an sich selbst große Anforderungen und möchte in allem hervorragend sein. Möglicherweise übernimmt er sich jedoch und scheitert. Dann verliert er sein Selbstvertrauen und entwickelt bestimmte Krankheitssymptome. Das Kind kann, wie wir schon gesehen haben, schon krank werden, wenn es ausgeschimpft wird, es reagiert überempfindlich auf Kritik und ist überaus unzufrieden mit sich selbst, wenn es mit seinen Leistungen in der Schule nicht zufrieden ist.

Ein dünnes, nervöses, bleiches Mädchen von zwölf Jahren, das unter Wachstumsschmerzen in den Beinen litt, war nicht unter denen, deren Zeugnis mit einer Auszeichnung bedacht worden war. Die hohen Erwartungen, die sie hegte, waren von ihren Eltern noch unterstützt worden, und so war sie gekränkt und begann eine Abneigung gegen alles zu entwickeln, das mit ihrer Schule zu tun hatte. Andere Mittel, die in Frage kamen, waren *Staphisagria* und *Arsenicum*. Da sie jedoch gelegentlich dazu neigte, sich „beim Kauen oder Sprechen auf die Innenseite der Wangen (zu beißen)" (*Kent*) und dies gewöhnlich auch tat, wenn sie las oder sich auf ihre Studien konzentrierte, und ihre Wachstumsschmerzen „besser durch festen Druck" (*Boger*) waren, wurde eine Gabe *Ignatia* 10 M verschrieben. Kurz danach gestand sie eines Abends beim Abendessen: „Weißt du, ich bin eigentlich ganz froh, daß ich mich nicht so ins Zeug legen muß. Jetzt habe ich mehr Zeit für Dinge, die nicht im Stundenplan stehen. Ich habe einen Drama-Kurs belegt und bin im Chor, und ich glaube, daß mir das großen Spaß machen wird!"

Statt also über ihr Versagen zu grübeln (und als Ergebnis vielleicht eine *Natrium-muriaticum*-Pathologie zu entwickeln) oder die Nerven zu verlieren und sich in Zukunft zu weigern, es noch einmal zu versuchen (*Calcium carbonicum* oder *Silicea*), ging sie vergnügt und voller Zuversicht zu anderen Dingen über.

Sowohl beim Kind als auch beim Erwachsenen ist das Mittel häufig dann indiziert, wenn er sich große Hoffnungen gemacht hat, etwas zu erreichen, und diese Hoffnungen sich dann zerschlagen, oder wenn die

Umstände ihn daran hindern, seine Ziele zu erreichen. Es trägt dazu bei, sein Selbstvertrauen und den Glauben an seine Fähigkeiten wieder herzustellen.

Auch wenn er *von anderen desillusioniert* wird, besonders von einem geliebten Menschen oder von einem, dem er viel Zeit und Mühe gewidmet hat, dann kann dies einen Zustand hervorrufen, der *Ignatia* erfordert. Daher rührt auch der häufige Gebrauch des Mittels bei Enttäuschungen in der Ehe. *Ignatia* geht jedoch auch an jede Beziehung – Freundschaften, Liebesbeziehungen, Lehrer- Schüler- und kollegiale Beziehungen – mit idealisierten Erwartungen heran; wenn der andere seinen Erwartungen bezüglich des Verhaltens oder Empfindens nicht nachkommt, oder ihn nicht mit der Rücksichtnahme behandelt, die er erwartet, steigert er sich in nervöse Aufregung hinein. Das Mittel sollte daher bei Patienten in Erwägung gezogen werden, die gekränkt auf ihre Mitmenschen reagieren, sich falsch verstanden fühlen und von ihnen enttäuscht sind; desgleichen für die äußerst starke Desillusionierung, die häufig einer großen Tragödie folgt – dem Verlust des Glaubens an einen mitfühlenden und liebenden Gott, der es zuläßt, daß solche Dinge geschehen.

Die unvermeidliche Diskrepanz zwischen dem Bestmöglichen und dem, was tatsächlich möglich ist, zwischen Idealen und der Realität, spiegelt sich in akuter Form in der *Ignatia*-Desillusionierung. Das Zusammenbrechen eines Ideals zwingt den Betreffenden, seine Wahrnehmung der Realität neu zu gestalten, und genau dies erscheint *Ignatia* nahezu unmöglich. Ihm fehlen die Fertigkeiten und Fähigkeiten, die Stücke seines zerbrochenen Traumes wieder zusammenzusetzen. Dies würde einen stärkeren Glauben und größere geistige Beweglichkeit erfordern, als er, zumindest in diesem Moment, in dem er unter dem unumschränkten Einfluß seiner Gefühle steht, besitzt. Menschen mit starkem Intellekt und großer Charakterstärke können ihr Streben nach einer unerreichbaren Liebe oder nach Idealen, die im Widerstreit stehen zur Realität dieser Welt, in Kunst, spirituelles Wachstum oder Zukunftsvisionen sublimieren. *Ignatia* besitzt jedoch Gefühlsintensität ohne die Energie, eine neue künstlerische oder andere Realität zu erschaffen. „In der Sackgasse von Emotionen gefangen, die mit den Erfordernissen der Realität in Konflikt stehen" (*Whitmont*), befindet er sich auf der endlosen Suche nach etwas, das er nicht finden kann, sehnt sich fruchtlos nach etwas, das er nicht besitzen kann, oder trauert einer Gelegenheit nach, die für immer vorüber ist.

Der trauernde oder desillusionierte Mensch im *Ignatia*-Zustand mag jeden Glauben daran verloren haben, daß die Zeit heilt. Und tatsächlich kann dies bei Patienten mit einer *Natrium-muriaticum*-Konstitution oder bei solchen, die überwältigende Schicksalsschläge aushalten mußten, der Fall sein. Ein Patient drückte es so aus: „Man sagt, daß die Zeit alles heilt. Vielleicht stimmt das ja. Aber ich weiß nicht. Die Zeit vergeht, das Leben geht weiter, man setzt sein eigenes Leben fort und lernt es zu ertragen. Aber man wird dadurch nicht unbedingt *heil*." *Ignatia* kann jedoch einen geistigen Zustand einprägen (sei es nun das Akzeptieren der Realität, die Hoffnung auf die Zukunft oder emotionale Stabilität), die den Patienten in die Lage versetzt, eher die Bedeutung seines Leidens zu erkunden als bloßes Opfer zu sein, und damit seinen Schmerz lindern.

Auf das Risiko hin, eine Binsenwahrheit auszusprechen, soll der Leser an dieser Stelle daran erinnert werden, daß nicht jeder Fall von emotionalem Trauma, wie in diesem Kapitel beschrieben, auf *Ignatia* reagieren wird. Diese emotionalen Situationen sind eher typische Beispiele. Das Erfordernis, zu *individualisieren*, gilt in akuten Situationen nicht weniger als in chronischen: die körperlichen Symptome und Modalitäten müssen zum geistigen Bild passen und es bestätigen. *Hahnemann* selbst erinnert uns daran, daß *Ignatia* heilt, „vorausgesetzt, daß auch die übrigen körperlichen Krankheits-Symptome denen ähnlich vorhanden sind, welche dieser Samen erzeugen kann (d.h. in einer Arzneimittelprüfung)."

Selbst die oben erwähnte trauernde Hündin mit dem Ekzem hatte ein interessantes körperliches Symptom von *Ignatia*: sie gähnte mehr als üblich, und besonders dann, wenn man nach ihr sah. „Oefteres Gähnen" (*Hahnemann*), ist wie tiefes Seufzen ein Leitsymptom für das Mittel. Und die Patientin mit Migränekopfschmerzen wies den typischen „Schmerz als sei ein Nagel [oder ein anderer spitzer Gegenstand] in die Schläfe getrieben" (*Hering*).* Andere körperliche Leitsymptome, die die starken Emotionen von *Ignatia* begleiten, sind: Schmerzen in kleinen, umschriebenen Bereichen, oder solche, die durch starken Druck gebessert werden (*Bryonia*), „umherwandernde, flüchtige" (*Allen*) Schmerzen, die schnell kommen und gehen oder von Ort zu Ort wechseln (*Pulsatilla*),

---

* Die *Ignatia*-Kopfschmerzsymptome finden sich in den gängigen Repertorien überaus zahlreich und vielfältig.

Zuckungen, Zittern, „Schluckauf durch emotionale Erregung" (*Hering*), Übelkeit, Schwindel oder Benommenheit, und Besserung durch Harnlassen.

„Ein Stuhl muß drei Beine haben, um bequem darauf sitzen zu können", lautet der berühmte Ausspruch von *Hering*, der bedeutet, daß jeder homöopathische Fall zumindest drei gute Symptome benötigt, damit man sich als Behandler mit der Verschreibung einigermaßen sicher sein kann. Ein Geistessymptom, wie auffallend es auch immer sein mag, ist selten genug.

Romantische Liebe

Nirgendwo sind zerstörte Ideale, Ernüchterung, enttäuschte Hoffnungen und überwältigende, unkontrollierbare Gefühle häufiger anzutreffen als in romantischen Liebesbeziehungen, und *Ignatia* ist vermutlich das Hauptmittel für Liebeskummer; dieses Leiden kann jedoch vielerlei Gestalt annehmen, und so finden auch andere Mittel, wie *Acidum phosphoricum*, *Staphisagria*, *Aurum metallicum* und *Natrium muriaticum* Gebrauch (vgl. auch die Rubrik „Liebe, Beschwerden durch unglückliche" im Repertorium von *Kent*).*

Ignatia mit ihren romantischen Idealen (im Gegensatz zu den intellektuellen Idealen von *Sulfur* und den gesellschaftlichen von *Natrium muriaticum*) glaubt, daß Liebe Menschen verändern und umformen kann. Dies kann in der Tat auch der Fall sein – doch hält die Veränderung in der Regel nur vorübergehend an. Wenn der Geliebte in seine alten Verhaltensmuster zurückfällt, ist *Ignatia* völlig verwirrt und kann sich weder an die geringere Zuwendung gewöhnen (*Phosphor*), noch an seine anderweitige Unfähigkeit, ihren Idealen gemäß zu leben.

Diese intensiven romantischen Gefühle können eine Störung des Gleichgewichts der Psyche von *Ignatia* verursachen. Das klassische Bild dieser Störung findet sich bei dem idealistischen jungen Mädchen, das sich in einen verheirateten Mann verliebt und enttäuscht wird, oder auf andere Weise ihre Zuneigung am falschen Ort anbringt. Sie hofft auf ein Zeichen der Liebe oder einen Heiratsantrag und bricht zusammen, wenn nichts dergleichen eintritt. Oder sie war verliebt und wurde zurückgewiesen, und er heiratet dann eine andere. *Kent* beschreibt, wie ihr Kummer

---

* Da das für *Ignatia* typische romantische Schwärmen vor allem bei Frauen zu finden ist, findet im folgenden die weibliche Form Verwendung.

nachts hochkommt, und sie schluchzend wachliegt und mit sich ringt, bis sie es nicht mehr erträgt und schluchzend ihre unerwiderte oder unpassende Liebe ihrer Mutter anvertraut: „Mutter, warum tue ich mir das an? Ich kann diesen Mann nicht vergessen!" Das Zerbrechen einer Liebesbeziehung kann in *Ignatia* in der Tat die gleichen ängstlichen und verlorenen Gefühle hervorrufen, wie sie ein Kind empfindet, das aus einem Alptraum erwacht.

Boenninghausen führt nur *Ignatia* und *Hyoscyamus* im vierten Grad unter der Rubrik „unglückliche Liebe" auf, wobei *Hyoscyamus* eher noch extremere pathologische Formen abdeckt, wie Delirium, Wahnvorstellungen, zusammenhangloses Sprechen oder echte Geisteskrankheit.

Selbst*los*igkeit ist ein auffallendes Element bei jeder romantischen Liebe – womit der Wunsch, dem Geliebten all seine Zeit, seinen Besitz, seine Liebe, ja sein eigenes Selbst zu geben, gemeint ist. Bei *Ignatia* ist dies in erhöhtem Ausmaß der Fall (und auch der Wille, sich zu *unterwerfen*, im Gegensatz zu dem Bedürfnis so mancher anderer Arzneimitteltypen, in Liebesbeziehungen zu dominieren). Dieser Impuls kann so allumfassend sein, daß jedes Leben außerhalb dieses verliebten Zustands bedeutungslos wird; mit Ausnahme des höchsten Zieles (dem der äußersten Selbsthingabe) wird alles leere Existenz oder bloßes Erdulden.

Entzieht sich daher das Objekt dieser überwältigenden Hingabe, und wird ihr ihre Selbstlosigkeit dadurch unmöglich gemacht, verliert *Ignatia* nicht nur die Richtung – nun, da ihr Bezugspunkt nicht mehr existiert, hat sie nichts mehr, worauf sich ihre emotionale Energie richten könnte – sondern sie erleidet auch einen *Identitätsverlust*. Da sie völlig im Leben des Geliebten aufgegangen ist, seine Interessen, seinen Geschmack und seine Überzeugungen angenommen hat und ihre eigenen dabei ausgelöscht hat, bleibt sie ohne eigenes Selbst zurück, auf das sie sich beziehen könnte. Sie hat sich selbst über ihre Liebe definiert, und nun, da sich ihre Definition in Nichts aufgelöst hat, kann sie nicht auf eigene innere Ressourcen zurückgreifen, um sich zu stützen („scheint ohne Überlegung, ohne Vernunft und ohne Urteil zu handeln": *Kent*).

Catherine Earnshaw, die romantische Heldin aus *Emily Brontës* Roman *Wuthering Heights*, veranschaulicht diesen Zustand. Ihr verletzter, bitterer Aufschrei: „Ich *bin* Heathcliffe!" und ihr Verfall und Tod durch die Zurückweisung ihrer leidenschaftlichen Liebe bringen den

Impuls von *Ignatia*, sich selbst in ihrer Liebe auszulöschen, klar zum Ausdruck und verkörpern ihn geradezu.*

Ein komplexeres Portrait der liebeskranken *Ignatia* zeichnet *Henry James* mit der Figur der verwöhnten, reichen, spröden jungen Amerikanerin in seiner Novelle *Daisy Miller*, deren letztlich schwer faßbare Persönlichkeit Bedeutung und Substanz annimmt, wenn man sie als *Ignatia*-Archetyp deutet.

Auf charakteristische Art und Weise ist Daisy nur Gefühl, ohne Form und Gefüge. Sie ist emanzipiert, reich genug, um alles haben zu können, was sie begehrt, und tun und lassen zu können, wie es ihr gefällt, lebt jedoch in einem gefahrvollen Vakuum des Reichtums ohne Verpflichtung. Sie ist frei, macht jedoch nur Gebrauch davon, um sich unglücklich zu verlieben. Ihre romantische Zuneigung ist daher der einzige klare Fokus ihres ansonsten ungeformten und zerbrechlichen Wesens, und als ihre Liebe nicht erwidert wird, reagiert sie vollkommen orientierungslos. Die unerwartete Tiefe der Emotionen, die diesen scheinbar oberflächlichen „kleinen Flirt" (wie die Protagonistin der Novelle ihn fälschlich einschätzt) begleiten, führen unerbittlich zum Tod durch diese idealisierte, unerfüllte Liebe.

Die fehlende Hoffnung („Verzweiflung und Hoffnungslosigkeit": *Boenninghausen*), das Gefühl, daß außerhalb dieser Liebe keine Existenz mehr möglich ist – nur unermeßliche Leere und Bedeutungslosigkeit – kann sich, wie in *Daisy Miller*, hinter stillem Kummer verbergen. Sie kann jedoch auch offen ausgedrückt werden. Dann offenbart *Ignatia* ihren Liebeskummer so rückhaltlos wie *Pulsatilla*, wobei der Hauptunterschied zwischen den beiden der ist, daß erstere in ihrer Wahl ihrer Zuhörer eher selektiv ist. *Pulsatilla* ist fast immer gewillt, ihre Probleme jedem mitzuteilen, der zuhört, und schüttet ihr Herz daher leicht und ohne zu stocken

* Dieser Satz ist dem Abschnitt entnommen, in dem Catherine über Heathcliffe sagt: „Er ist mehr ich, als ich selbst es bin. Woraus immer unsere Seelen gemacht sind, seine und meine sind die selbe ... Wenn alles andere unterginge und *er* wäre noch da, könnte *ich* weiterleben, und wenn alles andere bestehen bliebe und er ginge zugrunde, die ganze Welt würde mir vollkommen fremd – ich wäre kein Teil mehr davon. Meine Liebe für Linton ist wie das Laub der Bäume: mit der Zeit wird sie sich ändern, so wie der Winter die Bäume verändert. Meine Liebe für Heathcliffe gleicht dem darunterliegenden ewigen Felsen: nicht so sehr ein Freudenquell, eher eine Notwendigkeit. Nelly, ich *bin* Heathcliffe. Er ist immer, immer in meinen Gedanken: nicht zu meinem Vergnügen, ebensowenig wie ich mir selbst immer ein Vergnügen bin, sondern als mein eigenes Wesen" (Vgl. auch das *Tuberkulinum*-Kapitel).

aus, während *Ignatia* von Verzweiflung getrieben ist, nachdem sie versucht hat, ihre Probleme für sich zu behalten (*Natrium muriaticum*).

Daher spricht sie eher in nachdrücklichem, gequältem und dramatischem Tonfall: „Wie soll mein Leben ohne ihn weitergehen?" oder: „Wenn ich morgens aufstehe, kann ich mir, meine schreckliche Einsamkeit vor Augen, nicht vorstellen, auch nur einen einzigen Tag durchzustehen – und noch viel weniger die nächsten Wochen, Monate oder Jahre. Und wenn ich daran denke, daß diese furchtbare Leere mein ganzes Leben dauern könnte, schlägt eine Welle schrecklicher Angst über mir zusammen!" Oder: „Er war so sehr ein Teil von mir, daß ich mich ohne ihn niemals vollständig fühlen werde! Es ist, als hätte ich mein Augenlicht oder Gehör verloren, oder auch meinen rechten Arm, und diesen Verlust werde ich niemals verwinden." Ein männlicher Patient gab seiner Verzweiflung noch drastischer Ausdruck: „Mein Leben wird ohne sie nie mehr das sein, was es einmal war – es gibt keine Freude mehr und nichts, für das zu leben sich lohnen würde, und ich wünsche, ich könnte mir das Herz herausreißen, damit ich nicht mehr fühle, oder meinen Kopf abschneiden, damit ich nicht mehr an sie denke!"

Drängt man die vor Liebe kranke Person, sich mit etwas anderem zu beschäftigen, dann erwidert sie: „Aber mit was? Außer ihm *gibt* es nichts, das mich interessiert!" Wie wahr! Ruhm, das Erreichen von Zielen, Gesundheit, Erfolg, künstlerische Kreativität – all das gilt *Ignatia* nichts, wenn der Geliebte nicht da ist. Jeder andere Aspekt des Lebens erscheint unwichtig, der Alltag wird bedeutungslos, und Dinge, die früher ihre Kraft, Zeit und Gefühle in Anspruch nahmen, sind vollkommen nebensächlich. Es gibt nichts, zu dem sie einen emotionalen Bezug hätte. Nichts kann sie trösten, und es besteht keine Aussicht auf Erlösung. Keine Macht der Welt kann der unermeßlichen und erschreckenden Leere entgegenwirken, in die sie hineinfällt. „Ich *muß* aufhören, dauernd an ihn zu denken – Tag und Nacht, Monat für Monat – aber ich weiß nicht wie!", klagt sie. „Manchmal kann ich mich für kurze Zeit ablenken, aber dann kommt wieder die Erinnerung an ihn hoch und überwältigt mich. Und ich kann nichts, *absolut nichts* tun, um dies zu verhindern!"

In vielen dieser Fälle jedoch kann *Ignatia* einerseits so auf den verzweifelnden Patienten einwirken, daß er etwas gelassener wird, und andererseits der Zeit erlauben, ihre heilende Wirkung auszuüben.

Eine Patientin, die ihr Elend in gleichsam *Dante*schen Bildern schilderte, soll uns als Beispiel hierfür dienen. Beim ersten Besuch in der Praxis sagte sie: „Ich bin in der Hölle, den ganzen Tag und die ganze Nacht, und zwar in der neunten, dort wo es am heißesten ist!" Beim nächsten Mal, nach einigen Gaben *Ignatia* 50 M, gab sie an, aus der Hölle ins Fegefeuer gewandert zu sein: „Ich befinde mich zwar immer noch in den untersten Rängen, aber nicht mehr direkt in der Hölle." Auch beim nächsten Besuch hatte sie sich ein Stück weiter nach oben bewegt: „Der Himmel ist noch weit entfernt, und vielleicht werde ich ihn nie erreichen, aber mein Platz ist jetzt auf einem höheren Kreis des Fegefeuers, und ich sehe, nach einer langen, dunklen Nacht, einen Hoffnungsschimmer am Horizont."

Die Intensität, mit der sie ihr Leid empfindet, kann *Ignatia* so weit bringen, daß sie „Selbstmordgedanken" (*Kent*) hegt, gewöhnlich ist dieser Impuls jedoch nicht ausschlaggebend. Obgleich der momentane Schmerz so stark sein kann, wie die suizidale Verzweiflung von *Arsenicum*, *Nux vomica*, *Natrium sulfuricum* oder *Aurum metallicum*, wird der Liebeskummer wahrscheinlich so dominant sein, daß er jedes andere Gefühl erstickt. Oder es ist vielleicht auch so, daß *Ignatia* ihre starken Emotionen um jeden Preis aufrechterhalten will.

Sollte der Wunsch, Selbstmord zu begehen, die Oberhand gewinnen, ist *Ignatia* dann meist nicht länger das Simillimum und man sollte nach anderen Mitteln suchen.

Droht eine Beziehung auseinanderzubrechen, versucht *Ignatia* meist, das anfängliche Verliebtsein wieder aufleben zu lassen und fleht den Partner an: „Sag' mir doch, was du von mir brauchst! Was soll ich tun, um dir zu gefallen, oder damit du mich mehr liebst? Ich *versuche* doch, dich zu verstehen, so versuche du doch bitte auch, mich und meine emotionalen Bedürfnisse zu verstehen..." und so weiter. Aber weder versöhnliches Verhalten, noch der Versuch zu erklären, Beschuldigungen oder Bitten bewirken etwas, da *Ignatia* letztlich mehr Intensität will, als der Partner an den Tag legen will oder kann, und auch, weil sie, womöglich unbewußt, versucht, das Verhalten und die Reaktionen des anderen nach ihren Wünschen und Vorstellungen zu lenken.

Der Partner verteidigt sich gegen seine *Ignatia*-Lebensgefährtin häufig auf folgende, recht nachvollziehbare Weise: „Ich *will* einfach keine Beziehung, in der meine Partnerin von mir erwartet, ihr *ganzes* Glück zu sein. Dies muß doch zu Ernüchterung führen. Niemand sollte für das ganze Glück und alle Bedeutung im Leben eines anderen verantwortlich sein müssen!"

Wenn die Liebe schließlich erloschen ist, nachdem sie lange Zeit ihre unerfüllten und enttäuschten Hoffnungen gepflegt hat („Er hat mich nie wirklich befriedigt!“, „Er enttäuscht mich ständig!“), fängt *Ignatia* an, sich an Kleinigkeiten zu stören – z.B. an seinem eigenartigen Gehabe, der Angewohnheit, ständig zu schniefen oder sich zu räuspern, ganz zu schweigen von einigen seiner eher intimen Angewohnheiten – bis ihr seine bloße Gegenwart unerträglich wird, und nichts von dem, was er sagt oder tut, ihr noch gefallen kann (*Nux vomica* bei Männern). Sie ist dann schon so gekränkt, fühlt sich emotional so mißachtet und ausgebeutet, daß sie sich ärgert, wenn sie sich ihrem Partner erklären, oder ihm die „richtige“ Reaktion „vorkauen“ soll. Überzeugt davon, daß sie alleine die Bürde dieser Beziehung getragen hat, ist sie es müde, sie noch länger auf ihre Schultern zu nehmen, und an diesem Punkt ist sie bereit, alle Versöhnungsversuche aufzugeben.

Wenn *Ignatia*-Patienten von ihrer unglücklichen Liebe berichten, bezeichnen sie sie oft als *Sklaverei* und räumen ein, daß sie ihre Leidenschaft gegen ihr besseres Wissen aufrechterhalten. Sie wissen, daß dieser Mensch nicht der „Richtige“ für sie ist, daß schwerwiegende Differenzen bezüglich des Geschmacks, der Erziehung, des Temperaments oder der Vorgeschichte bestehen („Ich kann einfach nicht *glauben*, was mit mir geschieht, oder weshalb ich so unbeherrschbar leidenschaftliche Empfindungen für einen so wenig zu mir passenden Menschen hege! Das muß Schicksal sein!“), aber all diese Faktoren wiegen angesichts der hitzigen Leidenschaft nur verschwindend gering („Sie gesteht, einen Mann zu lieben, der ihrer gesellschaftlichen Stellung überhaupt nicht entspricht, für den sie zu sensibel ist, um mit ihm Umgang zu haben“: *Kent*).

Charakteristische Sätze, mit denen sie ihre alles beherrschende Leidenschaft beschreiben, sind: „Weshalb tue ich mir das an? Diese Beziehung hat mir mehr Kummer als Glück gebracht. Und doch, obwohl ich nie vollkommen mit ihm glücklich sein kann, bin ich mir nicht sicher, ob ich jemals ohne ihn glücklich sein werde!“ Oder: „Vermutlich ist Vernunft völlig nebensächlich, was die ‚himmlische Leidenschaft‘ betrifft. Seit wir uns vor drei Jahren trafen, hatte ich keinen einzigen friedlichen, zufriedenen Tag mehr. Und doch liebe ich ihn bis zum Wahnsinn.“ Oder ein Mann bekennt: „Sie hat nie zu mir gepaßt. Es gab niemals eine leichte Lösung oder klare Zukunft für unsere Beziehung. Objektiv gesehen gab es mehr Nachteile als Positives. Aber auf der emotionalen Ebene wiegt dies alles irgendwie nichts. Ich *brauche* sie ganz einfach!“ Fragt man *Ignatia*-

Menschen, weshalb sie die Bindungen, die so viel Leid verursachen, nicht lösen, ist die Antwort gewöhnlich die, daß der geliebte Mensch sie *trotz allem* so glücklich macht, wie sie es niemals vorher kannten, und daß sie ohne diese Krumen hungern würden.

Insgesamt sieht *Ignatia*, wenn sie verliebt ist, die Situation klarer als *Phosphor*. Dies ist der Grund, weshalb sie so heftig leidet. Wie beim Tod eines geliebten Menschen weiß sie genau, wie es um die Situation wirklich steht – sie kann es nur nicht akzeptieren. Ihr ungläubiges „Es kann nicht wahr sein, was mit mir geschieht!", ist in Wahrheit ein verzweifeltes „Ich *will* nicht, daß es wahr ist!" Sie ist in Gefühlen verstrickt, die im Widerspruch zu den Anforderungen der Realität stehen. Ihre Wahrnehmung hat diese Leidtragenden ihrer Liebe nicht verlassen, es ist ihre Einsicht, die gegen ihre „Unfähigkeit, ihre Gefühle zu kontrollieren" (*Kent*) nichts mehr vermag. „Liebe ist das *Irrationalste*, was es auf der Welt gibt! Denken Sie, ich *will* ihn lieben?" rief eine Patientin gequält aus. „Wenn ich könnte, würde ich meinen eigenen Mann lieben, der viel besser und passender für mich ist."

„Liebe hat nichts mit Bewunderung, Respekt oder Wertschätzung zu tun," sagte eine andere Patientin. „Was sie so einzigartig macht, ist ihre Mißachtung jeglicher Logik und Vernunft. Worin sonst sollten ihre Vorzüge liegen? Aber wie kann ein Arzneimittel mich dazu bringen, ‚vernünftiger' zu sein und klarer zu urteilen, wenn wir es hier im wesentlichen mit einem irrationalen Gefühl zu tun haben?" An dem, was sie sagte, wäre etwas dran gewesen, wenn nicht *die potenzierten Arzneimittel so tiefgreifend genau deshalb heilen würden, weil sie auf der instinktiven und unbewußten Ebene, die letztlich die rationale und bewußte steuert, wirken und diese beeinflussen.*

Hat sie nichts, worauf sie ihre „Hingabe" richten kann, bezeichnet die gefühlsbetonte *Ignatia*-Frau ihr Leid häufig als *Verschwendung*: „Wenn ich an dieses zeitraubende und unnütze Grübeln und die ganzen Gefühle denke, die ich auf den Versuch verwendet habe, um unsere Beziehung wieder in Ordnung zu bringen – und all das umsonst!" klagt sie. Oder sie macht sich selbst Vorwürfe für ihre Fantasievorstellungen, die sie daran gehindert haben, echtes Glück zu erfahren und sagt: „Mir wird übel, wenn ich daran denke, wieviel Zeit und Mühe ich in diese Ehe investiert habe. Warum habe ich das bloß getan!" Oder einfach: „Was soll ich denn jetzt mit meinen ganzen Gefühlen machen, die jetzt brachliegen?"

Ignatia ist kein Heilmittel für den (*Byron*schen) *Weltschmerz** – der unstillbar ist, da er die Tragik des Weltgeschehens beklagt. Dies paßt eher zu *Natrium muriaticum*. Es ist auch kein Mittel bei globaler intellektueller Schwermut (*Sulfur*, *Lachesis* und wieder *Natrium muriaticum*). Die romantische Melancholie von *Ignatia* ist *ganz persönlich* und *konkret* und kann stets auf einen bestimmten, klar definierten Kummer zurückgeführt werden, wie z.B. die Auflösung einer früheren Liebesbeziehung, Ehe oder Verlobung. Völlig ichbezogen beschäftigt sie sich wie besessen mit ihren leidenschaftlichen Gefühlen und sieht und fühlt nur noch ihren eigenen, überwältigenden Schmerz. Die Welt könnte um sie herum zusammenbrechen, und es würde sie nicht im geringsten kümmern.

In schweren Fällen gescheiterter oder unerwiderter Liebe kann es zu geistiger „Zerrüttung" (*Kent*) kommen. Die Literatur ist voll von diesen *Ignatia*-Heldinnen. Ein sehr prägnanter Fall ist die zarte, liebevolle, nervöse Nancy Rufford in *Ford Maddox Ford*'s *The Good Soldier*, die aus enttäuschter Liebe zu ihrem Onkel und Vormund den Verstand verliert und in ihrem Wahnsinn immer nur das Wort „Federball" wiederholt – was für ihr Los steht, von ihrer Leidenschaft, der stärkeren Persönlichkeit anderer und einem gnadenlosen Schicksal immer wieder heftig vorwärts- und zurückgeschlagen zu werden. In weniger schlimmen Fällen kann die sonst selbstbeherrschte Frau überstürzt und irrational werden, unbedacht reden, vorschnell und unkontrolliert ihre Gefühle äußern, zwanghaft mitteilungsbedürftig sein („plappern") oder „Selbstgespräche" (*Kent*) führen – kurz, sie „neigt zu sonderbaren Handlungen und leidenschaftlichen Ausbrüchen" (*Whitmont*).

Gelegentlich verliert *Ignatia* in ihrem Liebeskummer nicht das seelische Gleichgewicht, sondern wird krank und siecht dahin. In der Literatur des 19. Jahrhunderts und wohl auch in der Realität sehnten sich empfindsame junge Frauen (und Männer) so sehr nach ihren Geliebten, daß sie schließlich an Tuberkulose erkrankten (und *Tuberkulinum* ist in der Tat ein weiteres „romantisches" Mittel). Im eher prosaischen 20. Jahrhundert sind die häufigsten körperlichen Symptome des *Ignatia*-Liebeskummers Schlaflosigkeit, Appetitverlust mit einem leeren, Übelkeit erregenden Gefühl im Magen, häufiges unkontrollierbares Weinen, heftiges Herzklopfen, Prickeln im Rückgrat oder gar plötzliches Einsetzen von Rückenschmerzen („Melancholie nach enttäuschter Liebe, zusammen mit spina-

* Deutsch im Original (d.Ü.).

len Symptomen": *Hering*), sowie Zittern, Prickeln oder Beben in verschiedenen Teilen des Körpers.

Viele Patienten geben dennoch an, daß das Verliebtsein eine unheilbare *Krankheit* ist oder sie wie eine solche beeinträchtigt – mit den selben schrecklichen Vorahnungen, ohne Hoffnung auf Genesung, und ohne Kraft, den progressiven Verlauf dieser verheerenden Krankheit anzuhalten. „Kann *Ignatia* denn nicht vorbeugend etwas gegen meine Neigung bewirken, mich unpassend zu verlieben?" flehte eine Frau ihren Arzt an. Um dieses Wunder an Charakterveränderung zu vollbringen, wird *Ignatia* alleine jedoch in der Regel nicht ausreichen; dazu muß das tiefer wirkende *Natrium muriaticum*, die romantischen Mittel *Phosphor* oder *Tuberkulinum* oder auch das Manien auslösende *Hyoscyamus* konstitutionell verschrieben werden.

Ignatia-Menschen, die an nicht erwiderter Liebe leiden, können sich auf ganz unterschiedliche Weise verhalten; die beiden Fälle, die im folgenden beschrieben werden, sind eher willkürlich ausgewählte Beispiele – das eine ein offen sein Leid zeigender, das andere ein still leidender Mensch.

Eine Frau Mitte Dreißig, deren Beziehung zu ihrem Liebhaber vor kurzem auseinandergegangen war, konnte weder essen, noch schlafen, sich auf ihre Arbeit konzentrieren oder sich für irgend etwas interessieren. Sie beschäftigte sich einzig und allein mit ihrem Verlust, und in ihrem überreizten Zustand wurde sie „launisch" (*Hering*) und „verdrießlich" (*Boenninghausen*) und machte zuhause das Leben sich selbst und anderen schwer. Sie geriet außer sich, wenn man ihr widersprach – ein Charakteristikum, das bei *Ignatia* ein Ausmaß an Intensität annehmen kann, wie es von keinem anderen Mittel erreicht wird. Wann immer sie der Gedanke an ihren Verlust überkam, brach sie in lautstarkes Schluchzen aus.

Zunächst weigerte sie sich, sich homöopathisch behandeln zu lassen und beschuldigte den Arzt, mit ihrer Familie unter einer Decke zu stecken und sie dazu bringen zu wollen, ihren Liebhaber zu vergessen. Sie erklärte, daß ihr Leben ohne diese Verbindung bedeutungslos sei und sie daher keine Arzneimittel nehmen wolle, um ihn zu vergessen. „Nie in meinem Leben war ich so glücklich wie in der Zeit, in der ich mit ihm zusammen war, und ich weiß, daß ich nie wieder so glücklich sein werde. Wollen Sie mir diese Erinnerungen wegnehmen, die einzigen Quellen des Glücks, die mir verblieben sind?"

„Sie brauchen ihn nicht zu vergessen", versicherte ihr der Arzt. „Die homöopathischen Arzneimittel verdecken echte Gefühle nicht. Sie tragen dazu bei, daß Sie ihr Leid besser umsetzen können und nicht so von ihm überwältigt werden. *Ignatia* wird Ihnen helfen, die Dinge wieder im richtigen Verhältnis zu sehen und Sie wieder in die Lage versetzen, für andere bereichernde Erfahrungen offen zu sein."

„Aber ich *will* gar keine anderen bereichernden Erfahrungen machen. Ich will nur ihn, und *niemand* kann mir dabei helfen!"

„Sie haben recht. Dabei kann Ihnen wirklich niemand helfen. Nur Sie alleine können sich im Lauf der Zeit heilen. Das Mittel wird Ihnen in der Zwischenzeit ermöglichen, wieder zu essen und besser zu schlafen, und Ihnen die Kraft geben zu heilen."

„Aber wenn mein Kummer mir doch *hilft*", protestierte sie, „sollten Sie ihn nicht anhalten wollen. Sie sollten ihm gestatten, seinen Verlauf zu nehmen, ganz gleich, wie lange dies dauert" (nur wenige Konstitutionstypen können so „vernünftig" auf *un*vernünftige Art und Weise argumentieren wie *Ignatia*).

Der Arzt schwieg.

„Also gut," stimmte sie nach einer ganzen Minute des Schweigens widerstrebend zu. „Versuchen Sie es. Aber wenn ich ihn vergesse, werde ich Sie verklagen."

Der Arzt nahm das Risiko eines Gerichtsprozesses auf sich, und die Patientin nahm das Mittel in der 50 M, zunächst zweimal wöchentlich, um sie durch die bekannten Stadien der Genesung zu leiten: Verzweiflung, dann ein quälender Schmerz, darauf Ärger und Selbstvorwürfe, sie habe ihn falsch beurteilt, gefolgt von Bestürzung über ihre unangebrachte Zuneigung. Als sie durch das Stadium akuten Unglücks hindurch war, wieder die Kontrolle über ihre Gefühle erlangte und ihren ehemaligen Liebhaber ausgewogener sehen konnte, wurde das Mittel seltener gegeben, bis sie schließlich, nach ein paar Monaten, in der Lage war, die liebevolle Hilfe ihrer Freunde und Familie zu akzeptieren und die heilende Wirkung, die ihre Arbeit und ihre künstlerischen Studien auf sie auswirkten, zu nutzen.

Es sei noch einmal betont, daß *Ignatia* die Trauer nicht überflüssig macht oder einen Patienten dazu bringt, dieses notwendige Stadium völlig zu umgehen – es ermöglicht ihr oder ihm lediglich, es leichter zu durchleben.

Die „introvertierte“ (*Boenninghausen, Boericke*), still leidende *Ignatia* – der Mensch, der unter den schlimmen Auswirkungen *unterdrückten Liebeskummers* leidet – ist gleichermaßen bekannt: man beachte, daß *Ignatia* sich nicht immer mit der selben dramatischen Dringlichkeit ausdrückt wie in den oben zitierten Fällen. Natürliche Zurückhaltung, stoische Erziehung oder schlichter Sinn für Schicklichkeit und Anstand kann sie abgeneigt sein lassen, ihren Kummer in übertriebenen Ausmaß zur Geltung zu bringen. Statt dessen ziehen sie sich still zurück. Manche mögen sogar ihre Gefühle leugnen. Fragt der Arzt jedoch genau nach, gestehen sie ihre „*Melancholie* nach großem Kummer“ (*Hering*) ein.

Dieses Bild von *Ignatia* fand sich bei einer Patientin, die sich nie beklagte und kein Anzeichen der Niedergeschlagenheit oder Verzweiflung aufwies. Sie scherzte ständig und wurde im allgemeinen als Stütze ihrer Familie angesehen. Sie hatte jedoch einen trockenen Bronchialhusten, der trotz wiederholter Behandlung mit Antibiotika seit Wochen anhielt. Bei der Befragung gestand sie ein, sich „verzweifelt einsam, deprimiert und *niedergeschlagen* in ihren Beziehungen zu anderen Menschen“ zu fühlen, seit sie sich kürzlich von ihrem Freund getrennt hatte. Sie erlaubte sich nicht, dies zu äußern und versuchte sogar, ihre Trauer vor sich selbst zu verstecken, aber der hartnäckige Husten symbolisierte den fortgesetzten Versuch des Körpers, sich dieses psychologischen Alptraums zu entledigen. Und auch ihre Fröhlichkeit wirkte etwas angespannt – eine falsche Ausgelassenheit, die ein Kennzeichen für *Ignatia-*, *Nux-vomica-* und *Natrium-muriaticum-*Patienten ist.

Verschiedene Gaben *Ignatia* in mittelhoher Potenz (1 M), drei Wochen später gefolgt von *Tuberkulinum* 200 wegen des Hustens, erwiesen sich als hilfreich, und zwar zunächst auf der geistigen, und dann auf der körperlichen Ebene (in der homöopathischen Praxis weichen die geistigen Symptome häufig zeitlich vor den körperlichen).

Die zurückhaltende und stoisch ausdauernde *Ignatia* ist gelegentlich kaum von *Sepia, Staphisagria* oder *Natrium muriaticum* zu unterscheiden, und in diesen Fällen gewinnen die körperlichen Symptome größtes Gewicht. Dennoch können gewisse psychische Unterschiede festgestellt werden.

Wenn *Ignatia* sich so ausschließlich mit ihrer Liebe beschäftigt, bleibt diese im allgemeinen romantisiert und idealisiert, und unterscheidet sich darin von *Staphisagria*s „sexuellen Gedanken, die sich aufdrängen und unaufhörlich auf ihn einstürmen" (*Kent*). *Ignatia* wird, wenn sie enttäuscht wird, auch nicht kalt und unempfänglich wie *Sepia*, sie sagt nicht: „Ich will keine intime Beziehung mehr eingehen. Ich möchte noch nicht einmal, daß ein Mann mich *berührt*!" oder träumt von „Ratten" (*Kent*), wenn sie wegen sexueller Dinge beunruhigt ist. Ihre Empfindlichkeit und ihre Gefühle *bleiben* schmerzhaft, ihre Nerven bloßgelegt und offensichtlich strapaziert. Sie unterscheidet sich auch dadurch von *Staphisagria*, daß sie nicht so sehr dazu neigt, unversöhnliche Ressentiments oder lange unterdrückten Ärger zu hegen, die von heftigen Ausbrüchen gefolgt sind – obwohl sie so „schweigsam brütend" (*Boericke*) aus stillem Kummer sein kann.

Ignatia kommt auch von ihren unglücklichen Gefühlen eher wieder los als *Natrium muriaticum* (erinnern wir uns an *Dickens*' Miss Havisham in diesem Kapitel); sie ist eher *zeitweise* in ihren selbstzerstörerischen Gefühlen oder Denkmustern gefangen. Andererseits hat sie ihr Denken meist weniger unter Kontrolle als die anderen drei Konstitutionstypen, die Patienten sind daher offensichtlicher verwirrt, nervös agitiert und verletzlich.

Um Hilfe von anderen zu suchen, muß sich ein Mensch öffnen und sich selbst verletzlich machen. *Sepia*, *Staphisagria* und *Natrium muriaticum* weigern sich häufig, dieses Risiko einzugehen. So schließen sie sich ab. *Ignatia* strahlt jedoch (wie *Pulsatilla* und *Phosphor*) auch dann, wenn sie still trauert, eine gewisse Hilflosigkeit und Hilfsbedürftigkeit aus („Ich bin so unglücklich – sehen Sie nicht, wie verzweifelt ich bin? Bitte helfen Sie mir doch!").

Ignatia spricht ohne Frage unmittelbare emotionale und körperliche Disharmonien an. *Hahnemann* schrieb, daß das Mittel „bei jählingen Anfällen und acuten Uebeln brauchbar und heilsam ist... Gewöhnlich läuft ihre Wirkungsdauer binnen wenigen Tagen ab... Sie eignet sich nur in wenigen Fällen für chronische Uebel, und höchstens nur unter Zwischengebrauch einer andern, zunächst dienlichsten Arznei von dauerhafterer Wirkung." Daher wird der Arzt *Ignatia* nur so lange verschreiben, bis die akute Krise vorüber ist, und dann zu einem Konstitutionsmittel übergehen. Wie es jedoch bei vielen Polychresten der Fall ist, so reicht auch dieses Mittel über seine traditionelle Zuschreibung hinaus und kann eine Rolle bei der Konstitutionsbehandlung chronischer Leiden spielen.

Deshalb kann es schwierig sein, die akute von der konstitutionellen Heilwirkung eines Mittels abzugrenzen. Selbst sogenannte „akute" Mittel wie *Belladonna* können als Konstitutionsmittel wirken, während tiefere, „chronische" Mittel wie *Sulfur* als Akutmittel wirken. Beispielsweise wurde *Sabina* einer Frau im dritten Monat ihrer zweiten Schwangerschaft wegen einer drohenden Fehlgeburt gegeben und war in den folgenden Schwangerschaften nicht mehr notwendig, obwohl sie schon früher Fehlgeburten erlitten hatte. *Sanguinaria canadensis*, das einer Frau wegen Kopfschmerzen während der Menstruation verschrieben wurde, beugte weiterem Auftreten vor, wenn es gelegentlich in hoher Potenz gegeben wurde. *Kalium bichromicum*, das bei schmerzhaften akuten Nebenhöhlenentzündungen gegeben wird, kann die konstitutionelle Schwäche des Patienten in diesem Gebiet beseitigen*. Ein anderes wichtiges Kaliumsalz, *Kalium phosphoricum*, das akut bei geistiger Erschöpfung durch Überarbeitung („brain fag") verschrieben wird, hat oft gleichfalls eine langfristige, konstitutionelle Wirkung und erhöht die Produktivität eines Wissenschaftlers oder kreativen Künstlers für viele Monate. *Causticum*, das spezifisch bei „Streßinkontinenz" bei älteren Patienten wirkt, hat schon wiederholt bei rheumatischen oder Ischiasschmerzen, Gliederschwäche und sogar einem schon lange bestehendes Karpaltunnelsyndrom geholfen. Schließlich spielt auch *Arnica* – das große Akutmittel bei körperlicher Überanstrengung und bei Verstauchungen, Blasen, Folgen von Stürzen, Verletzungen und anderen traumatischen Schäden – wiederholt eine Rolle als Konstitutionsmittel, wie im folgenden Fall: ein Mann, der durch einen Fall vom Pferd schwere Prellungen erlitten hatte, erhielt das Mittel in aufsteigenden Potenzen; die 10 M heilte ihn von seinen schon lange bestehenden chronischen Kopfschmerzen, die von einem früheren Sturz vom Pferd datierten („paßt besonders für Fälle, wo irgendeine Verletzung, evtl. lange zurückliegend, die gegenwärtigen Beschwerden anscheinend hervorgerufen hat": *Boericke*). In einem anderen Fall heilten ein paar Gaben *Arnica* C 200, die wegen schweren jetlag**-Symptomen gegeben wurden, den Patienten anscheinend von seiner lange bestehenden Gicht!

Jeder praktizierende Homöopath hat ähnliche Fälle zu berichten. Wer kann sagen, wo die akute Wirkung eines Mittels endet und seine chroni-

* Siehe hierzu die *Kent*-Rubrik „Schnupfen, Katarrh, erstreckt sich zu den Stirnhöhlen" – *Kalium bichromicum* sollte hier in den dritten Grad erhoben werden.

** jet lag: Störung des gewohnten Alltagsrhythmus durch die Zeitverschiebung bei Langstreckenflügen (d.Ü.).

sche beginnt? Dieses Überlappen der beiden Bereiche ist bei *Ignatia* besonders ausgeprägt, dessen Heilwirkung weitreichender ist, als sich sogar *Hahnemann* vorstellte. Deshalb wird das Mittel in diesem Kapitel sowohl als eigenständiges Konstitutionsmittel behandelt (es gibt definitiv eine „*Ignatia*-Persönlichkeit“), als auch als Akutmittel, das von Zeit zu Zeit bei anderen Konstitutionstypen Gebrauch findet.

Ein Beispiel für diese zweifache Rolle war bei einer beunruhigten, unglücklichen Frau zu sehen, die wegen ihrer seit fünf Jahren bestehenden Kolitis homöopathische Hilfe suchte. Sie hatte in den letzten beiden Jahren fünfzig Pfund verloren, konnte buchstäblich nichts mehr essen und hatte achtzehn bis zwanzigmal Stuhlgang am Tag, begleitet von krampfartigen Schmerzen und Blutungen. Vor zehn Jahren hatte sie eine aufreibende Ehe geführt, die in einer schmerzlichen Scheidung endete; nun hatte sie Probleme mit ihrer zweiten Ehe, und ihr Mann hatte dem Arzt geschrieben, daß ihre starken sexuellen und anderen Neurosen, sowie ihr überreiztes Verhalten zwangsläufig zur Scheidung führen würden, wenn ihr nicht homöopathisch geholfen werden könne.

Die Patientin hatte offenbar eine *Natrium-muriaticum*-Geschichte, und auch ihr Werdegang, weniger aber ihre körperlichen Symptome, paßten zu diesem Bild. Ihre Kolitis wies eher auf *Phosphor* oder *Nux vomica*, ihre Menstruationsbeschwerden auf *Lachesis*, ihre Haltung gegenüber ihrem Gatten eher auf *Sepia* hin (auch ihre Vorlieben und Abneigungen bezüglich des Essens), ihre Zeit- und Temperaturmodalitäten waren eher *Arsenicum*, und ihre „wechselhaften“ Schmerzen eher *Pulsatilla* und so weiter. Der Arzt hätte nur mit großen Bedenken *Natrium muriaticum* verschrieben, da die Patientin in einem so bedenklichen, überreizten emotionalen Zustand war, daß die Gefahr bestand, das Symptomenbild zu verschlimmern.

Um ihr etwas Erleichterung zu verschaffen, und sich selbst etwas mehr Zeit zu geben, den Fall näher zu studieren, verschrieb er ihr vier Gaben *Ignatia* 10 M, die sie alle zwei Tage nehmen sollte. Als sie nach zehn Tagen wiederkam, sah sie Jahre jünger aus, hatte fünf Pfund zugenommen, konnte nun fast alles essen und hatte keine ernsthaften prämenstruellen Symptome. Ihr Mann bestätigte diese Veränderung, indem er schrieb, sie sei nun ein ganz anderer Mensch. Abgesehen von gelegentlichen Gaben *Ignatia*, war für mehr als ein Jahr kein anderes Mittel erforderlich.

Einmal mehr zeigte *Ignatia* seine Fähigkeit, alle körperlichen Symptome zu heilen, wenn die Geistessymptome passen. Die seelische

Erschütterung lag jedoch zehn Jahre zurück – die unglückliche Ehe, die Scheidung und finanzielle Härte in den Jahren, in denen sie ihr Kind großzog. Dies zeigt, daß *Ignatia* die Nachwirkungen eines seelischen Traumas heilen kann, das schon viele Jahre zurückliegt, *vorausgesetzt, daß die Symptome offen und aufgewühlt auf der Oberfläche bleiben* – d.h. wenn sie sich nicht verfestigt und kristallisiert haben oder ins Unbewußte verdrängt wurden. Damit das Mittel wirken kann, muß die *Kontinuität* oder „*Unmittelbarkeit*" der emotionalen Belastung *ununterbrochen bleiben.*

Das „Mittel der Widersprüche" und der Hysterie

Ignatia ist als „das Mittel der großen Widersprüche" (*H.C. Allen*) und der „großen Paradoxien" (*Nash*) bekannt, was angesichts des typischen empfindlichen psychischen Gleichgewichts, der strapazierten Nerven, „Übererregbarkeit" und „Konfusion" (*Kent*) des Patienten, der *Ignatia* braucht, nicht überrascht.

Auf der emotionalen Ebene zeigt sich dieses charakteristische Merkmal vor allem in einer „unglaublichen Veränderlichkeit des Gemüths" (*Hahnemann*). Das Kind ist überreizt, um im nächsten Moment „völlig niedergeschlagen" (*Borland*) zu sein. Der Erwachsene unterliegt überraschenden, extremen Stimmungswechseln und schwankt zwischen Niedergeschlagenheit und panischer Angst, zwischen Liebe und Haß („was sie einst liebten, beginnen sie nun zu hassen": *Kent*). Entweder benötigt er verzweifelt Gesellschaft, um über seine Sorgen zu reden, kann Einsamkeit nicht ertragen („Abneigung dagegen, alleine zu sein": *Hering*) und nimmt die Teilnahme anderer unbegrenzt in Anspruch, oder er ist „schweigsam" (*Boenninghausen*), „lakonisch" (*Hahnemann*), hegt eine Abneigung gegen andere und „zieht es vor, alleine zu sein" (*Hering*). Heiterkeit und Ausgelassenheit gehen leicht in Tränen über und umgekehrt („bald spaßt und schäkert er, bald ist er weinerlich": *Hahnemann*), und durch sein übertriebenes Verhalten können seine Scherze und sein Gelächter schwindelnde Höhen („Possenreißen": *Boenninghausen*) erreichen, die jederzeit in Verzweiflung umschlagen können. Diese emotionale Labilität unterscheidet sich von der von *Phosphor*, *Tuberkulinum* oder *Natrium muriaticum* dadurch, daß die Stimmungen schneller wechseln – innerhalb „einiger Stunden" (*Hahnemann*) oder noch häufiger: „man weiß nie, wie sie im nächsten Moment gestimmt sind" (*Kent*). Bei *Ignatia* sind die Stimmungswechsel meist von größerer nervöser Reizbarkeit und Intensität gekennzeichnet, wodurch sie sich auch von dem sanften Weinen und Lachen von *Pulsatilla* unterscheiden. Kurz: „kein Mittel kommt *Ignatia* bei Stimmungswechseln gleich“ (*Nash*).

In der Homöopathie wird Krankheit häufig als Intensivierung einer grundlegenden Charakterschwäche, einer latenten Eigentümlichkeit oder eines schon vorher existierenden pathologischen Zustandes betrachtet, d.h. Krankheit wird als quantitative, nicht als qualitative Abweichung vom gesunden Zustand gesehen. Bei *Ignatia* liegen die Dinge jedoch irgendwie anders: Durch den Kummer, die Krankheit oder eine andere Belastung kann der Patient seine Persönlichkeit vollkommen verändern und sich in das völlige Gegenteil zu seinem früheren Wesen verkehren. Der zartfühlende, kultivierte Mensch, der „von liebenswürdigem Wesen (ist), wenn er sich wohl fühlt“ (*Hering*), wird überaus heikel und schwierig im Umgang, wenn er krank oder unglücklich ist – er ist unvernünftig, wütend, wenn man ihm in die Quere kommt oder widerspricht, ist selbstherrlich und zeigt bizarre oder unerklärliche Verhaltensweisen, die er später bedauert. Es liegt nicht in seiner Natur, aggressiv oder böse zu sein. *Hahnemann* schreibt, um *Ignatia* vom isomorphen *Nux vomica* abzugrenzen, es wirke „nicht bei Personen ... bei denen Zorn, Eifer, Heftigkeit herrscht“. Eher ist es so, daß unter gewissen Bedingungen die destruktiven Eigenschaften von *Strychnos ignatii* an die Oberfläche kommen und dann denen von *Strychnos nux vomica* zu gleichen beginnen. Die ursprünglich liebenswürdigen und versöhnlichen Gefühle von *Ignatia* werden von „Zanksucht, Selbstsucht und Vorwürfen anderen gegenüber“ (*Kent*) verdrängt, es ist ihm nicht mehr möglich, sich anders zu verhalten.

Wie schon besprochen, ist Selbstlosigkeit ein hervorstechendes Merkmal der Liebe von *Ignatia*; diese „Hingabe“ erstreckt sich auch auf andere Gebiete als auf das romantischer Liebe. Wenn sie jedoch in ihren vergeblichen Versuchen, anderen zu gefallen, frustriert wird (auch dieses Bild findet sich vor allem bei Frauen), wenn der Mittelpunkt ihrer Bemühungen sich entzieht, kommt die entgegengesetzte Seite zum Vorschein: sie fängt an, zu nehmen und zu fordern. Unter der Belastung durch den Schmerz oder ihr Unglücklichsein, wenn sie außer sich ist oder ihre Bemühungen vereitelt, kann *Ignatia extreme Forderungen* an andere stellen, was Zeit, Zuneigung oder Mühe betrifft. Und die, die versuchen zu helfen, sind besonders in Gefahr, Zielscheibe ihrer ungerechten Anschuldigungen zu werden.

Der Arzt, der bemüht ist, sie in ihrer ungeheuren hypochondrischen Mitteilsamkeit zu unterbrechen und mit der Verschreibung voranzukommen, der nur ungern den ausführlichen metaphysischen Erklärungen der Krankheit der Patientin lauscht, bekommt zu hören: „Ich mag Ihre Art zu fragen nicht, sie ist nicht spirituell genug." Die Patientin, die sich von einer Fehlgeburt erholt („Fehlgeburten durch nervösen und emotionalen Schock": *Kent*), schickt ihrem Bericht voraus: „Sie wissen ja gar nicht, wie es sich anfühlt, ein Baby zu verlieren, also können Sie meine Gefühle nicht wirklich nachvollziehen; vielleicht verspüre ich deshalb kein echtes Mitgefühl ...". Oben haben wir die überreizte Patientin gesehen, die verzweifelt Hilfe sucht und dennoch mit dem Arzt darum rechtet, ob ihr Kummer nicht doch „gesund" oder „angemessen" sein könnte. Eine andere wirft wiederholt ein, während sie wie ein Sturzbach ihre Symptome berichtet: „Können Sie mir folgen? Verstehen Sie, was ich sage?", und zwar in einem Tonfall, der beinhaltet, daß der Arzt dies nicht tut.

Wenn der Homöopath merkt, daß er den Wunsch hat, die hektische Patientin solle doch aufhören, ihm zu erzählen, wie viel er nicht weiß, und daß er sie nicht wirklich versteht, wenn er versucht ist, sich selbst zu verteidigen und zu antworten: „Glauben Sie mir, auch ich habe schon Schlimmes durchmachen müssen," oder „Ich habe schon viele Patienten behandelt, die ähnliche Beschwerden hatten wie Sie ...", sollte er *Ignatia* in Betracht ziehen.

Viele Patienten sind anspruchsvoll, wenn sie krank oder unglücklich sind, oder wenn sie unter Anspannung stehen, jedoch nimmt diese Eigenschaft bei *Ignatia* ziemliche Ausmaße an. Niemand kann genug für sie tun, ihr genügend Hilfestellung leisten, sie genügend trösten. Sie legt jede Handlung falsch aus, mißdeutet jede Anmerkung. Und je mehr man sagt, um so undankbarer und unvernünftiger wird sie.

Kent gibt dem Arzt, der eine solche Patientin behandelt, folgenden Rat: „Am besten äußert man sich ihnen gegenüber so wenig wie möglich. Machen Sie keine Versprechungen, schauen Sie klug drein, nehmen Sie ihre Arzttasche und gehen Sie, wenn Sie ihre Verschreibung gemacht haben, da alles, was Sie sagen, leicht verdreht wird."

Eine Mutter von fünf Kindern, die vor kurzem von ihrem Mann verlassen worden war, erlitt einen nervösen Zusammenbruch und zeigte Verhaltensweisen, die recht im Gegensatz zu ihrer sonst ruhigen, freundlichen und verläßlichen Art standen. Sie wurde mißtrauisch und undankbar – Wesenszüge, die sie niemals vorher gezeigt hatte. Mit Hilfe häufiger

Arzneimittelgaben und großem persönlichen Einsatz des Arztes konnte vermieden werden, ihr starke Beruhigungsmittel zu geben oder sie wegen nervösen Zusammenbruchs stationär zu behandeln. Ihre Menses setzten während dieser traumatischen Zeit jedoch gleichfalls aus („Unterdrükkung der Menses durch Kummer“: *Hering*), und bis sie wieder einsetzten (erst nachdem sie *Ignatia* in der CM-Potenz erhalten hatte), fuhr sie fort, den Arzt zu beschuldigen, sie steril zu machen, und drohte, ihn zu verklagen, wenn sich herausstellen sollte, daß dies der Fall sei.

Mark Twain hat einmal gesagt: „Liest man einen Hund von der Straße auf und füttert ihn, so wird er nicht beißen. Dies ist der große Unterschied zwischen Menschen und Hunden.“ Dies mag zwar eine allzu misantropische Sichtweise der Menschheit sein, paßt jedoch zu der rasenden und „widersprüchlichen“ *Ignatia*.

Ein anderes paradoxes Symptom des tief verletzten und emotional überbeanspruchten *Ignatia* ist ein starkes Gefühl der *Dissoziation*, das gleichzeitig mit dem intensiven Betroffensein und der leidenschaftlichen Erregung des Patienten auftritt: er geht wie betäubt und stumpf einher, ist unfähig, Gefühle zu empfinden, „völlig gedankenlos“ (*Hahnemann*), desorientiert durch den Aufruhr, der sich in ihm abspielt, und von den eigenen inneren Vorgängen völlig abgeschnitten. „Ich verstehe das nicht. Das bin nicht ich, der da so handelt,“ sagt der verwirrte und „perplexe“ (*Boenninghausen*) Patient häufig. „Irgendetwas geschieht *mit* mir, etwas, das von außen kommt!“

Auf der körperlichen Ebene zeigt sich diese Dissoziation als Benommenheit („Gefühl von Hohlheit im Kopfe“: *Hahnemann*), Leere in der Kehle oder im Magen, in Verbindung mit einem „Gefühl der Schwäche, Kraftlosigkeit, von vollkommener Hoffnungslosigkeit“ (*Nash*), der Empfindung zu schweben (auch: *Valeriana*), blindem Starren und einem stark dissoziierten Prickeln im Rückgrat oder Zittern von anderen Körperteilen.

Gleichfalls findet sich ein Gefühl der *Entkörperlichung*, wobei *Ignatia* sich als losgelöst, sowohl vom Körper, als auch von der objektiven Realität empfindet; selbst die Zeit verliert ihre tröstliche Konstanz und erscheint verzerrt. Dieses Gefühl, losgelöst zu sein – das weder mit der *Lycopodium* eigenen Fähigkeit, unangenehme oder unglückliche Erfahrungen hinter sich zu lassen, noch mit der erworbenen Unpersönlichkeit von *Lachesis* oder mit der eher chronischen, aber nicht so alles durchdringenden Gleichgültigkeit von *Sepia* verwechselt werden darf – könnte auch für die Selbstheilungskräfte des Körpers stehen. Die allzu intensiven Gefühle des Patienten werden, wie im Schockzustand, gnädig betäubt.

Wenn die gewohnten Voraussetzungen, Wertvorstellungen, Glaubenssätze und „Gegebenheiten" des Lebens, einschließlich der Empfindung, in seinem eigenen Körper zu sein, durch Belastung oder starken Kummer durcheinandergeraten sind, kann *Ignatia* dem Leidenden auf wunderbare Art und Weise zu Hilfe kommen.

Die unberechenbaren oder widersprüchlichen Geistessymptome von *Ignatia* haben ebenso paradoxe Parallelen auf der körperlichen Ebene. Einige der häufiger anzutreffenden Symptome dieses Mittels sind: (1) Kopfschmerzen, bei denen sich der Kopf heiß anfühlt, die jedoch durch heiße, nicht durch kalte Anwendungen gebessert werden; (2) Kopf- oder Ohrenschmerzen, die durch Musik, nicht durch Ruhe gebessert werden; (3) Zahnschmerzen werden durch Kauen gelindert; (4) Halsschmerzen werden durch Schlucken von festen Speisen gebessert und durch Leerschlucken verschlimmert (*Lachesis*); (5) Kitzeln im Hals oder Hustenreiz wird durch Husten nicht gebessert; ein unaufhaltsamer Hustenanfall wird ausgelöst, und je mehr er hustet, desto stärker wird der Hustenreiz; (6) Bauch-, Seiten-, Rücken- oder Kopfschmerzen werden durch Husten gebessert statt verschlimmert; (7) der Patient verlangt nach frischer Luft, ein leichter Wind tut ihm jedoch nicht gut; (8) das leere, „hoffnungslose" Gefühl im Magen wird durch Essen nicht gelindert oder gebessert; (9) bei Magenverstimmung verlangt der Patient nach reichhaltigen Sahnesaucen oder Schwerverdaulichem, das er auch verträgt („Hummer": *Shepherd*; „roher, geriebener Kohl und Zwiebeln": *Kent*), während er reizlose oder milde Kost, wie Milch, Haferbrei, Toast oder Früchte nicht verträgt, auch wenn er danach verlangt; (10) Übelkeit mit Unfähigkeit zu erbrechen (*Nux vomica*), die manchmal durch Essen gebessert wird; (11) ist der Patient verstopft, leidet er mehr, wenn der Stuhl weich, als wenn er hart ist, der Stuhl kann voluminös sein (im Gegensatz zum „Schafskot" von *Nux vomica*); (12) bei Hämorrhoiden ist Gehen weniger schmerzhaft als Sitzen, oder der Schmerz ist schlimmer, wenn er keinen Stuhlgang hat; (13) rot, heiß und pochend geschwollene Gelenke werden besser durch Bewegung und Berührung, wobei harter Druck lindert; (14) ein Gelenk kann stark geschwollen und entzündet sein, ist jedoch völlig schmerzlos; (15) schmerzende oder empfindliche Körperteile werden durch Druckanwendung gebessert, nicht verschlimmert („Besserung durch Liegen auf den schmerzenden Körperteilen“: *Boenninghausen*, auch: *Bryonia*); (16) die Haut juckt ohne Hautausschlag (*Arsenicum*, *Mezereum*); (17) der Puls ist instabil und variabel, er verändert sich ständig; (18) bei Fieber ist der Patient bleich und durstlos, ihm ist kalt und er möchte zugedeckt werden, bei Frost ist dagegen das Gesicht rot, er ist durstig und möchte sich aufdekken; (19) eine Backe ist rot und brennend heiß, die andere bleich (*Belladonna*, *Chamomilla*); (20) Frösteln wird durch Aufdecken gebessert; (21) äußerlich ist ihm kalt, während ihm innerlich heiß ist; (22) wie bei *Sepia* bekommt er durch Tanzen und andere heftige körperliche Bewegung mehr Energie, und Schmerzen werden gelindert; (23) der nervöse Patient, der im allgemeinen Kaffee nicht verträgt, wird dadurch auch ruhiger und „gebessert“ (*Boger*).

Die charakteristischen Symptome des nun folgenden Falls verkörpern geradezu die homöopathische Lehrmeinung, daß für *Ignatia* das Außergewöhnliche, Widersprüchliche und Unerwartete typisch ist.

Eines Nachts wurde ein junger Mann mit heftigen Unterleibsschmerzen zum Haus eines homöopathischen Arztes gebracht – wie ein kranker junger Hund in einem Korb. Er schrie vor Schmerzen, bettelte aber darum, dableiben zu dürfen und nicht ins Krankenhaus gebracht zu werden, da er weder Geld hatte, noch krankenversichert war, außerdem war er aufgrund früherer schlimmer Erfahrungen in Krankenhäusern eisern entschlossen, sich von ihnen fernzuhalten. Der Homöopath erklärte sich bereit, nach bestem Wissen zu behandeln, machte jedoch zur Bedingung, daß wenn bis zum Morgen keine Besserung eingetreten sei, oder der Verdacht auf Peritonitis sich bestätige, er den Patienten ins Krankenhaus bringen werde.

Der Mann kam aus einem anderen US-Staat und war Schausteller in einem kleinen Zirkus. Seine Spezialität war das Schlucken von Schwertern und brennenden Fackeln, auf einem Nagelbett zu liegen, auf heißen Kohlen zu gehen und andere ähnlich schmerzhafte Kunststücke.* Und doch war er nicht in der Lage, diesen Schmerz im Unterleib zu ertragen.

* Als er später gefragt wurde, ob seine Nummer echt sei, und wenn ja, wie er die Schmerzen ertrage, erwiderte der Schausteller, daß der größere Teil seines harten und niemals endenden Trainings darin bestehe, sich abzuhärten und zu lernen, Schmerzen zu überwinden. Er verfügte zwar über einige grundlegenden Techniken, um sich zu schützen, und benutzte gelegentlich Tricks, um die Zuschauer zu täuschen (z.B. beim Schlucken von Schwertern und Fackeln), das Gehen über glühende Kohlen, das Liegen auf dem Nagelbett und andere Kunststücke waren jedoch weitgehend echt.

Zwei Tage zuvor hatte er eine Freiwillige aus dem Publikum gebeten, sich auf seinen Bauch zu stellen, während er auf dem Nagelbett lag, die junge Frau war jedoch zu schnell auf ihn getreten, bevor er Zeit hatte, seine Muskeln vollkommen zu straffen. Es gab einen momentanen stechenden Schmerz, er erholte sich aber schnell davon und konnte das Kunststück beenden, ohne direkt anschließend Nachwirkungen oder Folgebeschwerden zu verspüren. In der folgenden Nacht waren dann jedoch diese Unterleibsschmerzen aufgetreten.

Der Arzt wußte daher nicht, ob es sich um eine innere Verletzung, eine atypische Appendizitis, Darmentzündung oder gar um eine möglicherweise bösartige Geschwulst handelte. Eigenartig war auch, daß die Bauchdecke weder hart noch berührungsempfindlich war.

Als der Patient weiter von sich erzählte, erfuhr der Homöopath, daß er dabei war, eine sechsmonatige Tournee zu beenden und bald nach Hause an die Westküste zurückkehren würde. Er litt nicht nur unter Heimweh nach seiner Frau und seinem neugeborenen Kind, sondern fühlte sich auch an der Ostküste überhaupt nicht wohl. Die Leute hier waren unfreundlich, alle waren sie „darauf aus, ihm eine reinzuwürgen", und selbst die eleganten Rassehunde, die ihm über den Weg liefen, waren feindseelig und „snobistisch", und griffen seinen kleinen Begleiter, eine Promenadenmischung, ständig an.

Der Arzt verspürte so viel Trauer und Einsamkeit in dem jungen Mann, daß er beschloß, ihm *Ignatia* 50 M zu geben, um seine gedrückte Stimmung zu heben, während er fortfuhr, die abdominalen Symptome weiter zu erheben. Innerhalb von wenigen Minuten begann der Schmerz abzuklingen, so daß es dem Patienten am Morgen wesentlich besser ging und er darauf bestand, mit seinem Wohnwagen in Richtung Westen zu fahren. Man gab ihm noch zwei Dosen des Mittels mit, falls er es brauchen sollte, er scheint sie (wie seine Freunde berichteten) jedoch nie gebraucht zu haben.

Im nachhinein war klar zu sehen, wie gut *Ignatia* das Symptomenbild des Patienten abdeckte, da die Leitsymptome alle durch „Widersprüche" charakterisiert waren. (1) Normalerweise wäre die Bauchdecke bei so intensiven Schmerzen hart und angespannt gewesen, Berührung oder Druck hätten den Schmerz vergrößert – was nicht der Fall war. (2) Die paranoide Einstellung war nicht typisch für einen so offensichtlich vertrauensvollen, freundlichen, gelassenen Menschen. (3) Die Überempfindlichkeit gegenüber Schmerzen war nicht zu erwarten bei einem Menschen, der darin geübt war, sie zu ertragen („wie *Aconit*, *Chamomilla*, *Coffea* [und *Nux vomica*], ist *Ignatia* überempfindlich gegenüber Schmerzen": *Nash*). Diese Symptome, gekrönt von seinem akuten Heimweh, der Sehnsucht nach seiner Familie und seinem Unglück, genügten, um *Herings* „dreibeinigen Stuhl" zu bilden.

Die „hysterischen Schmerzen" (*Kent*) des Schaustellers führen uns zu den abschließenden Zügen des *Ignatia*-Portraits. Der brüchige, zerbrechliche psychische Zustand des Patienten, der dieses Mittel benötigt, macht ihn anfällig für *Hysterie*, und bezeichnenderweise ist das Mittel das einzige, das in *Bogers* „Synoptic Key" unter dieser Rubrik im dritten Grad aufgeführt ist. *Clarke* warnt zwar davor, das Mittel allzu sehr mit Hysterie zu identifizieren: „Es ist notwendig, sich von zwei irreführenden Ideen zu lösen. Die erste ist, daß *Ignatia* ein Mittel ausschließlich für Hysterie ist, und die zweite, daß es das einzige Mittel ist, das bei Hysterie zum Gebrauch kommt" („*Dictionary*"), belegt mit diesen Worten aber gleichzeitig auch dessen Wert bei diesem Zustand.

Es ist indiziert bei nervösen, angespannten Kindern, die hysterisch darauf reagieren, wenn sie auch nur leicht ermahnt oder getadelt werden, zur Strafe auf ihr Zimmer geschickt werden, oder sich auch nur nicht durchsetzen können (bei Hysterie von sehr jungen Kindern sollte auch *Aconit* und besonders *Chamomilla* in Betracht gezogen werden). Weiter ist es indiziert bei übertrieben reagierenden Erwachsenen, die nicht nur durch tiefen Kummer, sondern auch durch unschöne Streitereien, Kränkungen oder Ereignisse der oben diskutierten Art so stark in Mitleidenschaft gezogen werden, daß sie unberechenbare Reaktionen zeigen, schließlich bei Frauen mit Post-Partum- oder klimakterischer Hysterie, die abwechselnd mit Depressionen auftritt, sowie bei denen, die hysterisch reagieren, wenn andere nicht ganz genau ihren Wünschen entsprechend reagieren. Das starke Verlangen von *Ignatia*, es anderen recht zu machen, steht oft gleichzeitig neben ihrem unvernünftigen Beharren auf dem eigenen Willen („diktatorisch": *Boenninghausen*). Sie wird wütend, wenn ihr jemand ein Vorgehen nahelegt, das sich auch nur geringfügig von ihren eigenen Wünschen unterscheidet, und in ihrer emotionalen Erregung ist sie nicht nur nicht gewillt, sondern auch unfähig, auf guten Rat zu hören.

Werden ihre *dringenden, verzweifelten Bedürfnisse* nicht erfüllt, kann sich das Mädchen im Extremfall erregt auf das Bett werfen und „heulen" (*Boenninghausen*), „vor Schmerz schreien" (*Hering*) oder sich auf andere

Weise hemmungslos verhalten. „Erregung, Schmerz und Wahnsinn vermischen sich so, daß Ursache und Wirkung nicht voneinander zu unterscheiden sind," schreibt *Kent* über die *Ignatia*-Frau. „Die hysterischen Anfälle kommen ... öfter und öfter, bis sie von jeder kleinen Störung ausgelöst werden." Und doch, schließt er, ist ein solches Verhalten nicht die Schuld der Patientin: „Es ist ihr im Grunde wesensfremd; ihr Geist ist einfach zerrüttet." Er unterscheidet ihre zeitweilige und unkontrollierte Hysterie, die durch emotionales Trauma oder Streß ausgelöst wird, mit dem darunterliegenden Wunsch, sich angemessen zu verhalten, von der echten Hysterikerin oder Exhibitionistin, die noch „ein Vergnügen daran hat, Anfälle zu produzieren und anderen einen Schrecken einzujagen." Nur ersterer kann *Ignatia* ein gewisses Maß an Ruhe bringen.

In der Praxis kann die unterschwellige Hysterie von *Ignatia* als *Arsenicum*-ähnliche Panik, krank zu sein, erscheinen („Angst um die Gesundheit ... ohne Hoffnung auf Genesung": *Kent*). Letzterem kann man in der Regel jedoch gut zureden, während ersterer in seiner Verwirrung nicht immer reagieren kann. Zur weiteren Unterscheidung zu *Arsenicum*, der unerträglich ist, wenn es ihm gut geht, und mitleiderregend, wenn er krank ist, ist *Ignatia* zerbrechlich und „zart" (*Allen*), wenn es ihm gut geht, und *unerträglich*, wenn er krank ist!* Der hartnäckig fordernde Patient, der sich genötigt sieht, sein Bedürfnis, schnell geheilt zu werden, zu bremsen, oder dem gesagt wird, daß die Arzneimittel manchmal nur allmählich wirken, kann schwierig und unvernünftig werden oder sogar weinen aus wütender Ungeduld heraus, und hysterisch fordern, daß der Arzt ihm unmittelbar ein Medikament gibt, das ihm erlaubt, seine gewohnten acht Stunden Schlaf oder dreimal am Tag Stuhlgang zu haben: „Warum braucht es so lange, um mich wieder dahin zu bringen, wo ich schon einmal war?" beklagt er sich tränenreich.

Nicht alle ungeduldigen *Ignatia*-Patienten sind jedoch irrational. Eine Patientin, die an unregelmäßig auftretenden Lähmungserscheinungen an

---

* *Hahnemann* schreibt ganz allgemein über diesen „veränderten emotionalen und geistigen Zustand": „Wie oft trifft man nicht, z.B. in den schmerzhaftesten, mehrjährigen Krankheiten, ein mildes, sanftes Gemüth an, so daß der Heilkünstler Achtung und Mitleid gegen den Kranken zu hegen sich gedrungen fühlt. Besiegt er aber die Krankheit und stellt den Kranken wieder her – wie nach homöopathischer Art nicht selten möglich ist – da erstaunt und erschrickt der Arzt oft über die schauderhafte Veränderung des Gemüths, da sieht er oft Undankbarkeit, Hartherzigkeit, ausgesuchte Bosheit ... Die in gesunden Zeiten Geduldigen, findet man oft in Krankheiten störrisch, heftig, hastig, auch wohl inleidlich, eigensinnig und wiederum auch wohl ungeduldig oder verzweifelt ..." (*Organon*, § 210).

den Stimmbändern litt (wahrscheinlich ausgelöst durch seit langem bestehende familiäre Spannungen), und deren Symptome unter dem Mittel besser wurden, erklärte ihrem Arzt plötzlich und gereizt, daß sie es müde sei, krank zu sein („Wie lange muß ich denn noch diese winzigen Zuckerkügelchen nehmen?"), sie bestand darauf, bis zum nächsten Wochenende geheilt werden zu wollen.

„Weshalb denn gerade bis zum nächsten Wochenende?" fragte der Arzt.

„Einfach deswegen, weil Ihnen diese Zeit vernünftigerweise ausreichen sollte!"

Als sie jedoch seinen zweifelnden Blick auffing, gestand sie ihm gnädig, aber mit einem langen Seufzer, zu: „Also gut, ich gebe Ihnen noch ein paar Tage über den Sonntag hinaus, wenn Sie unbedingt darauf *bestehen*!"

Auch auf andere Weise zeigt *Ignatia* hysterische Ungeduld. Wenn er aufgeregt ist, kann jede Verspätung, jedes Hindernis, das sich vor der Erfüllung seiner Wünsche auftut, ihn rasend machen: „Er ist immer in Eile" (*Hering*), „niemand kann etwas für ihn schnell genug tun" (*Kent*). Besonders in romantischen Liebesbeziehungen kann seine Ungeduld so unkontrollierbar werden, daß sie alles zunichte macht und sein Urteilsvermögen beeinträchtigt.* Das emotionale Chaos, das diesen Typus charakterisiert, breitet sich auch auf der geistigen Ebene aus („ihr Geist zerspringt in Stücke": *Kent*). Je mehr der Patient versucht zu verstehen „*Was* geschieht mit mir?" oder „*Warum* geschieht mir dies?", um so unbarmherziger wird dies durch seine Konfusion und das „Zusammenströmen seiner Gedanken" (*Boenninghausen*) verhindert.

Selbst wenn die Hysterie unter Kontrolle ist, kann der Arzt sie in einer unterschwelligen *Brüchigkeit* des Verhaltens des Patienten verspüren. Er oder sie lacht zu viel, zu laut oder unkontrolliert, oder kichert unaufhörlich (das Lachen von *Natrium muriaticum* besitzt gleichfalls eine hysterische Färbung), während die Tränen gleich unter der Oberfläche sitzen

* Die unausgeglichenen Einsichten und das übereilte Verhalten von *Ignatia* in einer fiebernden Liebesbeziehung, die von den Umständen vereitelt wird, wird exakt nachgezeichnet in *Romeo und Julia*. Unter dem Einfluß ihrer Leidenschaft zeigen die Liebenden die unerklärlichen Verhaltensweisen und Stimmungen des Mittels, schwanken zwischen ungezügelter Hochstimmung und vorschneller Verzweiflung. Selbst die, die ihnen nahestehen, Julias alte Amme und der Mönch, der den giftigen Schlaftrunk mischt, die es besser hätten wissen müssen und den hartnäckigen Forderungen der Liebenden nicht hätten nachgeben sollen, werden von ihrer Hysterie gefangen und handeln zweifellos, als seien sie von *Ignatia*s „mangelnder Urteilsfähigkeit" (*Kent*) geleitet.

oder sich sogar in das Gelächter mischen. Oder der Patient ist redselig, stellt Fragen, ohne auf die Antwort zu warten (*Lachesis*, *Aurum metallicum*), und jeder Versuch, den Schwall seiner Worte zu unterbrechen, endet darin, daß er einen Wutanfall bekommt. Schließlich ist auch der häufig vorkommende *Globus hystericus* (Kloßgefühl im Hals – vgl. das Kapitel über *Lachesis*) ein Hinweis darauf, daß der Betreffende versucht, eine aufkommende Hysterie zu unterdrücken („Angstzustände… mit Erstickungsgefühl im Hals und Schwierigkeiten, zu schlucken“: *Hering*).

Manchmal fürchtet *Lachesis* in seiner Verwirrung, verzweifelten Ungeduld und Unfähigkeit, seine Emotionen unter Kontrolle zu bringen, seinen Verstand zu verlieren. Auch *Lachesis* und *Calcium carbonicum* können über ihren Geisteszustand beunruhigt sein. Bei *Lachesis* tritt diese Angst jedoch vor allem dann auf, wenn größere Veränderungen im Leben bevorstehen und er wie eine Schlange gleichsam seine alte Haut abstreifen und sie durch eine neue ersetzen muß, während die Befürchtungen bei *Calcium carbonicum* eher chronisch sind. Bei *Ignatia* ist der Verlust der emotionalen oder geistigen Ausgeglichenheit das unmittelbare Resultat eines Schocks, von Belastung oder Kummer und damit eher oberflächlich, die Angst, den Verstand zu verlieren, ist daher auch leichter zu zerstreuen.

Es soll auch betont werden, daß der bedrückte, überlastete oder enttäuschte *Ignatia* nicht unbedingt geistigen Störungen unterliegt, wie verrückt er sich auch immer fühlen mag, wie hysterisch er sich auch verhält, welche Kontrollverluste er auch zeigt („kann nicht so geschwind im Reden sich ausdrücken, schreiben, oder sonst etwas verrichten, was er will; wodurch ein… ungeschicktes… Handeln entsteht“: *Hahnemann*). Häufig ist sein Verhalten nichts anderes als eine *ganz normale, gesunde Reaktion eines Menschen, der in einer unnormalen und objektiv ungesunden Situation gefangen ist.*

Der äußerst reizbare und überstark reagierende geistige Zustand von *Ignatia* findet körperliche Parallelen in Symptomen wie: Reizmagen mit Verlangen nach unverdaulichem Essen, hysterischen Lähmungen der Stimmbänder oder des Verdauungstrakts („eingeklemmte Blähung“: *Hering*) oder hysterischer paralytischer Schwäche eines anderen Körperteils „mit so vollkommener Paralyse, als ob eine Gehirnblutung der Grund wäre“ (*Kent*), hysterische neuralgische oder rheumatische Schmerzen – die alle in kurzer Zeit vorübergehen können, und der Patient ist wieder gesund.

Vor allem aber reagieren alle Patienten hysterisch, oder nahezu hysterisch, und übersensibel auf ihre Umgebung.

Wie *Phosphor*, *Nux vomica* oder *Arsenicum* ist *Ignatia* extrem empfindlich gegenüber Lärm, oder kann ihn nicht ertragen; daher besitzt er einen ungewöhnlich leichten Schlaf, in dem er jedes Geräusch hört – „selbst eine Fliege an der Wand" (*Tyler*). Wenn er sich auf seine Arbeit konzentriert, „macht ihn jedes Geräusch verrückt. Er wird dann leicht wütend, um schließlich in Tränen auszubrechen" (*Borland*, auch: *Nux vomica*). Gelegentlich findet sich bei *Ignatia* auch das Verlangen nach frischer Luft und das Erstickungsgefühl, beides klassische Hysteriesymptome, wobei der Geruch von Blumen, Parfum, Kaffee und besonders von Tabak zu hysterischen Reaktionen führen kann. In einem Restaurant oder einem anderen öffentlichen Ort kann eine Frau andere in Verlegenheit bringen, indem sie eine Szene macht, wenn jemand an einem Tisch in der Nähe raucht („Warum dürfen gewisse Leute anderen die Luft verpesten? Ich kann es nicht ertragen! Bringt mich hier raus! Ich möchte mit dem Geschäftsführer sprechen!"). Andere Konstitutionstypen können dies zwar durchaus nachempfinden, es ist das unkontrollierte Verhalten, das auf *Ignatia* bei Frauen und *Nux vomica* bei Männern hinweist.

Überfüllte Plätze, Aufzüge und kleine Räume können sie gleichfalls in panische Zustände versetzen, da *Ignatia* die Beengung und den Mangel an frischer Luft nicht erträgt („fühlt sich in überfüllten Räumen einer Ohnmacht nahe": *Kent*). Dieses Symptom sollte, nebenbei bemerkt, nicht mit der „Furcht vor Menschenmassen" (*Kent*) von *Aconitum* oder *Argentum nitricum* verwechselt werden.

Der hysterische Mensch, dessen sich auflösende Persönlichkeit voller Widersprüche ist, schließt in sich zwangsläufig charakteristische Züge anderer Arzneimittel ein, und der Patient, der *Ignatia* braucht, kann *gleichzeitig Nux vomica*s reizbare Empfindlichkeit, nervösen Jähzorn, Nörgelei, Streitsucht und seine Bereitschaft, anderen den Fehler zuzuschieben, aufweisen, dazu das diktatorische und autokratische Verhalten von *Lycopodium* während seiner Krankheit, die panische Reaktion von *Arsenicum* auf seine Krankheit, sein übermächtiges Bedürfnis, über seine Symptome zu sprechen, und seine kritische, fordernde Art, die klammernde Abhängigkeit von *Pulsatilla*, ihre Weinerlichkeit, ihre Art, sich zu beklagen und ihr unstillbares Bedürfnis nach Zuwendung, *Sepia*s Unzufriedenheit mit denen, die versuchen, ihr zu helfen, und ihre Unduldsamkeit Wiederspruch gegenüber, die mangelnde emotionale Zurückhaltung von *Phosphor*, seine unerwartete Undankbarkeit und sein Zusammenbrechen, wenn das Leben nicht irgend einem romantischen Ideal entspricht. Desgleichen die unkontrollierte Geschwätzigkeit und selbstzerstörerischen Tendenzen von *Lachesis*, das Gefühl von *Aurum metallicum*, das Leben sei völlig sinnlos, seine schwarze Wolke der Hoffnungslosigkeit und Verzweiflung, und sein Wunsch, alles möge „ein Ende haben", die Empörung von *Staphisagria*, sein aufgestauter Kummer und sein Verweilen bei wütenden Gedanken, und schließlich der Depression oder Einsamkeit von *Natrium muriaticum*, die auf einen schmerzlichen Verlust folgt, und das Gefühl, ohne den geliebten Menschen sei das Leben ohne Sinn – dazu dessen gelegentlich beharrliches Unglücklich – sein – wollen („ist gerne traurig": *Boger*).

Wenn der Behandler also kein klares konstitutionelles Bild bei dem verwirrten oder sich hysterisch grämenden Patienten vor ihm erkennt, wenn er nicht in der Lage ist, das verwickelte Gewebe von einander überschneidenden Symptomen- und Arzneimittelbildern zu entwirren, wenn er vor lauter Wahlmöglichkeiten nicht weiß, wie er sich entscheiden soll, sollte er an *Ignatia* denken. In vielen Fällen wird es sich als das Simillimum herausstellen.

Schlußbemerkung

Wie die zahlreichen Fälle nahelegen, die in diesem Kapitel zitiert werden, besitzt *Ignatia* die höchst bemerkenswerte Fähigkeit, dem leidenden Patient zu helfen, mit seinem Verlust zurechtzukommen, seine überspannten Erwartungen zu mäßigen, die Enttäuschungen oder nicht ganz so schlimmen Ereignisse, die er erlebt, mit Humor zu nehmen, die Besessenheit, mit der er liebt, sowie andere selbstzerstörerische Denkmuster loszulassen und einen neuen Bezugsrahmen zu entwickeln, der eine Zunahme an Einsicht ermöglicht und den Betreffenden in die Lage versetzt, eher aus seinen Prüfungen zu lernen, als ihnen zu unterliegen.

Dies wirft die Frage nach einer präventiven Wirkung homöopathischer Behandlung auf. Anders als der Allopath in der Anekdote, der dem Patienten mit einem behandlungsresistenten Husten sagt: „Für Ihr gegenwärtiges Leiden haben wir leider keine Behandlungsmöglichkeit, aber wenn Sie in der Kälte herumlaufen und wiederkommen, wenn Sie eine Lungenentzündung haben, *dann* kann ich Sie behandeln," verfügt die Homöopathie über ein ganzes Arsenal von Arzneimitteln für die heiklen Vorstadien ernsthafter körperlicher und seelischer Erkrankungen (vgl. das Kapitel über *Natrium muriaticum*). Da *Ignatia* nun bei einer ganzen Reihe von emotionalen Traumata Verwendung findet („wie man aus ihren, den häufig vorkommenden Krankheits-Symptomen des alltäglichen Lebens so ähnlich entsprechenden Symptomen sehen kann": *Hahnemann*), spielt es eine unschätzbar wertvolle Rolle bei der Vorbeugung.

Trotz seiner dramatischen Heilkräfte ist *Ignatia* jedoch eines der sanftesten homöopathischen Arzneimittel und kann ohne Furcht vor einer starken Erstverschlimmerung verschrieben werden (obwohl es auch hiervon Ausnahmen gibt, für die *Pulsatilla* nach *Hering* das primäre Antidot ist). Wenn es bei akuten Beschwerden gebraucht wird, kann es selbst in hohen Potenzen wiederholt gegeben werden. Man könnte den Patienten mit einem Schwamm vergleichen: je akuter die Krankheit, desto trockener der Schwamm, und desto mehr Arznei kann er aufnehmen. *Ignatia*-Patienten gehören mit ihren ungemein akuten emotionalen Episoden zu den trockensten Schwämmen.* Selbst *Hahnemann*, der zwar in der Einführungsbemerkung zu der Arzneimittelprüfung von *Ignatia* verwirrende Aussagen über die Wiederholung des Mittels macht, empfiehlt letztlich: „Zu jedem arzneilichen Behufe dient die Einnahme eines feinsten Streukügelchens (in ultramolekularer Verdünnung)..., täglich ein-, zwei Mal wiederholt."

Natürlich darf die Wiederholung ein vernünftiges Maß nicht übersteigen. Ein Beispiel für definitive Übertreibung war eine Frau, die eine besonders belastende Zeit in ihrer Ehe durchmachte, und die angewiesen worden war, eine Gabe *Ignatia* 1 M zu nehmen, wann immer sie sie brauche (gemeint war damit: einmal alle zwei bis drei Tage). Als sie wiederkam,

---

* *Belladonna* ist ein anderes bekanntes Beispiel. Bei akuten Erkrankungen, wie z.B. hohem Fieber, schlimmen Ohrenschmerzen und Halsentzündungen („Streptokokkenhals"), Konvulsionen und sogar epileptischen Anfällen, kann es nötig sein, das Mittel alle 10 oder 15 Minuten zu wiederholen, bis der Patient außer Gefahr oder schmerzlos ist.

verkündete sie dem entsetzten Arzt: „Das Mittel wirkt wunderbar, aber wie lange soll ich es denn noch nehmen? Ich muß schon mindestens ein Pfund von dem Zeug verbraucht haben!“ Glücklicherweise hatte selbst dies keine ernsthaften Erscheinungen zur Folge.

Die Wirkung von *Ignatia* kann so fein wie weitreichend sein. Ein älterer Herr, der an einer schleichenden, degenerativen Erkrankung litt, hatte vor kurzem seinen Sohn bei einem Autounfall verloren. Er trauerte tief, aber ohne es zu zeigen, und gelegentlich stellte er, mit einem tiefen Seufzen, die herzzerreißende Frage: „Warum mußte er, der noch jung, stark und der Welt zu etwas nütze war, von uns genommen werden, und ich habe all die Jahre lang gelebt und bin nun alt, nutzlos, und mit meiner Krankheit eine Last für andere?“ Er erhielt eine Gabe *Ignatia* 1 M, und in der Nacht träumte er, daß sein Sohn ihm erschien und sagte: „Vater, ich gehe nun auf eine lange Reise und habe nur kurz angehalten, um dir Adieu zu sagen. Aber es ist nicht für lange. Hab' Geduld, und wir werden bald wieder zusammen sein.“ Der Traum tröstete den alten Mann, der von nun an heiter und gelassen blieb, bis er schließlich starb.

Diejenigen, die nicht mit der Homöopathie vertraut sind, werden behaupten, daß der Traum ein Zufall war. Aber Ärzte, die *Ignatia* regelmäßig verschreiben und die mit den Jahren Zeuge von unzähligen dieser Zufälle waren, die dem Patienten den Glauben an sein Durchhaltevermögen geben, ihn in die Lage versetzen, sein Leid aus einer positiveren Perspektive zu sehen, seine Belastung mildern oder ihm helfen, selbst den vollkommen unerträglich erscheinenden Schmerz zu ertragen, sie stehen immer wieder in Ehrfurcht vor den heilenden Kräften, die das Mittel auf Nervensystem und Psyche ausübt. Zusammen mit den Patienten, denen geholfen worden ist, können sie nur der göttlichen Vorsehung und einem ihrer vortrefflichsten Werkzeuge – *Samuel Hahnemann* – in aller Bescheidenheit für die unendliche Weisheit und das Wunder der Homöopathie danken.

Teil 2

Nosoden

Einführung

Die sogenannten „Nosoden“, die aus potenziertem Eiter, krankhaft verändertem Gewebe und Absonderungen gewonnen werden, nehmen eine einzigartige und gelegentlich kontrovers diskutierte Stellung in der Homöopathie ein.

Sie sind eine natürliche Weiterentwicklung der *Hahnemann*schen Theorie der „Miasmen“, die er gegen Ende seines Lebens entwickelte, um den Ursprung und die Natur der chronischen Krankheiten zu erklären. Diese bilden den Hintergrund akuter Beschwerden und behindern deren vollständige Heilung.

Der Ausdruck „Miasma“, der sich vom griechischen Wort für „Beflekkung“, „Makel“ oder „Verunreinigung“ ableitet und so viel wie „Anstekkungsstoff oder verderbliche Ausdünstung von faulendem organischem Material; Giftstoffe oder Keime, die sich in der Atmosphäre befinden und diese verschmutzen“ (*Oxford English Dictionary*) bedeutet, war Teil der medizinischen Terminologie des achtzehnten Jahrhunderts. *Hahnemann* war sicher gut vertraut mit diesem Begriff, aber er zog es vor, ihn auf etwas andere Art und Weise zu verwenden, nämlich um eine ererbte *Empfänglichkeit*, eine vorher vorhandene Störung der Lebenskraft des Patienten zu bezeichnen, also seine *Prädisposition*, bestimmten krankmachenden Einflüssen zu unterliegen. Das Miasma steht daher für eine grundlegende Ursache, einen Zustand geringer Widerstandskraft, die eine Reihe von Schädigungen und Symptomen hervorbringt, die anders nicht entstehen würden.

In seinen „Chronischen Krankheiten“ diskutierte *Hahnemann* Syphilis, Sykosis (Gonorrhöe) und Psora* unter diesen Gesichtspunkten. Sie repräsentieren die späteren Manifestationen der akuten Krankheiten desselben Namens und tragen zum Auftreten zahlreicher hinzukommender

* „*Psora*“ ist der Begriff, unter dem *Hahnemann* Krankheiten zusammenfaßt, die durch Unterdrückung oder falsche Behandlung von Hauterkrankungen entstanden sind. Im Lauf der Zeit hat die Psora verschiedene Formen angenommen: Lepra, Krätze, Erysipel und andere. *Hahnemann* betrachtet die *Psora* als Grundmuster für alle Krankheiten und als verantwortlich für eine große Zahl seelischer und körperlicher Erkrankungen der damaligen Zeit.

Symptome, oberflächlicher Beschwerden und pathologischer Prozesse bei, die nicht notwendigerweise auch charakteristisch für diese drei Krankheiten in ihrer akuten Form sind.*

Hahnemann behandelte diese drei chronischen Krankheiten vor allem mit *Sulfur* (Psora), *Mercurius* (Syphilis), *Thuja occidentalis* und *Acidum nitricum* (Sykosis), aber schon bald haben Homöopathen damit begonnen, die Nosoden *Psorinum*, *Syphilinum* und *Medorrhinum* anzuwenden. Schließlich kann in einer Lehre, die auf der Ähnlichkeitsregel basiert, nichts logischer – ja sogar zwangsläufig – sein, als die Krankheitsprodukte selbst zu potenzieren und so den miasmatischen „Makel" mit seinem eigenen Produkt zu behandeln.

Im neunzehnten Jahrhundert wurde die Tuberkulose als selbständiges Miasma hinzugefügt, und bald fand die Nosode *Tuberkulinum* ihren Weg in die homöopathische Materia medica. *Kent* betrachtete das tuberkulinische Miasma als Subspezies der Psora, *Roberts* sah es als Kombination von Psora und Syphilis an, während *Pierre Schmidt* es als Kombination von Psora und Sykosis interpretierte. Für die homöopathische Verschreibung hat diese theoretische Auseinandersetzung jedoch wenig Bedeutung, da die Nosoden ihre eigene, klar zu unterscheidende Persönlichkeit besitzen.

Kurz danach wurde Krebs als Miasma erkannt, die korrespondierende Nosode ist *Carcinosinum*.

Die Theorie, nach der der menschliche Organismus durch Miasmen kontaminiert ist – die heute vor allem als *Theorie der ererbten Krankheitsbereitschaft* angesehen wird – diente als Grundlage für ein philosophisches Gedankengebäude, das von führenden homöopathischen Denkern, wie *Kent*, *J.H. Allen*, in neuerer Zeit *Sanchez Ortega* und anderen, sorgfältig ausgearbeitet wurde. *Hahnemann* selbst hat das Konzept der Miasmen nicht mehr weiterentwickelt oder den Konflikt gelöst, der dem Versuch innewohnt, Krankheiten nach ihrer miasmatischen Herkunft zu ordnen, wenn die Homöopathie gleichzeitig die Totalität der Symptome und die Notwendigkeit der Individualisierung betont. Dies ließ Raum für andere, die Lücke in der Doktrin mit eigenen Theorien zu füllen. Gelegentlich

* Beispielsweise wird die These, die erworbene Immunschwäche (AIDS) sei eine wiederauftretende Form unterdrückter Syphilis, in *Harris L. Coulter*'s Schrift „AIDS and Syphilis: the Hidden Link" erörtert.

sind diese ein wenig kopflastig*, fordern jedoch immer zum Denken heraus. Auf den folgenden Seiten wollen wir uns den Einsichten der Meister annähern und uns damit das Erkennen der Indikationen für eine bestimmte Nosode erleichtern.

Bei alle dem sollte der Leser im Auge behalten, daß die Miasmentheorie Ursachen und Entwicklung der Krankheit eines Patienten gelegentlich erklären kann, aber keine Methode darstellt, das Mittel für den Patienten zu finden (sei es eine Nosode oder ein anderes homöopathisches Arzneimittel). Natürlich muß jede homöopathische Verschreibung auf der Vorgeschichte eines Patienten und seinen Erbanlagen fußen, und gelegentlich müssen die angeborenen Schwächen zuerst behandelt werden, bevor die akute Krankheit erfolgreich angegangen werden kann. Letzten Endes müssen jedoch auch die Nosoden wie jedes andere Mittel entsprechend den *Symptomen* des Patienten verschrieben werden, und nicht aufgrund irgend einer theoretisch extrapolierten miasmatischen Ätiologie oder Pathogenese („Isopathie").

Wie jede homöopathische Verschreibung unterliegt auch die Verabreichung von Nosoden dem Prinzip der Individualisierung bzw. der Notwendigkeit, das Simillimum aufgrund der charakteristischen Merkmale des Patienten zu finden.** Dies hat Vorrang vor jeder Art von miasmatischer Analyse oder Theorie.

Es gibt Ausnahmen, vor allem dann, wenn der Patient zu wenige Leitsymptome präsentiert (in solchen Fällen kann die Nosode verschrieben werden, in der Hoffnung, weitere Symptome herauszubringen), wenn es

* Man hat sich auf hippokratische, römische, ja fernöstlich-mystische Begriffe berufen; die angenommenen miasmatischen Schwächen sind als „zusammenziehende" im Gegensatz zu „sich ausweitenden" Eigenschaften, als „sich ausdehnende" und „plethorische" gegen „einschränkende" und „sklerotische" Energien beschrieben worden. Die „gestörte Energie" und „statische" Natur der Psora wurde von den „Mangel an Energie" und „destruktiven" Natur der Syphilis und dem „Überschuß an Energie" und „Kreativität" der Gonorröe unterschieden, usw.

** „Ob nun gleich die Heilkunst durch Entdeckung jener großen Quelle der chronischen Krankheiten, auch in Hinsicht der Auffindung der specifischern, homöopathischen Heilmittel, namentlich für die Psora, der Natur der zu heilenden Mehrzahl von Krankheiten um einige Schritte näher gekommen ist, so bleibt doch zur Bildung der Indication, bei jeder zu heilenden chronischen (psorischen) Krankheit, für den homöopathischen Arzt die Pflicht sorgfältiger Auffasung der erforschbaren Symptome und Eigenheiten derselben so unerläßlich, als vor jener Erfindung, indem keine ächte Heilung dieser, so wie der übrigen Krankheiten stattfinden kann, ohne strenge Eigen-Behandlung (Individualisirung) jedes Krankheits-Falles ..." (*Hahnemann*, Organon, § 82) eine deutliche persönliche Vorgeschichte mit entsprechender miasmatischer Erkrankung gibt (Syphilis, Gonorrhöe, Krebs, Tuberkulose oder eine der Psora-Krankheiten) und der Patient nicht auf die wohlgewählten Arzneimittel reagiert, oder wenn die Nosode präventiv eingesetzt wird (vgl. die Kapitel über *Psorinum* und *Tuberkulinum*).

Whitmont beschreibt den miasmatischen Einfluß als „strukturelles oder archetypisches Kraftfeld, Energiewirbel... mit der Fähigkeit, Leben zu zerstören, *gleichzeitig* aber... integraler Bestandteil des Lebens, der das Bewußtsein der gesamten Menschheit voranbringt."

Wie gewohnt werden wir hier sowohl die gesunden, „normalen", kreativen Eigenschaften der entsprechenden Typen, als auch ihre pathologischen und selbstdestruktiven Seiten untersuchen.

Psorinum

Psorinum wird aus dem serös-eitrigen Inhalt von Krätzebläschen gewonnen. Für *Hahnemann* war die Krätze, diese weit verbreitete chronische Krankheit, gleichbedeutend mit der „vielgestaltigen miasmatischen Erkrankung Psora", von der seiner Ansicht nach der größte Teil der Menschheit infiziert ist. Dennoch besitzt *Psorinum*, trotz der Tatsache, daß etwas, das allen gemeinsam ist, nicht für einen spezifisch sein kann, bestimmte, immer wieder auftretende Grundzüge, die sich durch die geistige und körperliche Symptomatologie dieses wichtigen Arzneimittels ziehen.

Kent, der in seinen „Vorlesungen über die Theorie der Homöopathie" eine fesselnde Darstellung lieferte, und später *Roberts*, der sich noch ausführlicher damit auseinandersetzte, diskutierten *Hahnemanns* Hypothese, das psorische Miasma entwickle sich aufgrund einer fortgesetzten Unterdrückung oder Fehlbehandlung einer ursprünglichen Hauterkrankung und liege so allen Krankheiten des Menschen zugrunde. Das Miasma ist für sie der ursprüngliche „Fehler oder Defekt", der durch Vererbung an die gesamte Menschheit weitergegeben wird, gleichsam als psychosomatisches Äquivalent der biblischen Erbsünde. Die Psora ist das angeborene „Stigma", das der gesamten Menschheit anhaftet und das überwunden werden muß, bevor Gesundheit erlangt werden kann.

Lassen wir die vielen Fragen bezüglich der spirituellen Dimensionen von Gesundheit und Krankheiten, die ein solches Konzept aufwirft, einmal so stehen, ohne sie vorschnell zu beurteilen, und behalten wir das Konzept der „Erbsünde" als wertvolle Gedächtnisstütze und als Thema im Auge, das in unserer Analyse von *Psorinum* immer wieder auftauchen wird.

Die Lehre von der Erbsünde beinhaltet stets, daß sie nicht auszurotten ist, es sei denn durch göttliche Fürsprache. Diese *Unausrottbarkeit* wiederum ist mit einem Großteil der Symptomatologie von *Psorinum* assoziiert. Der Patient ist aus eigener Kraft nicht in der Lage, sich der tiefsitzenden „Befleckung" seiner Konstitution zu entledigen, und um gesund zu werden (Gesundheit im Sinne von Reinigung, Erlösung), braucht er die potenzierte *Psorinum*-Nosode (das Analogon zur göttlichen Gnade).*

* *Hahnemann* schreibt über eine unglücklich verheiratete Frau, sowie über einen Mann, der unschuldig unter Verdacht geraten und in einen schweren „Criminal-Prozeß" verwik-

Elizabeth Hubbard hat (nach dem Zitat bei *Blackie*) *Psorinum* als einen Typus beschrieben, der „nicht sauber zu kriegen“ ist, da er, so viel er sich auch wäscht und schrubbt und herausputzt, immer *unsauber* („seine Haut hat eine schmutzige, gelbbraune Farbe, obwohl er sich sorgfältig pflegt“: *Hering*), unschön („schmuddelige und verdreckte Haut, voller Äderchen und vergrößerter Venen“: *Kent*), ungesund („seine Haut macht den Eindruck, als würde er sich nie waschen, sie ist rauh, fettig, wie in Öl gebadet“: *Allen*) und *ungekämmt* wirkt („trockenes, glanzloses Haar, leicht wirr, verklebt“: *Hering*).

Nicht weniger unausrottbar ist der widerwärtige Geruch, der von dem *Psorinum*-Patienten ausgeht, ob es sich nun um seinen Atem, um Absonderungen der männlichen Geschlechtsorgane oder um Durchfall, Ausfluß, Monatsblutungen, Ohrenfluß oder offene Geschwüre handelt („fötider Geruch, fötider Atem: die Absonderungen und Flüssigkeiten aus der Haut riechen wie Aas; der Stuhl riecht so widerwärtig, daß sein Geruch das ganze Haus durchdringt... wenn er aufstößt, riecht es nach gekochten Eiern...“: *Kent*). Seine Ausdünstungen sind besonders übelriechend; heiße Bäder oder Duschen verschlimmern diesen Zustand, weil dadurch die Poren geöffnet werden und noch mehr Gestank nach außen dringen kann, während kalte Waschungen oder Deodorants nur vorübergehend helfen: jede Anstrengung, bei der ihm warm wird, läßt ihn wieder „abscheulich“ (*Kent*) riechen.

Während *Psorinum* nicht sauber wird, obwohl er sich wäscht, ist *Sulfur* derjenige, der „nicht sauber [ist], weil er sich *nicht* wäscht“ (*Roberts*), der sich nur ungern badet oder es verstreut vergißt, oder sich aus Faulheit und Gleichgültigkeit nur teilweise wäscht. Wenn *Sulfur* sich angemessen pflegt, ist er eine vorzeigbare, gut riechende Erscheinung.

---

kelt worden war, die beide, auch nachdem sie von ihren schwierigen Lebensumständen befreit worden waren, dennoch leidend blieben: „Wie? wenn jenes widrige Ereigniß der Grund, der *hinreichende* Grund dieser Krankheits-Zufälle gewesen wäre; sollte und müßte da, nach Hinwegräumung dieser Ursache, die Wirkung, die Krankheit nicht gänzlich aufgehört haben? Die Uebel hören aber nicht auf; sie erneuen, sie erhöhen sich sogar allmählig mit der Zeit, und es wird offenbar, daß jene widrigen Begegnisse der hindernde Grund der nun vorhandnen Uebel und Beschwerden nicht sein konnten – und es wird begreiflich, daß sie bloß einen Anstoß und Anlaß zur Entwicklung eines im Innern bis dahin nur schlummernd gelegenen Siechthums abgaben. Die Erkenntniß dieses alten, so häufigen, inneren Feindes und die Wissenschaft, ihn besiegen zu können, bringt es an den Tag, daß meist ein inwohnendes Krätz-Siechtum (Psora) der Grund aller dieser, *selbst durch die Kraft der besten Natur nicht zu beschwichtigenden, nur durch die Kunst [der Homöopathie]* zu besiegenden Leiden war“ (Chronische Krankheiten, Bd. I, S. 65-66)

Die moderne Industriegesellschaft, in der Seife, Kosmetika und Hygieneartikel leichter zugänglich und die hygienischen Verhältnisse insgesamt besser sind als früher, läßt den *Psorinum*-Patienten weniger Außenseiter sein, als es früher der Fall war. Eine eingehendere Befragung wird jedoch zeigen, daß diese gepflegte Erscheinung einen enormen Aufwand erfordert. Und manchmal kann dieser unglückliche Mensch selbst dadurch seine Veranlagung ohne Hilfe von außen nicht verbergen: wie das Blut an Lady Macbeth's Hand, „das alle Ozeane Neptuns nicht wegwaschen können", bleiben „Anblick und Geruch unangenehm" (*Kent*).

Ein anschauliches Beispiel für die Wirkung, die *Psorinum* auf dieses charakteristische Symptom ausübt, war der Professor für Literatur, der an Krebs erkrankt war und wegen des außerordentlichen Geruchs, der von seinem von bösartigen Geschwüren geplagten Körper ausging, homöopathisch behandelt werden wollte. Die Zeit, die er noch zu leben hatte, war sehr begrenzt, aber er wollte sie so produktiv wie möglich verbringen. Unterrichten war immer sein Lebenselixir gewesen, nun aber war, obwohl er geistig klar und unbeeinträchtigt war, sein Geruch so widerwärtig geworden, daß die Studenten es kaum mit ihm in einem Raum aushielten, von sozialen Kontakten gar nicht zu reden.

Psorinum 200 in regelmäßigen Abständen befreite ihn auf wunderbare Art und Weise von diesem Symptom. Der faulig-stechende Geruch nahm auf ein handhabbares Minimum ab, und der Patient war nicht länger in der peinlichen Lage, trotzdem lehren und am sozialen Leben teilhaben zu wollen – was er beides weit über die Zeit hinaus tun konnte, die ihm sein Arzt vorhergesagt hatte, in der Tat bis kurz vor seinem Tod.

Dieses Mittel ist jedoch nicht so wirksam wie *Sulfur*, wenn es darum geht, *unsaubere Angewohnheiten* auszurotten. Nach einer Gabe dieses Mittels haben z.B. männliche Patienten das plötzliche Verlangen verspürt, einen Raum oder den Hof gründlich in Ordnung zu bringen, Werkbank oder Schreibtisch aufzuräumen, sich die Haare schneiden zu lassen, den ungepflegten Bart abzurasieren oder zu schneiden, oder ein Paar besser sitzende Hosen zu erstehen. Bei *Psorinum* sind solche verblüffende charakterliche Veränderungen eher selten. Das gleiche gilt für Frauen: das schmutzige Geschirr, die unsortierte Wäsche und die halbleeren Teekannen stehen und liegen weiter ungepflegt herum, genau so, wie sie es auch vor der Einnahme des Mittels taten.

Ein weiteres auffallendes Merkmal im Arzneimittelbild von *Psorinum* ist die *Unausrottbarkeit der Krankheit*. Diese Nosode leistet unschätzbar wertvolle Dienste bei Krankheiten, die nicht vollständig behandelt oder unterdrückt wurden, bei schleppenden, immer wieder auftretenden Symptomen, sowie den Narben, die die Vergangenheit oder lange latente Krankheiten hinterlassen haben; desgleichen bei Patienten, die sich von einer akuten Erkrankung nie richtig erholt haben, die über einen längeren Zeitraum an Virusinfektionen leiden – ganz allgemein bei „*Mangel an vitalen Reaktionen nach schweren Krankheiten* [und] *wenn andere Arzneimittel nicht anhaltende Besserung bringen*" (*Hering*).

Die Homöopathie kennt viele Arzneimittel für die Behandlung von Beschwerden, die nach Ereignissen aufgetreten sind, von denen sich der Patient „nie richtig erholt" hat (sog. „never well since"-Syndrome, d.Ü.). Wie zu erwarten, ist *Psorinum* eines der führenden Mittel für diese Leiden, die nicht „abzuwaschen" sind. Um nur die wichtigsten aufzuzählen:

seit einer Kinderkrankheit (*Sulfur*, *Psorinum*)
seit einer besonders schweren Masern- oder Keuchhustenerkrankung (*Tuberkulinum*, *Carcinosinum*)
seit der Pubertät (*Pulsatilla*)
seit einer Geburt, Fehlgeburt oder Abtreibung (*Sepia*)
seit der Menopause (*Lachesis*)
seit einem Kummer oder dem Tod eines geliebten Menschen (*Natrium muriaticum*)
seit einer übermäßigen geistigen Erschöpfung (*Silicea*, *Kalium phosphoricum*)
seit einer Virusgrippe (*Gelsemium*, *Carbo vegetabilis*, *Psorinum*)
seit einer Lungenentzündung (*Sulfur*, *Phosphor*, *Tuberkulinum*, *Carbo vegetabilis*, *Psorinum*)
seit einer Kopfverletzung (*Arnica*, *Natrium sulfuricum*)
seit einer Bauchoperation (*Staphisagria*)
seit einer Impfung (*Thuja*)
seit einer verschleppten oder chronischen Epstein-Barr-Viruserkrankung (*Natrium muriaticum*, *Psorinum*)
seit einer Erkrankung an Mononukleose (*Cistus canadensis*, *Carcinosinum*)
seit einer Hepatitis (*Phosphor*, *Psorinum*).

Während des Heilungsprozesses kann *Psorinum* das dritte Postulat des *Hering*schen *Heilungsgesetzes* dramatisch veranschaulichen, nach dem Heilung dann stattfindet, wenn die Symptome *in der umgekehrten Reihenfolge ihres ursprünglichen Auftretens* verschwinden – wie bei einem Film, der rückwärts läuft*. In der Tat nimmt die Auffassung von Heilung als „dynamischem Prozeß" ganz andere Bedeutung an, wenn man die Heilwirkung einer wirklich „ähnlichen" Gabe *Sulfur* oder *Psorinum* beobachtet.

Ein bemerkenswerter Fall war eine fünfzigjährige Frau mit postklimakterischen Hitzewallungen und abgrundtiefen, schrecklichen „schwarzen Löchern" suizidaler Depression. Oberflächlich gesehen, war sie eine Mischung von *Lachesis* und *Arsenicum*, in Anbetracht ihrer Vorgeschichte einer Reihe von Krankheiten und Operationen, von denen sie sich „nie richtig erholt" hatte, schien es dem Arzt jedoch ratsam, die Behandlung entweder mit *Sulfur* oder *Psorinum* zu beginnen. Ersterer paßte zu ihren Hitzewallungen und der Tatsache, daß allopathische Medikamente in beträchtlichem Ausmaß zur Anwendung gekommen waren. *Psorinum* C 30 war jedoch das Mittel, das schließlich gewählt wurde, da sie, wenn sie keine Hitzewallungen hatte, ein extrem fröstelnder Mensch war (diese Nosode wird manchmal „frostiger *Sulfur*" genannt), und außerdem eine klar abgegrenzte Strähne ihres Haares ausgehend von der rechten Schläfe ergraut war („Nennen Sie mich einfach ‚Skunk'**, pflegte sie zu scherzen). Dies war eines dieser „auffallenderen, sonderlichen, ungewöhnlichen" Symptome, auf die es bei der Arzneimittelwahl ankommt („Haar wird fleckweise grau": *Kent*). Tatsächlich berichtet *Hering* von einem jüngeren Patienten, dessen graue Haarsträhne nach der Behandlung mit *Psorinum* wieder ihre natürliche Farbe annahm (!).

Die Medikamente wurden bis auf ihr Antidepressivum abgesetzt, und die Patientin war einverstanden, auch dieses einzuschränken, wenn sie sich davon überzeugt hatte, daß *Psorinum* „tatsächlich wirkte".

Sie mußte nicht lange darauf warten. Unmittelbar nachdem sie das Mittel eingenommen hatte, begann ihre ganze Krankengeschichte noch einmal abzulaufen, beginnend mit den jüngsten Ereignissen und fortschreitend bis in die früheste Kindheit.

---

* „Mit dem Voranschreiten des Krankheitsprozesses wandern die Symptome von außen nach innen, von den Extremitäten zu den oberen Körperteilen, von weniger lebenswichtigen Organen zu lebenswichtigeren ... Folglich verursacht die Gabe des korrekten Arzneimittels ein Verschwinden der Symptome *in der umgekehrten Reihenfolge ihres Auftretens* – die ‚neuen' Symptome, die während des Heilungsprozesses auftreten, stehen dabei für die früheren Stadien der Krankheit ..." (*Constantine Hering, Hahnemann's Three Rules Concerning the Rank of Symptoms*, Hahnemannian Monthly I, 1865, S. 5-12, zusammengefaßt in *H.L. Coulter, Divided Legacy*, Bd. III, S. 340).

** Stinktier (!), d.Ü.

Die Hitzewallungen, deren Intensität durch synthetische Hormone kontrolliert worden waren, kamen in voller Stärke zurück, und zwar alle zehn Minuten, Tag und Nacht eine ganze Woche lang – viele von ihnen forderten einen kompletten Wechsel der Kleider. Als sie abklangen, fing der ganze Körper zu jucken an, mit unkontrollierbarem Verlangen, die Haut wundzukratzen; dies war der Widerhall eines früheren unerträglichen brennenden Juckens („als ob ein Heer roter Ameisen in meinen ganzen Körper eingedrungen wäre"), das von einer allergischen Reaktion auf Penicillin nach einer Hysterektomie ausgelöst worden war, und auch dies dauerte eine Woche. Als es sich legte, begann sie, den Schmerz und das Unbehagen zu spüren, das im Zusammenhang mit einer allergischen Reaktion auf die Katgut-Fäden aufgetreten war, die bei einer kosmetischen Operation der Brust verwendet worden waren. Dies hielt einige Tage an und wurde dann zunächst gefolgt von den Symptomen einer früheren Blasenentzündung, sodann von Schmerzen und Absonderungen aus den Augen, die an eine Iritis erinnerten, die sie vor ein paar Jahren durchgemacht hatte. Darauf folgten tiefsitzende Nervenschmerzen. Wo die früheren Attacken jedoch monatelang gedauert hatten und nur durch starke allopathische Medikamente gelindert worden waren, hielten die „Wiederverkörperungen" oder „Schatten" der Ereignisse nur jeweils ein paar Tage an und erforderten weder schmerzstillende noch andere Medikamente.

Danach machte sie einen lähmenden Kopfschmerz von vor zwei Jahrzehnten durch; wieder dauerten die Symptome wenige Tage statt vieler Jahre. Dann brachen Furunkel auf, und zwar genau am gleichen Ort, an dem sie vor fünfundzwanzig Jahren aufgetreten waren, gefolgt von Brennen und Schmerzen der Fußsohlen, bis ihre Beschwerden im Erwachsenenalter sich schließlich in einem Schmerz in der linken Ferse konzentrierten und da steckenblieben. Einige Wochen später ging der Prozeß noch weiter zurück und sie erlebte die Menstruationskrämpfe ihrer Adoleszenz wieder, die dann schließlich zu Kinderkrankheiten überleiteten. „Ich habe gerade die Masern durchgemacht," gab sie an. „Jetzt warte ich auf die Windpocken."

Tatsächlich kamen und gingen Windpocken, Röteln und Keuchhusten, und als sie vorbei waren, fing das Mittel offenbar noch einmal von vorne an und griff die weniger offensichtlichen und eher unterschwelligen Beschwerden auf, die es beim ersten Mal verfehlt hatte. Beispielsweise kehrte eine unangenehme, brennende Empfindung in der Nase in vollem

Ausmaß zurück, die von einer Prise Kokain verursacht worden war (und sie damals davor bewahrt hatte, dieses Experiment zu wiederholen). Auch die geistige Erschöpfung, die sie vor Jahren aufgrund von emotionalem Streß und Überarbeitung erlebt hatte und die zu einem teilweisen Verlust ihrer Denkfähigkeit geführt hatte, suchte sie noch einmal für ein paar Tage heim. Danach aber verkündete sie: „Ich hatte eine Idee – einen guten, soliden Gedanken – zum ersten Mal seit fünfzehn Jahren!" Dann belebten sich ihre früheren Eßgelüste wieder, und sie machte eine Zeit unersättlichen Verlangens („Wolfshunger": *Kent*) nach "junk" oder „fast food" durch – nach der sie nur noch selten mehr Lust darauf hatte. Sie erlebte selbst ein Echo der Schuld- und Schamgefühle ihrer Pubertät wieder: Schuldgefühle, da sie nicht die gute Schülerin gewesen war, die sie hätte sein können, und Scham, da man sie als „sexy" ansah, da sie körperlich früh gereift war. Zum Schluß beklagte sich die Patientin im Scherz, daß die einzige Beschwerde, die das Mittel nicht herausgebracht hatte, Mumps und ein gebrochenes Bein gewesen seien. Sonst hatte das Mittel jedoch nichts ausgelassen.

Während die Heilung so vonstatten geht, kommen sich Arzt und Patient wie Zuschauer in einer Varieté-Vorstellung vor, wobei ein Akt nach dem anderen in schneller Folge gespielt wird und niemand weiß, was als nächstes auf der Bühne erscheint. Während des Heilungsprozesses nimmt das Arzneimittel eine eigene Dynamik an, und selbst der erfahrenste Arzt kann den nächsten Akt nicht vorhersagen. So lange die Schmerzen jedoch erträglich sind, keine vitalen Organe gefährdet erscheinen und die *déjà vu*-Symptome nicht allzu lange ohne Besserung anhalten, wartet man als Verschreiber ab und beobachtet, ohne einzugreifen.

Ein ermutigender Umstand in diesem ganzen Wiederholungsprozeß war, daß die Intervalle der Ruhe zwischen den Episoden nach den ersten Wochen länger zu werden begannen, und die Patientin sich emotional und körperlich seit Jahren nicht mehr so wohlgefühlt hatte. Die „Wiederaufführungen" ihrer früheren Krankheiten wurden kürzer und weniger spektakulär – ein sicherer Hinweis darauf, daß die Einzelgabe ordnungsgemäß wirkte.

Mittlerweile hatte die Patientin kontinuierlich die Dosis ihres Antidepressivums vermindert, ohne daß jedoch ein Stimmungsabfall auftrat. In der Tat wurde sie, wie der verlorene Sohn – der nach Hause zurückkehrt und dem mehr Gnade gewährt wird, als ihm zusteht – nachdem sie ihren Körper mit allopathischen Drogen und noch dazu auf viele andere Weisen geschädigt hatte, im Schoß der Familie der Gesunden willkommengeheißen und mit einer *Zunahme* ihrer natürlichen Lebhaftigkeit, Fröhlichkeit und intellektuellen Kreativität belohnt. Es ist durchaus vorstellbar, daß auch ein großer Teil ihres „ererbten Stigmas" beseitigt wurde. Wie auch immer, sie griff jedenfalls nie mehr auf Aufputschmittel, künstliche Hormone, Antibiotika, Kortikosteroide usw. zurück.

Natürlich kann jedes homöopathische Konstitutionsmittel Patienten dazu bringen, ihre gesamte Krankengeschichte wiederzuerleben – wie es in jenem altehrwürdigen Bild der Zwiebel symbolisiert wird, deren viele Schichten toter Haut den lebendigen Keim im Inneren umhüllen. Die Mittel führen dazu, daß die äußeren und mittleren Schichten abgestreift werden, während der Patient die verschiedenen Erkrankungen noch einmal erlebt, die er in der Vergangenheit durchgemacht hat, mehr oder weniger in chronologischer Reihenfolge (wobei diese, um die Wahrheit zu sagen, jedoch meist „weniger" als „mehr" eingehalten wird), um letztlich den Kern seiner Lebenskraft im Zentrum seines Wesens zu entdekken. *Sulfur* und *Psorinum*, die Mittel, von denen „sogar eine einzige Gabe… andere, wochenlang dauernde Symptome hervorrufen (kann)" (*Boericke*), zeigen diesen kathartischen Heilungsprozeß nach dem *Hering*schen Gesetz jedoch am regelmäßigsten.

Ein anderer Grundbegriff, der mit der Lehre von der Erbsünde implizit verbunden ist, ist *Mangelhaftigkeit*. Ein „Fehler" oder „Mangel" in seinem „gefallenen" Wesen schließt den Menschen vom Zustand der Gnade aus, nach der er strebt und auf die er einen Anspruch zu haben glaubt. In ähnlicher Weise sind es auch bei *Psorinum* „Mängel" (*Kent*, *Roberts*), die das Erreichen eines wirklich gesunden Zustands verhindern (der „*Mangel an vitaler Reaktion*", den *Clarke* für das „hauptsächliche Schlüsselsymptom von *Psorinum*" hält, ist schon oben diskutiert worden).

Dieses Mittel wird häufig in Fällen verschrieben, wo die Pathologie das Resultat von „Mängeln" ist, wie mangelnder Hygiene, ungenügender Ernährung oder Unfähigkeit, die Nahrung angemessen zu assimilieren. Die damit verbundenen Schwächen des Verdauungssystems sind zu verschiedenartig, um sie unter einer einzigen Überschrift zusammenzufassen (sie werden ausführlich in der homöopathischen Literatur beschrieben). Ein typisches Bild ist das schmuddelige, kränkliche Kind mit chronisch entzündeten Augenlidern (Blepharitis) und laufender Nase, eine jämmerliche Erscheinung, die auf tatsächliche oder scheinbare Unterernährung und Vernachlässigung schließen läßt (es sieht aus, als käme es direkt aus Dotheboys Hall in *Nicholas Nickleby* oder dem Arbeitshaus in *Oliver Twist*). Auch der Erwachsene sieht ungesund aus, seine Haut ist auf unschöne Art bleich – im Gegensatz zu der attraktiven, romantischen Blässe von *Tuberkulinum*. Die Patienten neigen dazu, ständig hungrig zu sein („großer Hunger, selbst nach einem herzhaften Mahl“: *Hering*), sie sind nervös und halb ohnmächtig, wenn sie nicht sofort etwas zu essen bekommen können. *Psorinum* ist das Kind, das „den ganzen Tag gut gelaunt und zum Spielen aufgelegt ist, nachts (jedoch) Schwierigkeiten macht und schreit“ (*H.C. Allen*; auch: *Sulfur*), und das nur durch Füttern beruhigt werden kann („Appetit größer nachts“: *Kent*).* Im Gegensatz dazu schläft das *Lycopodium*- oder *Medorrhinum*-Baby die ganze Nacht und schreit den ganzen Tag.

Die Mangelhaftigkeit von *Psorinum* kann auch die Form von *Mangel an Lebenswärme* annehmen. *Psorinum* ist einer der frostigsten Konstitutionstypen. Man findet Abneigung gegen und Verschlimmerung der Symptome durch frische Luft, dazu eine extreme Empfindlichkeit gegen Wetterwechsel und Luftzug – er holt sich sofort eine Erkältung, Kopfschmerzen oder Nebenhöhlenentzündung. *Psorinum* fürchtet Klimaanlagen, was seine Aktivitäten in den heißen Monaten ernsthaft einschränkt und ihn daran hindern kann, in öffentlichen Verkehrsmitteln zu reisen, in Restaurants zu essen, in Kaufhäusern einzukaufen, ins Kino oder ins Theater zu gehen. Im allgemeinen ist es sein Kopf, der am empfindlichsten gegen Kälte ist („Abneigung, seinen Kopf unbedeckt zu lassen“: *Hering*) – im Gegensatz zu *Arsenicum*, der seinen Kopf gerne kühl hält, wenn er sonst warm eingepackt ist. Häufig trägt er einen Hut (oder die Frau ein Kopftuch), und zwar im Haus und draußen, das ganze Jahr über („trägt selbst im Sommer eine Pelzkappe“: *Hering*), und manchmal sogar im Bett. Manchmal werden seine Symptome sogar „durch einen Haarschnitt verschlimmert“ (*Kent*).

Er mag seinen Kopf jedoch auch aus anderen Gründen bedecken und behaupten, sich mit seinem „Nachdenk-Hut“** besser konzentrieren zu können. Seine Gedanken verzetteln und verflüchtigen sich nicht unter

* *Hering* schreibt: „Das Kind fühlt sich offenbar wohl, in der Nacht aber windet und dreht es sich und zerrt an den Nerven ... am nächsten Tag ist es so lebhaft wie eh und je.“
** Im Original: “thinking cap“ – stehender Ausdruck! Z.B. “to put one’s thinking cap“ (umgangssprachlich) nachdenken (d.Ü.).

seiner Kopfbedeckung, sondern bleiben faßbar und gesammelt. „Mein Hut sorgt dafür, daß meine Gedanken klar sind und mein Kopf warm bleibt," erklärte ein Patient.

Eine andere Manifestation dieser Mangelhaftigkeit ist eine allergische Konstitution und extrem empfindliche Reaktion auf die Umgebung. Das „Terrain" ist mangelhaft, und zwar in dem Sinne, daß seine Konstitution, zusätzlich zu der „Unfähigkeit, genügend Energie aus Sonnenlicht, Luft, Wasser und Nahrung zu assimilieren" (*Roberts*), nur unzureichend dafür gerüstet ist, Gefahren, die aus einer feindlichen Umgebung drohen, abzuwehren. „Zu helles Licht, lautes Reden verschiedener Leute zur selben Zeit, Glockengeläut... verursachen schädliche Sinneseindrücke: zitternde Schwäche, Kopfweh, Kälteschauer etc. Häufig sind Geschmacks- oder Geruchssinn äußerst empfindlich" (*Hahnemann*).

Heute wird das Bild durch chemische oder andere Umweltverschmutzung noch mehr kompliziert, wie z.B. Pestizide, Herbizide, Insektizide, Raumsprays und Nahrungsmittelzusätze. Gelegentlich kann *Psorinum*, wie der hypersensitive *Marcel Proust*, der nur in einer mit Kork ausgelegten, geräuschisolierten, hermetisch verschlossenen Kammer leben konnte, nur noch in speziell isolierten Unterkünften abgeschnitten und geschützt von äußeren Störfaktoren existieren. Ein eindrucksvoller Fall war der einer jungen Frau, die so allergisch und übersensibel war („auf die ganze Welt, und auf das Leben im allgemeinen", wie sie es ausdrückte), daß sie nicht wie ein normaler Mensch leben konnte. Aufgrund ihrer Allergie gegen Heizungs- und Ventilationssysteme konnte sie keine Vorlesungen an der Universität besuchen, sie konnte nicht fahren, da der Geruch der Abgase sie für Tage außer Gefecht setzte, und außer im Winter konnte sie wegen der Pollen, Schimmelpilze, dem Geruch der Vegetation und sogar der trockenen Blätter auch nicht nach draußen gehen, und sie konnte weder in einem See oder Becken schwimmen, noch ihre Haut einem leichten Luftzug oder einem milden Regen aussetzen, ohne mit einem heftigen Nesselausschlag zu reagieren, der ihren ganzen Körper bedeckte. Sie trug nur Baumwollkleidung, da sie allergisch nicht nur auf synthetische Materialien, sondern sogar auf Wolle war, die häßliche Striemen hervorrief („Haut juckt, wenn Wolle getragen wird": *Kent*), und so weiter, *ad infinitum***.

* „Das klingt ja höchst beeindruckend, aber ich glaube nicht die Hälfte davon", war der skeptische Kommentar eines Zuhörers.

Psorinum C 200, dann 1 M, und darauf 10 M in regelmäßigen, aber großen Intervallen begann unmittelbar ihre Widerstandskräfte aufzubauen, und nach einem oder zwei Jahren ging es ihr entscheidend besser. Ein paar Überempfindlichkeiten behielt sie zwar und mußte diese „Übeltäter" meiden, führte danach aber ein normales Leben.

Diese ausgeprägte Überempfindlichkeit und die mangelnde natürliche Abwehr machen *Psorinum* zu einem Hauptmittel bei Heuschnupfen und Asthma, und viele Ärzte geben es, angeregt durch die Beschreibung der Nosode von *Clarke*, in diesen Fällen automatisch als erstes. Die Entscheidung für das Mittel bei Erkrankungen der Atemwege wird bestärkt, wenn der Patient merkliche Besserung verspürt, wenn er *auf dem Rücken ausgebreitet* liegt, „die Arme von den Seiten weggestreckt" (*Kent*), um sicherzustellen, daß seine Extremitäten weder einander noch irgend einen Teil des Körpers berühren.

Schließlich ist *Psorinum* das beste Mittel zur *Prävention* und *Prophylaxe*, um die konstitutionelle Resistenz gegen *saisonale* Allergien, Asthma und Heuschnupfen zu stärken. „Heuschnupfen ist eine der am schwierigsten zu behandelnden Beschwerden", schreibt *Kent*. „Es gehört zu einer konstitutionellen Schwäche, die abgebaut werden muß, bevor der Heuschnupfen wieder beginnt... das psorische Miasma muß verändert werden". Wird das Mittel, um die Anfälligkeit herabzusetzen, in der 1 M oder 10 M-Potenz gegeben, und zwar vorzugsweise ein paar Wochen vor dem Einsetzen der Symptome, kann dieses Leiden gelindert, unter Umständen sogar geheilt werden.

Eines der ersten Prinzipien der klassischen Homöopathie ist, daß die Mittel aufgrund der Totalität der Symptome verschrieben werden, nicht nur wegen einem oder zwei „Schlüsselsymptomen". Gelegentlich muß jedoch selbst der standhafteste Purist sich über Prinzipien hinwegsetzen. Einer der Anlässe dafür ist der routinemäßige präventive Gebrauch von *Psorinum* bei Anfälligkeit gegen Umweltreizstoffe. Glücklicherweise hat *Kent* selbst diese Vorgehen gebilligt, er schreibt (in seinen *Vorlesungen zur Theorie der Homöopathie*): „Ein Mittel muß nicht so ähnlich sein, um einer Krankheit vorzubeugen, als wenn sie geheilt werden soll".

Psorinum hat einen starken Bezug zur Haut – was angesichts seiner Herkunft nicht überrascht – und findet bei verschiedenen Hautkrankheiten Anwendung. *Hahnemann*, *Hering*, *Kent* und *H.C. Allen* widmen der Beschreibung der Hauterscheinungen und Erkrankungen von *Psorinum* viele Seiten, sie betonen die rauhe, unebene Haut, die leicht rissig und brüchig wird, die Ulzerationen um die Nagelbetten, Fingerspitzen und Lippen, die wunden, blutenden Fissuren, oder das heftige Jucken („Exzessives Jucken treibt zur Verzweiflung“: *Hering*). Sie beschreiben auch die Papeln, Pusteln, Furunkel und kleinen, spitzen Bläschen; die nässenden, offenen Wunden; den heftigen neuen Hautausschlag, der unter den alten Krusten ausbricht; das Prickeln, das Kribbeln („als ob Ameisen oder Insekten über die Hautoberfläche liefen“: *Kent*); die Haut, die so wundgekratzt ist, daß das Haar an dieser Stelle ausfällt. Schließlich das gesamte Spektrum an Ekzemen – an jedem Teil des Körpers, besonders aber in den Gelenkbeugen und hinter oder um die Ohren; sowie die dicke und verhärtete – aber auch die weiße, blätterige und schuppende – Haut. *Psorinum* hat einfach alles!

Roberts entwickelte die Theorie (die bei *Hahnemann* schon vorgezeichnet ist), daß viele psorische Krankheiten relativ oberflächlich und daher gutartig sind – sie verursachen Schmerzen und Unannehmlichkeiten, spielen sich jedoch noch nicht im Zentrum des Körpers ab. Daher verursacht das psorische Miasma hauptsächlich Hautkrankheiten und *funktionelle* Störungen, nicht aber die Vielfalt organischer Erkrankungen, die mit dem syphilitischen, sykotischen oder tuberkulinischen Miasma verbunden sind. Patienten, die *Psorinum* brauchen, sind in der Tat häufig Opfer schwer faßbarer Beschwerden, ohne feststellbare Ursache oder ersichtliche pathologische Basis. Alle Untersuchungen sind im Ergebnis negativ. Dennoch leiden sie unter erheblichem „Un-wohlsein“* und Beschwerden („leidet sehr, lebt aber lange“: *Roberts*).

Ein warnender Hinweis erscheint hier angebracht. Es ist für gewöhnlich nicht ratsam, die Behandlung ekzematöser oder anderer akuter Hauterkrankungen mit *Psorinum* als erstem Mittel zu beginnen, und ganz sicher nicht in hoher Potenz. Im Ergebnis kann es, statt zu der erwarteten ruhigen Besserung, zu einer heftigen Verschlimmerung der Beschwerden kommen. *Hahnemann* selbst warnt vor einem solchen Vorgehen. „Manche würden gerne ... *Isopathie* einführen, indem sie eine Krankheit mit dem selben Miasma behandeln, das sie hervorgebracht hat ... Der Versuch, mit einem menschlichen Krankheitsprodukt zu heilen – beispielsweise ein Psoricum zu verwenden, das von Krätzebläschen beim Menschen gewonnen wurde, um die selbe Krankheit bei einem anderen zu

* Im Original: „dis-ease“ (d.Ü.).

heilen – geht jedoch zu weit! Nichts anderes als Unheil und Verschlimmerung der Krankheit kann daraus erwachsen".

Ein diesbezüglicher Fall war der eines Mannes Anfang Dreißig, der an einem offenen, juckenden, nässenden Ekzem unter seinem Bart und in den Kniekehlen litt – möglicherweise verschlimmert durch jahrelange, unvernünftig strikte und unausgeglichene vegetarische Kost, die zuwenig Protein und andere essentielle Nährstoffe enthielt. Viele seiner Modalitäten – die „Verschlimmerung im Herbst" (*Kent*) und durch kaltes Wetter, der Ausfall seiner Barthaare und andere Symptome – paßten gut zum Arzneimittelbild von *Psorinum*, daher erhielt er eine Gabe in der 1 M-Potenz. Dies führte zu einer solchen, geradezu vulkanischen, Hauteruption, daß er bald einem prähistorischen Reptil oder einer Amphibie glich, die eben dem Meer entstiegen und deren Körper von Kopf bis Fuß mit schuppenartigen Platten bedeckt war (wie sie für Ichthyosis, Schuppenflechte, typisch sind), die sich ablösten und offene, blutende Wunden hinterließen. Wochenlange palliative Anwendung von *Sulfur* in niedriger Potenz linderte schließlich die Beschwerden, endgültige Heilung und eine reine Haut brachte jedoch erst eine weitere Gabe des potenzierten Inhalts von Krätzebläschen – diesmal in der C 30. Danach erhielt der Patient jedes Jahr im Spätsommer präventiv eine Gabe *Psorinum* 200, bevor das kalte Herbstwetter einsetzte, sowie jedesmal dann eine Gabe *Sulfur* C 30, wenn seine Haut Anzeichen eines trockenen und körnigen, oder weißen und rissigen Ausschlags zu zeigen begann.

Das Mittel hat sich auch unschätzbar wertvoll erwiesen bei der Behandlung von Asthma durch Unterdrückung eines Ekzems – in Einklang mit der Theorie *Hahnemanns*, daß chronische Krankheiten häufig mit unterdrückten Hautkrankheiten beginnen. Während des Heilungsprozesses kann daher, zu des Patienten Verdruß, jedoch zur Freude des Homöopathen, das Ekzem wieder auftreten (in Übereinstimmung mit dem ersten und dritten Postulat des *Hering*schen Heilungsgesetzes: „Während der Heilung verschwinden die Symptome von innen nach außen ... [und] von den lebenswichtigeren Organen zu den weniger lebenswichtigen"), und man sollte es ungestört abheilen lassen.

Ein letzter Hinweis auf die praktische Anwendung von *Psorinum*: dieses tiefwirkende Mittel kann „etwa 9 Tage (brauchen), bevor es deutlich wirkt" (*Boericke*). Bei akuten Erkrankungen wird der Arzt es daher manchmal vorziehen, mit einem schnell wirkenden Mittel zu beginnen, und dann *Psorinum* folgen zu lassen, um die Behandlung fortzusetzen oder abzuschließen. Und natürlich sollte man davon absehen, bei einer Verschlimmerung innerhalb von 9 bis 12 Tagen nach der Mittelgabe einzugreifen.

Das Thema der Unausrottbarkeit spiegelt sich auch auf der geistigen Ebene. Am augenfälligsten mit der Erbsünde verbunden ist ein Gefühl von Schuld, und *Psorinum* ist eines von wenigen Mitteln, die *Kent* unter der Rubrik „Gewissensangst" im höchsten Grad aufführt. Es ist daher eines der Mittel, an die man bei Patienten denken sollte, die an Schuldgefühlen oder Gewissensbissen leiden. Schuldgefühle sind heutzutage jedoch etwas aus der Mode gekommen, und daher findet sich häufiger „ängstliche Bedrücktheit" (*Hahnemann*), zusammen mit *Furchtsamkeit, Unsicherheit* und *Niedergeschlagenheit*, die auf einer symbolischen Ebene mit dem Sündenfall des Menschen verbunden sein könnten, der sich anscheinend ohne Gottes Hilfe ganz alleine durchs Leben schlagen muß („Fühlt sich verlassen": *Kent*).

Diese Gefühle werden in der homöopathischen Literatur erschöpfend behandelt (z.B. „traurige und freudlose Ideen; religiöse Verzweiflung, voller Angst und bösen Vorahnungen": *Hering*) und sind vielen Konstitutionstypen eigen. In den folgenden Abschnitten wollen wir jedoch einige der für diese Nosode besonders typischen Aspekte untersuchen*.

Passend zu der oben schon erwähnten Neigung, sozusagen im „eigenen Saft" zu schmoren (die Unausrottbarkeit), ist *Psorinum* auch nicht in der Lage, ihn belastende Ängste abzulegen – und zwar in einem solchen Ausmaß, daß „Gedanken, die er nicht loswerden kann, ständig in seinen Träumen wieder auftauchen... wenn er erwacht, läßt ihn eine hartnäckige Idee nicht wieder los" (*Hering*).

Bei einem Patienten, der unter chronischer Verstopfung und häufigem nächtlichen Erwachen litt und der auf die auf den ersten Blick angezeigten Mittel *Sulfur* und *Natrium muriaticum* nicht ausreichend reagierte, erkannten wir *Psorinum* unter anderem an einem immer wieder auftretenden Traum. Darin versuchte er stets, andere von etwas zu überzeugen, was ihm selbst ganz offensichtlich war, das sie aber nicht verstanden oder sich

* Der Leser wird auf die zahlreichen *Psorinum*-Einträge im *Kentschen* Repertorium verwiesen, die von den eher allgemeinen Geistessymptomen „Furcht, vor dem Tod... vor Unheil... vor Unglück," „Angst, vor der Zukunft... um die eigene Gesundheit," und „Zweifelt am Seelenheil" bis hin zu den eher spezifischen „Furcht, vor geschäftlichen Mißerfolg", „Angst, beim Fahren und Reiten, (und besonders) abwärts" usw. reichen.

einzusehen weigerten. In seinem Traum agierte er ganz ähnlich, wie er es auch im Wachzustand tat: er handelte nicht effektiv, sondern flehte oder rechtete nutzlos, oder er lieferte endlose Erklärungen, und morgens wachte er erschöpft und niedergeschlagen auf und war vollkommen hoffnungslos, jemals mit anderen erfolgreich kommunizieren zu können.

Psorinum fordert sein Martyrium nicht heraus, wie es *Staphisagria* und bis zu einem gewissen Grade auch *Natrium muriaticum* tun, sondern fühlt sich als Opfer von Umständen, die außerhalb seiner Kontrolle liegen.

Die schwierige Aufgabe, zu entscheiden, was wir in unserem Leben kontrollieren oder nicht kontrollieren können – also „eigene Wahl" von „Schicksal" zu unterscheiden und danach zu handeln – ist Teil des menschlichen Daseins, und die verschiedenen homöopathischen Arzneimitteltypen haben hierzu unterschiedliche Einstellungen. *Arsenicum* z.B. ist der Ansicht, daß der Mensch sein Leben in die Hand nehmen kann oder sollte, und wird häufig krank aus Frustration oder Unfähigkeit, noch *mehr* die Kontrolle über sein Schicksal oder das von anderen auszuüben. Im Gegensatz dazu hat *Psorinum* unterschwellig das Gefühl, ohnmächtig oder hilflos zu sein.

Ob es nun um so rein körperlichen Symptome wie unkontrollierbares Asthma oder Heufieber geht, die er, obwohl sie so vorhersagbar wie ein Uhrwerk sich z.B. alljährlich verschlimmern, dennoch nicht abwenden kann, oder um seine stets unreine Haut, die sich nicht sauber waschen läßt, um den schlechten Geruch seiner Ausdünstungen, der ihn ständig umgibt, um seine Kopfschmerzen, die jeder Behandlung widerstehen und seine Unfähigkeit, sich von einer früher durchgemachten Krankheit zu erholen, um die zahlreichen Einschränkungen, die ihm seine Allergien auferlegen, oder darum, daß „jede moralische Empfindung ein Zittern verursacht und selbst die geringste emotionale Erregung dazu führen kann, daß er schwer erkrankt" (*Hering*), oder um die allgemeine Tendenz der psorischen Konstitution, „mehr zu leiden aus geringerem Anlaß" (*Roberts*) als jeder andere Konstitutionstyp – all dies trägt mit dazu bei, bei ihm Ängstlichkeit, Befürchtungen, „Zweifel an seiner Genesung" (*Kent*) und ganz besonders das Gefühl, dem Schicksal auf Gedeih und Verderb ausgeliefert zu sein, hervorzurufen.

Positiv an dieser fatalistischen Haltung ist ein reifes Bewußtsein für die gesetzmäßigen Grenzen des freien Willens des Menschen und die weise Einsicht, daß es für manche Probleme offenbar keine Lösung gibt, daß man sich manchen Umständen wie einem höheren Gesetz würdevoll unterwerfen muß. Immer wieder findet man als Arzt diese tiefere Weisheit in *Psorinum*-Patienten, die aus mit Geduld ertragener chronischer Krankheit entstanden ist, die, wieder einmal, im Gegensatz zu der kämpferischen Haltung von *Arsenicum* steht, der sein Leid oft selbst dadurch herausfordert, daß er unrealistisch gegen jede Begrenzung durch äußere Faktoren ankämpft, oder zu der des *Natrium-muriaticum*-Reformers, der seine emotionale Energie dadurch erschöpft, daß er mit seinem Schicksal hadert, das er weder ändern noch akzeptieren kann.

Psorinum kann jedoch auch ein stets klagender Pessimist und unzufriedener Mensch sein – ein perfektes Beispiel für die Feststellung von *Emerson*, daß „Unzufriedenheit ein Zeichen für mangelndes Selbstvertrauen, für Willensschwäche" ist. Er fühlt sich hintergangen, vom Leben und von seinen Mitmenschen, und wird nie müde, andere darauf hinzuweisen. Zwang, kombiniert mit angeborener Schwäche und zahlreichen Überempfindlichkeiten, kann zu „Reizbarkeit" (*Kent*) führen – beim Erwachen, in der Nacht, durch Hitze, wenn er Druck ausgesetzt ist, oder aus anderen Gründen, und manchmal zu emotionaler *Labilität*: „Schnelle Stimmungswechsel... Plötzlicher Übergang von Fröhlichkeit zu Traurigkeit, oder ärgerlich ohne Grund" (*Hahnemann*). Gelegentlich wird ihm auch weniger übel mitgespielt, als er selbst der Übeltäter ist: „streitsüchtig" (*Kent*), „sehr unliebenswürdig... äußerst schlecht gelaunt... unerträglich eigensinnig, ein Ärgernis für die Menschen um ihn herum" (*Hering*). Obwohl er jedoch „heftige Gefühlsausbrüche, wie wahnsinnig" (*Hahnemann*) an den Tag legen kann, so tut er dies jedoch nur, wenn er ziemlich außer sich ist, und später hat er deshalb Schuldgefühle („Wutausbrüche enden in Gewissensbissen": *Ortega*). Sie sind also nicht ein unbedingt integraler Bestandteil seines Wesens (wie es die Wutausbrüche von *Tuberkulinum* sind).

Andere Patienten im *Psorinum*-Zustand beklagen sich weniger, sondern zeigen unbegründet Mangel an Selbstvertrauen, sowie Furchtsamkeit – sie erschrecken sozusagen über ihren eigenen Schatten. Eine solche Haltung bringt eine gewisse „Unentschlossenheit" (*Kent*) mit sich, Entscheidungen treffen zu müssen ist daher für ihn sehr anstrengend. Depression schwächt seine Energien („Ich bin so niedergeschlagen, daß ich mich tatsächlich hinlegen muß") und läßt ihn morgens nur schwer aufstehen („wünscht im Bett zu bleiben": *Kent*), was zu seinem trägen Gesamtbild beiträgt. Das Portrait, das *Gontscharow* von seinem Helden

Oblomow zeichnet, der fast den ganzen Morgen dazu braucht, aus dem Bett zu kommen und sich anzuziehen (vgl. das *Calcium carbonicum*-Kapitel), läßt an ein unterliegendes psorisches Miasma denken.*

Welchen Eindruck der Patient auch immer hinterläßt – den eines Opfers oder lediglich mangelnder Willenskraft – der *Psorinum*-Typus ist sich eher der Einflüsse bewußt, die seine Umgebung (und das Schicksal) auf ihn ausüben, als der Möglichkeit der aktiven Einflußnahme darauf. Mut, Selbstvertrauen und Entschlossenheit sind ihm nicht in die Wiege gelegt, sondern müssen durch wiederholte Prüfungen erworben werden. Durch all dies zieht sich die Furcht davor, Fehler zu machen, kritisiert zu werden, sich den Konsequenzen des eigenen Handelns zu stellen. Eine intelligente Studentin, deren Heuschnupfen und Schüchternheit durch *Psorinum* wesentlich gebessert worden waren, erklärte es so: „Ich hatte Angst davor, irgend etwas zu tun, und zwar wegen der ganzen indirekten Folgen, die daraus entstehen können. Kürzlich ist mir jedoch klargeworden, daß es auch Folgen hat, wenn man *nicht* handelt. Ich könnte also genauso meine Interessen aktiver durchsetzen und mehr Spaß damit haben!"

Bestimmte Konstitutionstypen (*Phosphor*, *Medorrhinum*) sind bereit, auch ohne umfassendes Wissen zu handeln, sie vertrauen darauf, daß durch ihr Tun und ihr Engagement auch die Einsicht wächst. Nicht so *Psorinum*, der sich nur dann zum Handeln durchringen kann, nachdem er jeden Schritt und alle denkbaren Konsequenzen sorgfältig abgewogen hat und ganz genau weiß, wo er steht und was er denkt.

Daher ist der *Psorinum*-Typus zweifellos oft gehemmt und häufig „arm im Geiste".** Der Arzt wird sich gelegentlich insgeheim fragen, ob eine radikale Veränderung oder Konfrontation mit der Realität, die seine recht belanglosen Ängste und Befürchtungen („Niedergeschlagenheit wegen... geringfügigen Ursachen": *Hahnemann*) wieder zurechtrückt, nicht heilsamer wäre als ein homöopathisches Arzneimittel.

---

* *Boericke* verweist auf *Calcium carbonicum* als „das große *Hahnemannische* Antipsorikum". Ein anderes ungewöhnliches Geistessymptom, das diesen beiden Mitteln gemeinsam ist, ist „Frohsinn bei Verstopfung" (*Kent*).

** Der Gesundheitsfanatiker Mr. Woodhouse, Vater der Heldin des Romans *Emma* von *Jane Austen*, ist eines der subtileren literarischen Portraits der Ängste und Feigheit von *Psorinum*.

„(Da) sein eigener Magen nichts Schweres vertrug, und er sich nie vorstellen konnte, daß andere nicht genauso waren wie er selbst... betrachtete Mr. Woodhouse Einladungen stets mit traurig-gemischten Gefühlen. Er liebte es, den Tisch für seine Gäste zu decken, da

Ein interessanter Fall war der eines melancholischen und zurückhaltenden Mannes mittleren Alters, der unablässige und schleppende Beschwerden hatte. *Psorinum* 1 M wurde verschrieben, das seine körperlichen Symptome besserte, seine Geistes- und Gemütssymptome jedoch scheinbar unbeeinflußt ließ, bis er ein paar Monate später dem Arzt anvertraute: „Ich glaube, daß das Mittel mir Energie verliehen hat. Jahrelang haben wohlmeinende Freunde mich gedrängt, in eine Gruppentherapie zu gehen, aber der bloße Gedanke, mein Privatleben zehn völlig Fremden mitzuteilen, schreckte mich ab. Nach dem Mittel beschloß ich jedoch, daß es gut für mich sein könnte, etwas zu tun, was das *letzte* war,

---

dies in seiner Jugend so Sitte gewesen war; aus Überzeugung, daß Abendessen der Gesundheit sehr abträglich sind, sah er jedoch nur recht ungern etwas darauf aufgetragen ... die Sorge um die Gesundheit (seiner Gäste) bewirkte, daß er sich grämte, wenn sie aßen. Alles, was er guten Gewissens empfehlen konnte, war eine kleine Schale dünnen Haferschleims, wie er ihn, selbstbeherrscht wie er war, zu sich nahm, während die Damen behaglich Leckereien naschten, oder zu sagen, ‚Mr. Bates, versuchen Sie doch einmal eines dieser Eier. Ein ganz weich gekochtes Ei ist nicht so ungesund. Searle (der Butler) versteht sich ungemein gut darauf, Eier zu kochen. Ein Ei, das von einem anderen gekocht ist, könnte ich nicht empfehlen – Sie brauchen nichts zu befürchten – sie sind sehr klein, sehen Sie – eines unserer sehr kleinen Eier wird Ihnen nicht schaden. Miss Bates, Emma soll Ihnen etwas Torte auflegen – ein ganz kleines Stückchen ... von Senf rate ich ab ...'.

„Was seine (älteste) Tochter anging, erfreute sich Mr. Woodhouse einer ganzen Reihe Kümmernisse und besorgter Gefühle ... ‚Eine unangenehme Sache, meine Liebe, daß du den Herbst in South End verbracht hast, statt hierher zu kommen. Ich habe noch nie viel von der Seeluft gehalten ... Ich bin schon seit langem davon überzeugt, obwohl ich dir das vielleicht nie gesagt habe, daß ein Aufenthalt am Meer kaum jemandem bekommt. Ich bin sicher, daß mich das früher einmal beinahe umgebracht hat ... Ich kann nicht behaupten, daß du im Moment gut aussiehst ...'.

(Seine ‚vorsorgliche Lebensweise', die von ihm verlangt, selbst im Sommer zu heizen, veranlaßt Mr. Woodhouse, ein Portrait, das Emma gemalt hat, folgendermaßen zu kommentieren:), „Es ist sehr hübsch ... Das einzige, was ich daran nicht so mag, ist, daß sie draußen zu sitzen scheint und nur einen kleinen Schal über den Schultern hat – und das läßt einen befürchten, sie könnte sich erkälten'.

‚Aber lieber Papa, es soll doch Sommer sein; ein warmer Tag im Sommer. Sieh dir diesen Baum an.'

‚Aber es ist nie ungefährlich, draußen zu sitzen, meine Liebe ...'.

‚Komm nicht zu spät nach Hause (mahnt er seine erwachsene Tochter). Du wirst bestimmt bald müde sein ... So viele Leute, die gleichzeitig reden – du wirst den Lärm nicht mögen' (vgl. *Hahnemann*: Verschlimmerung durch „lautes Sprechen verschiedener Leute zur gleichen Zeit ...").

‚Aber lieber Mr. Woodhouse, (sagt Mr. Weston), wenn Emma früh geht, wird sich die Party auflösen.'

‚Das macht gar nichts,' sagte Mr. Woodhouse. ‚Je früher eine Party beendet ist, um so besser.' "

das ich eigentlich tun wollte. Eine solche Erfahrung ist zwangsläufig bewußtseinserweiternd, und einmal im Widerspruch mit meinem Wesen zu handeln, könnte befreiend wirken."

Obwohl diese Nosode allgemein als *frostiger Sulfur* angesehen wird, erstreckt sich die Übereinstimmung nicht notwendigerweise auch auf die Geistes- und Gemütssymptome. Im Gegensatz zu der Art von *Sulfur*, das Leben bei den Hörnern zu packen und es seinem Willen zu unterwerfen (wie er es z.B. mit widerspenstigen Ideen tut, die er in Systeme zwingt), geht der Patient, der emotional oder geistig *Psorinum* ist, sein Leben eher ängstlich an und schätzt seinen freien Willen oder die Wahlmöglichkeiten, die er in seinem Leben hat, nur gering ein. Das launische Schicksal herrscht über ihn, und er kann sich seinen Fügungen nur unterwerfen.

Daher auch seine Unfähigkeit, effektiv zu *handeln*, selbst wenn er tüchtig (*Calcium carbonicum*) und ehrgeizig (*Silicea*) ist. *Psorinum* weicht Verantwortung nicht aus und ist sorgfältig in seiner Arbeit, aber er weigert sich, Risiken einzugehen, und es fehlt ihm an Unternehmungsgeist, seine Ideen zu verwirklichen und seine wahre Kompetenz zu zeigen. Häufig nimmt er eine untergeordnete Arbeit an oder gibt sich mit einer wenig herausfordernden Aufgabe zufrieden, oder er „sucht sich als Geschäftsmann einen Teilhaber, der das Unternehmen leitet" (*Ortega*).

Selbst seine kreativen Leistungen sind meist nicht so sehr von Vitalität, Intensität und einem ununterdrückbaren Strom von Ideen geprägt wie bei *Sulfur* (auch: *Lachesis* und *Medorrhinum*), oder von dem Enthusiasmus und der Inspiration eines *Phosphor* oder *Tuberkulinum*-Menschen. Um *Whitmont* zu zitieren: „*Psorinum* mag den selben Impuls verspüren wie *Sulfur*, aber es fehlt ihm an Energie, um ihn umzusetzen, und an dem optimistischen Glauben an sein Gelingen." Er ist in jeder Hinsicht gedämpft – teils weil er oft Angst oder „Freudlosigkeit" (*Hering*), die bei ihm gleich unter der Oberfläche liegen, dadurch bekämpft, daß er sich einer kreativen Beschäftigung widmet, oder auch weil seine tieferen Einsichten aus der tiefen Verzweiflung entstehen, aus der er gerade aufgetaucht ist. Es entspricht daher seinem Stil, sich geduldig und verbissen voranzuschleppen, zu feilen und zu schleifen (auch wenn er ein Fehlschlagen innerlich vorwegnimmt; *Arsenicum* erwartet, wenn er etwas überarbeitet, den Erfolg), bis er schließlich diese durchscheinende Qualität, dieses „harte, diamantene Leuchten" (*Walter Pater*) erreicht, das den wahren Künstler oder Wissenschaftler auszeichnet.

Angesichts von Opposition, oder wenn er spürt, daß eine Veränderung notwendig ist, fängt er an, zu disputieren, sich zu beklagen, und reagiert gereizt; er will, wie *Calcium carbonicum*, am Bestehenden festhalten, wie sehr es auch an seinen Kräften zehren mag („halsstarrig": *Kent*). Auch beunruhigt er sich unangemessen wegen Ereignissen, die vielleicht nie eintreten werden, und vergeudet seine Energie, indem er völlig unwahrscheinliche Schicksalsschläge vorwegnimmt. Daher kann er, obwohl er die tägliche Routine recht gut bewältigt, in anderen Bereichen des Lebens, die möglicherweise befriedigender wären, kraftlos und ineffektiv bleiben. „Wer da begehrt, aber nicht handelt, bringt Verderben hervor", schrieb *William Blake*, und in der Tat kann diese Haltung zu „geistig-seelischen Störungen aller Art" (*Hahnemann*) und möglicherweise zur Entwicklung einer *Psorinum*-Pathologie führen.

Ein Beispiel hierfür war ein Patient mittleren Alters mit Menière'scher Krankheit. Er war vielseitig gebildeter Herausgeber in einem renommierten Verlag, der viele Verpflichtungen und Verbindlichkeiten übernommen hatte, von denen keine ihm übermäßig viel Ansehen einbrachte. Seit einer Influenzaerkrankung vor zwei Jahren litt er unter einem charakteristischen Schwindel mit starker Übelkeit, Ohrgeräuschen und Gleichgewichtsverlust. Er war extrem frostig und reizbar, alles war schlimmer morgens, bei der Arbeit stand er ständig unter Streß, und er war verärgert über seine Familie, daher hieß die erste Verschreibung *Nux vomica* 10 M. Dies brachte eine starke Besserung, und beim nächsten Besuch waren die Menière- Symptome zu fünfundsiebzig Prozent verschwunden. Schließlich erschöpfte sich jedoch die Wirkung von *Nux vomica*, und trotz verschiedener Potenzwechsel blieb die Besserung nur zu etwa fünfzig Prozent bestehen.

Nun wurde *Sulfur*, das natürliche Ergänzungsmittel von *Nux vomica*, herangezogen (wo *Nux* ist, kann da *Sulfur* so weit entfernt sein?), und wieder ergab sich eine Verbesserung um fünfundsiebzig Prozent, was die Häufigkeit und Schwere der Ereignisse betraf. Der Arzt suchte jedoch nach einem noch besseren Heilmittel. Die noch eingehendere Befragung ergab, daß der Patient gelegentlich ein (für ihn recht erschreckendes) Stechen in der Herzgegend verspürte. Der Arzt sah darin eine abgeschwächte Version des *Psorinum*-Symptoms „glaubt, daß die Stiche im Herzen ihn töten werden, wenn sie nicht aufhören" (*Hering*). Und schließlich paßten sowohl weitere Symptome bei *Hering* („Schwindel morgens; Gegenstände scheinen sich mit ihm zu drehen, Gefühl, als ob die Augen herausgedrückt würden, mit Verwirrung und Ziehen in der Stirn, mit Dröhnen in den Ohren"), als auch bei *Hahnemann* („Schwindel... mit Übelkeit") hinreichend auf das Symptomenbild. Am bezeichnendsten war jedoch die innere Einstellung des Patienten. Er gestand, ein Defätist in seinem Beruf zu sein, eine der „Arbeitsbienen", die die Königin füttern und die Drohnen versorgen – indem er viel Verantwortung auf sich nahm, ohne entsprechende Anerkennung zu ernten. Obwohl ihn diese für seine Karriere hinderliche Selbstbeschränkung stark beschäftigte und ärgerte, unternahm er nichts, um etwas daran zu ändern. „Zielstrebigkeit besitze ich im Übermaß", erklärte er, „es ist die Chuzpe, die mir fehlt."

Aus diesen Gründen, und aufgrund seiner Unfähigkeit, sich seiner Krankheit selbst mit Unterstützung des wohlgewählten Simillimum zu entledigen, ganz zu schweigen von der einzigartigen Fähigkeit dieser Nosode, zu heilen, „wenn *Sulfur* angezeigt zu sein scheint, aber nicht anschlägt" (*H.C. Allen*), und auch, weil *Hahnemann*, *Kent*, *Roberts* und andere Anhänger der Miasmenlehre Schwindel eindeutig dem psorischen Miasma zuordnen, wurde *Psorinum* 10 M verschrieben.

Manche Psychologen assoziieren chronischen Schwindel, wenn organische Ursachen ausgeschlossen werden können, mit einem Konflikt zwischen der individuellen Wahrnehmung der Dinge, so wie sie sind, und dem, wie sie sein sollten. In dem vergeblichen Versuch, unversöhnliche Gegensätze mit einander in Übereinklang zu bringen, dreht er sich im Kreise, bis ihm schließlich schwindlig wird.

Jedenfalls waren die körperlichen Symptome des Patienten nun zu fünfundneunzig Prozent gebessert. Er kündigte auch seinen Entschluß an, sich in seiner Arbeit besser durchzusetzen – sein Schicksal sozusagen in die Hand zu nehmen, anstatt darauf zu warten, daß das Glück sich zu seinen Gunsten entscheide. *Psorinum* machte ihn zwar nicht unbedingt zu einem unerschrockenen Kämpfer („Ich werde wohl immer eine gewisse Untergebenenmentalität behalten", wie er gestand), äußerte er seine Unzufriedenheit mehr bei der Arbeit, statt sich zuhause darüber zu ärgern.

Tatsächlich gesellte sich auch ein glücklicher Umstand zu seinem neuen Entschluß hinzu: ein konkurrierender Verlag bot ihm bald danach eine Stelle an, die mehr Ansehen und Einkommen versprach – ein Beispiel für *C.G. Jungs* „Synchronizität".

Der Defaitismus und die Hemmungen von *Psorinum* sind zugegebenermaßen häufig unbewußt, der Patient verspürt lediglich eine vage

Depression oder Entmutigung, ein Gefühl von „was soll's" und mangelnder Unternehmungslust („Ich fühle mich wie ein halb gesunkener Kahn!"). Oder sein früher lebhaftes Interesse am Leben beginnt zu schwinden („Abneigung zu Arbeiten bei Personen, die sonst äußerst fleißig sind; kein Drang, sich zu beschäftigen, eher äußerste Abneigung dagegen": *Hahnemann*), oder seine Konzentration läßt nach („Gedanken schwinden". *Kent*). Die homöopathischen Nosoden sind jedoch gut geeignet, die unbewußten psychischen Ebenen zu erreichen, und, besonders beim *Psorinum*-Patienten, die Fähigkeit zu stärken, „Wahlmöglichkeiten" zu erkennen, um sein eigenes Schicksal zu formen, und, mit einem Wort, diesen fundamentalen Aspekt der menschlichen Natur, seinen freien Willen, geltend zu machen.

Es gibt ein „auffallenderes, sonderliches und ungewöhnliches" Symptom, das das Gefühl von *Psorinum*, Opfer der Umstände zu sein, scheinbar rechtfertigt: dieser Typus fühlt sich niemals besser als am Tag, oder kurz vor einer akuten Erkrankung („ungewöhnliches Hochgefühl am Tag vor der Erkrankung": *H.C. Allen*).

Wenn ein strahlender und optimistischer *Psorinum*-Patient berichtet, daß die Beschwerden, unter denen er gewöhnlich leidet, Kopfschmerzen, Nebenhöhlenbeschwerden, Bronchitis oder Ekzem, seit längerem verschwunden sind, und daß er sich besonders in letzter Zeit wunderbar wohl gefühlt hat, dann wird er sicherlich am nächsten Tag einen Rückfall erleiden – als ob er dafür bestraft würde, daß er sich erdreistet hat zu glauben, er sei geheilt. Wenn dies öfter geschieht, wird selbst der gelassenste und ausgeglichenste Mensch mißtrauisch.

„Ja, es ist mir in den letzten paar Wochen besser gegangen", räumt er kaum vernehmlich flüsternd ein, und fügt sogleich abergläubisch hinzu: „Aber wer weiß, wie lange das anhält? Lassen Sie uns nicht davon reden, um nicht die Aufmerksamkeit der launischen Götter zu wecken."

Dieses Phänomen verallgemeinernd, fängt er generell an, an seinem Glück oder dem Erreichen seines Ziels zu zweifeln und kann in Pessimismus verfallen. Auch wenn alles zufriedenstellend verläuft, hindern ihn seine Befürchtungen daran, Beziehungen oder Erfolge zu genießen („Fürchtet, im Beruf zu versagen oder im Armenhaus zu enden": *Hering*; „kann sich an seiner Familie nicht freuen und realisiert nicht, wie gut es ihm geht... Hat das Gefühl, all dies sei nicht für ihn": *Kent*).* Er *weiß*, daß irgend etwas passieren wird, das seinen Erfolg zunichte macht und seine Hoffnungen zum Erlöschen bringt. Was für andere „Licht am Ende des Tunnels" bedeutet, ist für *Psorinum* in der Tat der Scheinwerfer des Schnellzugs, der mit voller Geschwindigkeit auf ihn zusteuert! So paradox es jedoch ist, dieses Symptom ist für den homöopathischen Behandler ein Signal der Hoffnung, da es eindeutig auf das heilende Mittel hinweist.

Seine „Hoffnungslosigkeit" (*Kent*) kann ihn davon abhalten, sich auch nur vorzustellen, er könne sich der schwarzen Schleier, die ihn umgeben, entledigen. In charakteristischer Weise wirft er sich, wenn er eine schwierige oder unangenehme Entscheidung zu treffen hat, fast buchstäblich herum wie ein Fisch auf dem Trockenen, und seine Verzweiflung wächst: „geht im Zimmer auf und ab, ringt verzweifelt seine Hände und klagt ununterbrochen, ‚Oh, so ein Unglück! Oh, so ein Unglück!'... Ist so niedergeschlagen, daß er Selbstmord begehen könnte" (*Hering*); ein andermal „greift" der beunruhigte *Psorinum* „nach diesem und jenem", bei Geisteskrankheit, „zupft er am Bettzeug" (*Kent*). *Boenninghausen* führt unter der Rubrik „Hoffnungslosigkeit" nur *Aurum metallicum*, *Ignatia* und *Psorinum* im höchsten Grad auf, *Boger* in seinem *Repertory* nur letzteres. Im Band I der *Chronischen Krankheiten* widmet *Hahnemann* (in typischer *Sulfur*-Manier) eine lange Fußnote der Beschreibung chronischer Depression und analysiert sie unter dem Gesichtspunkt eines ererbten, psorischen Miasmas, in Fällen, wo Traurigkeit, Enttäuschung oder Langeweile noch lange Zeit bestehen, nachdem die Ursache der Irritation, der Belastung oder des Unglücklichseins beseitigt ist (das psychologische Äquivalent des „never well since"-Syndroms).** Wenn also andere Mittel

---

* *Psorinum* ist ein so wichtiges Mittel wie *Nux vomica* bei Männern, *Sepia* bei Frauen und *Arsenicum* bei beiden Geschlechtern, wenn es um „Angst vor Armut" geht (*Kent*; vgl. auch *Bryonia* und *Calcium carbonicum*). Und bezüglich des allgemeinen Themas „Habsucht" ist *Psorinum* zwar nicht immun gegen den Charme eines vorteilhaften Geschäftes, oder etwas zu bekommen und nichts dafür tun zu müssen, findet jedoch nicht das gleiche Vergnügen darin wie *Sulfur* oder *Arsenicum*.

** *Hahnemann* schrieb 1823, lange vor Psychologie oder Psychoanalyse:
„Ich gehe nun zu den übrigen, möglichst zu meidenden Hindernissen der Heilung chronischer Krankheiten über... Mit weit weniger Beeinträchtigung der Gesundheit kann der unschuldige Mensch 10 Jahre in der Bastille oder auf der Galeere körperlich qualvoll verleben, als etliche Monate, bei aller körperlichen Bequemlichkeit, in einer unglücklichen Ehe oder mit einem nagenden Gewissen...

nicht wirken, sollte *Psorinum* stets sowohl bei chronischer Verzweiflung („Es ist schon so lange her, daß ich glücklich war, daß ich vergessen habe, wie sich das anfühlt!"), als auch akut suizidaler Angst und Verzweiflung in Betracht gezogen werden.

Diese Nosode erinnert sowohl Arzt, als auch Patienten wiederholt daran, daß das Leben zwar voller Leid und Elend ist, daß es aber auch *Gnade* gibt – für die man empfänglich bleibt, wenn man den Mut nicht verliert und dem homöopathischen Mittel vertraut.

Viele *Psorinum*-Patienten weisen natürlich die oben beschriebene Furchtsamkeit oder Verzagtheit nur andeutungsweise auf, aber selbst dann, wenn er „fröhlich" (*Kent*) und optimistisch ist, bleibt dieser Typus häufig reserviert und verschlossen; in seiner ruhigen Unabhängigkeit bildet er den Gegenpol zu dem extrovertierteren, auf andere angewiesenen, Aufmerksamkeit heischenden *Tuberkulinum*. Wie *Silicea*, *Lycopodium* oder *Natrium muriaticum* behält er seine Meinung für sich, ist meist „kontemplativ" und „introspektiv" (*Ortega*). Seinen Gefühlen macht er jedoch in „sentimentalen Regungen" (*Kent*) Luft – nicht unbedingt romantischer Art, eher so, daß er „berührt" ist von Kindern, Zuhause, Tradition, der Vergangenheit.*

Die häufigste Aufregung der schlummernden Psora zu chronischer Krankheit, so wie die häufigste Verschlimmerung schon vorhandner chronischer Uebel im Menschen-Leben entsteht von Gram und Verdruß.
Ununterbrochner Kummer oder Aergerniß erhöhet ja selbst die kleinsten Spuren noch schlummernder Psora gar bald zu größern Symptomen und entwickelt sie dann unvermuthet zum Ausbruche aller erdenklichen chronischen Leiden gewisser und öfterer, als alle andere nachteilige Einflüsse im gewöhnlichen Menschen-Leben auf den Organism, wie denn beide eben so gewiß und oft die schon vorhandnen Uebel verstärken."

* Gegen Ende des achtzehnten Jahrhunderts schrieb der russische Erzähler *Nikolai Karamsin* eine Kurzgeschichte mit dem Titel *„Die arme Lisa"*, deren Titelfigur sich, nachdem sie verführt und dann sitzengelassen worden ist, in einem Weiher am Rande Moskaus ertränkt. Diese sentimentale Geschichte verursachte ein solches Aufsehen, daß für viele Jahre der Teich zu einem Wallfahrtsort für Leser wurde, die sich dahin aufmachten, um ihn zu sehen und in das Wasser, in dem Lisa umgekommen war, ihre Tränen zu vergießen. Der literarische Geschmack ändert sich, und heutzutage würde man der armen Lisa und ihresgleichen sicher nicht so viel Aufmerksamkeit erweisen, da unser vor allem durch *Natrium muriaticum* geprägtes Empfinden eher auf soziale, als auf sentimentale Themen abgestimmt ist. Für die romantisch veranlagten *Ignatia* und *Phosphor*, und ganz sicher für auch *Pulsatilla*, wäre jedoch ein Besuch an einem solchen Schrein immer noch zwingend. Für *Psorinum* nicht unbedingt.

Eine vierzigjährige Frau wurde von jeder Behandlung widerstehenden, immer wieder auftretenden Kopfschmerzen gequält, die ständig ihren Charakter änderten, abhängig von ihrem monatlichen Zyklus, ihrer seelischen Verfassung, und den Umständen, die sie auslösten. Es war daher schwierig, das passende Arzneimittel zu finden. Daneben litt sie unter heftigem, episodisch auftretendem Juckreiz ohne Hauteruptionen, der (vor allem an den Oberarmen) nachts im Bett auftrat und sie nicht schlafen ließ. Wie sich ihre familiären oder sonstigen Schwierigkeiten auch immer gestalten mochten, sie machte jedenfalls gute Miene dazu, war auf anziehende Art und Weise selbstsicher, amüsant, und beklagte sich nicht.

Natrium muriaticum milderte als erstes Mittel die Heftigkeit ihrer Kopfschmerzen, während *Arsenicum* das nächtliche Jucken wesentlich linderte, und *Sepia* einige ihrer Menstruationsbeschwerden heilte. Aber keines von diesen Mitteln beseitigte ihre Neigung zu häufigen Kopfschmerzen.

Auf der Suche nach der passendsten Nosode, befragte der Arzt sie näher nach ihren Gefühlen: „Weinen Sie leicht?“

„Ja, in der Tat“, antwortete sie. „Nach außen scheine ich stark und voller Selbstvertrauen zu sein, innen bin ich jedoch wie Wackelpudding. Ich weine aber nicht aus Trauer, Wut oder Selbstmitleid, sondern eher über Dinge, die mich angenehm berühren: eine sentimentale Szene auf dem Bildschirm oder der Bühne, eine sentimentale Geschichte zu hören, mich an irgend eine sentimentale Begebenheit zu erinnern, selbst ein schrecklich sentimentaler Reklamespot im Fernsehen – es muß nur der richtige Knopf gedrückt werden, und ich reagiere wie erwartet mit Tränen.“

Pulsatilla paßte nicht zu der Totalität ihrer Symptome, es war *Psorinum* („Rührende Geschichten, ja selbst daran zu denken und sich an sie zu erinnern, verursacht heftige Nervenerregung“: *Hahnemann*), das sich als ihr Simillimum herausstellte.

Dieser letzte Fall führt uns, wie auch der oben zitierte (fiktive) Mr. Woodhouse, zum letzten Thema dieses Kapitels: der Rolle von *Psorinum* (oder, in diesem Punkt, jeder Nosode) als „umfassenden Rahmen“.

Da die Nosoden die Beschwerden eines viel größeren Teiles der Menschen abdecken, als alle anderen Mittel (mit Ausnahme von *Sulfur*), neigt ihr psychologisches Portrait dazu, sich mit vielen Polychresten zu überlappen. Mr. Woodhouse z.B. ist in seinen übermäßigen Bemühen um seine Gesundheit und die anderer, und in seiner ängstlichen Besorgtheit bezüglich seiner Diät *Arsenicum*, während seine Abhängigkeit und Sentimentalität *Pulsatilla* ist. Er stellt die „Auster ohne Schale" von *Calcium carbonicum* dar, mit allen dazugehörigen Unsicherheiten und Beschränkungen. Und vielleicht am meisten verkörpert er die sich stets rechtfertigende Art, die an eine Maus erinnernde Schüchternheit, die sinnlosen, einengenden Befürchtungen, dieses „das Leben nach Kaffeelöffeln bemessen" von *Silicea* (vgl. die entsprechenden Kapitel). Insgesamt gesehen ist er jedoch *Psorinum*.

Eine der Stärken der antimiasmatischen Nosoden ist genau das, daß sie dem Patienten helfen, in dem ein Arzneimittelbild dem anderen entgegensteht. Wenn der verwirrte und ins Schwimmen gekommene Arzt also zu dem Schluß kommt, daß „viele (Mittel) berufen" sind, kann der „Auserwählte" sehr wohl eine Nosode wie *Psorinum* sein.

Medorrhinum

Seit *Roberts* über das sykotische Miasma schrieb, es sei das „am stärksten degenerativ geprägte der Stigmata, mit seinem Argwohn, seiner Streitsucht, seiner Neigung, andere zu schädigen, oder Tiere zu verletzen... verbrecherisches Verhalten... greift zu allen Mitteln, um sich zu rechtfertigen... bringt alle möglichen Formen von Grausamkeiten und geschickter Täuschung hervor, schlimmste Niederträchtigkeit...“*, war die Nosode *Medorrhinum*, die aus gonorrhoischem Sekret gewonnen wird, mit ebenso dunklen Farben behaftet.

Aber weder in den Originalprüfungen durch *Swan* (der *Medorrhinum* um 1870 einführte), oder den entsprechenden Arzneimittelbildern von *Hering*, *H.C. Allen*, *Kent* und anderen, noch, was höchst bedeutsam ist, in der prosaischen Alltäglichkeit der homöopathischen Verschreibung entsprechen die Patienten, deren arthritische, respiratorische, gastro-intestinale, urogenitale, oder Beschwerden im Kopfbereich auf dieses Mittel ansprechen, diesem finsteren Bild.

Wie es bei nahezu jedem Konstitutionstypus der Fall ist, kann auch *Medorrhinum* grausam, degeneriert, bösartig und so weiter sein; der durchschnittliche Patient, der diese Nosode benötigt, muß jedoch nicht unbedingt auch mit dem moralischen Stigma der durch Geschlechtsverkehr übertragbaren Krankheit belastet sein.

Wie erwartet spielt die Trippernosode bei Erkrankungen der Fortpflanzungs- und Harnorgane eine wichtige Rolle. Bei Männern erstrecken sich die Beschwerden vom spezifischen „Fischgeruch“ (*Kent*) und der gelblichen oder transparenten Färbung der Absonderungen der Genitalien, bis hin zu Striktur, Urethritis und anderen Beschwerden der harnableitenden Wege, Prostatitis, Verhärtung oder Entzündung der Hoden, und anderen Krankheiten der Geschlechtsorgane. Bei Frauen sind es Beschwerden wie Cystitis, Gebärmutterzysten, Fibrome und Eierstockentzündung („Für Frauen mit chronischen Störungen im Becken“: *Boericke*), und zahlreiche Zyklusstörungen: heftige Kopfschmerzen vor oder während der Mensis, starke Schmerzen in den Brüsten, schwere Krämpfe oder starke, klumpige

* „Principles and Art of Cure with Homoeopathy“. Vgl. auch *Ortega*, „Anmerkungen zu den Miasmen“: „Zweifellos ist die Sykosis... Folge von übermäßigem Genuß von Speise und Getränk, von sexuellem Exzeß... Produkt des Egoismus und des Ehrgeizes...“ usw.

Blutungen, brennende, erschöpfende Schmerzen im Kreuz oder an den Ovarien, Zwischenblutungen, Entzündungen der Gebärmutterschleimhaut, und andere Formen der Dysmenorrhoe. Da so viele Variationen zu diesen Themen möglich sind, kann kein einzelner Fall repräsentativ sein; der interessierte Leser wird auf die gut dokumentierten Abschnitte „männliche und weibliche Harnwege" und „–Genitalien" in der homöopathischen Literatur verwiesen.

Das Mittel kommt bei vielen Symptomen „sykotischen" Ursprungs zur Anwendung – sei es, daß die ursprüngliche Gonorrhoe falsch behandelt oder durch unpassende Medikation *unterdrückt*, sei es, daß sie in miasmatischer Form übertragen wurde.* Es paßt auch in den Anfangsstadien der Gonorrhoe (obwohl die alten Meister hier nicht ganz einer Meinung sind, bezieht sich *Hering* ausdrücklich auf diesen Gebrauch der Nosode). Wenn diese Geschlechtskrankheit – sei es in der Gegenwart, Vergangenheit oder ererbt – als Ursache der Probleme des Patienten erkannt wird, sollten stets *Medorrhinum* oder eine der beiden antisykotischen Arzneimittel *Hahnemanns*, *Thuja* oder *Acidum nitricum*, in Betracht gezogen werden.

Was die sexuellen Bedürfnisse betrifft, kann *Medorrhinum* einen starken Geschlechtstrieb („starke, häufige Erektionen Tag und Nacht": *Hering*) und insgesamt ein ausgeprägtes Sexualleben besitzen. In klassisch polarem Gegensatz dazu kann die starke Beschäftigung mit Sex jedoch abwechseln mit Zeiten freiwilliger Abstinenz; *Medorrhinum* kann auch aus freien Stücken ein vollkommen zölibatäres Leben führen, oder er ist impotent.

Roberts' Hinweis auf „alle Arten von Perversionen" hat das Bild der Homosexualität heraufbeschworen, bei allem Respekt vor dieser hervorragenden Autorität findet sich aber zur Schau getragene oder praktizierte Homosexualität bei *Medorrhinum* nicht häufiger als bei den anderen Nosoden oder Polychresten.

Bestimmte sexuelle Ambiguitäten sind durch das Mittel jedoch schon aufgelöst worden, und *Medorrhinum* wurde gelegentlich schon als das Simillimum für körperliche Beschwerden auf der Basis des isolierten Befundes gewählt, daß der Patient mit anderen Männern nicht umgehen kann, da er sich allzu sehr zu ihnen hingezogen, allzu ambivalent fühlt

* In diesem Kapitel beziehen sich „Sykose" oder „sykotisch" auf die angeborene Gonorrhoe oder ihre Spätfolgen.

und daher mit Frauen weit besser zurechtkommt. Ein diesbezüglicher Fall war der leicht erschöpfte Mann Mitte Dreißig, verheiratet, zwei Kinder, dessen chronische Kopfschmerzen in der Vergangenheit gut auf *Pulsatilla* und *Natrium muriaticum* reagiert hatten. Nun aber waren sie wieder da, und diese Konstitutionsmittel erwiesen sich als nicht länger wirksam. Als er genauer über sein Privatleben befragt wurde, stellte sich heraus, daß er bei der Arbeit subtilen homosexuellen Avancen durch mehr als einen seiner Kollegen ausgesetzt gewesen war. Er war darüber beunruhigt, daß er sich entweder zu diesen Kollegen hingezogen, ober aber abgestoßen fühlte, und begann, seine sexuelle Identität anzuzweifeln. Da er nicht gewillt war, über das Thema weiter zu sprechen, machte der Arzt sich nur einen kurzen Vermerk. Ein außergewöhnliches Leitsymptom, wie „muß sich zurücklehnen, um Stuhlgang zu haben" (*Hering*), wäre zwar wünschenswert gewesen, um die Wahl dieser Nosode zu untermauern, aber er war geneigt, sich mit den dicken, gelbgrünen Absonderungen der Nebenhöhlen des Patienten bei Erkältungen zufriedenzugeben.

Um weitere Kopfschmerzen zu verhüten, erhielt der Patient im Verlauf eines Jahres gelegentliche Gaben *Medorrhinum* in hoher Potenz. Nach Ablauf dieser Zeit lenkte der Arzt das Gespräch noch einmal auf die sexuelle Unsicherheit, und der Patient war für einen Moment verblüfft: „Hatte ich tatsächlich diesbezügliche Zweifel? Ja, stimmt, ich hatte sie. Aber vor ungefähr einem Jahr lösten sie sich in nichts auf, und ich habe seither nicht mehr darüber nachgedacht. Ich fühlte mich durch meine Kollegen nie wieder bedroht – wahrscheinlich, weil *sie* kein Interesse mehr an mir hatten. Wenn ich darüber nachdenke, sollte ich eigentlich gekränkt sein, nicht wahr? Nun, wie auch immer, ich glaube, etwas in *mir* hat sich geändert."

Unterdrückung oder falsche Behandlung des Gonorrhoe-Virus, oder seine Erbfolgen, zeigen sich auch als Ischias, Arthritis, Rheumatismus, Knorpelerosionen und andere Erkrankungen der Knochen und Extremitäten: Unruhe der Beine, Ödeme der Gliedmaßen, Krämpfe in Waden und Füßen, Schwellungen und schmerzhafte Steife der Gelenke, Empfindlichkeit der Fersen oder Fußballen, die so ausgeprägt sein kann, daß der Patient nicht mehr darauf laufen kann, usw. Viele dieser Schmerzen und Beschwerden weisen die charakteristische allgemeine Zeitmodalität dieses Mittels auf: *schlimmer von Sonnenaufgang bis Sonnenuntergang, besser von Sonnenuntergang bis Sonnenaufgang.* Dieses wichtige Symptom steht in klassischem Kontrast zu der nächtlichen Verschlimmerung von *Syphilinum*. Nicht außer acht gelassen werden darf jedoch die Verschlimmerung von *Medorrhinum* früh morgens (5 bis 6 Uhr), sowie das nächtliche Brennen von Beinen und Füßen (wie *Sulfur* streckt er seine Füße nachts aus dem Bett) und die Gliederschmerzen, die ihn nicht schlafen lassen.

Unterdrückte Gonorrhoe kann als Sykosis in Form verschiedenster körperlicher Symptome auftreten, und, was weitaus ernster ist, in polarem Gegensatz oder der „Schattenseite" zu dem starken, kraftvollen *Medorrhinum*-Intellekt mit seinem häufig erstaunlichen Gedächtnis, als Prädisposition zu Geisteskrankheiten, wo „die Sünden der Väter" den Kindern aufgeladen werden – vielleicht sogar, wie die Bibel sagt, „bis ins dritte und vierte Glied".

Roberts ist der Ansicht, daß Mongolismus und geistige Retardation mit diesem Miasma verknüpft sind. Und gewiß hat *Medorrhinum*, zusammen mit den anderen Konstitutionsmitteln des Patienten interkurrent verschrieben, sich häufig als hilfreich in diesen tragischen Fällen erwiesen. Man kann immer wieder Fortschritte auf verschiedenen Ebenen der Entwicklung des behinderten Menschen erkennen – sei es, daß er lernt, sich selbst anzuziehen, daß die Kontrolle von Darm und Blase verbessert wird, er verständiger wird oder einfache Verhaltensregeln begreift.* Auch weniger stark behinderte Kinder – Legastheniker, Lernbehinderte, oder auch nur „Langsamlerner" – weisen bessere schulische Leistungen auf.

Der folgende Fall – ein sechsjähriger, hirngeschädigter Junge – ist hierfür ein Beispiel. Die Schädigung hatte sich im Alter von acht Monaten ereignet, als er plötzlich zu atmen aufhörte und schnell in die Notfallambulanz gebracht werden mußte. Sein Leben wurde gerettet, sein Gehirn war jedoch geschädigt worden, und bald danach bemerkten die Eltern Anzeichen für eine unzulängliche geistige Entwicklung. Als der Arzt ihn zum ersten Mal sah, war er geistig zurückgeblieben, lebte in seiner eigenen, autistischen Welt, gab eigenartige Laute von sich, redete unzusammenhängend und sinnlos, und sein Verhalten glich dem eines Zweijährigen. Er besuchte eine Sonderschule, wo er wenig lernte und mit seinen Altersgenossen nicht Schritt halten konnte.

---

* Zu Mongolismus (Down-Syndrom) siehe auch *Syphilinum* (*H.C. Allen*) und *Carcinosinum* (*Foubister*).

Er war vor allem *Sulfur*, das er regelmäßig während der jahrelangen homöopathischen Behandlung erhielt. In seiner geistigen Entwicklung machte er ermutigende Fortschritte, und schließlich konnte er, obwohl er immer noch eine Schule für Lernbehinderte besuchte, seinen Platz als verantwortungsbewußtes, gut funktionierendes Mitglied seiner Schulklasse und Familie einnehmen. Bestimmte intellektuelle Behinderungen blieben, besonders in Mathematik, und auch seine Lesefertigkeiten waren unter dem Niveau seiner Altersgenossen, aber im Sport, auf bestimmten technischen Gebieten und was Zeitunglesen und Sportnachrichten betraf, war er gut innerhalb des Bereichs des Normalen. Obwohl er immer noch gelegentlich unvermittelt vom Thema abschweifte, konnte er die meiste Zeit anspruchsvolle Unterhaltungen führen und zeigte einen gut entwickelten Sinn für moralische Werte. Er war so kontrolliert und verantwortungsbewußt wie jeder andere Teenager.

Er machte jedoch nicht gleichmäßig Fortschritte. Besonders in den frühen Stadien der Behandlung hatte er gelegentlich Rückfälle und schien an Boden zu verlieren; er regredierte in seinem Verhalten, gab eigenartige Laute von sich und zog sich in seine autistische Welt zurück. Wenn *Sulfur*, *Calcium carbonicum*, *Lycopodium*, *Natrium muriaticum* oder *Barium carbonicum*, die im allgemeinen nützlichsten Polychreste für die Behandlung von geistigen Entwicklungshemmungen (auch für schwere Dyslexien etc.), nicht wirkten, bekam er eine Gabe *Medorrhinum* 10 M oder 50 M, und der Fall kam wieder in Bewegung; außerdem reagierte er nun auf das angezeigte Simillimum. Dies illustriert, die, wie man sie bezeichnen könnte, Aufgabe der Nosoden als „Schlepper", wenn sie dazu beitragen, daß andere Mittel ihre Wirkung tun.

Die Wirksamkeit von *Medorrhinum* bei verschiedenen Hirnschäden ist fest in den Geistes- und Gemütssymptomen begründet, die aus den Prüfungen und klinischen Heilungen hervorgehen – beachtenswert vor allem die umfassende Aufzählung verschiedener geistiger und das Gedächtnis betreffender Schwächen durch *Hering*: „vergißt völlig, was sie in der vorigen Zeile gelesen hat; Vergessen von Worten und Anfangsbuchstaben; kann sich nicht an Namen erinnern; muß die Namen ihrer engsten Freunde erfragen; *vergißt ihren eigenen Namen* (!); kann nicht richtig buchstabieren ... versteht nicht, was gesagt wird; momentaner Verlust der Gedanken; verliert ständig den Faden, wenn er etwas sagen will; stockt während der Unterhaltung, und als er weiterspricht, kann er sich nicht mehr erinnern, welches Wort er benutzen wollte; weil er nicht weiß, was er als nächstes sagen will, fängt er alles richtig an, kann es aber nicht zu Ende führen," und so weiter; auch *H.C. Allen* schreibt: „kann nicht das geringste über eine Weile erinnern; schreibt alles auf, das von einiger Wichtigkeit ist; kann sich nicht darauf verlassen, daß sie sich daran erinnert" (man beachte außerdem die Bemerkung des letzteren: „*Syphilinum* vergißt Vorkommnisse, *Medorrhinum* Namen, Worte, und was er liest"). Der geistig zurückgebliebene Patient weist also lediglich die episodischen oder leichten intellektuellen Schwächen in chronischer und ausgeprägter Form auf.

„Viele von uns haben das Versagen des Gedächtnisses beobachtet, das auf die Unterdrückung des gonorrhoischen Ausflusses folgt", schreibt *J.H. Allen*, aber selbst die, die nicht so privilegiert waren, können den umgekehrten Vorgang beobachten: die Stärkung des Gedächtnisses durch die Trippernosode.

Beispielsweise wurde *Medorrhinum* als Heilmittel für den brennenden, klebrigen, tröpfelnden, gelblichen Ausfluß aus dem Penis eines ansonsten gesunden und zweifellos aufgeweckten Heranwachsenden gewählt, nachdem er seine überraschenden Gedächtnisstörungen für vertraute Straßennamen und die anderer Menschen, für das, was er gerade gelesen, gesagt oder gedacht hatte, und den Gebrauch falscher Buchstaben beim Buchstabieren und falscher Worte beim Sprechen beschrieben hatte. Sowohl seine körperlichen, als auch seine Gedächtnisstörungen wurden durch dieses Mittel geheilt.

Roberts und *Ortega* betonen zu Recht die „Übertreibung" und das „Übermaß" im Bild der Sykosis. Diese charakteristischen Züge – zu denen auch „Erregung" (*H.C. Allen*), „Heiterkeit" (*Kent*) und Enthusiasmus gehören – sind ein immer wiederkehrendes Thema im Portrait dieses Konstitutionstyps. Selbst wenn *Medorrhinum* sich zunächst gemäßigt und methodisch an sein Vorhaben begibt, bekommt es irgendwie eine etwas unsystematische, überschwengliche Note. Er tut den zweiten Schritt vor dem ersten, und *stürzt* sich kopfüber in alles, was er tut: „Wenn ich mit meinen Gedanken an einem bestimmten Punkt bin, dann verhalte ich mich, als wäre dies das Einzige auf der Welt", gibt ein Patient zu. „Alles andere in meinem Lebens wird vollkommen unwichtig, manchmal zu meinem eigenen Nachteil."

Überschwang, Enthusiasmus, selbst Übertreibung können positive Eigenschaften sein, hohe Produktivität ermöglichen und Begabung bestärken („Ich weiß nicht, wo mein Vater all diese Energie her hat", bemerkte ein *Calcium-carbonicum*-Jugendlicher voller Neid und Bewunderung über seinen *Medorrhinum*-Vater. „Mir hat er sie jedenfalls nicht vererbt!"). Wenn sie jedoch unkontrollierbar oder fehlgelenkt sind, wie man sehr gut an hyperaktiven Kindern sehen kann, werden sie zu ernsten Nachteilen. *Medorrhinum* ist eines der wirksamsten Mittel bei unlenksamen oder schwer erziehbaren Kindern, die ständig alles anfassen, zerbrechen, über die eigenen Füße stolpern, die hastig und ungeschickt alles überstürzt und enthusiastisch anfangen – und dazu neigen, sich selbst und andere zu verletzen.

Solches Verhalten macht tatsächlich eine tiefere psychologische Schicht im Wesen von *Medorrhinum* deutlich – die Art und Weise, wie er lernt und seine Erfahrungen macht. Im Gegensatz zu *Psorinum*, der nur handeln kann, wenn er die Situation vollkommen überblickt, muß *Medorrhinum* die Situation durchspielen, bevor sie für ihn glaubhaft oder gar verständlich wird; sein Wissen erwirbt er durch Handeln, oder muß erst im Handeln erfahren werden (das Kind lernt nicht dadurch, daß man ihm sagt, der Ofen sei heiß, sondern muß sich selbst mehr als einmal die Finger verbrennen, bevor es die Folgen seines Handelns vorher bedenkt). Er zögert daher nicht, ins Ungewisse hinein zu handeln oder zu sprechen – um aus den Folgen zu lernen, was er wirklich weiß und denkt.

Ein anderes typisches *Medorrhinum*-Symptom ist der *gestörte Zeitsinn* („Zeit vergeht zu langsam ... als ob Dinge, die sich heute ereigneten, vor einer Woche geschehen wären": *Hering*). Dies trägt zu seiner *Ungeduld* bei („ist in großer Eile; wenn sie etwas tut, ist sie in solcher Eile, daß sie dabei ermüdet": *Hering*; „Ungeduldig in Kleinigkeiten": *Kent*), und ist in Teilen auch verantwortlich für seine Rastlosigkeit („er ist nervös, läuft herum und kann nicht stillsitzen": *Wheeler*). Stets versucht er, Ereignisse in Richtung einer Lösung voranzutreiben. Alle Vorhaben erledigt er in *Hast* („kaum fängt er eine Sache an, will er schon die nächste beginnen": *Wheeler*), quält sich mit dem Gedanken an die Dinge, die er zu einem bestimmten Termin getan haben muß („Angst, wenn eine Zeit festgesetzt ist": *Kent*), und läßt jeden wissen, wie wenig Zeit er für diese und jene Arbeit hat. Dennoch ist er im Grunde ein Zauderer. „Warum heute tun, was du auf morgen verschieben kannst", lautet sein Motto („Abneigung gegen alles, was getan werden muß, selbst angenehme Dinge": *H.C. Allen*). Methodisches Vorgehen läßt ihn ungeduldig werden (Geduld ist bestenfalls keine charakteristische Eigenschaft von *Medorrhinum*). Alles schiebt er bis zum letzten Moment auf und muß es dann unter Druck hastig erledigen.

Medorrhinum ist stets in Betracht zu ziehen bei Kindern, die „bleich, rachitisch, klein und verkümmertem Wuchs" (*H.C. Allen*, auch: *Syphilinum*) sind, aber es findet sich auch der entgegengesetzte Typus: kräftig und kompakt wie ein Shetland-Pony, mit dicker Haut und starken („gelben": *Kent*) Zähnen, der sich von dem eher feingliedrigen und zarten *Tuberkulinum* abhebt, dessen Zähne kalkweiß und spröde sind.*

Ein typischer Fall war der robuste zehnjähre Junge mit nächtlichem Bettnässen. *Sulfur*, *Calcium carbonicum*, *Natrium muriaticum* und *Pulsatilla* hatten nur wenig geholfen, so entschloß sich der Arzt, auf der miasmatischen Ebene zu behandeln. Obwohl *Tuberkulinum* die klassische Nosode für diese Störung ist, waren es die Lerngewohnheiten des Jungen, die die Leitsymptome zur Wahl des heilenden Mittels *Medorrhinum* lieferten. Er war ein notorischer Zauderer, der alle Hausaufgaben für das Wochenende bis Sonntag abend aufschob, um dann hektisch bis in die frühen Morgenstunden zu arbeiten. Mit seiner typischen *Medorrhinum*-Intelligenz und seiner gesteigerten Lernfähigkeit nachts („Lebt nachts auf": *Hering*; auch: *Lachesis*, *Sulfur* und *Thuja*) gelang es ihm im allgemeinen, seine Aufgaben rechtzeitig fertigzustellen, und trotz des unnötigen

---

* Der Fall zweier Buben, beides Kinder schmächtig gebauter Eltern, sind ein Beispiel für die mannigfaltige Wirkkraft dieser Nosode. Der erste, ein Elfjähriger, war klein und von schwächlicher Erscheinung, was einen schädlichen Einfluß auf seine charakterliche Veranlagung ausübte. Um wettzumachen, daß er nur eine halbe Portion war, schikanierte er jeden, der kleiner war als er selbst. Im Verlauf zweier Jahre erhielt er mehrmals *Medorrhinum* 10 M. Er wuchs ein wenig, aber nicht mehr, als normal gewesen wäre. Sein Charakter jedoch veränderte sich deutlich zum Besseren hin. Obwohl er immer noch den Umgang mit kleineren Kindern suchte, wurde er nun zu ihrem Beschützer, statt zu ihrem Unterdrücker.

Der zweite war ein kleiner und zarter Sechzehnjähriger, der ein für alle Mal zu wachsen aufgehört zu haben schien (er war von freundlicher, bescheidener Natur, und hatte neben den anderen, intellektuell dynamischen Mitgliedern dieser Familie so wenig Raum, daß sein Körper sich zu wachsen weigerte). Er kam in Behandlung wegen chronisch verstopfter Nebenhöhlen und einer verstopften Nase, mit Schleimtröpfeln in den Choanen, so daß er ständig dicken, gelegentlich grünen, zähen Schleim aushusten mußte. Da er auch gerne Orangen mochte und nicht nur eine, sondern ein halbes Dutzend auf einmal essen konnte („Verlangen nach Apfelsinen": *Kent*; *Medorrhinum* kann auch ein starkes Verlangen nach hartem, unreifem, „grünem" Obst [*Kent*] besitzen), wurde dieses Mittel einige Male verschrieben. Innerhalb eines Jahres wuchs er um etwa 5 cm, aber nach diesem enormen Wachstumsschub konnte sein Körper nicht mehr leisten, und er stagnierte bei 165 cm Körpergröße.

Drucks, den er sich machte (oder vielleicht gerade *deshalb*), bekam er gute Noten.

Die intellektuellen Leistungen von *Medorrhinum* können von hoher Qualität sein, trotz seiner unsystematischen Arbeitsgewohnheiten und seiner Hektik in letzter Minute, da sich ein gewisser Denkprozeß langsam auf unbewußten und bewußten Ebenen entwickelt hat; er denkt nach, zweifelt, überlegt von neuem, verliert seine Ideen, fängt sie wieder ein, legt sie beiseite und läßt sie im Hinterkopf vor sich hinarbeiten, bis sie sich plötzlich miteinander verbinden und er „Erregung beim Lesen, [oder] Schreiben [und] durch geistige Arbeit" (*Kent*) verspürt, wobei seine Produktivität erhöht ist. *Dostojewski*, der in rasenden, plötzlichen Energieausbrüchen nachts unter dem extremen Termindruck des Redaktionsschlusses von Zeitschriften schrieb und der in einem Zug seine detaillierten Ideenskizzen, die er lange mit sich herumgetragen hatte, in einem fast vollendeten Entwurf niederschreiben konnte, zeigt unter seinen *Lachesis*-Arbeitsgewohnheiten ein sykotisches Miasma.

Dostojewski war jedoch einzigartig, und *Medorrhinum* ist erfolgreich Menschen mit ähnlichen intellektuellen Gewohnheiten verschrieben worden, die sich als Studenten alles erlauben und „anfallsweise" arbeiten konnten, aber nun als Erwachsene, da höhere Einsätze auf dem Spiel stehen und die Anforderungen gewachsen sind, es sich nicht länger leisten können, auf Inspiration in letzter Minute zu waren und dann in hektischer Aufregung zu handeln. Nun gereicht ihr schnelles Ausführen nur halb ausgegorener Projekte zu eindeutigem Nachteil. Brillante Einsichten sind nicht mehr genug, sie sind nun darauf angewiesen, systematischer und korrekter zu denken.

Die Eile von *Medorrhinum* zeigt sich häufig schon in seiner Sprache. Er spricht hastig, eruptiv, in zwingendem und unwiderstehlichem Wortschwall, gelegentlich in unvollständigen Sätzen, mitten im Gedanken beginnend, mit häufigen Wiederholungen, als ob er fürchte, falsch verstanden zu werden („verläßt sich nicht auf sich, spricht daher wieder und wieder über das selbe Thema": *Roberts*). Wird er nach einer einfachen Erklärung für einen Vorfall gefragt, neigt er dazu, langatmige, entstellende Erklärungen vom Stapel zu lassen, die nur dazu beitragen, die vorhandene Verwirrung zu steigern. Er liebt es auch, die Welt „mit Worten in Ordnung" zu bringen, und wenn er dazu viele Worte und Wiederholungen benötigt, um so besser. Auch wenn er glänzend ist, so drückt er sich dennoch häufig unzusammenhängend aus, und seine Gedanken springen von hier nach dort.

Die Weitschweifigkeit dieses Typs unterscheidet sich von dem ständigen Wortstrom von *Sulfur*, der einem Wasserhahn gleicht, der nicht abzustellen ist, und auch von dem Geschwätz von *Lachesis*, die ihren Mund nicht mehr schließen kann, wenn sie ihn einmal geöffnet hat. Diese beiden reden, wenn sie unterbrochen worden sind, anschließend an genau dem gleichen Punkt, ja selbst der gleichen Silbe weiter. Am ehesten gleicht der Sprechstil von *Medorrhinum* dem von *Natrium muriaticum*, der wie nach einem Dammbruch in einem Wortschwall redet, als wäre dies die letzte Gelegenheit, um das, was er zu sagen hat, loszuwerden, und auch er wiederholt sich mehrfach.* Selbst in der Art, wie er spricht, findet sich also das übergeordnete Muster dieser Nosode – *ein inneres Aufwallen, das sich ungestüm und überschwenglich Bahn bricht.*

Vielleicht sprudelt *Medorrhinum* deshalb so plötzlich und hastig, weil er fürchtet, daß er sonst nicht nur „den Faden verliert" (*Hering*), sondern auch seinen stürmischen Gedankenflug stoppt. Denn wenn der Kräfte freisetzende Druck oder die konzentrationsfördernde Intensität fehlen, kann *Medorrhinum* unfähig sein, seine Gedanken zusammenzuhalten, „Schwierigkeiten haben, sich auf abstrakte Themen zu konzentrieren" (*Hering*), und er mag sich sogar mit dem verbalen Ausdruck schwer tun – es fehlen ihm die Worte, oder er bricht mitten im Satz ab.

Dieser gut bekannte Zustand geistiger „Konfusion" (*Kent*) kann bei der Anamnese beobachtet werden. Am offensichtlichsten ist es, wenn der Patient kaum seine Problematik darstellen kann. „Er beginnt, vergißt, was er gerade gesagt hat und fängt noch einmal an, seine Symptome wiederzugeben... er ist sich nicht sicher, das richtige zu sagen." Oder er klagt, er habe das „Gefühl, das Leben sei wenig wirklich, wie ein Traum"; oder er fürchtet (besonders in der Dunkelheit), jemand oder etwas schleiche sich bedrohlich von hinten an ihn heran: „hört ein Wispern... und Stimmen rufen; sieht Gesichter nach ihr spähen; denkt, jemand steht hinter ihr"

---

* *Boger* gibt *Natrium muriaticum* als eines der vier „verwandten" Mittel von *Medorrhinum* an. Die anderen drei sind *Thuja* (natürlich), *Barium carbonicum* (mit seiner geistigen Stumpfheit, Schwäche oder Entwicklungshemmung), sowie (überraschend) *Psorinum*.

(*Hering*).* Manchmal hört sich ein höchst gewöhnliches Wort eigenartig für ihn an, oder es nimmt so viel Unwirkliches oder eine solche symbolische Bedeutung an, daß er zögert, es zu benützen, oder er wiederholt es verwundert („gewohnte Dinge erscheinen fremd“: *Kent*). Wenn er schreibt, „fragt [er] sich, wie das Wort ‚wie‘ zu buchstabieren ist, er liest einen Brief und findet, daß die Worte eigenartig aussehen; kann nicht lesen, was er geschrieben hat“ (*Hering*).

Schließlich sollte *Medorrhinum* bei Patienten in Betracht gezogen werden, deren geistige oder emotionale Verwirrung ein „wüstes Gefühl im Kopf“ (*Kent*) bewirken, oder die befürchten, den Verstand zu verlieren: „verzweifeltes Gefühl von drohender Geisteskrankheit“ (*Hering*).

Man hat *Medorrhinum* als „egoistisch“ (*Hering*) und „geltungsbedürftig“ (*Kent*) bezeichnet. Und in der Tat können, wenn er krank oder von Angst, Furcht oder Depression gepackt ist, seine ausgeprägte Egozentrik, sein Solipsismus** und seine Eigensucht leitende Symptome sein. Wenn er aber seine Aufmerksamkeit einer Sache zuwendet, dann tut er dies auf gewissenhafte und großzügige Art und Weise.

Ein liebenswertes Beispiel für dieses sich nicht von den eigenen wohltätigen Vorsätzen zurückhalten lassen war der Fall eines zwölfjährigen Mädchens, das an Asthma litt. *Natrium sulfuricum*, ein Hauptmittel für Asthma bei Kindern, hatte in der Vergangenheit zwar geholfen, die Wirkung hielt jedoch nicht an; das selbe galt für *Sulfur*, *Psorinum* und *Arsenicum*. Die Befragung ergab, daß die Patientin, die Tiere über alles liebte, fest davon überzeugt war, daß die Hunde und Katzen in ihrer Nachbarschaft an schrecklichem Durst litten. Daher widmete sie sich täglich vor und nach der Schule ihrer Leidenschaft und drückte ihr Mitgefühl dadurch aus, indem sie überall kleine Wassernäpfe aufstellte, für die sie sorgfältig schattige Ecken wählte und die sie gewissenhaft von Zeit zu Zeit nachfüllte. Dieses Sorgen für die Haustiere anderer ging nun schon jahrelang, ohne Anzeichen dafür, daß sie darin nachließ, und dies richtete die Aufmerksamkeit des Arztes auf *Medorrhinum*.

---

* Dieses Symptom kann der konkrete Ausdruck eines Verfolgungswahns sein. *Kent* führt *Medorrhinum* in einer Anzahl von „Wahnidee“-Rubriken auf, wie: sieht Gesichter, Tiere (v.a. Ratten) im Zimmer umherlaufen, „fühlt eine zarte Hand, die über ihren Kopf streicht“ usw.

** Solipsismus: Lehre, daß nur das Ich wirklich ist (d.Ü.).

Erst einmal auf der richtigen Spur, ließen sich ihre Begleitsymptome und Modalitäten nun richtig einordnen. Zunächst hat dieses Mittel nicht weniger Brust- und Atmungsbeschwerden als *Psorinum* und *Tuberkulinum*. Dann wurde auch ihre Nasenspitze viel früher kalt als irgend ein anderer Körperteil, und sie war „empfindlich gegen das Einatmen von (kalter) Luft" (*Kent**). Vor allem aber wurde das Atmen bei schweren Asthmaanfällen erleichtert, wenn sie sich mit dem Kopf nach unten über einen Stuhl legte – eine interessante Variante des altehrwürdigen *Medorrhinum*-Symptomes: *besser durch Liegen auf den Knien und Ellbogen.*

Die bevorzugte Stellung eines Patienten beim Liegen oder Schlafen kann in der Tat entscheidend für die Wahl des Arzneimittels sein. Kurz zusammengefaßt, und nur auf die Polychreste bezogen, die in den beiden vorliegenden Bänden behandelt werden, fühlt *Medorrhinum* sich besser, wenn er auf dem Bauch und besonders auf den Knien, das Gesicht in die Kissen gedrückt, liegt, *Psorinum* auf dem Rücken, Beine und Arme vom Körper weg gespreizt**, *Pulsatilla* und *Nux vomica* auf dem Rücken, die Arme über dem Kopf, *Phosphor* auf der rechten Seite. *Arsenicum*, *Natrium muriaticum* und *Pulsatilla* liegen oft zusammengekauert wie ein Fötus, und *Sulfur*, *Lycopodium* und *Arsenicum* liegen, wenn sie krank sind, am liebsten halb aufgerichtet mit Kissen im Rücken. *Medorrhinum* liegt wie *Arsenicum* und *Nux vomica* auch auf dem Rücken, die Hände unter dem Kopf verschränkt, *Pulsatilla* gelegentlich auf dem Rücken, die Hände auf dem Bauch gefaltet***.

Medorrhinum 200 wurde verschrieben, jede Woche einen Monat lang, dann weniger häufig in aufsteigenden Potenzen. Über ein Jahr lang war es das Hauptmittel der Patientin bei Asthma und erwies sich als wunderbar hilfreich.

Der entschieden kraftvolle *Medorrhinum*-Mensch, mit seiner glänzenden Konzentrationsfähigkeit, kann eine ungeheure Hilfe und Unterstützung bei jeder Unternehmung sein, die Kraft und Anstrengung erfordert. Er stürzt sich in jede Aufgabe oder Idee, bis andere *gezwungen* sind, ihm zur Verfügung zu stehen, und so prägt sein Denken und Charakter alles, für das er sich einsetzt. Man beachte daher die dringenden Warnungen

* Die entsprechende Rubrik muß wohl „Atmung, Asthma, kalte Luft agg., bei feuchtkaltem Wetter", lauten (d.Ü.).
** Im Original: spreadeagle position (d.Ü.).
*** Ein vollständigeres Bild ergibt ein Studium der Rubriken „Schlaf, *Lage*" und „Modalitäten, *Liegen*" im *Kentschen Repertorium*.

von *Roberts* und *Ortega*. Manche dieser „sykotischen" Personen können zwar angenehm und fürsorglich, aber dennoch manipulativ sein: sie tun dies jedoch instinktiv, können einfach nicht anders. Aus ihrer Sicht ist ihr Verhalten natürlich gerechtfertigt, und sie bezeichnen jeden als „feindselig" oder „gegnerisch", der gegen ihr Verhalten protestiert und ihren Wünschen oder Forderungen nicht nachkommt. Oder sie projizieren ihren eigenen Komplex, ihre eigene intrigante Denkweise auf andere und betrachten sie mit „Argwohn" (ein Charakterzug, den *Roberts* dem sykotischen Miasma zuschreibt). Manchmal verbergen sich auch entsprechende geistige Prozesse hinter einer scheinbar aufrichtigen und freimütigen Art, so daß die daraus resultierende Persönlichkeit undeutlich bleibt – wie ein Gewirr von Ranken und Pflanzen, in das nur wenig Sonnenlicht eindringt.*

Ist er ein Bonvivant („fasziniert von Schönheit, Geld und Sex": *Ortega* – aber wer ist das nicht?), kann *Medorrhinum* gleichzeitig mit seiner *Rabelais*schen Überschwenglichkeit und Lebensfreude von tiefer Melancholie geprägt sein („tiefe Niedergeschlagenheit, niedergedrückt von schwerer, massiver Düsterheit": *Hering*). Schuldgefühle, Gewissensbisse und Selbstvorwürfe („Gefühl, als habe er eine unverzeihliche Sünde begangen": *Hering*) finden sich sicherlich im Arzneimittelbild. Wenn er jedoch danach gefragt wird, ob er an extremen Gewissensbissen leidet, oder ob er sich schon einmal selbst wegen irgendwelcher Handlungen verurteilt hat, kann der Patient auch genauso antworten: „Ganz im Gegenteil. Meist finden meine Freunde und Familie mich nicht annähernd zerknirscht genug und wünschten, ich wäre es viel mehr!"

---

* Die Komplotte und Intrigen von *Medorrhinum* haben jedoch ihre Grenzen; nicht alles ist erlaubt. Gewisse Werte müssen respektiert, bestimmte Verhaltensregeln eingehalten werden. Graf Fosco, der schurkische, aber faszinierende Protagonist des Romans *„Die Frau in Weiß"* von *Wilkie Collins*, ist ein ausgezeichnetes literarisches Beispiel für das komplexe Wesen von *Medorrhinum*. Mit seiner eigenen Mischung aus Falschheit und Edelmut, moralischer Feinheit und Zynismus, finsterer Intrige, kombiniert mit aufrichtiger Selbsteinschätzung, absurder Geckenhaftigkeit und kindischen Vorlieben, zusammen mit einem überlegenen Intellekt, gelangt er schließlich zu der Überlegung, daß bestimmte Menschen – wie die hochgesinnte Heldin Marian Holcomb – mit Respekt zu behandeln sind, und daß gewisse Regeln, die Anstand und Menschlichkeit betreffen, gewahrt werden müssen:
„Bei ruhiger Betrachtung aller Umstände – ist mein Verhalten ernstlich zu tadeln? Ganz eindeutig nein! Habe ich es nicht sorgfältig vermieden, mich dem Makel auszusetzen, ein unnötiges Verbrechen begangen zu haben? ... man beurteile mich nach dem, was ich getan haben könnte ... man berücksichtige den Grund in meinem Herzen – das Bild von Marian Holcomb, der ersten und letzten Schwäche in Foscos Leben ..." usw.

Exzess und Übertreibung von *Medorrhinum* auf der geistigen Ebene finden sogar eine körperliche Parallele, und zwar in der *übermäßigen Absonderung von Sekreten*: reichliche Produktion von Auswurf, katarrhalisches Sekret („Die Gonorrhoe ist die Mutter des Katarrhs": *Burnett*, zitiert bei *Wheeler*), Nasenschleim, Ausfluß aus Vagina oder Harnröhre (die Nosode „bringt oft gonorrhoische Absonderungen wieder in Gang": *Boericke*), sowie *„übermäßigem Gewebswachstum"* (*Roberts*): Muttermale (besonders an den Körperteilen, die der Sonne ausgesetzt sind), Warzen, Kondylome, Polypen und andere fleischige Wucherungen (das Wort „Sykosis" leitet sich von der griechischen Bezeichnung für „Feigwarze" ab), verdickte Haut, untersetzte Figur (im Gegensatz zu *Tuberkulinum*, der viel ißt, dabei aber dünn bleibt, ißt *Medorrhinum* wenig, bleibt aber dick). Auch ein dichter Haarschopf, ein voller Bart oder ein buschiger Schnurrbart können auf unterliegende *Medorrhinum*-Anteile in der Konstitution hinweisen.

Im Hinblick auf die Symptome entsteht jedoch ein vollkommen anderes Bild. Es ist *Psorinum*, der eine übermäßige Produktion aufweist – weit mehr, als der Arzt zu handhaben vermag. *Medorrhinum* paßt andererseits am besten auf Patienten mit offenbar starker Konstitution, die nur wenige oder keine Symptome neben ihrer Hauptbeschwerde aufweisen oder die ganz unerwartet schwer erkranken (*Lycopodium*).* Die Krankheit oder der pathologische Prozeß haben sich langsam im Inneren gebildet und hatten eine lange Inkubationszeit, sind aber erst im nachhinein zu erkennen.

Ein Fall, der recht deutlich die Fähigkeit der Nosode begreifbar macht, der drohenden miasmatischen Schwäche oder dem „Mangel" entgegenzuwirken, war der energiegeladene Mann Mitte Fünfzig, der über eine Anzahl von Harnsymptomen klagte: brennende Schmerzen beim Urinieren mit scharf riechendem Urin, schwacher Strahl mit gelegentlichen schneidenden Schmerzen, Druck auf die Blase usw. Davon abgesehen fühlte er sich wohl und hatte keine anderen Symptome. *Lycopodium* linderte seine Beschwerden wesentlich, aber *Medorrhinum* war nötig, um die

---

* „Psorische Patienten haben viele unangenehme Empfindungen, wie scharfe, schneidende, neuralgische Schmerzen im Herzen, und sie fürchten, sterben zu müssen ... aber es besteht keine Gefahr; es sind die sykotischen ... Herzpatienten, die sterben, und zwar plötzlich und ohne Vorwarnung" (*Roberts*).

Heilung zu vollenden. Danach erhielten ihn gelegentliche Gaben dieser beiden Mittel fast drei Jahrzehnte lang bei guter Gesundheit.*

Medorrhinum wurde als Folgemittel von *Lycopodium* gewählt, da der anscheinend gesunde Vater des Patienten, sein Großvater und sein älterer Bruder, sowie einige andere männliche Verwandte alle im Alter zwischen fünfzig und sechzig Jahren Herzattacken erlegen waren. Diese erbliche Belastung ließ ihn ängstlich das gleiche Schicksal erwarten.

Das Ausmaß des Beitrags, den *Medorrhinum* zum Überleben des Patienten geleistet hat, kann natürlich nicht genau bestimmt werden, einschlägige Hinweise darauf waren jedoch: (1) das vollständige Fehlen anderer körperlicher Symptome außer den Harnsymptomen, (2) der unbestreitbar beruhigende Effekt der Nosode auf die Gestimmtheit des Patienten in einer Zeit gesteigerten Unwohlseins. Trotz des ihn (aus seiner Sicht) bedrohenden Damoklesschwerts, das am dünnsten aller Fäden über seinem Kopf schwebte, zerstreute *Medorrhinum* all seine Ängste, bis er im Alter von dreiundsiebzig Jahren begann, unter gelegentlicher Kurzatmigkeit zu leiden. Nie völlig davon überzeugt, daß „diese kleinen, weißen Kügelchen" wesentlich zu seiner Langlebigkeit beigetragen hatten, konsultierte er einen Herzspezialisten, der ihn einer Grunduntersuchung unterzog.

„Ihr Herz ist völlig gesund", war das Urteil. „Wann leiden Sie denn unter Atemnot?"

„Jedesmal, wenn ich mich aufrege und meine Frau anschreie, und manchmal, wenn ich zur Arbeit gehe."

„Wie weit ist denn ihre Arbeitsstelle von Ihrer Wohnung entfernt?"

„Vierunddreißig Blocks – und drei Treppen hoch..."

Der weise Spezialist warf in gespielter Verzweiflung die Arme hoch, und der Patient kehrte ohne weitere Untersuchungen oder Medikation zu seinem Hausarzt zurück.

---

* Wenn der Arzt eine sykotische Belastung vermutet, aber aufgrund der spärlichen Symptome nicht zwischen *Medorrhinum* und *Thuja* unterscheiden kann, z.B. bei schleppenden Beschwerden oder Infektionen im Urogenitaltrakt, rheumatischen Schmerzen oder bestimmten Geistes- und Gemütssymptomen, kann er sich für ersteres entscheiden, wenn es deutliche Anzeichen für eine Belastung in der Vorgeschichte, familiären Hintergrund oder Gonorrhoe-Symptome gibt; für letzteres, wenn in der Vorgeschichte Impfungen auf „sykotisches" Terrain aufgepropft wurden, wie es bei Armeeangehörigen, häufig in die Dritte Welt Reisenden oder häufig geimpften Kindern der Fall ist (vgl. den Anhang zum Kapitel *Silicea*). In jedem Fall sind die beiden Mittel komplementär.

In diesem Fall erwies sich die frühere „Todesahnung" (*Hering*) des Patienten glücklicherweise als falsch, *Medorrhinum* neigt jedoch zu Vorahnungen verschiedenster Art und ahnt, wie *Phosphor*, „Dinge voraus, bevor sie eintreten, und dies im allgemeinen richtig" (*Hering*). Wie *Phosphor* kann er jedoch aber auch das „Gefühl (haben), eine Gefahr drohe, ohne einen Grund" (*Allen*).

Ein typischer Fall, in dem *Medorrhinum* nach *Pulsatilla* gegeben wurde, um eine Cystitis zur Abheilung zu bringen, war der einer intelligenten, „hellsichtigen" (*Kent*) jungen Frau, die in ihren Beziehungen zu Familie, Freunden und Kollegen schwer in Mitleidenschaft gezogen wurde, da sie von Anfang an vorausahnte, wie sie sich entwickeln würde. Sie durchschaute die Menschen mit großer Klarheit („übertriebene Sensibilität": *Boericke*) und konnte alle möglichen Schwierigkeiten voraussehen. Und wenn diese Probleme, trotz aller Anstrengungen ihrerseits, sich angemessen und korrekt zu verhalten, dann schließlich eintraten, pflegten ihre Beziehungen zu *déjà vu*-Erlebnissen zu werden. Und selbst wenn die vorweggenommenen Kränkungen nicht Realität wurden, hatte sie immer noch unter den quälenden Vorahnungen zu leiden. Dieser Zustand, der von vorgreifenden Befürchtungen und einem unkontrollierten „zweiten Gesicht" geprägt war, trug wahrscheinlich mit zu ihrem schlechten Gesundheitszustand bei. Es ist nicht leicht für Normalsterbliche, sich über das Rationale hinauszuwagen und in die Einsichten der Götter eingeweiht zu werden. Diese Vorfälle verstörten sie so sehr, daß ihr die Tränen in den Augen standen, wenn sie von diesem chronischen Problem in ihrem Leben sprach („Kann nicht ohne Weinen sprechen": *Boericke*).

So wie *Medorrhinum* bei Infektionen des Urogenitaltraktes bei Männern häufig die Rolle eines tiefgreifender wirksamen *Lycopodium* spielt, folgt es bei entsprechenden Infektionen bei Frauen gut auf *Pulsatilla*. Daher wird es verwendet, um chronische Zustände zu behandeln und manchmal, um die Heilung zu vollenden, die im Hintergrund akuter Erkrankungen stehen, die beide Mittel erfordern. Der geistige Zustand von *Medorrhinum* entspricht jedoch meist dem von *Pulsatilla*, die schon einiges durchgemacht hat. Symbolisch hierfür steht die liebenswürdige, abhängige und außergewöhnlich anhängliche *Persephone*, und zwar *nachdem* sie von *Hades* ihrer Mutter entführt und in die Unterwelt verschleppt wurde; die, nachdem sie von Tod und Sorgen erfahren hat, ihre *Pulsatilla*-Unschuld und Anhänglichkeit verloren hat und gereift ist. In ähnlicher Weise kann *Medorrhinum* die Eigenschaften eines *Lycopo-*

dium annehmen, der mit seinen Problemen bewußter umgeht. Er ist der Held, der seine Hybris und Selbsttäuschung aufgegeben hat und nun beunruhigt spürt, daß er an der Schwelle zu neuem Bewußtsein steht. Im Extrem kann diese Vorahnung, wie in *Whitmonts* Worten, als „unbewußte Panik (beschrieben werden,) ... als ob innere Schutzmechanismen zusammengebrochen wären, die den Patienten zum hilflosen Opfer von Wogen der Angst, Unruhe und hastigen Ungeduld werden lassen," oder sie kann zu „Verwirrung über die eigene Identität" (*Kent*) führen.

Eine spezifische „Gestalt"* von *Medorrhinum* ist nicht leicht zu definieren. Der Homöopath kann jedoch, indem er seine Fälle überblickt und die Routinefälle von chronischen Katarrhen oder rheumatischen Beschwerden ausschließt, feststellen, daß die Rastlosigkeit des Mittels, seine Ungeduld und Verwirrung, seine ungeheure „Erregung bei Erwarten von Ereignissen (oder) Beschwerden durch Erwartung" (*Kent*) häufig Ausdruck eines inneren Unwohlseins sind, das wiederum Vorbote eines Wendepunkts im Leben des Patienten oder eines Entwicklungsschubs ist: *eine Zeit der Unruhe, die nahe bevorstehenden Veränderungen vorangeht.* Man könnte dies mit der psychologischen Anspannung vor einem Gewitter vergleichen (und in der Tat ist die Nosode in der Rubrik „Verschlimmerung beim Herannahen von Sturm, Gewitter" [*Kent*] aufgeführt), mit der Unfähigkeit, sich zu beruhigen, bis die Spannung sich mit einem Donnerschlag löst, der gefolgt ist von einem Regenguß (dem Sturzbach seiner hohen Produktivität). Dieses „Zusammenballen der Wolken vor einem Gewitter" kann als Bild oft helfen, den *Medorrhinum*-Patienten zu erkennen.

Ein Beispiel hierfür war der Fall einer jungen Schauspielerin, die rasch in ihrem Beruf Karriere machte und einen unerklärlichen Schmerz im rechten Knie hatte. Nach außen war sie so lieb und nett wie *Pulsatilla*, so für Eindrücke empfänglich wie *Phosphor*, aber keines dieser beiden Mittel – und auch nicht *Calcium phosphoricum* oder *Tuberkulinum* – hatten ihrem Knie geholfen. Bis sie dann einräumte, daß unter ihrem unbeschwerten Äußeren irgendetwas ständig aufwallte und sie antrieb, sie ängstlich und rastlos machte, erinnerte der Arzt sich an das *Medorrhinum*-Symptom „Schmerz sitzt in einem bestimmten Gelenk, besonders dem Knie" (*Wheeler*) und folgte dieser Spur bei seiner Befragung. „Sind Sie

* Deutsch im Original (d.Ü.).

denn in Ihrer kurzen Karriere nicht schnell genug vorangekommen?" fragte er. „Könnten Sie jetzt nicht etwas gemächlicher vorgehen?"

„Ich wollte, ich könnte das", war die nachdenkliche Antwort. „Aber ein undefinierbarer Zwang treibt mich vorwärts. Ich spüre ganz verschwommen, daß eine wichtige Herausforderung auf mich zukommt – auf die ich offenbar vorbereitet werde." Sie bekam *Medorrhinum* 1 M, das zehn Tage später, und dann noch einmal nach zwei Wochen wiederholt wurde. Nach jeder Gabe wurde ihr Knie stärker, während sie zunehmend selbstbewußter wurde. Als man ihr zu ihrem neuesten Erfolg auf der Bühne gratulierte, prophezeite sie: „Bisher hat die Welt nur den Blitz leuchten sehen. Wartet ab, bis die Donnerschläge kommen!".*

Wir beschließen dieses Portrait von *Medorrhinum* mit einem Fall, der in verschiedener Hinsicht archetypisch ist.

Ein Mann von etwa 50 Jahren hatte zwei Jahre unter anscheinend rheumatischen Rückenschmerzen gelitten, die aufgetreten waren, nachdem er sich im Garten den Rücken verstaucht hatte. Keines der bekannteren Mittel für Rückenverletzung oder Arthritis half, und so forschte der Arzt tiefer in anderen Bereichen seines Lebens und seiner Persönlichkeit, insbesondere was seine Selbstachtung und sein Selbstwertgefühl betraf.

„Was versuchen Sie da?" rief der Patient aus, „Sie decken das ganze Durcheinander auf, das verrottende Gemüse und die ausrangierten Konservendosen, und bringen es ans Licht der Öffentlichkeit? Nun, Sie sollen sie haben! Manche behaupten, daß Selbstachtung und Selbstwertgefühl bei mir sehr ausgeprägt sind und dazu führen, daß ich andere mißachte. Aber sie müssen wissen, daß mir diese Haltung von Kindesbeinen an eingetrichtert wurde. Sie war sozusagen mein täglich Brot. Das Beispiel meines Vaters lehrte mich mehr als alle Worte, daß Eigennutz zwar den Charakter verderben, aber *auch* zu mehr Wertschätzung durch andere verhelfen kann. Und Sie wären überrascht, wie rasch dies von mehr Selbstachtung gefolgt ist. Aber seien Sie nicht allzu besorgt. Das Leben hat mich anständig gestraft. Ich habe gelernt, mich nicht ausschließlich durch den Wunsch nach dem eigenen Vorteil leiten zu lassen und habe einigermaßen reife und informierte Einsichten entwickelt, was die höheren Ziele des Lebens ausmacht..."

* Man beachte ihren zufälligen, aber bezeichnenden Gebrauch des „Gewitter"-Bildes. Es ist übrigens möglich, daß auch unter der „Angst vor einer Verabredung" ein sykotisches Miasma liegt: *Argentum nitricum* und *Gelsemium* sind die beiden einzigen anderen Mittel, die im *Kentschen Repertorium* unter dieser Rubrik aufgeführt sind.

Er fuhr auf diese Weise fort, sprach offen, flüssig und intelligent und mit der typischen Selbstironie von *Medorrhinum* über seinen Charakter, seine Kindheit und Arbeit – alles gut und schön – aber der Arzt spürte sehr schnell, daß er fast nichts über seine Gefühle, seine Sehnsüchte und Wünsche enthüllte. Als er direkt danach gefragt wurde, antwortete er: „Ich glaube, daß ich so glücklich bin, wie die meisten Menschen das Recht dazu haben. Ich bin zufrieden."

Er bekam eine Gabe *Natrium muriaticum* 50 M, die zwar seine Rückenschmerzen nicht linderte, aber einige seiner Hemmungen löste, und beim nächsten Besuch gestand er, daß er zwar an seiner Familie hing und ein treuer Gatte war, aber dennoch eine äußerst belastende Phase in seiner Ehe durchmachte.

„Aber was geschah vor zwei Jahren, als Ihre Rückenprobleme anfingen?", fragte der Arzt beharrlich.

„Vor zwei Jahren? Nicht viel. Nur die Spannungen zwischen meiner Frau und mir nahmen zu."

„Nun, dann davor. Sagen wir, vor drei Jahren?"

Der Patient zögerte einen Moment und fing dann plötzlich und schnell an zu sprechen. Es stellte sich heraus, daß dies der Zeitpunkt gewesen war, an dem er sich tief, leidenschaftlich und zärtlich in eine viel jüngere Frau verliebt hatte. Es war die stärkste emotionale Zuneigung, die er jemals verspürt hatte, und seit dem hatte er sich in äußerstem Verlangen verzehrt. Obwohl er sich weigerte, näher dazu Auskunft zu geben, räumte er ein, daß die Umstände ihn zwangen, sie ständig zu sehen, und daß dies nicht leicht geändert werden konnte. Das Ergebnis war Qual und Glück zugleich. Sie war ihrerseits liebevoll und freundlich, aber recht ahnungslos, was ihre Gegenwart bei ihm bewirkte, und hätte sie es gewußt, wäre sie vermutlich erstaunt gewesen.

So machte er alle Höhen und Tiefen einer hoffnungslosen, nicht realisierbaren, aber wahren Liebe durch.

Obwohl fast drei Jahre inzwischen vergangen waren, gab es keine Anzeichen für ein Nachlassen seiner Sehnsucht, trotz aller Versuche, sich diese Frau aus dem Kopf zu schlagen. „Ich bin zu alt und müde dafür, um jeden wachen Moment unter dieser Folter zu leiden", bemerkte er erschöpft dazu. „Wenn nur mein Rücken stärker wäre und ich mich körperlich betätigen könnte, um mich von der ständigen Beschäftigung mit ihr abzulenken. Aber ich kann noch nicht einmal weit laufen, noch weniger Tennis spielen oder im Garten arbeiten. Musik hören, Lesen oder die

Schönheit von Natur und Kunst bewirken nur, daß es mir schlechter geht, daß ich verzweifelter bin als vorher, und da ich kaum sitzen kann, kann ich mich auch nicht über längere Zeit auf meine Arbeit konzentrieren („Arbeit unmöglich“: *Kent*). Mit dieser Schwäche, die mich behindert, wie kann ich mir da neue Interessen erschließen, die mir helfen würden, meine vergebliche Leidenschaft zu überwinden?“

„Ich mag darüber nicht sprechen, weil es ja doch keinen Zweck hat. Es hat mir in der Vergangenheit nicht geholfen, und es hilft mir auch jetzt nicht. Es macht nur alles schlimmer. Wenn die Kinder nicht wären, würde ich am liebsten eine Pistole nehmen und meinem Leben ein Ende setzen“ („Neigung zum Selbstmord; durch Erschießen“: *Kent*).

Die Zurückhaltung von *Medorrhinum* ist sowohl eine Eigenart, als auch eine erworbene Schutzhaltung. Da jedes Sprechen über oder auch nur Denken an seine Schwierigkeiten sie nur verschlimmert („Schlechter beim Denken an seine Beschwerden“: *Kent*), verbindet er die Abneigung von *Natrium muriaticum*, seine Symptome (und damit seine Seele) der neugierigen Öffentlichkeit zu präsentieren, mit der Vorliebe von *Lycopodium*, sie nicht zur Kenntnis zu nehmen.

Bei der homöopathischen Verschreibung geht die Besserung auf mentaler Ebene häufig der auf der physischen voran, und dieses Wegfallen der emotionalen Blockierung war ein Hinweis darauf, daß der Fall sich in die richtige Richtung bewegte. *Natrium muriaticum* wurde daher in den folgenden Wochen wiederholt, sowohl in höheren, als auch in niedrigeren Potenzen. Die akute Verzweiflung des Patienten wich einer gedämpfteren Verzagtheit, aber sein Rücken wurde nicht besser. Nun war eine Nosode erforderlich, um den angezeigten Rückenschmerzmitteln zu ermöglichen, besser zu wirken, den Schmerz zu lindern und es dem Patienten zu erlauben, seinen Vorsatz umzusetzen, durch verschiedene Aktivitäten zu seiner Selbstheilung beizutragen.

Genau dies bewirkte *Medorrhinum* 10 M – und sogar mehr! Zunächst linderte es ganz wesentlich den körperlichen Schmerz, und anschließend war der Patient in der Lage, auf die anderen angezeigten Mittel zu reagieren. Außerdem war, obwohl er immer noch keine Vorstellung davon hatte, wie sich seine Ehe weiter ausgestalten würde, und seine romantische Zuneigung immer noch stark fortlebte, der Bann gebrochen, und er befand sich auf dem Weg zur Besserung.

Die Frage bleibt, ob die Nosode nicht schon zu Beginn der Behandlung angezeigt gewesen wäre. Hatte sie gewisse Hindernisse beiseite geräumt und dazu beigetragen, den Fall zu lösen, weil die vorher gegebenen Mittel den Weg gebahnt hatten, oder war es von Anfang an das Simillimum? Da jeder Fall einzigartig ist, kann man nur spekulieren. Aber *Medorrhinum* wirkt, wie jede Nosode, häufig dann besonders gut, wenn man es in Reserve behält, und bringt dann seine Wirkung mit dramatischer Kraft zur Geltung.

Verschiedene der Hauptnosoden hätten auf diesen Fall passen können. Was den Arzt letztlich zu *Medorrhinum* greifen ließ, war teilweise das Schlüsselsymptom von *H.C. Allen* „besitzt die gleiche Beziehung zu tiefsitzenden chronischen Leiden des spinalen... Systems wie *Psorinum* zu tiefsitzenden Hautleiden" – aber noch mehr die ausgeprägte Besserung mentaler Symptome am Meer („Seeluft bessert": *Kent*). *Medorrhinum* berichtet häufig, daß seine Symptome durch Schwimmen im Ozean oder durch bloßen Aufenthalt an der Küste besser werden (die häufigen Soorgranulome eines Kindes und seine Bläschen im Mund heilten nur am Meer ab). Als Reaktion auf die Standardfrage des Homöopathen: „Wo würden Sie am liebsten leben? In der Stadt oder auf dem Land? Wenn letzteres zutrifft, lieber in einer Gegend mit Wald, oder mit Feldern, in den Bergen, an einem See oder an der See?" antwortet dieser Patient meist eindeutig: „An der See! Mir geht es körperlich oder emotional nie so gut wie am Meer. Schon sein Anblick kann mein Selbstvertrauen und meine Gelassenheit wieder herstellen." Die körperliche Entsprechung dieser Präferenz ist die Modalität „Besser durch Feuchtigkeit" (*H.C. Allen*), obwohl *Boger* behauptet, daß die Symptome von *Medorrhinum* schlimmer durch Feuchtigkeit werden.

Diese Sehnsucht nach dem Meer kann im Hinblick auf die oben beschriebene *Medorrhinum*-Gestalt erklärt werden. „Tiefe ruft nach der Tiefe", und die lockende Weite des Meeres und seine entfernten Horizonte lassen an neue Möglichkeiten der Erfahrung denken, an neue Ufer, die es zu entdecken gilt. *Natrium muriaticum* geht es schlechter am Meer, da der Ozean ihn zurück ins „kollektive Unbewußte" zieht, dem er zu entkommen sucht; für *Medorrhinum* besitzt der Ozean eine Anziehungskraft, die ihn herausfordert, sich in neue Tiefen des Bewußtseins fallen zu lassen.*

* Aber auch hier gilt (auf daß diese Disziplin dem sich abmühenden Neuling nicht allzu leicht zugänglich werde), daß *Natrium muriaticum* durch einen Aufenthalt am Meer gebessert, und *Medorrhinum* verschlimmert werden kann („chronischer Rheumatismus in den Gelenken, verschlimmert *und* gebessert in Küstennähe": *Hering*).

Der *Medorrhinum*-Patient hat, wie wir uns erinnern, eine Schwelle überschritten und spürt intuitiv die drohende Veränderung. Er ist bereit, der Herausforderung mit der gewohnten Energie, Vitalität und Überschwang zu begegnen, aber er weiß nicht, was ihn erwartet und fühlt sich unwohl angesichts des schemenhaften Unbekannten. Seine rastlose Ungeduld und seine hastige Art sind Ausdruck des anstrengenden Versuchs, Lösungen zu finden, deren Konturen noch unklar sind. Ein Psychiater könnte diese mißliche Lage als Anspannung deuten, unter der der Mensch steht, wenn er den Kontakt zu seinem inneren „Ratgeber" sucht – zu dem Teil seines Wesens, der ihm erlaubt, im Einklang mit dem Gesetz der Natur und seinem eigenen Schicksal, statt gegen sie, zu arbeiten – wie es das unendliche und zeitlose, unveränderliche, aber stets sich neu zeigende Meer symbolisiert.

Tuberkulinum

Von allen Nosoden besitzt *Tuberkulinum* die am klarsten definierte und ausgeprägteste Persönlichkeit.*

Häufig ist schon alleine die äußere Erscheinung ein Hinweis auf diesen Typus. Der Patient ist schlank, seine Brust eng oder eingefallen; sein Gesicht ist schmal oder oval geschnitten, die Gesichtszüge fein und regelmäßig; das Haar ist weich und seidig (selten auch widerspenstig oder kraus), die Wimpern lang, die Haut feinporig, klar, durchscheinend und häufig von einer vornehmen Blässe – wenn auch gelegentlich sommersprossig.

Wie vorauszusehen, finden sich bestimmte Züge der Krankheit im Arzneimittelbild der Nosode. *Tuberkulinum* sieht häufig blaß, anämisch und zerbrechlich aus; die leichteste körperliche Anstrengung ermüdet ihn („geschwächte Vitalität": *Boger*). Die zarten Romanheldinnen des 19. Jahrhunderts, die schon nach einem kleinen Spaziergang durch den Garten erschöpft und halb ohnmächtig waren und sich auf einen starken Arm (vornehmlich den eines geeigneten männlichen Wesens) stützen mußten, zeigen deutlich die typische Schwäche des Mittels („Große Schwäche der unteren Extremitäten... so daß sie kaum gehen kann": *H.C. Allen*). *Tuberkulinum* fühlt sich wohler in der trockenen Bergluft, an der See geht es ihm nicht so gut („Verschlimmerung durch Feuchtigkeit": *Boericke*).

In diesem Zusammenhang interessant ist, daß man sich die Tuberkulose im 19. Jahrhundert als „feuchten" Fleck auf der Lunge vorstellte, d.h. als eine Krankheit, die von Feuchtigkeit verursacht wurde und sich vor allem in den feuchten Behausungen der städtischen Armen verbreitete.

---

* Das wichtigste *Tuberkulinum*-Präparat, *Tuberkulinum bovinum*, wurde von *Swan* aus tuberkulösem Sputum und Lungengewebe einer Kuh hergestellt. Es gibt eine ganze Reihe von Zubereitungen untergeordneter Bedeutung – *Tuberkulinum Koch, Tuberkulinum aviaire, Tuberkulinum Rest, Tuberkulinum Marmoreck, Tuberkulinum Denys, Tuberkulinum Rosenbach* – aber keine von ihnen hat ein Persönlichkeitsbild, das sich klar von dem von *Tuberkulinum bovinum* unterscheidet. Nur *Bacillinum*, aus den Tuberkulose-Erregern einer leicht tuberkulösen menschlichen Lunge, die *Compton-Burnett* geprüft und hoch gepriesen hat, hat einen recht unabhängigen Status erreicht (es wird dennoch aufgrund der engen Parallelen zwischen den beiden Mitteln in den *Keynotes* von *Allen* mit *Tuberkulinum bovinum* zusammen besprochen).
Eine nützliche Abhandlung über die verschiedenen Zubereitungen von *Tuberkulinum* mit einer komprimierten Darstellung ihrer Hauptmerkmale findet sich bei *Wheeler, Introduction to the Principles and Practice of Homoeopathy*; das Arzneimittelbild von *Bacillinum* wird beschrieben bei *H.C. Allen, Die Nosoden* und *Boericke, Materia Medica und Repertorium.*

Trotz seiner grundlegenden Frostigkeit fühlt sich *Tuberkulinum* in einem warmen Raum fast erstickt und verlangt nach einem kühlenden Lufthauch, da er besonders empfindlich auf einen geringen Sauerstoffgehalt der Luft reagiert („Verlangen nach frischer Luft, möchte Türen und Fenster offen haben oder in starkem Wind reiten“: *Nash*).

Immer wiederkehrende „Rückfälle“ (*Kent*) in einen Zustand der Schwäche und Kraftlosigkeit sind die modernen Parallelen zu der faszinierenden Melancholie des Prä-Tuberkulösen im neunzehnten Jahrhundert. Der Patient ist dauernd krank, wobei die körperlichen Beschwerden einander abwechseln oder „lokale Symptome sich immer wieder verschlimmern“ (*Wheeler*). Er mag wütend und gereizt seine Krankheit bekämpfen („verärgert, kränkelnd, jammert und beklagt sich“: *Hering*) und übermäßig beunruhigt sein, ebenso wahrscheinlich ist es jedoch, daß er diese periodischen Anfälle resigniert hinnimmt, einmal wegen der Ruhepausen, die sie ihm gewähren, dann wegen der Aufmerksamkeit, die ihm dadurch zukommt und auch wegen der Gelegenheit, die er so erhält, um die Ursache für seine interessanten und häufig „obskuren“ (*Boger*) Beschwerden zu erforschen und auszuloten. Wenn er sich ins Bett legt, bessert sich die generelle Reizbarkeit, die von seinem geschwächten Zustand herrührt. Er braucht die relative Isolation des Krankenbettes, um seine unspezifischen Ängste und flatternden Lebensgeister zu beschwichtigen. Die Welt außerhalb seines Krankenzimmers ist zu hart und zu rauh und für ihn mit seiner übergroßen Empfindlichkeit einfach zu anstrengend.

Im *Zauberberg*, einem Roman, der in der vergeistigten Atmosphäre eines Tuberkulosesanatoriums vor dem 1. Weltkrieg spielt, zeichnet *Thomas Mann* die eigentümliche Hypochondrie der Opfer dieser Krankheit nach, dieser neurotischen Astheniker mit ihren überaus verfeinerten Empfindsamkeiten und ihren Symptomen, die „schlimmer (werden) durch Darandenken“ (*Boger*), sowie die Eigenarten der Sanatoriumsbewohner, die, *Phosphor* ähnlich, ätherisch, halbbetäubt, wie nicht von dieser Welt zu sein scheinen.

Das Bild von *Tuberkulinum* beinhaltet auch periodisch auftretende Fieberzustände – keine hohen Temperaturen, aber hartnäckig wiederkehrend (schlimmer abends), die bei Kindern (manchmal zusammen mit chronischen Durchfällen) und gelegentlich auch bei Erwachsenen auftreten. Patienten jeden Alters schwitzen bei der geringsten körperlichen Anstrengung, und auch die Nacht läßt sie schweißnaß und erschöpft aufwachen. Das Mittel spielt sowohl eine herausragende Rolle bei vielen nervösen Beschwerden und Kreislaufstörungen als auch bei verschiedenen Arten von chronischen Kopfschmerzen: der Schmerz fühlt sich an wie ein Band um die Stirne herum, oder er tritt auf bei allgemeiner Anspannung, verbunden mit dem Gefühl, der Kopf werde zusammengedrückt, oder er sitzt tief in den Augen, mit der Empfindung, die Augäpfel seien gequetscht worden. Typisch sind auch Kopfschmerzen, die vom Nacken ausstrahlen, mit Hämmern in der Schläfengegend, usw.

Am beeindruckendsten ist jedoch die Heilwirkung des Mittels bei verschiedenen bronchialen und katarrhalischen Leiden. *Tuberkulinum* muß immer dann in Betracht gezogen werden, wenn der Patient sich leicht erkältet, vom leisesten Luftzug oder allein dadurch, daß er sich ein paar Minuten im Freien aufgehalten hat („scheint sich jedesmal zu erkälten, wenn er frische Luft atmet“: *H.C. Allen*), und die Erkältung oder der Katarrh unerbittlich in seiner Brust hängenbleibt, oder ein hartnäckiger, trockener Husten besteht, der den ganzen Winter anhält und sich gelegentlich zu heftigen Anfällen steigert, oder auch bei Husten mit leichter Expektoration von dickem, reichhaltigem gelben Schleim.

Aus diesen Gründen wird *Tuberkulinum* routinemäßig all jenen *präventiv* verschrieben – und zwar im Herbst, bevor das kalte, feuchte Wetter einsetzt – die zu Rippenfellentzündung, Lungenentzündung, Bronchitis, winterlichem Asthma und ähnlichen Beschwerden neigen (auch *Bacillinum*). Das Mittel bekommt nicht nur dem *„type tuberculinique“*, um einen Ausdruck von *Vannier* zu benutzen, der den tuberkulinisch aussehenden Patienten bezeichnet, oder jenem mit einer Prädisposition zu Lungenleiden oder mit Tuberkulose in der Familiengeschichte, sondern auch kräftigen, robusten, vollblütigen Menschen, da fast jeder zu einem gewissen Grad tuberkulinisch belastet ist.

Besonders Kindern, die wiederholt wegen Atemwegserkrankungen mit Antibiotika behandelt wurden („wird seine Erkältung nicht los, bis eine neue kommt“: *Nash*) wird eine Dosis dieses Mittels in hoher Potenz zu Beginn des Schuljahres guttun (wenn nötig, im Winter noch einmal wiederholen). In der Tat ist es so, daß sowohl sein Wert als Präventivum als auch seine Heilkraft bei chronischen Ohrerkrankungen, vergrößerten Lymphknoten, Tonsillen und Polypen, bei Nasenbluten, Bettnässen, Ekzemen, Kopfgrind und anderen Hautkrankheiten und seine Wirksamkeit bei jungen Menschen, die zu schnell wachsen, ohne daß die muskuläre Entwicklung Schritt hält, dazu führen, daß *Tuberkulinum* die am häufigsten verschriebene Nosode bei Kindern und Jugendlichen ist.

Auch historisch war Tuberkulose natürlich eine Krankheit junger Menschen, wie sich in den anrührenden und pathetischen Szenen am Totenbett so vieler Romane des neunzehnten Jahrhunderts wiederspiegelt (man denke nur an die kleine Eva in *Stowes Onkel Toms Hütte*, Paul Dombey in *Dickens Dombey and Son*, Ilyuscha Snegirow in *Dostojewskis Die Brüder Karamasow* und andere).

Die Ansichten darüber, wie *Tuberkulinum* gegeben werden soll, gehen weit auseinander. Die am meisten bevorzugte Methode, *Tuberkulinum* konstitutionell oder präventiv zu verschreiben, ist die nach der klassischen Regel: Einzelgaben von mittlerer oder hoher Potenz („Es ist kein Konstitutionsmittel, das wiederholt zu verschreiben ist... man wird es einmal brauchen und es einmal wiederholen, aber nicht innerhalb von 6 Monaten": *Blackie*). Manche Autoritäten fordern jedoch einen häufigeren Gebrauch: „kann alle drei Wochen wiederholt werden, wenn es wirklich indiziert ist... (oder) man verschreibe es in ansteigenden Potenzen innerhalb weniger Tage, um ein Kind mit tuberkulinischer Familiengeschichte gegen Lungenerkrankungen zu immunisieren: je zwei Gaben 1 M, 10 M, 50 M und CM an vier einander folgenden Tagen": *Borland*), und *Clarke* schreibt: „Meiner Erfahrung nach ist *Tuberkulinum* 30, 100, 200 und 1 M (kurz hintereinander gegeben) das beste generelle Antidot gegen die chronischen Folgen einer Influenzaerkrankung", während manche Autoritäten das Mittel in schweren akuten Tuberkulosefällen 12 mal am Tag 10 Tage lang gegeben haben, bis die Krise oder Gefahr vorüber war (*Burnett*). Andere empfehlen eine monatliche Gabe bei hartnäckigen Ohren-, Hals- oder Lungenentzündungen während des Winters oder bis die Beschwerden gebessert sind; aus Indien hört man von Heilungen von Vitiligo und anderen unheilbaren Erkrankungen durch Wiederholen der Nosode in sehr hoher Potenz, und zwar bis zu drei mal am Tag für Monate ohne zeitliche Begrenzung! (!)

Solch häufige Verschreibungen in hoher Potenz läßt heutige Puristen *Kent*'scher Schule (und die Autorin) erschauern, aber *Hahnemann* selbst hat mit der Häufigkeit der Wiederholung experimentiert („Sind die Gaben der best dynamisirten... Arznei klein genug und war jedesmal die Gabe so auf's Neue durch Schütteln modifiziert, dann können selbst Arzneien von langer Wirkungs- Dauer, in kurzen Zeiträumen, auch in chronischen Krankheiten wiederholt werden." Organon, § 161, Anmerkung; vgl. auch §§ 246-248). Während Mittel wie *Phosphor* oder *Silicea* definitiv nicht in hoher Potenz häufig wiederholt werden dürfen, ist das letzte Wort über eine moderate Wiederholung von *Tuberkulinum* noch nicht gesprochen.

Häufig charakterisiert eine allgemeine *Rastlosigkeit* diesen Konstitutionstyp („ausgeprägte Rastlosigkeit; innere Rastlosigkeit": *H.C. Allen*).

Auf der körperlichen Ebene werden Symptome wie Rücken- oder Gelenkschmerzen, Kopfschmerzen, Asthma und ähnliches häufig besser durch Bewegung oder Wechsel der Körperstellung; der Patient erträgt es nicht, still zu stehen oder in einer Haltung zu verbleiben (vgl. *Sulfur* bzw. *Sepia*), während „schnelles Gehen" (*Kent*) oder Arbeiten im Freien bessern. So hat das Mittel schon bei arthritischen oder rheumatischen Beschwerden gewirkt, wenn *Rhus toxicodendron* versagte.

Ein junger und recht gebildeter Mann mit unterschiedlichen beruflichen Fähigkeiten litt an einer Colitis, die nur geringfügig auf die scheinbar wohlindizierten Mittel *Phosphor* und *Nux vomica* reagierte. Zu der Erkenntnis, daß er *Tuberkulinum* brauchte, brachte uns seine Neigung, stets Jobs anzunehmen, die Bewegung und Arbeit im Freien mit sich brachten: Bote, Verkaufsfahrer, von Tür zu Tür gehender *Encyclopedia Britannica*-Vertreter, Postbote, Landschaftsgärtner – alles, was ihn nicht am Schreibtisch sitzen ließ.

Da frische Luft und Bewegung nicht nur die körperlichen Symptome, sondern auch eine gedrückte Stimmung hebt, verschreibt man diese Nosode gewöhnlich auch dem sich selbst fremd gewordenen oder verunsicherten Heranwachsenden, der in seiner Freizeit lieber allein in der Stadt oder ländlichen Umgebung umherstreift, in der er lebt, als seine Zeit mit Gleichaltrigen zu verbringen; ebenso der rastlosen Hausfrau, die sich nicht zu einer einzigen Beschäftigung niedersetzen kann, sondern im Haus von Raum zu Raum trottet, ständig nach draußen geht und wieder herein kommt; schließlich den armen Seelen, die ziellos durchs Leben wandern, stets auf der Suche nach etwas, von dem sie nicht wissen, was es ist, außer daß es irgendwie mit emotionaler Integration und Linderung ihrer Unsicherheit und ihres Unwohlseins zu tun hat.

Im Krankheitsfall kann sich die Rastlosigkeit von *Tuberkulinum* auch insoweit auswirken, daß *Symptome ständig wechseln*: „die Beschwerden befallen erst das eine, dann das andere Organ... sie beginnen plötzlich, und hören plötzlich auf" (*H.C. Allen*). Z.B. bessert sich die Lungensymptomatik, dafür tauchen neuralgische Schmerzen auf; rheumatische

Beschwerden wechseln ab mit Hautsymptomen; Kopfschmerzen werden gefolgt von einem Katarrh (oder umgekehrt); am einen Tag tauchen die Symptome morgens auf, am anderen abends; das Gesicht ist einmal blaß, dann wieder plötzlich hochrot; manchmal ist der Patient durstig, manchmal nicht; einmal ist sein Appetit enorm, dann ist er wieder überhaupt nicht hungrig; Durchfall (wobei kein Stuhl dem anderen gleicht) wechselt ab mit Verstopfung, Schlaflosigkeit mit Schläfrigkeit, Hyperaktivität mit Trägheit; Fieberschauer setzen ein, wenn Menstruationskrämpfe enden; das zunächst wirksame Mittel wirkt beim selben Symptom auf einmal nicht mehr, usw.

Ein typischer Fall war eine Frau mit einer Cystitis, die jedesmal dann auftrat, wenn es kälter wurde; wenn sie vorbei war, bekam sie eine Nasennebenhöhlenentzündung; anschließend entwickelte sie brennende Magenschmerzen; diese wiederum wurden abgelöst von Schweißausbrüchen, die sie sehr schwächten, und schließlich fing der Kreis von vorne an und sie bekam wieder ihre Cystitis. Obgleich alle Beschwerden gut auf das angezeigte Mittel reagierten (die Cystitis, schlimmer durch Geschlechtsverkehr, auf *Staphisagria*, die Sinusitis, die durch eine heiße Kompresse gelindert wurde, auf *Arsenicum*, die Magen[geschwür]schmerzen, die sie früh morgens aufwachen ließen, auf *Nux vomica*, die schwächenden Schweiße auf *China*), stellten diese Besserung lediglich die Pausen zwischen den Akten des gesamten Schauspiels dar. Erst als sie *Tuberkulinum* 10 M bekam, und zwar zwei Jahre lang zwei bis drei Mal jährlich, kam die Geschichte allmählich zu einem Abschluß. Getreu den altbekannten Mustern, in denen die Heilung durch dieses Mittel verläuft, machte die Patientin jeden Akt ihres Schauspiels noch einmal durch, jedoch in abgeschwächter Form. Nach einiger Zeit jedoch wurden auch diese „Schatten"spiele immer seltener, und sie wurde eine gesunde Frau.*

Die Unfähigkeit von *Tuberkulinum*, zur Ruhe zu kommen, findet eine Parallele auch auf der geistigen Ebene – als intellektuelle Sprunghaftigkeit, Launenhaftigkeit, „Unzufriedenheit" (*Boger*). Das vorherrschende Merkmal ist *„Wechselhaftigkeit"* oder *„Unbeständigkeit"* (*Kent*). Er ist mit seinem Kopf überall zur gleichen Zeit, verliert sich darin und ist leicht abgelenkt, er ist unfähig, sich auf irgend eine Sache zu konzentrieren oder

* Während die Heilungsmuster von *Sulfur* und Psorinum Varieté-Vorstellungen gleichen, wo weder Arzt noch Patient weiß, was als nächste Nummer auf der Bühne erscheint, ist das *Tuberkulinum*-Muster ein vollkommen vorhersagbares Symptomen- Karussell.

sie zu verfolgen: „Meine Interessen erstrecken sich meilenweit und ein paar Zentimeter tief", klagte ein Patient einmal über seinen Mangel an Tiefe und Ausdauer. Fragt man ihn nach seinen Lesevorlieben, so gibt er vielleicht zu, daß er nicht fähig ist, etwas Längeres als einen Zeitschriftenartikel zu lesen. Jeder anspruchsvollere Text läßt seine Aufmerksamkeit abschweifen, und er eilt hastig zur nächsten Zerstreuung (hier gleicht er dem *Phosphor*-Kind bzw. dem *Sulfur*-Adoleszenten).

Bei einer Patientin mit wissenschaftlichen Ambitionen, deren Kopfschmerzen, geistige Erschöpfung und harte Pickel in der Nase nicht auf *Silicea* reagierten, erkannten wir *Tuberkulinum* (das ebenfalls „Mengen von schmerzenden kleinen Geschwüren in der Nase" in seinem Arzneimittelbild hat: *H.C. Allen*), nachdem sie gestanden hatte, daß sie sich nicht auf ihre eigentlichen Studien und Bücher konzentrieren konnte, sondern es vorzog, enzyklopädische Artikel, *Auszüge* aus den Klassikern und besonders *Bartletts Quotations* zu lesen.

Ein anderer Patient beschrieb, daß er nur dann lernen konnte, wenn er unterwegs war – in einem Zug, Flugzeug oder Bus, an der Bushaltestelle, im Bahnhof oder Flughafen. „Zuhause oder in der Bibliothek kann ich mich nicht entscheiden, wo ich sitzen soll – hier, da oder sonstwo – und wenn ich mich entschlossen habe, ist eine Stunde vergangen. Ich finde es schon rein körperlich *qualvoll*, lange Zeit an einem Platz zu sitzen und zu studieren."

Bei Kindern kann man diese Eigenschaft daran erkennen, daß sie ein Spielzeug nach dem anderen aufheben und wieder hinstellen und nicht in der Lage sind, sich selbst auch nur für eine vernünftige Zeit zu beschäftigen. Sie werden ihrer selbst schnell überdrüssig und suchen ständig nach neuen Anregungen. Manchmal zeigt sich diese Rastlosigkeit in dem Verlangen, der vertrauten Umgebung zu entkommen (von zuhause wegzulaufen, ist charakteristisch für *Tuberkulinum*).

Der sog. „Schulmädchenkopfschmerz" (*H.C. Allen*) kann von berechtigter Müdigkeit oder Erschöpfung, jedoch auch von nachlassendem Interesse an oder „Abneigung gegen geistige Arbeit" (*H.C. Allen*) herrühren. Dies findet sich typischerweise bei empfindsamen *Pulsatilla*-, für Eindrücke empfänglichen *Phosphor*- oder übergenauen *Silicea*-Mädchen, die vor der Adoleszenz gute Schülerinnen sind, deren Energien und Interessen mit Beginn der Pubertät jedoch erlahmen und die dann in ihren Leistungen nachlassen. Auch wenn Studenten beiderlei Geschlechts ständig ihre Interessen wechseln und, obwohl sie auf einem Gebiet (z.B. Musik) begabt sind, es aufgeben und sich rastlos in einem anderen (wie Drama, darstellende Kunst) versuchen, während sie trotz des Wechsels unbefriedigt bleiben, oder wenn bei älteren Menschen ihre früher „lebhafte Empfänglichkeit ausgebrannt ist und sie intellektuell schwerfällig werden, während sie gleichzeitig jedoch emotional lebhaft sind" (*Wheeler*), kann dies ein Hinweis dafür sein, daß sie *Tuberkulinum* benötigen.

Diese Patienten können unter Umständen auch Ärzte verschiedener „merkwürdiger, außergewöhnlicher und besonderer" Glaubensrichtungen aufsuchen, weniger aus einer *Arsenicum* ähnlichen Hektik heraus, sondern aus purer Rastlosigkeit und Lust an der Veränderung. Begierig danach, neue und andere Gefühle zu erfahren, wechseln manche Freunde und sogar Geliebte mit verblüffender Häufigkeit. Oder sie entwickeln starke Abneigungen gegen Menschen, die sie vorher gerne mochten, wobei sie in ihrem plötzlichen Gefühlsumschwung eher *Lachesis* ähneln als *Silicea* mit seiner stetig größer werdenden Mißbilligung (*Natrium muriaticum* liegt irgendwo zwischen den beiden).

Tuberkulinum ist auch nicht lange mit dem Ort zufrieden, an dem er wohnt. Daß eine Patientin, die wegen einer recht gewöhnlichen Dysmenorrhoe behandelt wurde, *diese Nosode* brauchte, erkannten wir daran, daß sie im Verlauf von zwanzig Jahren in vierzehn verschiedenen Häusern gelebt hatte, alle innerhalb eines Gebietes von zwei Quadratmeilen. Kein Haus, das sie kaufte, so geschmackvoll es auch umgebaut, so gemütlich es auch eingerichtet sein mochte, konnte sie bei ihrer (offenbar) niemals endenden Suche nach Sicherheit, Glück und emotionaler Erfüllung je zufriedenstellen. Diese Unzufriedenheit, und der Versuch, der inneren Unruhe durch einen Wechsel der Umgebung zu „entfliehen", ist für viele typisch, aber ihr Versuch, zur Ruhe zu kommen, indem sie ständig ihr Zuhause wechselte, indizierte *Tuberkulinum*.

Andere haben vor allem das „Verlangen zu reisen" (*Kent*); sie sind vor einem Ausflug oder einer Reise recht aufgeregt und malen sich alles äußerst fantasievoll aus. *Blackie* beschreibt die vertraute Situation, in der der teilnahmslose, leidende, niedergeschlagene Patient beim bloßen Gedanken an einen Abstecher nach draußen plötzlich aufblüht und voller Energie sprüht. Genauso bereitwillig reagieren Jugendliche, mögen sie auch noch so lethargisch sein, auf die leiseste Andeutung eines Kinobesuches. *Tuberkulinum* langweilt sich leicht in ein und der selben Umgebung („ist nie lange zufrieden an einem Ort": *Nash*) und kann sich weigern, ein zweites Mal an einem Ort Ferien zu machen: „Ich will nicht *schon wieder* mit meinem Mann nach Ägypten", beklagte sich eine *Tuberkulinum*-Patientin. „Diese ganzen Pyramiden und Sphinxe kenne ich doch schon in- und auswendig!"

Heranwachsende, die von zuhause weggehen und „Amerika entdekken" *müssen*, oder Menschen jeden Alters, die glauben, sich „selbst finden" zu müssen, indem sie durch Europa oder Nepal reisen und dabei gleichermaßen durch Lust am Abenteuer und aufgeregte Rastlosigkeit getrieben werden; Auswanderer, die sich in der neuen Heimat genauso wenig zuhause fühlen wie in der alten, und (wie *Henry James*) zwischen ihrer alten und ihrer Wahlheimat hin und herreisen – kurz, alle die Menschen, die wanderlustig oder, wie *Kent* es ausdrückt, „Kosmopoliten" sind, werden vom *Tuberkulinum*-Anteil ihrer Konstitution getrieben.

Eine bemerkenswerte literarische Beschreibung dieser Rastlosigkeit von *Tuberkulinum* (der sich nicht festlegen will, sondern immer in Bewegung sein muß), findet sich in *Marilynne Robinsons* Roman *Housekeeping*. Mit quälender Genauigkeit gelingt es der Autorin, die Tragik und Hoffnungslosigkeit der lebhaft sprühenden, aber etwas von der Realität abgehobenen *Phosphor/Tuberkulinum*-Heldin Sylvie Fisher einzufangen, die in ihrem übergenauen Empfinden für die Vergänglichkeit aller Dinge (einschließlich der häuslichen Stabilität und menschlicher Bindungen) die grundlegendsten Annehmlichkeiten des Lebens zurückweist, zur Wanderarbeiterin oder „Durchreisenden" wird und unstet ihr Leben als Lastwagenfahrerin verbringt.

Manchmal ist die wahre Motivation von *Tuberkulinum* nicht nur in einem Bedürfnis nach Unabhängigkeit oder immer neuer Anregung, sondern in unerfüllten Sehnsüchten und unbefriedigenden Hoffnungen oder Erwartungen begründet; er reist dann, um sich zu zerstreuen oder um die Zeit totzuschlagen. Das rastlose Umherwandern, die ständige Suche nach Zufriedenheit an einem *anderen* Ort, erinnert an das „Exil" des Tuberkulosepatienten des neunzehnten Jahrhunderts, der Besserung oder gar Heilung in einem fremden Land mit gesünderem Klima, einem Sanatorium mit trockenerer Luft oder in *irgendetwas* suchte, das ihm erlaubte, den Einschränkungen der täglichen Realität zu entfliehen.

Robert Louis Stevenson, dessen Gesundheit von Jugend an durch eine tuberkulöse Diathese unterminiert war, und dessen rastloser, nomadischer Lebensstil den Inbegriff des „romantischen Exils" von *Tuberkulinum* darstellte, schrieb einmal: „Ich reise nicht, um irgendwo anzukommen, sondern um unterwegs zu sein. Ich reise um des Reisens willen. Die Hauptsache ist, in Bewegung zu sein."

Wenn *Tuberkulinum* nicht selbst reisen kann, reist er im Geiste: er liest das *National Geographic Magazine*, verschlingt Reisebeschreibungen oder folgt wie gebannt Reiseberichten im Fernsehen. Häufig arbeiten Frauen gerne in Reisebüros, weil sie dadurch die Möglichkeit haben, andere Länder zu besuchen.

Tuberkulinum neigt auch dazu, Beruf oder Anstellung zu wechseln. Patienten sagen, daß sie seit dem Abgang vom College keine Stellung länger als ein bis zwei Jahre behalten haben. Oder er sagt: „Ich lebe halb im Ruhestand" (d.h. er hat keinen Job, bei dem er morgens um neun kommt und abends um fünf Uhr wieder geht), „und das seit dreiundzwanzig Jahren." Jegliche Routine gibt ihm das Gefühl, angebunden und in seiner Freiheit unerträglich eingeschränkt zu sein. Dies sagt nichts über seine Kompetenz oder seinen Scharfsinn aus, es ist auch kein Zeichen für Oberflächlichkeit (jedenfalls nicht unbedingt) – in der Tat ist das berufliche Dasein dieser Menschen häufig gerade dadurch, daß sie in den verschiedensten Berufen arbeiten, höchst erfüllt und produktiv – aber es spricht für das zugrundeliegende tuberkulinische Miasma.

Andererseits kann diese Rastlosigkeit *Tuberkulinum* auch daran hindern, zu Ende zu bringen, was er angefangen hat. Ein Lehrer, der seine Schulstunden vorbereiten soll, läuft in Museen herum, besucht Freunde oder liest Bücher, die nicht unbedingt zu seiner Vorbereitung gehören – nur um nicht stillsitzen und sich ernsthaft damit beschäftigen zu müssen.

Diese Rastlosigkeit, Unruhe, Unzufriedenheit und Wechselhaftigkeit – in Beziehungen, Beruf, Wohnort, Interessensgebieten – erinnert an *Montaignes* Bild von den Vögeln und dem Käfig: „Die Vögel draußen wollen hinein, und die drinnen verzweifelt hinaus." Er sprach von der Ehe; dieses immer da sein zu wollen, wo man nicht ist, das zu wünschen, was man nicht hat, oder dauernd etwas anderes zu machen („durch nichts zufriedenzustellen": *H.C. Allen*) zieht sich jedoch durch die gesamte Psyche vom *Tuberkulinum*.*

---

* In einer der Kurzgeschichten von *O. Henry*, *Little Speck in Garnered Fruit*, bittet ein verliebter, frisch verheirateter Ehemann in seinem Eifer, sie zufriedenzustellen, seine *Tuberkulinum*-Gattin, sich irgendetwas beliebiges von ihm zu wünschen. Es ist Winter und außerdem mitten in der Nacht, und sie wünscht sich einen Pfirsich. Er eilt aus dem Haus;

Ein anderes auffallendes Merkmal dieser Nosode ist *Stimmungswechsel.* Es findet sich als eine von lediglich zwei Eintragungen unter der Rubrik „Mind" in *Herings Guiding Symptoms* („eigentlich von liebenswürdiger Natur, jedoch leicht schweigsam, düster, bissig, verärgert, reizbar, mürrisch gelaunt") und hat daher schon immer viel Gewicht bei der Verschreibung gehabt.

Diese psychische Labilität hat nichts mit den plötzlichen, widersprüchlichen Stimmungen von *Ignatia* oder *Chamomilla* zu tun, sondern ist eine chronische, tief im Wesen von *Tuberkulinum* verankerte Tendenz: entgegenkommendes Verhalten wechselt ab mit abrupter Abweisung, Zärtlichkeit mit Gewalttätigkeit, Rastlosigkeit mit Passivität, Wut mit Gleichgültigkeit, Begeisterung mit Interesselosigkeit, Verläßlichkeit mit Launenhaftigkeit, Fröhlichkeit mit Überdruß am Leben, fieberhafte Aktivität mit melancholischer Resignation, zielgerichtete Entschlossenheit mit Unschlüssigkeit, Sicherheitsbedürfnis mit dem Wunsch nach Unabhängigkeit, das Bedürfnis, zurückgezogen zu leben, mit dem begierigen Wunsch, intensive Erfahrungen zu machen. Dies alles macht *Tuberkulinum* zu einer Quelle ständigen emotionalen Aufruhrs.

Dieser Wechsel der Stimmungen kann von frühem Alter an beobachtet werden. Das eigentlich reizende, liebevolle Kind verhält sich in regelmäßigen Abständen störrisch und ungehorsam, seine heftigen Wutanfälle können die gesamte Familiendynamik durcheinanderbringen. Es will ständige Aufmerksamkeit, wünscht gleichzeitig aber in unvernünftiger Weise, in Ruhe gelassen zu werden (*Natrium muriaticum*). Es ist schnell dabei, Schläge auszuteilen, beißt in die Hand, die es bändigen will, oder wirft alles zu Boden mit dem „Wunsch, Dinge zu zerbrechen" (*Kent*) oder andere zu verletzen. Das Kind wirft nicht nur mit Gegenständen um sich, sondern auch mit Worten, und zwar mit den verletzendsten, vorzugsweisen obszönen, die es kennt („benutzt gerne unflätige Ausdrücke": *Boericke*). Die häufigen Wutanfälle von Kindern im nervenzermürbenden zweijährigen Alter – ihre heftigen Ausbrüche von schlechter Laune und Wut – sprechen vor allen anderen Mitteln sicherlich am ehesten auf *Tuberkulinum* an, vielleicht mit Ausnahme von *Calcium carbonicum* (siehe dort) und *Chamomilla.*

---

ein paar Stunden später kehrt er, nach einer unglaublichen Verkettung von Abenteuern, übel zugerichtet, aber triumphierend zurück, den Pfirsich für seine Geliebte in der Hand. „Oh, sagte ich Pfirsich?" antwortet sie kapriziös. „Ich glaube, ich hätte doch lieber eine Orange gehabt."

Bezeichnend ist folgender Fall. Ein 30 Monate altes Mädchen mit den schönen, feinen Gesichtszügen einer Porzellanpuppe (wie sie *Tuberkulinum*-Kinder beiderlei Geschlechts häufig besitzen), klassisch geformten Lippen und strahlenden Augen – von der Erscheinung her ein vollkommener Engel – war in homöopathischer Behandlung wegen ihres äußerst nervenzehrenden Verhaltens, das sie zuhause an den Tag legte. Sie war absolut nicht in der Lage, auch nur ein paar Minuten für sich zu sein; sofort suchte sie eines der Familienmitglieder heim und ärgerte es. Dieses unerträgliche Betragen, ihre häufigen Wutanfälle und ihr destruktives Verhalten (sie trampelte ihre Spielsachen zu Bruch) waren schon zur Gewohnheit geworden. Eine einzige Dosis *Tuberkulinum* 10 M rief eine völlige Wesensänderung hervor. Die ausgeprägte Erstverschlimmerung hielt zwei Tage an. Während dieser Zeit kreischte und schrie das Kind, als ob es besessen wäre („gellendes Schreien": *Kent*). Danach legte sich der Sturm und die Sonne kam hinter den Wolken hervor.* Sie wurde hilfsbereit und liebenswürdig, und zum ersten Mal war sie fähig, längere Zeit für sich alleine zu spielen, Bücher anzuschauen, Bilder zu malen und ähnliches. Es kam nie wieder zu Wutausbrüchen, und ihre Stimmung blieb für mehrere Monate völlig ausgeglichen.

Interessant war, daß gleichzeitig ein roter „Wut"pickel auf der Backe verschwand, der seit ihrem zwölften Lebensmonat da gewesen war. Dieses Zeichen (ein Überbleibsel der „hektischen" Tuberkulose-Flecken?) ist manchmal ein Leitsymptom für das Mittel, ebenso wie ein „roter Streifen in der Mitte der (mäßig belegten) Zunge" (*Kent*) oder eine „Himbeerzunge" (*Clarke*; auch *Belladonna*).

Das schlechte Betragen kann auch andere Formen annehmen als destruktive: *Tuberkulinum* steht in einer Reihe mit *Calcium carbonicum* und *Silicea*, wenn es um allzugroße Dickköpfigkeit bei Kindern geht. Auch der Eigenwille ist ähnlich stark ausgeprägt. Die Mittel unterscheiden sich vor allem darin, daß die beiden zuletzt genannten zufrieden sind, wenn sie bekommen haben, was sie wollten, während *Tuberkulinum*, wie auch *Chamomilla*, bald etwas anderes haben möchte. Gelegentlich ist er nur noch ermüdend, da er sich ständig durch verschiedene Verzögerungs- und Verschleppungstaktiken in den Vordergrund drängt; oder er beklagt sich und jammert wie *Pulsatilla*, wenn er nicht bekommt, was er

* Die Erstverschlimmerung dauert meist nicht so lange – möglicherweise kommt es erst gar nicht dazu.

will, und sieht darin einen Beweis dafür, daß man ihn nicht genügend liebt.

Tuberkulinum kann auch mutwillig sein. Ein mutwilliger Zug bei Kindern ist in der Tat häufig ein Hinweis auf eine verborgene *Tuberkulinum*-Diathese.

Ein Dreijähriger mit chronisch vereiterten Ohren wurde mit *Silicea* behandelt. Während die Ohrenbeschwerden gut darauf reagierten, blieb sein Charakter unverändert. Er war zwar nicht unliebenswürdig, aber auf seine spitzbübische Art nicht einfach zu haben. Beispielsweise entdeckte er eines Tages, was man mit einer wirklich spitzen Schere anstellen konnte, und begann, winzige, fast unsichtbare Löcher in die Rückenlehnen der Polstermöbel im Wohnzimmer zu schneiden. Als man ihn mit seinen Missetaten konfrontierte und ihn dafür maßregelte, leugnete er hartnäckig seine Schuld und schob alles auf Patches, den Hund der Familie. Er wußte genau, daß niemand ihm glaubte, aber er war pfiffig genug um zu wissen, daß man ihm nichts nachweisen konnte, wenn man ihn nicht auf frischer Tat ertappte. Keine Drohung oder Strafe konnte ihn dazu bringen, seine Geschichte zu ändern. Um sie glaubwürdiger zu machen, hielt er in Gegenwart von anderen Familienmitgliedern dem armen, alten Patches feierlich tadelnde Moralpredigten. Um dieses lediglich spitzbübisch-freche Verhalten nicht in echte Destruktivität abgleiten zu lassen, wurde ihm *Tuberkulinum* in hoher Potenz gegeben.

Das gleiche koboldhafte Verhalten indizierte das Mittel bei einem anderen Kind von vier Jahren, dessen immer wieder auftretende Halsschmerzen sich unweigerlich zu einer Tonsilitis entwickelten, wenn er nicht den Winter über jeden Monat eine Gabe *Phosphor* C 30 bekam. Der Arzt wollte nicht, daß dies unendlich so weiterging und besann sich auf *Tuberkulinum*, wobei er sich durch das Talent des Jungen leiten ließ, beim Kartenspielen zu mogeln. In einem Alter, in dem andere kaum die Grundregeln des Rommé-Spiels beherrschen, war dieser Junge Könner genug, um zu schummeln. Clever zerstreute er durch humorvolles Gekaspere die Aufmerksamkeit der anderen, um dann genau die Karten aufzunehmen und abzulegen, die er benötigte. Es steckte keine böse Absicht dahinter. Der Junge sah es vor allem als Intelligenztest an. Wurde er auf frischer Tat ertappt, kicherte er vor Vergnügen darüber, wie clever er war, und bewunderte in gleichem Maße die Fähigkeit der anderen, ihn mit seinen Tricks zu durchschauen. Das Mittel stärkte jedenfalls seine Konstitution, so daß er nicht länger regelmäßig *Phosphor* brauchte, ohne sein im wesentlichen ausgeglichenes, Späße liebendes, wenn auch schalkhaftes Wesen zu beeinträchtigen.

Wenden wir uns jedoch wieder der Frage der wechselhaften Stimmungen zu. Selbst ein im Grunde kultivierter, empfindsamer Mensch kann, wenn er entmutigt, wütend oder niedergeschlagen ist, zu Gewalttätigkeit neigen – er mag seinen Kopf gegen die harte Wand stoßen, eine Glastür oder eine Rigipswand mit der Faust durchschlagen, sich das Gesicht zerkratzen, die Kleider zerreissen oder auch nur „andere verwünschen und verfluchen" (*Boericke*). Dieser Stimmungsumschwung kann so weit gehen, daß die gesamte Persönlichkeit verändert ist.* Ein diesbezüglicher Fall war der einer Frau von ursprünglich kontrollierter Art, die während der Menopause einen Nervenzusammenbruch erlitt. Sie wies jede allopathische Medikation von sich und wollte ausschließlich homöopathisch behandelt werden. Dabei rief sie den Arzt bis zu drei Mal am Tag an, redete jedesmal ununterbrochen eine halbe Stunde oder länger, überschwemmte ihn mit Symptomen und forderte, schneller geheilt zu werden. Gleichzeitig beklagte sie sich bitter: „Wie lange muß ich Ihre Arzneien denn noch nehmen? Ich möchte weder von ihnen noch von Tranquillizern abhängig sein. Warum geben Sie mir nicht ein Mittel, das mir *wirklich* hilft!" Ihre Ausfälle endeten mit anklagenden Vorwürfen: „Was sind Sie schon für ein Homöopath, wenn Sie nicht mit einem Routinefall von Menopause klarkommen!"

Dieses Bild war *Lachesis/Ignatia*, aber keines der beiden Mittel wirkte über längere Zeit, ungeachtet der Potenz oder ob als Einzel- oder Mehrfachgabe, bis die Patientin eine Gabe *Tuberkulinum* 10 M erhielt. Dies stabilisierte nicht nur ihre Stimmung, sondern ermöglichte es ihr, besser auf die beiden anderen Mittel zu reagieren. Die drei Mittel zusammen halfen ihr, diese Phase ihres Lebens durchzustehen, die für alle recht schwierig war.

Dies ist in der Tat die klassische Rolle der Nosoden. Vielleicht ist es so, daß sich ihre Wirkung bis hin zu angeborenen Eigenschaften eines Patienten, bis hin zu ererbten Krankheiten erstreckt und sie daher auf einer tieferen Ebene heilsam sind, um die geschwächten Reaktions- und Selbstheilungsmechanismen anzuregen und wieder zu beleben. Sie wir-

---

* Dies könnte teilweise der Grund sein, weshalb *Tuberkulinum* Alkoholikern verschrieben wird, wenn die sonst eher üblichen Mittel *Nux vomica, Sulfur* oder *Lachesis* nicht hilfreich wirken.

ken nicht nur in ihrem eigenen Bereich als Konstitutionsmittel, sondern sie versetzen die Patienten, wie schon oben ausgeführt, auch in die Lage, angemessen auf andere akute oder konstitutionelle Arzneimittel zu reagieren. *Sulfur* spielt die gleiche Rolle, aber manche Autoritäten halten *Tuberkulinum* für tiefer wirksam und empfehlen seinen Gebrauch, „wenn *Sulfur* oder *Psorinum* nicht lindern oder dauerhaft helfen" (*H. C. Allen*).

Ein anderer typischer Fall war der einer jungen Frau, die seit dem achtzehn Monate zurückliegenden Tod ihrer Mutter an Amenorrhoe und immer wiederkehrenden neuralgischen Kopfschmerzen litt. Da sie ihren Verlust nicht beweinen konnte, wurde *Natrium muriaticum* verschrieben – vergeblich! Auch *Sulfur* half nicht. Es war *Tuberkulinum*, einen Monat später gefolgt von *Natrium muriaticum* 50 M, das die heilsamen Tränen fließen, ihren Menstruationszyklus wieder einsetzen ließ und schließlich die Kopfschmerzen zum Verschwinden brachte.

Die Wechselhaftigkeit von *Tuberkulinum* kann sich auch darin ausdrücken, daß *körperliche Symptome abwechselnd mit psychischen* auftreten. Die körperlichen Symptome des Patienten werden besser, dafür wird er melancholisch oder reizbar; wenn die Depression sich aufhellt, der Ärger oder die Frustration verschwindet, entwickelt er umgekehrt körperliche Symptome – er verrenkt sich den Rücken, entwickelt Ekzeme, rheumatische Schmerzen, Durchfall, vor allem Kopfweh. „Tritt eine Manie zur Lungensucht", schreibt *Hahnemann* im *Organon* (§ 38), „so wird diese mit allen Symptomen von ersterer hinweg genommen; vergeht aber der Wahnsinn, so kehrt die Lungensucht gleich zurück und tödtet ...".

Ein Patient, dessen nachmitternächtliche Schweiße so profus waren, daß er jeweils sowohl den Schlafanzug als auch das Bettlaken wechseln mußte, reagierte gut auf *Arsenicum*, wurde danach aber unerklärlich verstimmt und schlecht gelaunt. Seine gute Laune kehrte nur dann zurück, wenn die Nachtschweiße wieder auftraten. Dieses veränderte Verhalten war so ausgeprägt, daß die Familie, mit einiger Berechtigung, dem Arzt vorwarf, er benutze sein *Arsenicum*, um das Familienoberhaupt unerträglich zu machen. Dieses medizinische Dilemma wurde durch einige Zwischengaben von *Tuberkulinum* gelöst.*

* Die nächtlichen Schweiße von *Tuberkulinum*, die gewöhnlich nicht so abstoßend riechen (vor allem nicht so stechend wie bei *Psorinum*) und nicht von Fieber begleitet sind, „färben (häufig) das Laken gelb" (*Kent*).

Wheeler beschreibt sogar einen Fall, in dem die erfolgreiche Behandlung einer Entzündung im Darmbereich mit dieser Nosode die Kreativität und den Ideenfluß eines Schriftstellers merklich minderte. Er schreibt: „Wahrscheinlich begünstigt ein Krankheitstoxin die Entstehung von Ideen und Bildern. Es könnte sogar die Barriere absenken, die das Unbewußte einschließt und die eine Rolle bei der ‚Inspiration' spielt, die so eng mit diesem Teil der Seele verbunden ist." Dies mag jedoch auch ein Zufall gewesen sein, und die Folgerung von *Wheeler* könnte von der romantischen Idee inspiriert worden sein, daß Tuberkulose vergeistigt, entrückt und den Kranken dadurch aufrichtet, daß sie ihn mit einem sensitiveren und geläuterten Wesen ausstattet. Glücklicherweise hat kein anderer Praktiker die Beobachtung gemacht, daß Inspiration oder intellektuelle Fähigkeiten allgemein durch eine homöopathische Behandlung nachlassen, weder mit *Tuberkulinum* noch mit einem anderen homöopathischen Arzneimittel, während das Gegenteil – eine Zunahme geistiger Fähigkeiten – schon häufig beobachtet worden ist.

Ein entgegengesetztes Muster fand sich bei einer Frau, die schwer unter einer enttäuschten Liebe litt und feststellte, daß seit dieser Zeit ihre gewohnten Kopfschmerzen verschwunden waren. Sie bekam einige Male *Ignatia* wegen der emotionalen Belastung, mit zunehmender Ausgeglichenheit kamen jedoch die lähmenden Kopfschmerzen wieder zurück. An diesem Punkt erinnerte sich der Arzt an *Tuberkulinum*, das mit ausgezeichnetem Ergebnis verabreicht wurde.

Es gibt zahlreiche solcher Fälle, und alle deuten auf eine wichtige Gesetzmäßigkeit bei der Behandlung mit dem Simile hin: *in dem Maße, wie der Patient sein emotionales Gleichgewicht wiedererlangt oder seine psychischen Probleme überwindet, kann sich die Krankheit auf die körperliche Ebene verlagern*. Dasselbe kann auch während einer Psychotherapie vorkommen, und im Kapitel *Natrium muriaticum* haben wir besprochen, wie ernsthaft die Krankheiten sein können, die manchmal nach einem schweren emotionalen Trauma auftreten – wahrscheinlich dann, wenn der akute Kummer oder Schock überwunden und der Patient wieder stabil ist. Ein solches Muster ist häufig ein Hinweis auf *Tuberkulinum*.

Vielleicht war es kein Zufall, daß die Tuberkulose in der westlichen Welt vor allem in der Zeit ihre verheerende Wirkung zeigte, als die

Romantik und die mit ihr verbundene Freisetzung von Leidenschaften und Emotionen auf ihrem Höhepunkt war.*

Obwohl die Nosoden allumfassend sind und viele Charaktertypen beinhalten, so müssen doch bestimmte Züge der gesunden, kreativen, „vergnügten“ (*Kent*) *Tuberkulinum*-Persönlichkeit unterschieden werden. Der Patient ist aufgeweckt und enthusiastisch; wenn seine Vorstellungskraft einmal gefangengenommen ist, verschwindet all seine Abneigung gegen geistige Arbeit. Er schont sich dann nicht, sondern stürzt sich mit Hingabe in alles, was er tut, sucht das Abenteuer und den Reiz, ist entschlossen, voll und intensiv zu leben. Die Ereignisse in seinem Leben nehmen nun eine weltbewegende Wichtigkeit an, und seine Ideen und Einfälle können nur in Großbuchstaben beschrieben werden („Du kannst dir gar nicht VORSTELLEN, was ich da für einen TOLLEN Job aufgetan habe! Mein Vorgesetzter ist echt SUPER und weiß WIRKLICH zu schätzen, was ich zu bieten habe...“ usw.).**

Manche versuchen zu viel zu erreichen und verzetteln sich dadurch. Der Dilettant, der auf verschiedenen Gebieten begabt ist, aber nicht in der Lage ist, sich auf etwas zu konzentrieren und niemals wahres Können zeigt, wird diese Nosode häufig brauchen. Andere verfügen kurzzeitig über viel Energie, brechen danach aber plötzlich zusammen.

Gelegentlich drängt ein junger *Tuberkulinum*-Mensch an die Grenzen seiner Kraft und seiner Fähigkeiten, als spürte oder fürchtete er einen frühen Tod, wie jene Komponisten, Schriftsteller und Maler des 19. Jahrhun-

* Auch ein umgekehrter Prozeß kann stattfinden: „Die Fälle sind nicht selten, wo eine den Tod drohende, sogenannte Körper-Krankheit – eine Lungenvereiterung, oder die Verderbniß irgend eines andern, edeln Eingeweides, oder eine andere hitzige (acute) Krankheit, z.B. im Kindbette u.s.w., durch schnelles Steigen des bisherigen Gemüths-Symptoms, in einen Wahnsinn, in eine Art Melancholie, oder in eine Raserei ausartet und dadurch alle Todesgefahr der Körper-Symptome verschwinden macht; letztere bessern sich indeß fast bis zur Gesundheit, oder verringern sich vielmehr bis zu dem Grade, daß ihre dunkel-fortwährende Gegenwart nur von dem beharrlich und fein beobachtenden Arzte noch erkannt werden kann. Sie arten auf diese Weise zur einseitigen Krankheit, gleichsam zu einer Local-Krankheit aus, in welcher das vordem nur gelinde Symptom der Gemüths-Verstimmung zum Haupt-Symptome sich vergrößert, welches dann größtentheils die übrigen (Körper)Symptome vertritt und ihre Heftigkeit palliativ beschwichtiget, so daß, mit einem Worte, die Uebel der gröbern Körper-Organe auf die fast geistigen, von keinem Zergliederungs-Messer je erreichten oder erreichbaren Geistes- und Gemüthsorgane gleichsam übergetragen und auf sie abgeleitet werden.“ (*Hahnemann*, Organon, Kap. 216).

** Tuberkulose ist dafür bekannt, euphorische Zustände hervorzurufen.

derts, die jung (vor ihrem vierzigsten Lebensjahr) an Tuberkulose oder verwandten Krankheiten starben: *Chopin*, *Mendelssohn*, *Jane Austen*, *Keats*, *Shelley*, *Emily Brontë*, *R.L. Stevenson*, *Poe*, *Tschechow* und der Maler *Modigliani*, der zu Beginn des zwanzigsten Jahrhunderts lebte, und dessen Portraits fast ausnahmslos den „*type tuberculinique*" abbilden. Es kann daher auch zu einer Beschleunigung des Lebensprozesses und einer höheren Intensität kommen, da *Tuberkulinum* „hastig lebt und eilig fühlt" (so der Epigraph zu *Puschkins Eugen Onegin*), bevor ihn die „galoppierende Schwindsucht" ereilt.*

Wenn *Tuberkulinum* sich über seine Ängste vor einem frühen Tod hinwegsetzt und älter oder auch alt wird, kann er erstaunlich jugendlich und gut erhalten sein. Ein Patient Mitte sechzig, der wegen „überwältigender Schläfrigkeit tagsüber" (*Boericke*) und nachfolgender Schlaflosigkeit nachts homöopathische Hilfe suchte, und der sich die feingeschnittenen Gesichtszüge, klare Haut, Figur und Wachheit eines viel jüngeren Menschen erhalten hatte, beabsichtigte, sich nach seinem bevorstehenden altersbedingten Ausscheiden aus einer Reihe höchst unterschiedlicher Jobs beruflich auf das Altwerden (!) zu spezialisieren. Er hatte schon damit begonnen, seine neue Karriere aufzubauen und Seminare, Konferenzen und Besuche in Altenheimen zu organisieren, auf denen er höchst beredt über das Altern als „kreativen Höhepunkt" eines Wachstumsprozesses und als „maximale Steigerung der eigenen Möglichkeiten statt einer Abnahme der Kräfte" referierte.

Die Schlaflosigkeit von *Tuberkulinum* wird häufig durch Essen gebessert; das Symptom „kann nicht einschlafen vor Hunger" (*H.C. Allen*) ist wohl bekannt (auch *Phosphor*, *Ignatia* und *Lycopodium* können zu mitternächtlichen Imbissen neigen). Um herauszufinden, ob diese Modalität bei dem oben beschriebenen Patienten paßte, wurde er angewiesen, jede Nacht eine kleine Mahlzeit vor dem Schlafengehen zu sich zu nehmen, ob er hungrig war oder nicht. Tatsächlich besserte das „nächtliche Essen" (*Nash*) partiell seinen Schlaf. Dieses Symptom, zusammen mit Durchfall früh am Morgen, der den „Patienten aus dem Bett treibt" (*Kent*; die bei-

---

* „Vom Jugendalter an, oder auch davor, findet sich häufig ein schnell reifender Verstand, und bemerkenswerte kreative Begabungen kommen rasch zur Erfüllung... Er weiß darum, daß das Leben kurz ist," schreibt *Wheeler* über die Frühreife dieses Typs und führt die ersten Zeilen eines berühmten Sonnets von *Keats*: „When I have fears that I may cease to be/Before my pen has glean'd my teeming brain" als den künstlerischen Ausdruck dieser Haltung an.

den anderen Mittel für diese Beschwerde sind *Sulfur* – der noch zur Toilette kommt, und *Aloe* – der ins Bett macht), führte zur Wahl von *Tuberkulinum*, das seinen Schlaf ausgeglichener machte.

In der Regel hat dieser miasmatische Typ einen launischen Appetit oder kann, wie der Tuberkulosepatient, viel essen, ohne zuzunehmen („ausgezehrt... bei gutem Essen": *H.C. Allen*). Eine bildhafte Darstellung dieses Charakteristikums findet sich bei *Thomas Mann* in seinem Roman *Der Zauberberg*, wo er in hypnotischen Einzelheiten die reichlichen und sorgfältig zubereiteten Mahlzeiten beschreibt, die die Tuberkulosekranken vier mal täglich gierig verschlingen.

Eine andere anziehende Eigenschaft von *Tuberkulinum* ist sein lebhafter Sinn für Humor. Eine Zehnjährige, die durch wiederholte Gaben von *Tuberkulinum* 1 M von ihrem Bettnässen geheilt wurde, pflegte ihren Vater zu warnen, daß Rauchen, Kaffee und Alkohol ihn schneller älter werden ließen.

Eines Tages entgegnete er: „Ich altere nicht schneller als du, junge Dame. Auch du wirst mit jedem Tag älter."

„Das stimmt nicht ganz", war die prompte Antwort. „Wer einmal den höchsten Punkt überschritten hat, wird immer schneller, wenn er den Berg herabrollt!"

Das Mädchen hatte diesen Satz zweifellos irgendwo gelesen, aber mit der typischen Aufgewecktheit von *Tuberkulinum* hatte sie ihn aus ihrem Gedächtnis ausgegraben und tischte ihn genau im richtigen Moment auf. Dieses Kind, das so respektlos Erwachsene zur Rede stellte – Eltern, Lehrer, und alle, mit denen sie ihre schlagfertigen Bemerkungen austauschen konnte – war übrigens äußerst ängstlich Hunden gegenüber, und als sie noch kleiner war, konnte sie richtig hysterisch werden, wenn ihr einer zu nahe kam. „Leicht erschreckt... besonders durch Hunde" (*Hering*) ist ein Schlüsselsymptom für das Mittel. Wenn der Arzt im Meer der unspezifischen Symptome (der „Strohhalme") zu ertrinken droht, kann dieses Symptom sich als rettende Planke erweisen. Die Angst vor Katzen ist problematischer: *Paschero* und *Hubbard* sehen, nach mündlicher Überlieferung, diese Angst als typisch für *Bacillinum* an, während *Boger* und andere sie genauso spezifisch für *Tuberkulinum* halten.

Tuberkulinum-Patienten sind häufig seelisch sehr subtil (*Silicea*, *Ignatia*, *Phosphor*) und künstlerisch veranlagt („äußerst empfindsam gegen Musik": *H.C. Allen*). Im neunzehnten Jahrhundert wurde Tuberkulose mit künstlerischer Sensibilität, Inspiration, Spiritualität und Ähnlichem assoziiert.* Ganz gleich, ob dies nun Mythos oder Realität ist: *Tuberkulinum*-Patienten weisen häufig diese Züge, zumindest jedoch Spuren davon, auf. Das idealistische Sehnen ihrer rastlosen, unerfüllten Seele findet oft nur Erlösung, und sie selbst zu Gleichmut, wenn sie künstlerisch tätig sind. Dann legt *Tuberkulinum* jeglichen Dilettantismus ab und offenbart Professionalität und Fleiß wie nur irgend einer.

Typisch hierfür war die Flötistin, die wegen schwerer Dysmenorrhöe in Behandlung kam. *Tuberkulinum* war nur eines von mehreren Mitteln, die auf ihre Symptome paßten: „Menses zu früh, zu reichlich, zu lange und äußerst schmerzhaft" (*H.C. Allen*), ihre Krankengeschichte jedoch zeigte, daß sie rastlos und unstet gewesen war und Schwierigkeiten hatte, sich in ihrem Leben einzurichten. „Viele Jahre lang habe ich alle gemieden, die mich fragten, was ich für die Zukunft plante. Bis zum Alter von fünfunddreißig hatte ich *keine Ahnung*, was ich werden oder tun wollte – ich konnte einfach keinen Beruf für mich finden." Schließlich fand sie einigermaßen Frieden und Erfüllung und Befreiung von ihrer Depression, indem sie Gesangsstunden an der Oberschule und privaten Flötenunterricht gab. Lediglich diese Symptome deuteten auf *Tuberkulinum* hin, die Arzneimittelwahl wurde jedoch auf solide Füße gestellt, als sie auf die homöopathische Standardfrage, was sie denn am liebsten esse, antwortete, daß ihre Lieblingsmahlzeit das Frühstück sein, und zwar ein „Englisches Frühstück mit geräuchertem Hering!" *Tuberkulinum* verlangt nach geräuchertem Fisch, geräuchertem Fleisch und Schweinefleisch, ebenso nach kalter Milch und Eiskrem. *Hering* beschreibt eine junge Frau, die während einer neun Monate dauernden Krankheit nichts anderes als Eiskrem aß.

Tuberkulinum hat auch eine gefühlsbetonte Seite, die nach der ausführlichen Behandlung dieses Themas in den Kapiteln *Phosphor* und *Ignatia*, sowie angesichts der Ähnlichkeiten, hier nicht mehr weiter ausgeführt werden muß. Es genügt, die auffallenden Merkmale zu erwähnen, wie: romantische Sehnsucht, vor lauter Verlangen dahinzuschmachten, sich leicht und heftig zu verlieben, romantische Gefühlswallungen von völli-

* Diese Krankheit wurde so sehr zu einem hohen künstlerischen Niveau in Bezug gesetzt, daß einige Kritiker den vermeintlichen Niedergang der künstlerischen und literarischen Produktion im zwanzigsten Jahrhundert der faktischen Ausrottung der Tuberkulose in der westlichen Welt zugeschrieben haben.

ger Ausschließlichkeit („erhöhte sexuelle Leidenschaft": *Kent*), mit Unfähigkeit, zu essen und zu schlafen.

Auch hier sollte man sich daran erinnern, daß die Tuberkulose auf dem Höhepunkt der Romantik um sich griff, daß die Befreiung der Gefühle zeitlich mit der Ausbreitung der tuberkulösen Pathologie zusammenfiel und daß in Drama, Oper und Literatur des neunzehnten Jahrhunderts bemerkenswert oft Schwindsüchtige ihr Leben auf romantische Weise aushauchen – die Helden und Heldinnen siechen aus enttäuschter Liebe dahin.*

Die Krankheit wird also, in Parallele zu dem zehrenden Fieber mit seiner hektischen Glut auf der körperlichen Ebene, identifiziert mit einer leidenschaftlichen, verführerischen Persönlichkeit mit erhöhtem sexuellem Verlangen, die sich vor Leidenschaft und Feuer innerlich verzehrt. In der Realität sind jedoch Mangel an Vitalität und sexueller Energie genauso charakteristisch, so daß, wie *Wheeler* beobachtet, das „lebhafte Interesse an sexuellen Dingen, das auch zur Obsession werden kann, nicht den sexuellen Möglichkeiten entspricht und das Auseinanderklaffen von Wunsch und Wirklichkeit einen seelischen Konflikt hervorrufen kann."

Der *esprit romanesque* von *Tuberkulinum*, seine Gefühlsintensität und sein leidenschaftliches Verlangen nach Erfüllung kommen nicht nur in Liebesbeziehungen zum Tragen, sondern auch, wie oben schon erwähnt, in seinem Enthusiasmus, seiner Reisewut, seiner künstlerischen Sensibilität und seinen Idealen und besonders in seiner Fähigkeit, zu hoffen („hoffnungsvoll": *Kent*), und auch in dem Glauben, daß das Erreichen dessen, wonach er gerade strebt, schließlich seine Unzufriedenheit und innere Erregung stillen wird.

Durch den Stimulus einer neuen Erfahrung geschieht dies auch. „Nichts befriedigt" (*H.C. Allen*) ihn jedoch für längere Zeit, mit dem Erreichen oder der Gewöhnung wird er wieder unzufrieden, setzt er seine „romantische" Suche nach Selbsterfüllung fort. Anders als bei *Natrium muriaticum* mit seinen unerwarteten und unvorhersagbaren Wechseln, handelt es sich hier jedoch um ein recht vorhersagbares Muster von Langeweile, Interesseverlust und Unzufriedenheit, die auf das Schwinden der anfänglichen Begeisterung folgt.

---

* Literarischer Prototyp hierfür ist *Die Kameliendame* von *Alexandre Dumas fils* (die den Handlungsaufbau für *La Traviata* von *Guiseppe Verdi* lieferte).

Der Rastlosigkeit von *Tuberkulinum*, seinem Wunsch nach Veränderung und seinen wechselnden Launen liegt der Urkonflikt zwischen den zwei entgegengesetzten Seiten unseres Wesens zugrunde: auf der einen Seite das zivilisierte, kontrollierte, kultivierte Verhalten, auf der anderen atavistische sexuelle und andere Leidenschaften und Energien. Es handelt sich hier nicht um den moralischen Konflikt eines *Lachesis*-Menschen, da Moral für den emotionalen Aufruhr von *Tuberkulinum* völlig ohne Bedeutung ist. Seine physische und psychische Pathologie rührt von einem noch ursprünglicheren Widerspruch der menschlichen Psyche: *auf der einen Seite ein Verlangen nach Sicherheit, Struktur und Grenzen, auf der anderen nach Reizen, nach Abenteuer, Gefahr und emotionaler Freiheit.** Da letztere farbiger und damit auffälliger sind, sind sie dem Studierenden der Homöopathie gewöhnlich besser bekannt, erstere sind jedoch genauso auffallend im *Tuberkulinum*-Bild und wesentlich für ein Verständnis seiner inneren Spannungen.

Catherine Earnshaw, eine Figur aus *Brontë's Wuthering Heights*, illustriert diese *Tuberkulinum*-Widersprüche in archetypischer Form**. Von Kindheit an legt sie die extremen Stimmungs- und Verhaltensumschwünge dieses Typs an den Tag, die sie abwechselnd eine rachsüchtige Göre und ein reizendes, empfindsames und liebevolles Kind sein lassen. Sie ist außerdem in für *Tuberkulinum* typischer Weise eigenwillig und launisch, gelegentlich kann sie auch richtig bösartig sein (als sie z.B. ihre Schwägerin für ihre unerwiderte Liebe zu Heathcliffe in dessen Gegenwart grausam verspottet). Sie hat auch Wutanfälle, in denen sich der innere Drang, sich selbst (indem sie ihren Kopf gegen Möbelstücke schlägt) oder andere zu bestrafen (indem sie sie schmerzhaft schlägt oder zwickt) durch Handeln Luft verschafft, wenn etwas anders verläuft als sie es will. Und schließlich zeigt sie auch so typisch wie keine andere literarische Figur die höchst romantische Veranlagung dieses Arzneimittels: „Nelly, du weißt genau wie ich, daß [Cathy] für jeden Gedanken, den sie auf Linton verwendet, tausend für mich hat [sagt *Nux vomica* Heathcliffe] ... Ihr Herz ist so groß wie das meine: eher könnte der ganze Ozean in einer Pferdetränke Platz finden, als daß sie ihre ganze Zuneigung ausschließlich auf ihn richten würde."

---

* Dies mag der Grund dafür sein, daß *Tuberkulinum* manchmal tiefere Schichten im Patienten erreicht als selbst *Sulfur* oder *Psorinum*.

** Es ist in diesem Zusammenhang vielleicht nicht unwichtig zu erwähnen, daß *Emily Brontë* selbst im Alter von dreißig Jahren an Tuberkulose gestorben ist.

In typischer *Tuberkulinum*-Weise braucht Catherine für ihre emotionale Erfüllung die Liebe von *beiden*: des gebildeten, intelligenten und zärtlichen Edgar Linton, und des geächteten, unangepaßten, heftigen Heathcliffe, genau wie sie die Behaglichkeit und Vornehmheit, die Schönheit und Harmonie von Thrushcross Grange *und* die Freiheit braucht, nach Lust und Laune frei und ungehindert die Moore zu durchstreifen. Die Unmöglichkeit, dieses emotionale Dilemma zu lösen, treibt sie in eine *Tuberkulinum*-ähnliche Geistesstörung und bald danach in den Tod.

Während ihrer letzten Krankheit entwickelt sie das für das Arzneimittel so typische Verlangen nach frischer Luft, als sie darauf besteht, daß die Flügelfenster, die ihr zum Verhängnis werden sollen, mitten im Winter geöffnet werden, damit sie genug Luft zum Atmen bekommt (dies ist natürlich der körperliche Ausdruck der Beklemmung, die sie empfindet, weil sie mit Edgar und nicht mit Heathcliffe lebt – weil sie nicht frei ist, so zu lieben und geliebt zu werden, wie sie möchte); in ihrem Wahn beißt sie in ihr Kissen oder zerreißt es und zeigt damit genauso Formen der Gewalttätigkeit von *Tuberkulinum*, wie sie auch heftige Wutanfälle bekommt, die von Schwäche und Erschöpfung gefolgt werden. Die Autorin läßt keine Zweifel daran, daß ihr Delirium die Folge der tiefsten „Melancholie (ist, die) sogar (zu) Wahnsinn" (*Hering*) führt. Sie ist seelisch so zerrissen, daß nur noch der Tod ihr Erleichterung und Ruhe bringen kann.

Das Dilemma von *Tuberkulinum* besteht also in der Notwendigkeit, sowohl den zivilisierten, als auch den primitiven Seiten unseres Wesens gerecht zu werden. Der Konflikt spielt sich zum großen Teil im Unterbewußten ab; wird er aktualisiert, sind Wutanfälle auf die leichteste Provokation hin, Melancholie, Rastlosigkeit, wechselnde Stimmungen und Verhaltensweisen die Folge. Wieder stehen wir vor dem Vogelkäfig von *Montaigne*: die Vögel (die leidenschaftlichen Gefühle) setzen sich gegen die Einschränkung durch die Gitterstäbe der Zwänge, Kultiviertheit, Zivilisation zur Wehr, werden sie jedoch freigelassen, erweisen sie sich als unbeherrschbar, destruktiv und gefährlich für die Gesundheit der Betroffenen und wollen wieder strukturiert und kontrolliert werden.

Die homöopathischen Arzneimittel zielen genau auf diese unbewußte Ebene ab, und der potenzierte Tuberkulose-Erreger bewirkt, wie die anderen tiefwirkenden Nosoden, gründliche Heilung dadurch, daß er die archetypischen Konflikte in uns anspricht und uns hilft, sie zu lösen.

Syphilinum und Carcinosinum

Es bleiben nun noch zwei bedeutende Nosoden zu diskutieren – *Carcinosinum* und *Syphilinum*. Sie können zwar nicht so ausführlich dargestellt werden wie die anderen, da die Autorin selbst sie nicht so häufig verwendet hat; eine Analyse verschiedener Patienten, deren Beschwerden durch sie gelindert wurden, wird jedoch dazu beitragen, unser Verständnis ihrer geistigen und körperlichen Eigenschaften zu erweitern. Die folgenden Seiten sind daher hauptsächlich als vorbereitende Skizzen gedacht, in der Hoffnung, daß sie zu vollständigeren psychosomatischen Studien anderer Autoren beitragen mögen.

Syphilinum

Dieses Mittel (das auch unter dem Namen *Luesinum* bekannt ist) ist vollständig geprüft, seine körperlichen Symptome sind wohl dokumentiert. Das Bild seiner Geistes- und Gemütssymptome leidet jedoch an einem Fehlen idiosynkratischer Symptome, und man hat unglücklicherweise nur allzu häufig durch moralisierende Bemerkungen versucht, diesem Mangel abzuhelfen.*

Das syphilitische Miasma hat, mehr noch als das sykotische, darunter gelitten, daß es mit einer körperlichen oder moralischen Geißel identifiziert wurde. Nicht nur die Krankheit wird als Strafe für eine „sündige", wenig tugendhafte Lebensweise betrachtet, sondern auch das Miasma selbst – die kongenitale Schwäche oder ererbte Anfälligkeit – ist in der Folge in dem gleichen Licht gesehen worden, als ob das Stigma dieser Krankheit auf den Träger des Miasmas und auf die Patienten, die diese Nosode benötigen, abgefärbt hätte oder in ihnen fortbestehen würde.

Daher das Bild von Gewalt, Grausamkeit und Rachsucht, von „blutrünstiger" Gesinnung („Die Degenerierten, Verbrecher und kriminellen Geisteskranken sind nun... syphilitisch", schreibt *Roberts*, *Sanchez Ortega* in ähnlicher Tonart: „Begeht terroristische Gewalttaten; Groll, Haß, Niedertracht, Zorn, der Wunsch zu töten, zu zerstören, Verachtung

* Die Syphilis ist in ihrem Sekundärstadium bekannt als der „große Imitator", da sie zahlreiche andere Krankheiten und Beschwerden nachahmen kann. Vielleicht ist dies eine Erklärung dafür, weshalb die Nosode *Syphilinum* so wenige charakteristische Geistes- und Gemütssymptome besitzt und sich ihr Bild mit dem so vieler Polychreste überschneidet.

für andere, zügellose Eifersucht... usw."). Vielleicht ist dieses Bild durch die heftigen Geistessymptome beeinflußt worden, die während der letzten Stadien der Krankheit auftreten. Was auch immer der Grund dafür ist, die nüchterne Realität ist, daß in den *Syphilinum*-Prüfungen niemals ein so tadelnswerter Zustand berichtet worden ist (obwohl sich, wie bei jedem der Polychreste, auch durchaus nicht unbedingt wünschenswerte Charakteristika ergeben haben, wie „verquer, reizbar, übellaunig... fürchtet verrückt zu werden": *Hering*; „Gewalttätig, wenn man ihm widerspricht... Verlangen nach Alkohol in jeder Form": *H.C. Allen*) – der Mythos, das syphilitische Miasma stehe für moralische Korruptheit und physische Schwäche, kann getrost beiseite gelegt werden.

Ein klar umrissener Fall, der *Syphilinum* erforderte, war ein charmantes, neunjähriges Mädchen – liebevoll, empfänglich und ängstlich bemüht zu gefallen – das mit zwei Harnleitern geboren war, die von der rechten Niere ausgingen. Als Folge davon litt sie unter chronischen Blaseninfektionen und Cystitis, die im akuten Stadium gut auf *Pulsatilla* und *Cantharis* ansprachen und auf konstitutioneller Ebene manchmal auf *Phosphor*, aber die Beschwerden kamen immer wieder, bis ihr schließlich *Syphilinum* 200 in regelmäßigen, aber großen Intervallen verschrieben wurde.

Die Wahl fiel auf diese Nosode aufgrund der weitverbreiteten Annahme, daß jedem angeborenen strukturellen Defekt oder jeder Deformierung von Organen, Zähnen oder Knochen ein syphilitisches Miasma unterliegt, z.B. bei Patienten mit gespaltenem Kinn oder Hasenscharte. Es finden sich auch „kleine Einkerbungen in den oberen Schneidezähnen, die (sehr weit auseinanderstehen oder) allgemein recht klein sind und an ihren Spitzen zusammenlaufend geformt sind"; „Zähne faulen an der Grenze zum Zahnfleisch und brechen ab": *Hering*); oder „Asymmetrien verschiedener Organe: ein Auge tiefer als das andere, ein Ohr größer... oder höher... als das andere" (*Wheeler*); „ungleiche Pupillen und Schielen" (*H.C. Allen*). *Syphilinum* paßt auch bei Frauen, die z.B. nur ein Ovar und einen Eileiter, Männern, die nur einen in das Skrotum gelangten Hoden* haben, oder Kindern, die mit deformierten Fingern oder einem Klumpfuß geboren wurden usw. *Roberts* behauptet (auch wenn dies zugegebenermaßen etwas fraglich erscheint), daß „die Syphilis... das einzige Miasma (ist), das lebendes Gewebe zerstört." Gelegent-

* Maldescensus testis, eine häufige Ursache für Unfruchtbarkeit des Mannes (d.Ü.).

lich ist das *Syphilinum*-Kind, das mit seinem eigenartig geformten Kopf und kleinen Augen etwas zurückgeblieben oder eigenartig aussieht, auch frühreif.*

Weitere körperliche Symptome des Mädchens waren gelegentliche „Wachstumsschmerzen" in den Beinen nachts (*Syphilinum* hat „nächtliche Schmerzen im Schienbein; anhaltende Schmerzen in den Gliedern, wie Wachstumsschmerzen": *Hering*), und sie hatte ein eindrucksvolles Geistessymptom. Als Kind geschiedener Eltern hing sie sehr an ihrem Zuhause und ihrer Mutter; wenn sie nicht dort sein konnte, zeigte sich ihre Unsicherheit darin, daß sie zwanghaft ihre Unterwäsche, Socken und Hemden wusch. Dieser auffallende Zug schien vergleichbar mit dem bekannten *Syphilinum*-Symptom: „wäscht unablässig ihre Hände" (*H.C. Allen*) und war eine weitere Bestätigung für die Wahl dieses Mittels.

Der *Syphilinum*-Patient kann ganz allgemein kleine schrullige Ängste hegen und an so manchen unbedeutenden, aber zwanghaften Ritualen hängen: Gitterstäbe zählen, parkende Wagen, oder wieviele Schritte man gehen muß, bevor man den Bordstein herunter auf die Straße tritt, die Risse auf dem Gehsteig meiden, da sie Unglück bringen, und ähnliches. Ein Patient, dessen chronische Augeninfektionen durch *Syphilinum* gebessert wurden, verbrachte *jeden* Sonntag damit, wie besessen detaillierte Listen zu schreiben, um einen Zeitplan für die folgende Woche zu erstellen (diese Nosode hat zahlreiche Augensymptome, angefangen von akuter Ophthalmie der Neugeborenen, bis hin zu Konjunktivitis, Iritis, Keratitis und anderen).

Ein etwas anderes Beispiel für obsessives Verhalten war ein Anwalt, dessen hauptsächliches Konstitutionsmittel *Lycopodium* war. Er litt unter rheumatischer Steifheit der Beine, zusammen mit leichten, ziehenden Schmerzen (die *Syphilinum*-Schmerzen können auch alles andere als leicht sein: „Brennen wie Feuer... unerträgliche Arthritis... als ob jemand seine Knochen mit einer stumpfen Säge durchsägte": *Hering*).

---

* *Wheeler* zitiert eine Beobachtung von *Vannier*: „Kinder mit indirektem syphilitischem Erbe leiden unter einer Störung des seelischen Gleichgewichts. Es sind nicht nur die langsamen und in der Entwicklung zurückgebliebenen Kinder, bei denen man an *Luesinum* denken sollte, sondern auch bestimmte frühreife Kinder.
Der syphilitische Kindertyp kann daher einerseits langsam im Sprechen- und Gehenlernen sein, oder aber ungewöhnlich brilliant, jedoch (und da sind wir wieder am gleichen Punkt!) zeigt er abnormale Charakteristiken in seinem Verhalten, wie Grausamkeit zu anderen Kindern... (genauso Erwachsene) mit echten künstlerischen Fähigkeiten, in deren Werken eine morbide Tendenz zu finden ist" (vgl. *Mercurius*).

Seine Geistessymptome waren ein schwaches Kurzzeitgedächtnis und Vergessen von Namen, während er alles, das er in der Vergangenheit gelernt hatte, gut behalten konnte; dazu die für *Lycopodium* typische Unsicherheit, die sich nicht auf seine intellektuellen Fähigkeiten erstreckte (hier fühlte er sich zu Recht sicher), sondern eine Entfremdung von seinen eigenen Gefühlen oder einen Mangel an echter emotionaler Entwicklung widerspiegelt. Der Arzt versuchte neben *Lycopodium* verschiedene Arzneimittel – *Sulfur*, *Arsenicum*, *Rhus toxicodendron*, *Kalium bichromicum* – von denen sich keines als wirksam erwies. Dann erinnerte er sich daran, daß auch *Syphilinum* das Symptom „kann sich nicht an Namen, Bücher oder Orte erinnern" aufwies (es findet sich übrigens auch eine Gedächtnisschwäche für Daten und arithmetische Rechenoperationen), dabei „erinnert (er) sich jedoch mühelos an aufeinanderfolgende Ereignisse und Einzelheiten, die sich vor fünfundzwanzig oder dreißig Jahren ereignet haben" (*Hering*).

Der Patient ging gerade durch eine „Mid-life crisis" und spürte, daß er kurz vor einem nervösen Zusammenbruch stand. Im Alltag drückte sich dies in einer obsessiven Besorgtheit um seine eigene Gesundheit aus, die recht unverhältnismäßig sowohl im Vergleich zu der Schwere seiner Krankheit („völlig verzweifelt, glaubt nicht daran, daß es ihm jemals besser gehen wird": *Hering*), als auch unpassend zu seinem Charakter zu sein schien. Er erhielt einige Gaben *Syphilinum* 200, und ein paar Wochen später, als er seine Beine wieder besser bewegen konnte, gestand er: „Ich habe nun verstanden, daß ich die Schwelle einer Mid-life crisis überwinden muß, aber Gott sei Dank brauche ich dabei nicht mehr Angst zu haben, nicht tief genug atmen zu können, oder meinen Puls fühlen zu müssen, um festzustellen, daß er nicht zu schnell schlägt, oder ständig meinen Herzschlag zu kontrollieren (auch *Psorinum*: *Roberts*). Ob ich jedoch in der Lage sein werde, meine Aufmerksamkeit auf höhere Dinge zu richten, wird sich mit der Zeit zeigen!"

Ein fast noch einzigartigerer Fall, der durch *Syphilinum* eine dramatische Wendung zum besseren hin erfuhr, war ein Mann, dessen Herz zwar gesund war, der jedoch ein recht heftiges Temperament besaß und zwei Jahre zuvor einmal in einem Wutausbruch so laut geschrien hatte, daß er seine Stimmbänder ruiniert hatte. Seit dieser Zeit konnte er sich trotz einiger Laseroperationen nur noch mit einem krächzenden und schnarrenden Flüstern verständlich machen, das schmerzlich anzuhören war.

Die Gefühlsausbrüche von *Syphilinum* sind zuweilen so überwältigend, daß sie über jedes Maß, den gesunden Menschenverstand und jede Beherrschung hinausgehen, dies gilt jedoch gleichermaßen auch für andere Miasmen und Konstitutionstypen. Das erste Mittel, das verschrieben wurde, war *Nux vomica*, das ihm half, sein Temperament unter Kontrolle zu halten, aber bei seiner Stimme nichts ausrichtete. Als nächstes erhielt er *Drosera* C 30, das den Klang seiner Stimme merklich besserte, jedoch nicht anhaltend; er mußte es jeden Morgen nehmen, und selbst in höheren Potenzen hielt die Wirkung nicht länger als ein paar Stunden. Nun wurde *Syphilinum* 1 M gegeben („heiser, fast vollständige Aphonie": *Hering*; „heisere Stimme": *H. C. Allen*; „Geschwürbildung an den Stimmbändern": *Wheeler*). Danach benötigte er nur noch gelegentliche Gaben von *Drosera*, wenn er seine Stimme überbeansprucht hatte.

Der Patient, der gerne in der Kirche sang, pflegte später allen und jedem zu erzählen, daß seine klare und glockenreine Tenorstimme an Caruso erinnere. Er war ein künstlerisch veranlagter Mensch mit einer lebhaften Imagination, aber sein Lob der Homöopathie war ernst gemeint.

An dieser Stelle sei daran erinnert, daß *Syphilinum* häufig bei verschiedenen Arten von Geschwüren verschrieben wird (was angesichts der Krankheit, der das Mittel entstammt, nicht überrascht) – Geschwüre an den Beinen, um die Genitalien, und besonders im Mund. Eine Frau, die wegen dieser letzten Beschwerde regelmäßig im Krankenhaus gewesen war (ihre Mundhöhle war von „krebsartigen Geschwüren" [*H. C. Allen*] bedeckt), wurde durch *Syphilinum* geheilt, nachdem andere Arzneimittel versagt hatten.

Schließlich gab es noch einen sehr ernsten Fall, der gut auf diese Nosode ansprach, eine progressive muskuläre Sklerose (mit lokomotorischer Ataxie) bei einer ungewöhnlich tapferen älteren Frau, die nicht auf die Mittel reagierte, die ihr sonst jahrelang Linderung verschafft hatten (*Natrium muriaticum*, *Nux vomica*, *Plumbum*, *Staphisagria* oder *Acidum picrinicum*, die jeweils entsprechend ihrem wechselnden Symptomenbild gegeben wurden). „Der Schmerz hat nichts zu bedeuten, das versichere ich Ihnen", pflegte sie stoisch ihrer Umgebung zu bedeuten, aber ihr Arzt wußte es besser. Da *Syphilinum* ein Standardheilmittel ist für das, was in den Repertorien unter Tabes dorsalis, Rückenmarkschwindsucht, aufgeführt ist – eine Spätform der Syphilis, die die selben Symptome wie eine lokomotorische Ataxie aufweist – und die Schmerzen und Beschwerden eindeutig nachts schlimmer waren („Verschlimmerung von Sonnenuntergang bis Sonnenaufgang" ist ein Leitsymptom, das im direkten Gegensatz zu der *Medorrhinum*-Modalität „Besserung von Sonnenuntergang bis Sonnenaufgang" steht), wurde es wöchentlich in der 200. Potenz zwei Monate lang gegeben. Kein Mittel konnte den unvermeidlichen schwächenden Prozeß der Krankheit aufhalten, aber die Schmerzen wurden weniger, und ihr Schlaf besser („erwacht nach Mitternacht und kann bis 6 Uhr morgens nicht wieder einschlafen; bei absoluter Schlaflosigkeit wetteifert *Syphilinum* mit *Sulfur*, um ruhigen, erfrischenden Schlaf zu bringen": *Hering*), und von da an – in der klassischen „Schlepper"- Rolle der Nosoden, die die Wirksamkeit anderer Arzneimittel steigern – waren auch die gewohnten Arzneimittel der Patientin wieder in der Lage, ihre Beschwerden zu lindern.* Schließlich starb sie, während ihrer letzten Tage begleitet von *Arsenicum album* in hoher Potenz, einen friedlichen, würdigen Tod, zuhause und in ihrem eigenen Bett.

Carcinosinum

Carcinosinum (oder *Scirrhum*, wie *Clarke* schreibt, da es aus Szirrhusgewebe der Brust** hergestellt ist) leidet darunter, daß es nicht auf die so umfassende Art und Weise der frühen homöopathischen Meister geprüft worden ist. Unsere Kenntnisse stammen von *Burnett* und *Clarke*, die es vor allem zur Behandlung von Krebs (und Fadenwürmern) einsetzten, und in jüngerer Zeit von *Foubister*, der sich vor allem auf seine klinische Erfahrung mit Kindern bezog. Das Mittel muß weiter geprüft werden, um noch mehr Symptome zu erhalten, und mehr klinische Heilungen müssen einer Analyse unterzogen werden, bevor diese Nosode den ihr zustehenden Platz unter den Polychresten einnehmen kann.

Eine der Hauptindikationen für dieses Mittel ist (wie unschwer vorherzusagen) eine familiäre Vorgeschichte mit Krebs. *Foubister* verschrieb es jedoch auch bei einer starken Vorbelastung mit Tuberkulose, Diabetes oder perniziöser Anämie, oder bei einem schweren Keuchhusten oder Lungenentzündung in jungen Jahren. Er betont auch seine Wichtigkeit bei Patienten, die eine Kinderkrankheit *mehr als einmal* oder *nach der Adoleszenz* durchgemacht haben.

---

* „Degenerative Prozesse des Nervensystems, wie Multiple Sklerose und Paralysis agitans (Parkinsonsche Krankheit) sollten zu den (*Luesinum*-)Krankheiten gezählt werden" (*Wheeler*).

** Szirrhus: Faserkrebs, harte Krebsgeschwulst, v.a. Magen und Brustdrüse (d.Ü.).

Carcinosinum ist ein ernster, verantwortungsbewußter, „gedankenverlorener" (*Templeton*) Mensch. Bei „jedem Patienten, bei dem eine ausgeprägte Vorgeschichte exzessiver Kontrolle und Druckausübung durch die Eltern... oder exzessives Pflichtbewußtsein vorhanden ist" (*Foubister*), kann das Mittel angezeigt sein. Selbst als junger Mensch nimmt er das Leben ernst – gelegentlich allzu ernst. „Der heutige Tag ist das Morgen, mit dem ich mich gestern gequält habe, und es geht mir doch eigentlich gut. Warum kann ich mich nicht entspannen und jeden Tag so nehmen, wie er kommt, statt all meine emotionale Energie damit zu verschwenden, daß ich mir Sorgen mache?" ist die typische Klage des Patienten („Beschwerden durch Vorwegnahme von Ereignissen": *Foubister*; „Sorgen können zur Qual werden": *Templeton*).

Dies steht in direktem Kontrast zu dem Versuch von *Tuberkulinum*, den Einschränkungen und der Verantwortung für das Alltägliche zu entkommen, und zu seinem leichtsinnigen „Hier bin ich, mit einem ausgezeichneten Universitätsabschluß, und sollte mir eigentlich Gedanken über meine berufliche Karriere machen, aber das einzige, wozu ich im Moment Lust habe, ist, mich ohne Ziel herumzutreiben und Abenteuer in irgend einer abgelegenen Weltgegend zu suchen. Was für eine Verschwendung einer guten Schulbildung!"

Das ausgeprägte Pflichtgefühl von *Carcinosinum* und seine Ernsthaftigkeit führen leicht dazu, daß er sich schuldig fühlt. Auf die Situation in der Sprechstunde übertragen, heißt das, daß er sich schuldig fühlt, krank geworden zu sein. Es ist sein eigener Fehler; seine negative Haltung hat Verrat an seinem Körper geübt. Wenn er weniger kritisch mit sich selbst wäre, wenn er sich selbst mehr lieben würde, wenn er mehr „glücklich sein" könnte, und *weniger geneigt, alle Gefühle in Form von Schmerz* zu empfinden, wäre er nicht krank.*

Tuberkulinum ist ganz das Gegenteil: es ist sein Körper, der sich weigert, seine positive Sichtweise zu unterstützen. Der Geist ist willig, aber das Fleisch ist schwach.**

---

* In diesem Zusammenhang ist vielleicht nicht unwichtig, daß Krebspatienten dazu neigen, sich Vorwürfe zu machen, und sich für ihre Krankheit irgendwie schuldig zu fühlen.

** Weiter oben haben wir gesehen, wie die Zunahme der tuberkulinischen Pathologie mit der Befreiung der Gefühle und des Verhaltens zusammenfiel; manche Ärzte sind der Meinung, daß Krebs in einem gegenteiligen Zusammenhang entsteht – durch rigides Verhalten oder Unterdrückung von Gefühlen (vgl. auch das Kapitel über *Lachesis*). *Carcinosinum* war in der Tat schon wiederholt bei konstitutionellen Bildern angezeigt, die stark unterdrückte Emotionen aufwiesen.

Bei Patienten, deren Leben ein einziger, langer Kampf war, oder bei denen sich eine „Vorgeschichte mit lang anhaltender Furcht und/oder Unheil“ (*Foubister*) findet – als ob all der Kummer und alles Leid der Welt diesem einen Menschen aufgeladen und sich auf ihn konzentrieren würde – kann *Carcinosinum* die indizierte Nosode sein.

Eine Asthmatikerin Mitte Dreißig, die in ihrem Leben viel Einsamkeit und Zurückweisung erfahren hatte, gegenwärtig unglücklich verliebt war und nicht gut auf die angezeigten Mittel reagierte, war ein typisches Beispiel für Patienten, die *Carcinosinum* benötigen. Daß sie dieses Mittel brauchte, wurde zum einen daran erkannt, daß sie kurz vor ihrem 20. Lebensjahr schwer an Masern erkrankt war, zum anderen an der Tatsache, daß sie die Zeitmodalität dieses Mittels aufwies – seine Verschlimmerung zwischen 1 und 6 Uhr nachmittags (*Foubister*). Sie war so verzweifelt, daß sie jeden Nachmittag daran dachte, ihrem Leben ein Ende zu setzen („Neigung zum Suizid“: *Clarke*), und bis zur Dämmerung pflegte sie auf und abzugehen, wobei sie Angst und Panik aufsteigen fühlte und zunehmende Schwierigkeiten mit dem Atmen hatte. Um etwa 7 Uhr abends nahm das Asthma dann ab, und am Abend blieb sie relativ ruhig.

Sie erhielt *Carcinosinum*, nach der Empfehlung von *Foubister* in der 30., 200. und 1000. Potenz an drei aufeinander folgenden Tagen (um die Erstverschlimmerung so gering wie möglich zu halten), mit ausgezeichneten mentalen und physischen Ergebnissen.

Ein ganz anders gelagerter Fall, in dem dieses Mittel benötigt wurde, war die Frau mittleren Alters, die eines Tages wegen habitueller Schlafstörungen in Behandlung kam. Sie zeigte eine vitale, kraftvolle Persönlichkeit, ihre Worte waren geistreich und originell, gelegentlich scharfzüngig, und sie hatte eine starke sexuelle Ausstrahlung – offensichtlich eine Kandidatin für *Lachesis*, mit einem großzügigen Schuß *Nux vomica*. Aber sie reagierte weder auf das eine, noch auf das andere Mittel.

Die eingehendere Befragung ergab, daß sie von Jugend an kämpferisch und unabhängig gewesen war, rebellisch als Teenager und junge Erwachsene, später geneigt, ihre Emotionen nicht im Griff zu haben – nicht daß sie gesellschaftliche oder moralische Regeln auf unerhörte Weise mißachtete, aber sie neigte dazu, lebhaft auf ihre Rechte zu pochen. Ihr kämpferischer Geist schien durch ihre Sprache, und sie würzte sie mit so militanten Sätzen wie: „Lassen Sie mich meine Gedanken in Reih' und Glied ordnen“, „Mein Privatleben wurde gestürmt“, „Ich wurde mit einer Menge an unwillkommenen elterlichen Ratschlägen attackiert“, „Meine Verteidigungslinien waren aufgestellt, als plötzlich...", „Ich bin eine Gefangene meiner starken Zuneigungen", „Ich mußte seine Tendenz besiegen, Übergriffe auf mein Territorium zu starten", „Ich wurde Opfer ihrer Selbstsucht", „Selbst meine Seele wurde unterworfen"; selbst wenn sie poetisch wurde (als sie über ihren Sohn sprach, ihren Augapfel), sagte sie: „Er ist eine von diesen fröhlichen Naturen, die von der Sonne erobert worden sind."

Diese Kämpfermentalität ist von uns in der Folge noch bei anderen Patienten beobachtet worden, die gut auf das Mittel reagierten. Interessanterweise gebrauchen Ärzte und Laien gleichermaßen so militaristische Ausdrücke, wenn sie von Krebs reden („Kampf dem..., der Feldzug gegen..., Opfer von..." usw.), mehr als bei allen anderen Krankheiten.

Aufgrund ihrer „*Carcinosinum*-Erscheinung", ihrer bräunlichen, wie Milchkaffee gefärbten Haut mit vielen Sommersprossen, die *Foubister* als Schlüsselsymptom betrachtet (wie auch Pigmentflecken), und weil er Schlafstörungen, sowohl bei Kindern als auch bei Erwachsenen als primäre Indikation für diese Nosode betrachtet, wurde es in der 1 M-Potenz gegeben. Ihr Schlaf wurde besser, und anschließend reagierte sie besser auf *Lachesis* oder *Nux vomica*, wenn sie diese Beschwerde wieder plagte. Hörten sie auf zu wirken, wurde eine weitere Dosis *Carcinosinum* verschrieben.

Dem *Carcinosinum*-Typus kann man auch zum Vorwurf machen, seine Energien in die falsche Richtung zu lenken und die Dinge zu weit zu treiben: sich zu sehr anzustrengen, unangemessen viel Zeit oder Anstrengung seiner Arbeit, seinem Hobby oder Lieblingssport zu widmen. Ein Patient, der sich wegen seit langem bestehender Allergien und Sinusitis homöopathisch behandeln ließ, zeigte diese Eigenart. Trotz seiner kräftezehrenden Beschwerden glich seine hochtourige Energie einem kleinen Auto mit überdimensioniertem Motor, und er folgte einem typischen, von Krisenmanagement geprägten Lebensstil – indem er sich auf immer mehr Projekte einließ, wenn er unter Druck stand. Nicht überraschend, fühlte er, daß sein Beruf ihn aufrieb, und er war stets unzufrieden damit, daß kein Bereich seines Lebens ihm jemals Entlastung zu bieten schien. Er war ziemlich ordentlich; sein Büro, sein Schreibtisch und seine Kleidung waren stets tadellos; er hatte eine kraftvolle Persönlichkeit, liebte es, anderen zu sagen, was sie zu tun hatten und sie anzutreiben; außerdem war er kritisch, fordernd und ungeduldig. Körperlich war er drahtig, schmächtig und extrem empfindlich auf Hitze und Kälte, und er liebte tierische Fette – Symptome, die sowohl auf *Arsenicum*, als auch auf *Nux vomica* passen, die *Foubister* jedoch auch *Carcinosinum* zuschreibt („Chronische Sinusitis; *Genauigkeit in Kleinigkeiten*; möglicherweise starkes Verlangen nach oder Abneigung gegen eines der folgenden Lebensmittel: Salz, Milch, fettes Fleisch, Früchte; der Typus kann sowohl gegen Hitze als auch Kälte empfindlich sein“).*

Statt die Behandlung mit einem der offensichtlich indizierten Konstitutionsmittel zu beginnen, entschied sich der Behandler, mit *Carcinosinum* 1 M zu experimentieren. Die Resultate waren gut. Sein Temperament wurde ruhiger, und seine Gesundheit besserte sich. Als man ihn zu seiner neuerworbenen Gelassenheit befragte, antwortete er: „Nun, ich tarne meine Absichten besser und erreiche trotzdem was ich will. Aber vielleicht kann man dies auch als Besserung ansehen.“

Die Nosode blieb auch später eines seiner Hauptmittel.

Im folgenden Fall wurde *Carcinosinum* fast ausschließlich aufgrund der körperlichen Symptome ausgewählt – „Zucken der Augenlider und anderer Muskelgruppen“ und (wie *Lac caninum*) „Wechsel der Symptome von einer Seite des Körpers zur anderen“ (*Foubister*) – obwohl auch das geistige Bild, der anhaltende *Konflikt zwischen Gewissen und Konvention*, auch bei anderen gefunden wurde, denen diese Nosode geholfen hat.**

Der Patient war ein Angehöriger der Bostoner Oberschicht fortgeschrittenen Alters, der an einer renommierten Universität lehrte. Er litt an verschiedenen Tics im Gesichts – besonders an Zwinkern der Augen und Zucken des einen oder des anderen Mundwinkels. Eine gewisse Rigidität, die seine Persönlichkeit und sein Aussehen prägte, und die ihm durch seine Erziehung eingeprägt worden war, hinderte ihn daran, sich unmittelbar unerwarteten und unkonventionellen Situationen anzupassen. Da er jedoch aufrichtig war, progressiv dachte und intellektuell beweglich war, verziehen sein Denken und Fühlen, was seine Empfindlichkeit störte. In diesem Fall war es das exzentrische Verhalten seiner gutherzigen

---

* *Carcinosinum* kann auch sensibel reagieren auf: Aufenthalt am Meer (entweder die Verschlimmerung von *Natrium muriaticum*/*Arsenicum* oder die Besserung von *Medorrhinum*, oder „besser an der Ostküste, schlechter an der Westküste“, oder umgekehrt), getadelt zu werden, Musik, und die Probleme anderer Menschen („mitfühlend“).

** Der ewige Konflikt zwischen Gewissen und *Verlangen*, der in den Kapiteln über *Lachesis* und *Natrium muriaticum* diskutiert worden ist, kann gleichfalls eine *Carcinosinum*-Pathologie hervorbringen.

Frau – ihre schrulligen, unorthodoxen „Gesundheitsideen“ und „missionarischen“ Überzeugungen am Rande dessen, was sozial akzeptabel war, und vor allem ihre sonderbaren und naiven Freunde („der gute alte Johnny Apfelkern in seinen Tennisschuhen“), die diese Überzeugungen propagierten. Da sein Gewissen ihn zwang, zu respektieren, was sein Geschmack und sein eher konventionelles Wesen mißbilligte (man konnte direkt sehen, wie er mit seinen Gefühlen rang, wenn er über seine Frau sprach), lebte er in ständiger Spannung, die sich schließlich in den verschiedenen Tics ausdrückte.

Er erhielt *Carcinosinum* 1 M, wobei das Mittel im Verlauf von zwei Jahren öfter wiederholt wurde, dazwischen Gaben von *Lycopodium*, *Nux vomica* und *Ignatia*. Seine Tics wurden wesentlich besser und traten nur noch unter besonderem Streß auf. Seine Abneigung gegen Unkonventionelles zeigte sich nun, statt wie früher in irritierten oder sarkastischen Kommentaren, nur noch in einem gequälten Seitenblick oder einem boshaften Heben der Augenbrauen – worin sich einerseits ausdrückte, wie sehr er sich über die Wahl der Interessen und Freunde anderer wunderte, andererseits seine Überzeugung deutlich wurde, daß über Geschmacksfragen absolut nicht zu streiten ist.

Gelegentlich wird, aufgrund der Symptomenarmut des Arzneimittelbildes, *Carcinosinum* lediglich aufgrund des miasmatischen Hintergrunds gewählt. Typisch hierfür war der erfolgreich behandelte ältere Herr, der die Nosode wegen einer Keratose (Hautläsionen im Gesicht) und arthritischer Steifheit von Rücken und Hüfte, aufgrund des isolierten Befundes einer starken familiären Belastung durch Krebs erhielt.

Ein letzter Fall, der für *Carcinosinum* symptomatisch ist, war die junge Frau Anfang Zwanzig, die über dauernde Müdigkeit, Schwindel und Benommenheit klagte, sowie ein allgemeines Gefühl, aus dem Gleichgewicht geraten zu sein, und bei der ein Epstein- Barr-Virus diagnostiziert wurde. Sie war ein ernster, „fragender“ Mensch, eine einzelgängerische Utopistin auf der Suche nach einer Gemeinschaft oder Lebensaufgabe, zu diesem Zeitpunkt jedoch apathisch, chronisch deprimiert, begierig nach Anerkennung und betrübt, daß sie nicht das erhielt, was nach ihrem Gefühl die Welt ihr schuldete. Da sie nicht gut auf *Sepia* oder *Natrium muriaticum*, ihre offensichtlichen Konstitutionsmittel, reagiert hatte, waren *Sulfur* oder eine Nosode klar indiziert.

Nach *Foubister* findet sich bei *Carcinosinum* die ausgeprägte Vorliebe von *Sepia* für Rhythmus und Tanz, heitere Stimmung während Gewitter, und die Abneigung von *Sepia* und *Natrium muriaticum* gegen Trost. Die Patientin gab all diese Symptome an, und *Carcinosinum* 200 wurde verschrieben, mit gutem Ergebnis: die Müdigkeit schwand, und ihre Stimmung hob sich.*

Emerson schrieb einmal: „Gott bietet jedem die Wahl zwischen Wahrheit und Frieden. Was immer du auch wählst – du kannst niemals beides haben." *Carcinosinum* entscheidet sich in der Regel für ersteres. Es gehört jedoch zu der Funktion des Mittels, als Teil seiner wohltuenden Wirkung, die schwer lastende Sichtweise des Patienten *aufzuhellen* – damit er nicht mehr jedes Thema angeht, als gehe es dabei um Leben oder Tod – und um ihm ein klein wenig Ruhe zu verschaffen, auch wenn er auf der verdienstvollen Suche nach der Wahrheit ist.

So kann aus den Produkten der Geschlechtskrankheiten (*Medorrhinum*, *Syphilinum*) oder von Krankheiten wie Krätze, Tuberkulose und Krebs (*Psorinum*, *Tuberkulinum*, *Carcinosinum*), wenn sie nach den homöopathischen Regeln zubereitet und gemäß der Simileregel eingesetzt werden, ein Stimulus herrühren, der dem furchtsamen, verwirrten oder emotional gequälten Patienten zu einem hoffnungsvolleren, ausgeglicheneren oder friedlicheren Geisteszustand verhelfen kann.

---

* Wichtig in diesem Zusammenhang ist die Überzeugung von *Foubister*, daß diese Nosode von höchstem Wert bei der Behandlung von verschleppten Mononukleose-Fällen ist (auch: *Cistus canadensis*). Die Arzneimittelfindung kann auch durch die Tatsache vorangetrieben werden, daß *Clarke* „vergrößerte Drüsen" als eines der wenigen auffälligen Symptome von *Scirrhum* aufführt.

Vergleichende Materia Medica

Staphisagria: Entrüstung

In der Einleitung zu Band I haben wir mehrere Möglichkeiten beschrieben, wie man die homöopathische Materia Medica studieren kann.

Ein Weg zu tieferem Verständnis eines Mittels ist, eine *Analyse der Begriffe* vorzunehmen, mit Hilfe derer seine führenden Merkmale in den Repertorien und der klassischen homöopathischen Literatur gekennzeichnet werden. Zum Beispiel, wie sich die „Gleichgültigkeit" des negativen, sich selbst verachtenden *Sepia* von der des distanzierten *Lycopodium*, des niedergeschlagenen *Natrium muriaticum* oder *Staphisagria*, oder von der Apathie des früher einmal sprühenden *Phosphor* unterscheidet. Oder sich Fragen zu stellen, wie: was versteht *Kent* unter „wählerisch"? Weshalb sind *Arsenicum* und *Nux vomica* die einzigen Mittel, die in dieser Rubrik aufgeführt sind, während wir doch aus Erfahrung wissen, daß auch *Natrium muriaticum*, *Silicea*, *Sulfur* und andere „schwer zufriedenzustellen, empfindlich gegen Fehler" (so *Websters* Definition von „wählerisch") sind? Eine Antwort, wie sie im Kapitel *Nux vomica* nahegelegt wird, ist möglicherweise die, daß erstere eher dazu neigen, in allem wählerisch zu sein, während die anderen es nur auf einem bestimmten Gebiet sind.

Das vorliegende Kapitel wendet diese Technik der Analyse auf *Staphisagria* an. In die Tiefe gehend, untersucht es einen der auffallenden emotionalen Züge des Mittels – *Entrüstung**, mit den dazugehörigenden Begleiterscheinungen, Variationen und Weiterungen, sowie seine Beziehung zu „Entrüstung" bei anderen Polychresten. Auf diese Weise kann ein einzelnes, präzise definiertes Wort oder Schlüsselsymptom, gepaart mit einer vergleichenden Sicht der Materia Medica, dazu beitragen, das innerste Wesen und die Gesamtpersönlichkeit eines Konstitutionstyps zu erhellen.

Bei der homöopathischen Verschreibung ist es häufig schwierig, *Staphisagria* von *Ignatia*, *Natrium muriaticum*, *Nux vomica*, *Arsenicum*, *Lachesis* oder anderen Mitteln zu unterscheiden, wenn die Symptomatologie vor allem auf der Ebene der Geistes- und Gemütssymptome liegt.

---

* Im Original: indignation, auch: Empörung, Ungehaltenheit, Unwille (d.Ü.).

Welches der Mittel paßt am besten auf den verletzten, wütenden, ärgerlichen, entrüsteten oder auf andere Weise emotional verletzten Patienten?

Natürlich bezieht sich der Arzt immer auf die Gesamtheit der Symptome, d.h. in einem Fall, der geistig oder emotional *Staphisagria* ist, achtet er auf die körperlichen Beschwerden: Cystitis bei der Frau, Prostatitis beim Mann, das verräterische Gerstenkorn, die geschwollenen oder verhärteten Mandeln, Drüsen oder Lymphknoten, das Stechen im Ohr beim Schlucken, das ständige innere Zittern – selbst die schwarz gewordenen, bröckelnden Zähne, die stechenden, reißenden Herzschmerzen, der heftig schmerzende Zahn oder Hämorrhoiden sind ihm willkommen. All dies sind wertvolle Leitsymptome. Wenn jedoch der Arzt, der mit einem emotional erschöpften Patienten konfrontiert ist, kein solides körperliches Symptom findet, das er aufgreifen kann, ist er möglicherweise gezwungen, die einzelnen Geistessymptome *fein zu unterscheiden*, um das Mittel von seinen nächsten Verwandten abzugrenzen.

Beginnen wir damit, „Entrüstung" unter phänomenologischen Gesichtspunkten zu untersuchen, indem wir analysieren, wie sie beim *Staphisagria*-Typus entsteht. *Kent* weist auf *Unterdrückung* als eines der Leitmotive des Arzneimittelbildes hin: „paßt bei Beschwerden infolge verhaltenen Zorns, unterdrückten Ärgers, unterdrückter Gefühle." Dieses Merkmal wurde später von *Tyler* und anderen aufgegriffen und in seiner wahren Bedeutung erkannt. Wie ruhig und kontrolliert (häufig ist dieser Typ zurückhaltend und beherrscht), wie „fröhlich, gesprächig, lebensfroh" (*Hahnemann*) *Staphisagria* nach außen hin erscheinen mag – unter der oberflächlichen Gelassenheit fließt ein starker Strom von verletztem Stolz, Enttäuschung, Verlegenheit, Demütigung oder enttäuschter Liebe.

Diese unterdrückten Bestandteile bilden, zusammen mit dem *offenkundigen* Ärger, der sexuellen Störung und den überreizten Nerven (weitere Züge, die stets im Arzneimittelbild von *Staphisagria* vorkommen), ein Höllengebräu, ein Brodeln von latenten Problemen, dessen Essenz oder unverwechselbares Destillat *Entrüstung* ist.

Ob unterdrückt oder externalisiert, Entrüstung („ärgerlich und aufgebracht sein durch etwas, das gemein, unwürdig oder schimpflich ist": *Webster*) ist der charakteristische Ausdruck des schäumenden Hexenkessels voller drückender und trauriger Emotionen der *verkannten, erniedrigten oder herabgesetzten Staphisagria*-Persönlichkeit; mit der Zeit kann es geschehen, daß *all* seine Vorlieben und Abneigungen, seine Handlungen und Reaktionen durch ein Gefühl eines überwältigenden Unrechts bestimmt werden.

Im klassischen Fall entsteht die *Staphisagria*-Pathologie durch eine Beleidigung im Verlauf einer unwürdigen, heftigen Auseinandersetzung. Nach außen hin reagiert der Betroffene nicht, ist tatsächlich „sprachlos" (*Kent*) vor Entrüstung und „zu würdevoll um zu kämpfen, unterdrückt er seinen Ärger und geht nach Hause, krank, zitternd und erschöpft" (*Hering*). Später leidet er unter Unruhezuständen, Ermüdung und Unfähigkeit zur Konzentration („Eingenommen ist der Kopf, wie dumm, und Schwere desselben ... der Geist nieder gedrückt ... Schwinden der Gedanken ... wenn er über etwas nachdenkt, so kommen ihm so viele und so verworrene Dinge unter einander vor, daß er sich nicht heraus finden kann und ganz vergißt, worauf er sich besinnen wollte; Gedächtniß- Schwäche: wenn er etwas gelesen hat, so erinnert er sich desselben nur noch dunkel": *Hahnemann*).

Oder sein Schweigen und seine Zurückhaltung erzeugen eine Fülle von körperlichen Beschwerden, wie Schlaflosigkeit („Schlaflosigkeit nach Ärger; tagsüber schläfrig, nachts schlaflos": *Kent*), unterschiedliche stechende, reißende, ziehende und drückende Kopfschmerzen, oder „scharfe brennende Nadelstiche" (*Hahnemann*), vielfältige Symptome an der Haut oder den Harnorganen (Druck auf der Blase, Gefühl, die Blase sei nicht leer, Reizblase mit häufigem Harndrang, Gefühl als ob ein Tropfen ständig die Harnröhre entlangliefe, Harntröpfeln bei alten Männern mit Prostatabeschwerden, Brennen in der Harnröhre, obwohl er *nicht* uriniert, usw.), gastrointestinale Spasmen („Kolik nach Entrüstung": *Hering*), bestimmte hochspezifische Neuralgien (Trigeminus) und Probleme mit Augen und Augenlidern, einschließlich Iritis, Conjunctivitis, Blepharitis, brennende Schmerzen und Gerstenkörner – zu all dem besitzt *Staphisagria* eine besondere Affinität – oder Beschwerden an Gliedern und Gelenken. Beispielsweise ist die Zahl der unbehandelbaren Ischias- oder Arthritisfälle, die durch *Staphisagria* gebessert wurden (nachdem die eingehende Befragung eine gut verborgene Entrüstung als Quelle der körperlichen Beschwerden ergeben hatte) Legion.

Es stellt sich die Frage, weshalb er seinen Zorn unterdrückt, weshalb er *sprachlos* ist, wenn man ihn beleidigt, statt zu kontern und selbst auszuteilen, was er einstecken mußte. Was ließ ihn auf so beklagenswerte Weise unfähig werden, sich zu verteidigen?

Zunächst besitzt *Staphisagria* einen sehr empfindlichen Stolz – weniger ein Gefühl persönlicher Überlegenheit als das Bedürfnis, seine Würde und Selbstachtung selbst unter extremen Bedingungen aufrecht zu erhalten. Er ist sich auf schmerzhafte Weise dessen bewußt, wie er auf andere wirkt und was sie über ihn sagen, reagiert überempfindlich auf Ärger oder Mißfallen, und fühlt sich verpflichtet zu gefallen („Aufgrund seiner empfindlichen Reaktion auf die Art und Weise, wie er beurteilt wird, im Hinblick auf seine eigene, künstlich aufrechterhaltene Erscheinung, setzt er sich leicht einer Verletzung seines Stolzes aus, die niemals zugegeben oder von anderen bemerkt werden darf": *Whitmont*). Indem er daher seinen Groll unterdrückt und *Demut beschwört, um der Demütigung entgegenzuwirken*, versucht er um so mehr, die Person, die ihn gekränkt hat, zu beschwichtigen oder sich bei ihr gutzustellen; daher ist er (wie leicht vorherzusehen) gezwungen, noch mehr an Verletzung und Beleidigung hinzunehmen.

Er ist sich darüber im klaren, daß er sich weigert, für seine Rechte einzustehen, aber er kann aus noblen Beweggründen heraus dazu einladen, daß man ihn ausnutzt: er möchte freundlich und hilfreich sein, ist von „sanfter und liebenswürdiger" Art (*Hering* – unter der Rubrik „Konstitution") und von Natur aus friedfertig, oder er hegt Idealvorstellungen von Freundschaft, familiärer Harmonie und kollegialer Solidarität – alles Dinge, die *Unterwürfigkeit* fördern. Gleichzeitig fürchtet er seine „heftig leidenschaftlichen Ausbrüche" (*Boericke*). Obwohl er sich seiner Gefühle vollkommen bewußt ist, kann er ihren Ausdruck nicht immer kontrollieren; das Zittern am ganzen Körper stellt die körperliche Korrelation zu seiner unbeherrschbaren Erregung dar. Er wagt es nicht, seine Zurückhaltung aufzugeben und so seine hochgeschätzte, aber ungemein anfällige Selbstachtung zu gefährden.

Gelegentlich hat natürlich der Patient, der dieses Mittel benötigt, nicht aus Stolz oder Vornehmheit, sondern aus Notwendigkeit seinen Ärger erstickt und das Gefühl, gedemütigt worden zu sein, unterdrückt. In einer Position der Abhängigkeit, der erzwungenen Unterwerfung oder unterlegenen Stellung, nicht in der Lage zurückzuschlagen oder gegen eine Ungerechtigkeit anzukämpfen, hält ihn der gesunde Menschenverstand und sein Überlebensinstinkt zurück. Diese Art der Entrüstung ist typisch für den gewissenhaften und fähigen Arbeiter oder Angestellten, dem ständig Beförderung, Gehaltserhöhung, Grundbesitz, Anstellung auf Lebenszeit und andere Formen der Anerkennung verweigert werden, zugunsten von anderen, die es weniger wert oder nicht so kompetent sind, sich selbst aber vielleicht in ein besseres Licht stellen. Der Betroffene – „ernst, still, beschäftigt mit sich selbst, spricht nur wenig“ (*Hahnemann*) – stellt seinen Vorgesetzten nicht zur Rede, da er das Gefühl hat, machtlos zu sein und unfähig, eine Veränderung zu bewirken.

Schließlich kann auch ein echter Mangel an Selbstwertgefühl und ein Gefühl der Unwürdigkeit *Staphisagria* dazu bringen, demütig wiederholte Erniedrigungen und Angriffe auf seine Ehre zu ertragen und sich sogar gegen unverdiente Vorwürfe nicht zu verwahren. „Irgend etwas in mir muß es *genießen*, mich herumstoßen, mißbrauchen und ausnutzen zu lassen“, gab ein Patient kläglich zu.

Nachdem er jedoch das Mittel eingenommen hat, mag dieser eingeschüchterte, seit langem leidende Mensch anfangen, zu rebellieren und seinen Vorgesetzten oder Unterdrücker, ohne in Zittern und zügellose Entrüstung auszubrechen, mit seinem Verhalten zu konfrontieren. Er mag sich selbst zu konstruktiven Handlungen veranlaßt sehen. Eine „ängstliche“ und „schüchterne“ (*Hahnemann*) Patientin, die Frau eines dominierenden Ehegatten, deren lange Zeit brach liegendes Selbstwertgefühl wiederbelebt worden war, sagte: „Selbst ich, die ich ein Mensch mit der Demut eines Wurmes war, war schließlich in der Lage, ein gewisses Maß an Selbstwertgefühl und Überlebenswillen aufzubringen und wirksame Schritte zu unternehmen, um die Situation in Ordnung zu bringen.“

Zugegebenermaßen kann *Staphisagria* auch von selbst beginnen, gegen seine Ausnutzung zu kämpfen, jedoch in weniger kontrollierter Weise (zum Beispiel mit ziellosen Handlungen oder ohnmächtiger Wut), was sich für ihn selbst dann eher destruktiv auswirken kann.

In Anbetracht dieses Bildes widerwilliger Unterwürfigkeit ist es nicht überraschend, daß dieser Konstitutionstyp selbst von Moskitos gequält wird. In der Tat zieht dieses verteufelte Insekt die Zusammensetzung seines Blutes allen anderen vor. Wie ungehalten er auch immer um sich schlägt, *Staphisagria* bleibt das hilflose Opfer dieser fatalen Anziehungskraft, bis ihm ein paar Gaben des Mittels in mittelhoher Potenz zu Hilfe kommen (in der traditionellen Volksmedizin wurde *Staphisagria*-Tinktur lokal bei Kopfläusen verwendet).

Eine ähnliche physische Parallele zu den verletzten Gefühlen von *Staphisagria* ist das Symptom „schlimme Folgen von Gewebsverletzungen“ (*Boericke*): langsames und schmerzhaftes Heilen von „Schnittwunden“

(*Hering*) durch chirurgische Maßnahmen (besonders Unterleibsoperationen: Hernien, Hysterektomie, Kaiserschnitt, Prostata, usw.) mit postoperativer Urinretention, Verletzung oder Überdehnung von Sphinkteren, traumatische Zahnextraktionen, postoperativen Neuralgien und ähnlichem. So wie *Staphisagria* mit Entrüstung auf jedes geschehene Unrecht reagiert, kann eine widerwillige Heilung (oder ein „Seit damals ist es mir nie wieder richtig gut gegangen") die entrüstete Antwort des Gewebes auf die Erniedrigung sein, verletzt oder eingeschnitten zu werden.

Ein interessanter, da etwas ungewöhnlicher, Fall war der einer Frau, die wegen einer Brustverletzung durch einen stumpfen Gegenstand homöopathischen Beistand suchte. Drei Gaben *Bellis perennis* 200, das souveräne Spezifikum für Brustverletzungen, räumte schnell mit ihren Schmerzen auf, aber tiefer als diese Verletzung ging ihr psychisches Trauma. Etwas zögerlich (sie war von Natur aus zurückhaltend) berichtete sie von ihren gescheiterten Beziehungen, und ihre Haltung veränderte sich von einem Zustand, in dem sie sich ängstlich frage, ob sie „jemals wieder für einen Mann attraktiv sein" würde, zu Entrüstung über ihr Single-Dasein. Immer dann, wenn sie sich so fühlte, verspürte sie einen Widerhall des durchdringenden Brustschmerzes. Dieses Mal heilte *Staphisagria* sowohl den körperlichen Schmerz als auch die verletzte Psyche.

Was immer auch die Umstände oder Hintergründe sein mögen, die hinter der bekannten „stillen Entrüstung" von *Staphisagria* stehen mögen, seien es nun Stolz oder Demut (zwei Pole auf ein und derselben Achse – erzwungene Demut verwandelt sich leicht in verletzten Stolz und dann in Entrüstung), in jedem Fall unterdrückt er seinen unwillkürlichen Groll und zieht sich das härene Gewand des *Märtyrers* über.

Anders als der sich beklagende *Sepia* oder *Arsenicum*, der sein Märtyrertum benutzt, um Aufmerksamkeit auf sich zu ziehen, ähnelt er eher dem stoischen *Natrium muriaticum*, der sich aus verletztem Stolz heraus weigert, seine Demütigung zur Schau zu stellen und seine Erniedrigung still leidend verbirgt (gewöhnlich ist dies das erste Krankheitsstadium dieser beiden Konstitutionstypen).

Der Wunsch, sich selbst und anderen seine Ausdauer zu beweisen, hält *Staphisagria* in diesem Stadium aufrecht. *Er* kann es ertragen, sich täuschen, mißhandeln, ausnutzen zu lassen. *Er* ist innerlich so stark, und da er weiß, daß er im Recht ist, kann er jede Beschimpfung aushalten, mit der er überschüttet wird. Überdies kann der glühende Mut des Märtyrers und seine innere Würde eine berauschende, ja sogar süchtig machende Erfahrung sein – weitaus befriedigender jedenfalls, als sich selbst als hilfloses Opfer der Unterdrückung und Ausbeutung durch andere zu sehen.

Nur wenige jedoch können das Märtyrerhemd für immer im Stillen tragen. Irgendwann muß den wahren Gefühle Luft gemacht, der inneren Stärke Beifall gespendet werden (Stadium zwei). Manchmal kommen die unterdrückten Emotionen indirekt zum Vorschein, als „Traurigkeit, Weinerlichkeit, Gleichgültigkeit, Verdrießlichkeit" (*Hahnemann*). Ein andermal sucht sich das angestaute Gefühl der Demütigung ein dramatischeres oder aggressiveres Ventil („heftig": *Boericke*), aber eines, das den Selbstrespekt und Stolz des Betreffenden auf seine Ausdauerfähigkeit nicht gefährdet. Sich in *„rechtschaffene Wut"* (*Boenninghausen*) hineinzusteigern, erfüllt diesen Zweck genau; in vielen Fällen ist Entrüstung das einzige aggressive Merkmal eines sonst „gut gelaunten" (*Hahnemann*), ja bescheidenen Menschen.

Entrüstung wirkt befreiend auf das Opfer von Schicksalsprüfungen und Unterdrückung, da sie leichter geteilt werden kann als Verlegenheit, Scham oder Beleidigung. Sein Stolz läßt *Staphisagria* nicht unbedingt daran Gefallen finden, die Demütigungen, die ihm zugefügt wurden, in aller Öffentlichkeit darzulegen, da dies vor allem zu seiner weiteren Erniedrigung beitragen würde; rechtschaffene Entrüstung – die Schuld, Gemeinheit oder Schande eines anderen in aller Welt zu verkünden – ist dagegen für ihn Katharsis.

All dies erfordert jedoch den verbalen Ausdruck – deshalb ist *stille* Entrüstung ein „eigentümliches und besonderes" (also „führendes") Symptom. In der Tat kann die Mitteilung selbst eine Art soziales Ereignis darstellen: der völlig außer sich geratene *Staphisagria* macht sich auf und besucht Freunde, Kollegen und Verwandte, die seinen Fall bis zu Ende anhören müssen. Häufig genug wird selbst der Arzt mit einem Sperrfeuer hitziger Emotionen überfallen, die gegen einen Dritten gerichtet sind.

Eine Kränkung oder Verletzung auszusprechen, dient dazu, sie abzuschwächen. In der psychotherapeutischen Praxis werden negative (und selbst positive) Emotionen häufig dadurch abgemildert, daß sie verbalisiert und auf diese Weise abreagiert werden. Entrüstung kann, einmal mehr, dem Energie verleihen. Ohne diesen Stimulus wird das verletzte Individuum von Gefühlen des Verlassenseins oder der Zurückweisung überwältigt („Ich Armer! Niemand will mich!") oder sein Willen wird gelähmt („Wozu soll ich denn noch weitermachen?"). Der Schmerz geht schließlich, wie ein Patient feststellte, „nirgendwo hin, er ist noch da!" Sich jedoch in einen beeindruckenden Zustand moralischer Entrüstung hineinzusteigern, kann eine Veränderung der inneren Haltung in Gang bringen, die den ungerecht behandelten, leidenden Menschen in Richtung Genesung von der Verletzung seiner Würde gehen läßt.

Einmal auf diese Schiene gelangt, hat *Staphisagria* Schwierigkeiten, wieder davon abzukommen. Hat er den Mantel der Entrüstung angelegt, wird er nur ungern zu seinem Märtyrerhemd zurückkehren; er wird nicht bereitwillig sein neu erworbenes emotionales Ventil für die alte Fähigkeit eintauschen, still zu leiden.

Entrüstung ist jedoch ein zweischneidiges Instrument. Als (verbaler) Ersatz für Rachegefühle für die, die zu ohnmächtig sind, um sich handelnd rächen zu können, mindert sie in der Tat die ursprüngliche Verletzung – die vielleicht anders keine Form des Ausdrucks zu finden vermag. Die echte und immer noch schmerzende Verletzung auf diese Art und Weise auszuagieren, lindert den größeren ursprünglichen Schmerz des hilflos Betroffenen. Stellvertretende Rache oder *Ersatzgefühle* sind daher wichtige Schutztechniken, die *Staphisagria* bis zur Perfektion beherrscht. Wütende Entrüstung kann jedoch nur ein vorübergehender Zustand sein, der jedoch zugunsten positiverer Gefühle bald verlassen werden muß. Verbleibt man zu lange in diesem Zustand, wie es oft bei diesem Arzneimittelbild der Fall ist, wird das zunehmend (vom langen Kochen) konzentrierte Hexengebräu seinen Tribut fordern: die emotionale und physische Energie wird erschöpft, der Verstand getrübt, die Charakterstärke geschwächt („Er ist abgespannt am Geiste, hat keine Lust zu reden, ist nicht aufgelegt zu denken und gleichgültig gegen Außendinge... Unaufgelegt zu ernster Arbeit": *Hahnemann*).

Staphisagria ist eines der stärksten Mittel, um den Patienten aus dieser Bahn (ins Stadium drei) zu werfen, womit es ernsthafteren emotionalen und intellektuellen Verzerrungen vorbeugt.

Ein diesbezüglicher Fall war ein Achtzehnjähriger, der an schwerer zystischer Akne, verkrusteten Augenlidern, Depressionen und Erschöpfung litt, wobei die beiden letzteren Beschwerden sich augenscheinlich von einer lange bestehenden Entrüstung über seine Familie herleiteten. Er war das älteste, und aus seiner Sicht das am wenigsten bevorzugte, Kind – folgsam, zuvorkommend, immer gewillt, bei den jüngeren Kindern zu helfen, aber nicht gebührend gewürdigt, unverstanden und unfähig, den Erwartungen seiner Eltern gerecht zu werden. Er konnte daher weder seine angeborenen Talente, noch ein Selbstwertgefühl entwickeln, und seine Entrüstung richtete sich immer stärker auf seine Geschwister, die ihm den Platz streitig machten, und besonders auf seinen extravertierten, erfolgreichen Vater. Das Objekt seiner früheren Liebe und Bewunderung wurde so zum Fokus seiner Wut und Frustration, sowie der „Übertragung“ all der Verluste und Enttäuschungen, die die wachsende Autonomie eines jeden Kindes begleiten. Hinzu kam, daß er, da er in seiner Entrüstung ein unrealistisches Bild von der Schuld seiner Eltern hegte, ganz verwirrt wurde, wenn sie ihn mit ihrer üblichen Achtung und Zuneigung behandelten, da er unfähig war, dieses annehmbare Verhalten mit seinem feindseligen Bild von ihnen zu vereinbaren.

Er erhielt *Staphisagria* 200, 1 M, 10 M und 50 M, jeweils zwei Gaben, wobei die einzelnen Gaben hintereinander in ansteigender Potenz (eine Methode, die von *Kent* vorgeschlagen worden ist) in sechswöchigen Intervallen gegeben wurden. Seine Haut brauchte viele Monate, um abzuheilen, aber seine innere Haltung änderte sich signifikant nach der dritten Gabe. Nun war er in der Lage, ohne Schuld oder Furcht das normale Stadium der Adoleszenz, mit der damit verbundenen Loslösung von den Eltern und der Kritik durch sie zu akzeptieren, und er gestand: „Mir ist klargeworden, daß ich die Entrüstung als Ventil für meine persönlichen Fehlleistungen und Unsicherheiten *brauchte*, und mein Vater war der naheliegendste und bequemste Sündenbock für dieses innere Bedürfnis.“

Genauso wie *Arsenicum* seine Angst braucht, um ein emotionales Vakuum zu füllen, und *Natrium muriaticum* einen Grund, um sich zu beschweren, so braucht *Staphisagria* die Entrüstung.

In anderen Worten hatte sich die Entrüstung des Jungen in die reife Erkenntnis gewandelt, daß er die Zurückweisung durch seine Eltern durchmachen *mußte*, um seine eigene Identität und Unabhängigkeit zu finden, und daß ihre Idealisierung durch das Kind häufig einer kritischeren Beurteilung weichen muß, um die notwendige Loslösung zu ermöglichen. Ohne die Hilfe durch *Staphisagria* hätte er vielleicht weder die emotionale Energie, noch die mentalen Fähigkeiten aufgebracht, diese konstruktive und scharfsinnige Haltung einzunehmen; er wäre vielleicht in seiner ungesunden Verstimmung und Entrüstung bis ins Erwachsenenalter hinein steckengeblieben.

Dieses Mittel wird häufig auch den Unwillen des gehemmten Jugendlichen gegen ein bevorzugtes Geschwister (sei die Bevorzugung nun echt oder eingebildet) oder eine Autoritätsfigur beenden; desgleichen seine

Schuldgefühle seinen Eltern gegenüber und die Furcht, die sein Streben nach emotionaler Unabhängigkeit weckt, die sich häufig in einer charakteristischen Schroffheit, in überempfindlichen Reaktionen auf jede Bemerkung und internalisierter Aggressivität zeigt, die ihrerseits schnell in Depression umschlagen kann (auch: *Natrium muriaticum*).

Nachdem wir das Wesen der Entrüstung bei *Staphisagria* analysiert haben, vergleichen wir sie nun mit einigen der anderen Arzneimittel, die in diesen beiden Bänden vorgestellt wurden, und stellen sie gegenüber. Entrüstung ist ein Gefühl, das sich ausgezeichnet für diese Art der *Unterscheidung* eignet, da es so viele Facetten besitzt und damit sein Bild (sein „Affekt") je nach Konstitutionstyp variiert.

Im *Repertorium* von *Kent* ist unter dem Stichwort „Entrüstung" *Arsenicum* eines der drei Mittel, die im zweiten Grad aufgeführt werden, nach *Staphisagria*, das alleine im dritten Grad steht. Beide sind „hochmütig" und „tadelsüchtig", wenn sie entrüstet sind – *Staphisagria*, der so empfindlich auf die anmaßende Art eines anderen reagiert, kann selbst ungemein anmaßend sein. Hinzu kommt, daß sie es beide als besonders erniedrigend empfinden, wenn ihre Leistung nicht gut genug ist oder sie etwas nicht genügend verstanden haben, womit sie den Satz von *Hahnemann* verkörpern: „Stille Verdrießlichkeit; er ärgert sich über alles, *auch* was ihn nicht betrifft" (Hervorhebung durch die Autorin).

Diese Art der Entrüstung zeigt sich typischerweise in folgender, nicht seltener Situation. Der Patient, der beruflich eine einflußreiche Stellung einnimmt, führt einen jüngeren Kollegen in seine Firma oder sein Büro ein und macht ihn zu seinem Assistenten. Hierauf beginnt der jüngere Mitarbeiter, zu intrigieren, zu manipulieren, und die Autorität des Seniors zu untergraben. Letzterer ist vollkommen zu Recht außer sich („So ein undankbarer Mensch, nach all dem, was ich für ihn getan habe!"), besonders aufgebracht ist er jedoch darüber, daß er *selbst* Charakter, moralische Grundsätze und potentielle destruktive Eigenschaften des Kollegen falsch eingeschätzt hat. Seine Entrüstung wird noch verstärkt durch verletzte *Eitelkeit*, daß er sich hat täuschen lassen, wobei dies der schmerzhafteste Aspekt sein kann.

„Es ist unmöglich, daß ein Mann von einem anderen betrogen wird, er kann nur sich selbst betrügen", schrieb *Emerson*. Diesen beiden Arzneimitteltypen schmerzt in der Tat der Verrat an ihrem eigenen Verstand am heftigsten.

Arsenicum ist leicht entrüstet. Er *weiß*, daß er im Recht ist, und daß er bessere Leistungen erbringt als andere; daher braucht er sich nicht aufzuregen. Er setzt andere schnell ins Unrecht, und nachdem er sie so etikettiert hat, empört er sich über ihre Sünden oder Ungeschicklichkeit. Auch sein ausgeprägter Sinn für das, was man ihm schuldig ist (sein „Recht“), verkehrt sich leicht in Empörung, wenn ihm Karrierevorteile und Erfolg, Anerkennung und Beifall oder was auch immer er für seinen Anteil am Glück der Welt erachtet, vorenthalten werden. Er empört sich auch über die, die sich seinen richtigen Ansichten nicht beugen.

Auch *Lycopodium* ist immer im Recht und kann unerträglich selbstgerecht sein, vermittelt dies jedoch nicht über Empörung. Obwohl er *Arsenicum* in puncto Arroganz in nichts nachsteht, ist er diplomatischer und schlägt andere mit seinem Rechthaben nicht so vor den Kopf wie *Arsenicum*. Eher nimmt er ein reserviert und tolerant überlegenes Gebaren an.

Die Entrüstung von *Staphisagria* unterscheidet sich von der von *Arsenicum* darin, daß er, obwohl er häufig selbstgerecht und kritisch ist und insgeheim nach Beifall trachtet („Was Lob angeht, bin ich ein Faß ohne Boden!“), verströmt er gewöhnlich nicht dieses unstrittige Gefühl von „Ich alleine bin im Recht, und alle anderen im Unrecht“. Wenn er arrogant ist, schwankt er zwischen Überlegenheit und Unwürdigkeit, zwischen anmaßendem Verhalten und Schüchternheit. Er ist genauso stolz wie *Arsenicum*, aber auf eine etwas andere Art und Weise: sein Stolz ist der eines selbstbewußten, gequälten Menschen, der sich durch andere Menschen verkannt und herabgesetzt oder durch seine Lebensumstände erniedrigt fühlt, und der über das Entrüstetsein verzweifelt die Überbleibsel seines Selbstwertgefühls zu retten sucht. Nicht das „Ich bin besser als andere“ von *Arsenicum* paßt auf ihn, sondern eher: „Auch ich bin ein menschliches Wesen und brauche ein wenig Respekt und Rücksichtnahme.“

Dostojewskis ausgedehnte Portraitsammlung von „beleidigten und gekränkten“, aber dennoch stolzen „armen Leuten“, die in stiller oder offener Empörung über ihre verletzte Würde nachgrübeln, ja selbst seine kraftvolleren Charaktere, die unter ihren wütenden Leidenschaften und seelischen Qualen im Grunde nur nach ein wenig Anerkennung und Rücksichtnahme schreien, sind eher *Staphisagria* als *Arsenicum*.

Manchmal bleibt diese Empörung unterschwellig und kontrolliert hinter einer scheinbar normalen Oberfläche (wie ein brodelndes Lavabett unter der ruhigen Erdkruste), bestimmt aber die Handlungen des Betreffenden und trägt zu seiner Krankheit bei.

Ein älterer Patient zeigte eine lange Reihe von Symptomen, einschließlich einer leichten Colitis (sog. Reizkolon), arthritischer Schmerzen und schwammigem, blutendem Zahnfleisch. Er war ein Regierungsbeamter, auf seinem Gebiet recht erfolgreich, aber im Grunde seines Herzens war er ein Künstler, und seine Mission war, den verderblichen Einfluß der „abstrakten" Kunst (insbesondere der „Minimal art") zu bekämpfen. Nicht nur sein Sinn für Ästhetik wurde durch zeitgenössische Kunst beleidigt, sondern er litt immer noch unter der Kränkung, daß er in jungen Jahren von den guten Kunstschulen abgewiesen worden war – und darunter, daß er nie ein anerkannter Künstler geworden war.

Um an die Wurzeln dieser ungemein starken Emotionen zu gelangen, fragte der Arzt nach seiner Kindheit und nach seiner Beziehung zu seinen Eltern. Der Patient tat die Frage ab mit einem oberflächlichen „Nun, ich hatte auch meine Schwierigkeiten mit dem Heranwachsen. Aber wir wissen doch alle von Mama! – wir müssen also dieses Thema nicht näher ausführen" (womit sich jede unmittelbare Notwendigkeit von *Natrium muriaticum* erübrigte). Manchmal ist der frühere Schmerz oder Ärger von *Staphisagria* so tief verschüttet, so vollkommen verdrängt, als wäre er vergessen (im Gegensatz zu *Natrium muriaticum*, der nie etwas vergißt), kann dann aber in veränderter Form als Entrüstung hervorbrechen.

Die Geistessymptome und Modalitäten des Patienten waren denen von *Arsenicum* recht ähnlich. Er war ein rechtes Rennpferd, bebte vor Intensität, war lebhaft und, zwar kontrolliert, aber dennoch kritisch, wußte immer am besten, was „richtige Kunst" war und was nur erbärmliches Surrogat. Seine Neigung, krampfhaft zu gähnen, auch wenn er nicht schläfrig war („heftige Neigung zu gähnen": *Hahnemann*), eine Episode mit Still-Syndrom* als junger Erwachsener, die ihn gezwungen hatte, sich für ein Jahr vom College zurückzuziehen („Rheumatoide Arthritis": *Tyler*), und „Zahnfleisch, das auf Druck und beim Zähneputzen blutet" (*Hahnemann*), führten jedoch zur Verschreibung von *Staphisagria* 200 – einmal wöchentlich für einen Monat, dann in der 10 M monatlich. Nach sechs Monaten hatten sich die meisten seiner Symptome zumindest zu

---

* Lt. *Pschyrembel* schwere Verlaufsform der juvenilen chronischen Arthritis, im Erwachsenenalter Sonderform mit ähnlichen Symptomen wie bei der juvenilen Form, jedoch i.d.R. keine Iridozyklitis und Amyloidose; häufige Ursache für Fieber unklarer Genese (d.Ü.).

sechzig Prozent gebessert, und auch seiner lange bestehenden Entrüstung über die neuesten Entwicklungen in der abstrakten Kunst war die Spitze genommen. *Arsenicum* wurde jedoch noch benötigt, um seine Beschwerden im Magen-Darmtrakt zu beheben und außerdem seine inneren Explosionen zu mildern.

Sowohl *Staphisagria* als auch *Nux vomica* zeichnen sich aus durch „Impulsivität" (*Kent*), verstärkte Reizbarkeit und Überempfindlichkeit gegen Lärm, Unordnung, Aufregung usw. Beide können sich auch höchst harmlose Bemerkungen zu Herzen nehmen („Das kleinste falsch erscheinende Wort verletzt sehr": *Hering*), oder reagieren sofort ungehalten auf die kleinste Kritik, den geringsten Widerspruch, Tadel oder auf Grobheiten (obwohl *Nux vomica* es sich selbst herausnimmt, grob zu sein, und wenn er sich dann aufplustert wie ein Gockel, verleiht er seinem gerechten Zorn eine aufgeblasene Qualität, die *Staphisagria* fehlt). Beide fühlen sich durch jede Verletzung ihres Stolzes, wie gering sie auch immer sein mag, so bedroht und so gekränkt („*Beschwerden nach Demütigung*": *Kent*), daß sie pathologische Symptome entwickeln.* Dies könnte zum Teil erklären, weshalb diese Mittel zwei von nur fünf Mitteln sind, die *Kent* unter der Rubrik „Entrüstung hat üble Folgen" aufführt (die anderen sind *Colocynthis*, *Ipecacuanha* und *Platinum*), mit *Staphisagria* im höchstem Grad.

Charles de Gaulle, der französische Präsident, dessen chronische Reizbarkeit und Entrüstung über seine extrem individualistischen Landsleute sich in der berühmten Klage ausdrückte: „Wie kann man ein Land regieren, das über 400 verschiedene Sorten Käse kennt?" und dessen Prostatakrebs angeblich jahrelang mit *Staphisagria* behandelt wurde, ist ein perfektes Beispiel für die *Nux-vomica/Staphisagria*-Persönlichkeit. In seinen Memoiren stellte *Winston Churchill* fest, daß das schwerste Kreuz, das er während des Zweiten Weltkrieges zu tragen hatte, das Kreuz von Lothringen war, d.h. das Symbol der Freien französischen Exilregierung und der *Resistance*, die von General *de Gaulle* angeführt wurde, der weder Widerspruch noch Kritik ertragen konnte, und dessen Empfindlichkeit und verletzlicher Stolz eine ständige Quelle der Irritation für die Alliierten und Waffenbrüder war.

---

* Dieser interessante Ausdruck (im Original: „mortified", gedemütigt, gekränkt, d.Ü.) stammt ab vom französischen *la mort*, das „Tod" bedeutet, und läßt mitklingen, daß die betreffende Person sich durch Peinlichkeit buchstäblich vernichtet oder aller Ehre und Würde entblößt fühlt, und am liebsten auf der Stelle tot umfallen würde.

Während der meist aufbrausende *Nux vomica*, wenn er in der Defensive ist, vor Entrüstung plötzlich explodiert, benötigt *Staphisagria* länger um zu reagieren. Zunächst ist er sprachlos, aber wenn er seine Worte wiederfindet, steht er in seiner Entrüstung keinem anderen nach. Man könnte ihn mit einem pfeifenden Teekessel vergleichen: alles ist ruhig, während das Wasser sich erhitzt (die Inkubationszeit), aber wenn der Siedepunkt erreicht ist, fängt der Kessel zunächst an zu zischen, um dann einen höchst penetranten und entrüstet gellenden Pfeifton von sich zu geben.

Andererseits überwindet *Nux vomica* im allgemeinen seine Entrüstung schneller als *Staphisagria*, der um abzukühlen lange Zeit benötigt.

Schließlich legt der zermürbte *Staphisagria*, der, wenn sein Gleichgewicht einmal gestört und er in Entrüstung ausgebrochen ist, keine Energie mehr für Toleranz, Geduld oder Selbstkontrolle besitzt, ein hitziges Temperament an den Tag und kann, wie *Nux vomica*, sogar in *körperliche Gewalttätigkeit* ausbrechen: genau wie dieser kann er Gegenstände zu Boden werfen, Spiegel in Stücke schlagen, Möbel zertrümmern, auf andere einschlagen oder sich selbst verletzen („möchte schlagen, Gegenstände werfen“: *Kent*).

Jedes Kind kann einmal „schlecht gelaunt sein und schreiend Dinge verlangen, um sie, nachdem es sie erhalten hat, verdrießlich zu Boden zu werfen“ (*Hering*); der emotionale Zustand des Erwachsenen kann, wenn man ihn provoziert, tatsächlich der Empörung des *Chamomilla*- oder *Tuberkulinum*-Dreijährigen gleichen, das einen Wutanfall produziert, weil es seinen Willen nicht bekommt. Dies tritt bei *Nux vomica* jedoch häufiger als bei *Staphisagria* auf (der insgesamt mehr dazu neigt, seine Emotionen zurückzuhalten).

Ein Mann mittleren Alters kam in homöopathische Behandlung wegen eines außergewöhnlich stark juckenden, böse geschwollenen, nässenden Hautausschlages, der seinen gesamten Rücken, das Gesäß und die Kniekehlen bedeckte. Er war römisch-katholischen Glaubens, seine Ehe war miserabel, er hatte sechs Kinder und war von finanziellen Verpflichtungen zu Boden gedrückt – eine typische ausweglose Lebenssituation. Wenn er nicht völlig depressiv war („Auch das Anziehendste machte keinen Eindruck auf ihn ... es ist ihm alles gleichgültig; er will lieber sterben“: *Hahnemann*), war er boshaft, sarkastisch und gemein („sehr ärgerlich“: *Hahnemann*) zu seiner physisch und emotional nicht zu ihm passenden Frau, unangemessen aufgebracht über ihre häufig nur geringfügigen Fehler, gelegentlich schlug er sie sogar. In mancherlei Hinsicht paßte das Arzneimittelbild von *Nux vomica* auf ihn, aber seine idiosynkratischen Symptome („Jucken wechselt den Ort nach Kratzen“: *Boericke* und „Schlukken beim Sprechen“ (*Kent*)*, sowie die Tatsache, daß er lange Zeit gebraucht hatte, um seine Entrüstung zu zeigen und auszudrücken, führten zu der Verschreibung von *Staphisagria* 1 M, wobei ihm eine zweite Gabe mitgegeben wurde, die er, wenn nötig, zehn Tage später nehmen sollte.

Diese beiden Gaben heilten nicht nur seinen Hautausschlag in kurzer Zeit, sondern trugen auch dazu bei, daß er nicht mehr so wütend und verärgert war. Seine unglückliche eheliche Situation konnte nicht leicht gelöst werden, und nichts in seinem Leben hatte sich deutlich geändert, aber alles wurde allmählich und unmerklich leichter. Statt seine Energien darauf zu verschwenden, ungehalten seine Frau anzufauchen, begann er seine Hobbies zu pflegen und sich stärker auf seine Arbeit zu konzentrieren, und sein vorher unerträgliches Leben wurde nun erträglich.

Danach nahm er in Abständen immer wieder *Staphisagria*, um jeden Anfall von Entrüstung über sein ungerechtes Schicksal zu überwinden.

Dieses Beispiel von ehelicher Belastung führt uns naturgemäß zu *Ignatia*, dessen Entrüstung der von *Staphisagria* gleicht, allerdings mit ein paar klar zu umreißenden Unterschieden.

Beide stellen die „stille Entrüstung“ bildhaft dar; sie ertragen schwierige Situationen und nervöse Anspannung ohne zu klagen, auch wenn sie innerlich stark leiden („leicht erregbar und beunruhigt, zeigt es jedoch selten nach außen“: *Kent*). Beide können auch höchst angespannt und von „wechselnder Laune“ (*Hahnemann*) sein, so daß ihre Entrüstung, wenn sie sichtbar wird, eine hysterische Komponente besitzt – zunächst sind sie übermäßig erregt und unkontrolliert, und wenn der heftige Gefühlsausbruch vorüber ist, verfallen sie in eine apathische und traurige Stimmung. Das Stimmungsbarometer fällt bei *Ignatia* jedoch leichter als bei *Staphisagria*, der mehr innere Stärke zeigt und stärker provoziert werden muß, bevor er hysterisch wird.

---

* Als ob er versuchen würde, das ungenießbare Hexengebräu der aufsteigenden Emotionen hinunterzuschlucken und zu unterdrücken; *Staphisagria* steht als einziges Mittel in dieser Rubrik.

Die beiden Mittel überschneiden sich häufig in bezug auf emotionale Verletzungen, auch wenn *Staphisagria* ernstere sexuelle Störungen und Neurosen zeigt. *Ignatia* paßt eher auf akute Episoden verletzter Zuneigung und kehrt häufig zur Normalität zurück, wenn die Krise (selbst eine schwerwiegende) überwunden ist. *Staphisagria* bleibt durcheinander und macht den Eindruck, als ob er tiefer gestört sei.

Daher ist *Staphisagria* eines der häufigsten Mittel bei sexuellen Zwangsvorstellungen („grübelt zu sehr über sexuelle Dinge nach": *Hering*; „sexuelle Gedanken drängen sich ihm auf und folgen einander unablässig; Lüsternheit": *Kent*), vermehrtem Verlangen oder bis zur „Nymphomanie" (*Hering*) gesteigerter Sexualität, oder bei Zweifeln und starken Ängsten des Heranwachsenden in bezug auf seine Sexualität. Es wird auch verschrieben für Schuldgefühle nach „sexuellen Exzessen" (*Kent*) oder exzessivem Masturbieren. Andererseits finden sich verringerte sexuelle Leidenschaft, Impotenz und Furcht vor Intimität, sowie die Folgen von erzwungener Abstinenz oder Zölibat und anderen unterdrückten sexuellen Impulsen (wie *Conium* ist es ein Mittel für Witwen und Witwer).

Auf der körperlichen Ebene zeigen sich die sexuellen Störungen von *Staphisagria* in Form von Warzen, Kondylomen und Tumoren im Bereich der Genitalien, Prostatitis, Geschwüre am Penis, Hodenatrophie oder Verhärtung der Hoden, als Cystitis (schlimmer durch Geschlechtsverkehr – im neunzehnten Jahrhundert bekannt als „vergeblicher Harndrang bei frisch verheirateten Frauen" [*Boericke*] oder „bride's cystitis"), verstärkter oder verringerter Menstruationsfluß und eine lange Reihe anderer Menstruationsbeschwerden, einschließlich „Amenorrhoe als Folge von Kummer" (*Hering*; auch *Ignatia* und *Natrium muriaticum*), postklimakterische Blutungen usw.

In Übereinstimmung mit dem Thema dieser Diskussion ist *Staphisagria* jedoch auch eines der Hauptmittel für Entrüstung nach enttäuschter Liebe oder nach dem Verlust des Geliebten, nach gescheiterter oder schlechter Ehe, mißbrauchter oder unerwiderter Liebe, die Enttäuschung, die das Zusammenleben mit einem frigiden oder impotenten Partner mit sich bringt und ähnliches. Selbst eine so konkrete Beschwerde wie ein heftiger Zahnschmerz kann von der unerträglichen Demütigung herrühren, wenn die angebotene Liebe zurückgewiesen wird.

Eine Frau Mittel Dreißig kam in Behandlung wegen quälend schmerzhafter Hämorrhoiden. Die auffallenden Symptome waren jedoch auf der geistigen Ebene zu finden. Nach mehreren Jahren kinderloser Ehe hatte ihr sehr geliebter Gatte sie wegen einer jüngeren Frau verlassen und mit dieser eine Familie gegründet. Die Patientin, die ihn beharrlich und unbeirrbar weiter liebte, trauerte tief, und brauchte lange Zeit, um ihren Verlust zu überwinden. Um sich ihren Stolz zu erhalten, vielleicht auch ihre eigene noble Vorstellung von Liebe („Liebe wünscht nichts für sich selbst“: *William Blake*), zeigte sie nach außen niemals Ärger, Groll oder Entrüstung.

Sich still zu grämen entsprach Stadium eins, und *Ignatia* hatte ihr durch diese schwierige Zeit geholfen.

Im weiteren Verlauf heiratete sie wieder und begann, sich ein neues Leben aufzubauen, bis die Dinge Jahre später eine interessante Wendung nahmen. Die zweite Ehe ihres ersten Mannes ging in die Brüche, und er kehrte zu ihr zurück, um sich trösten zu lassen. Sie fand sich nun plötzlich in der Rolle der Ratgeberin, Mitfühlenden und hauptsächlichen Stütze des armen Mannes – was natürlich vollkommen absurd war, aber so recht in Einklang mit ihrem Charakter und ihrer früheren Einstellung stand. *Staphisagria* ist nämlich, wie *Ignatia* und *Natrium muriaticum*, äußerst anspruchslos und offen denen gegenüber, die sie lieben oder geliebt haben, und so folgerichtig durch ihr hochherziges Mitgefühl emotional gebunden. So gab sie edel ihrem früheren Mann die Unterstützung, die er wünschte, aber da sie ihn noch immer liebte, wurde ihre frühere Kränkung wieder aktiviert und sie wurde immer verzweifelter darüber, wie sinnlos die Zerrüttung ihrer Ehe und das Leiden war, das er ihr verursacht hatte.

In dieser Zeit konnte *Ignatia*, womit sie sich selbst behandelte, ihre Traurigkeit nicht lindern, auch nicht *Natrium muriaticum*. Erst als ihre Depression sich in Entrüstung über die Unverfrorenheit des Mannes, seine Unverschämtheit und sein unsensibles Ausnutzen ihres guten Willens wandelte, schritt sie ins zweite Stadium ihres Kummers voran: „Was mache ich da, spiele den Verteidiger für den Menschen, der mich so tief verletzt hat! Weshalb helfe ich ihm dabei, einen Freispruch vor seinem eigenen Gewissen zu erlangen? Was ist denn bloß mit mir los? Das ist doch völlig absurd!“ war ihre gesunde Reaktion und ein Schritt in die richtige Richtung.

Hierin zeigt sich, daß Entrüstung noch auf andere Weise dem immer noch treu sorgenden und leidenden Menschen eine Hilfe ist, eine Liebe zu überwinden, die vergeblich, selbstzerstörerisch, immer wieder frustrierend und grenzenlos enttäuschend ist. Wenn man sich auf die negativen Züge des Übeltäters konzentriert und die positiven ignoriert, so führt dies zu einer heilsamen Verengung der Sichtweise, was wiederum dazu beiträgt, die notwendige Richtung des Handelns festzulegen.

Vor diesem Stadium ist der verliebte *Staphisagria* von Zweifeln und widersprüchlichen Gesichtspunkten, von seiner immer noch starken Zuneigung für den anderen gelähmt – er ruft sich die guten Zeiten und seine oder ihre angenehmen Charakterzüge nur allzu lebhaft in Erinnerung und fühlt sich zu leicht in seine oder ihre Bedürfnisse oder Wünsche ein. Um dieses *zehrende Mitgefühl* zu überwinden, muß er gegen den Übeltäter „sein Herz verhärten". Er kann es sich nicht leisten, die Interessen der anderen Seite zu berücksichtigen. Und schließlich ist Entrüstung so gut wie kaum etwas dazu geeignet, die Dinge einfach in schwarz und weiß zu malen und die Fehler des Übeltäters in gleißendes Licht zu tauchen – mit einem Wort, den Fall für die Anklage reifzumachen.

Diese Patientin hätte aufgrund der ihr eigenen Zähigkeit wahrscheinlich längere Zeit gebraucht, um ihre Entrüstung loszuwerden, aber wie es der Zufall so wollte, ließ eine körperliche Beschwerde sie zu einem homöopathischen Arzt gehen, und *Staphisagria* 10 M, das er ihr verschrieb, brachte sie in das Stadium drei ihrer Heilung – sie konnte das ihr angetane Unrecht loslassen. Gefühlsbetonte Entrüstung ist eine Sache, aber konkreter körperlicher Schmerz ist etwas anderes. So manch ein bereitwilliger Märtyrer der Liebe wird sich weigern, das Martyrium von Hämorrhoiden zu ertragen!

Wenden wir uns nun zwei Mitteln zu, die nicht unter „Entrüstung" im *Repertorium* von *Kent* aufgeführt sind. Dies kann jedoch nur ein Versehen gewesen sein, wenn man die Zahl der entrüsteten Patienten betrachtet, deren Beschwerden durch sie gelindert oder geheilt worden sind.

Das erste ist *Natrium muriaticum*, das Kent aus unerfindlichen Gründen nur unter „Entrüstung, während der Schwangerschaft" zitiert. *Staphisagria* und *Natrium muriaticum* sind jedoch allernächste Verwandte: hinsichtlich dieser wie auch andererer Emotionen ist ersteres wie eine jüngere Schwester. Beide besitzen ein ausgeprägtes Ehrgefühl und eine Opferbereitschaft, die sie ihre aufsteigende Wut unterdrücken und über diejenigen erhaben sein lassen, die ihnen übel tun. „Es liegt mir fern, rachsüchtige, bittere, gehässige oder boshafte Gefühle zu hegen!", versichern beide häufig, auch wenn Beleidigungen, Verletzungen, Kränkungen ihnen nicht aus dem Kopf gehen und sie innerlich brodeln. Beide werden in ihrer Märtyrerhaltung durch die Überzeugung bestärkt, daß sie vom Schicksal aufgrund ihrer Standhaftigkeit auserwählt wurden. Dies erklärt auch ihre Abneigung gegen Mitgefühl („Trösten verschlechtert": *Kent*), das ihre Ausdauer in Frage zu stellen droht (wir erinnern uns, daß *Pulsatilla* und *Phosphor* Mitgefühl brauchen, während *Staphisagria* und *Natrium muriaticum* vor allem *Anerkennung ihres Edelmutes* suchen), das Unterdrücken ihres Ärgers oder anderer unwillkürlicher aggressiver Reaktionen („Dies scheint eine Lektion zu sein, die ich zu lernen habe; wahrscheinlich habe ich sie verdient!") – kurz gesagt, die stoische Haltung, die aufsteigende Resignation und stille Entrüstung, sowie das daraus resultierende Bild von „Beschwerden durch zurückgehaltenes Mißfallen" (*Hering*), das beiden Typen eigen ist.

Beide sind außerdem häufig nach außen zurückhaltend: ihre Reaktionen auf Ärger und Frustration sind blockiert; beide möchten andere mit ihren Problemen nicht belasten („Innere, heftige Beängstigung... doch ohne laut darüber zu werden": *Hahnemann*), und hegen zwanghaft schmerzhafte Erinnerungen an vergangene Demütigungen und damit verbundene Rachegedanken, von denen sie selbst wissen, daß sie nur ohnmächtige Phantasien sind. Dennoch ist keiner von ihnen in der Lage, den, der ihn verletzt, zu konfrontieren (in direktem Kontrast zu *Arsenicum*, der ungemein gut für sich eintritt) oder selbst seinen Ärger angemessen auszudrücken – sei es nun aus mangelndem Selbstwertgefühl (das Selbstbild eines „elenden Wurmes"), aus dem resignierten Gefühl heraus, es habe „ja doch keinen Zweck" oder aus Furcht, daß eine Konfrontation die Schleusen seines lange unterdrückten Ärgers öffnen und die letzten Reste seiner Würde hinwegspülen könnte. Und bei beiden kann sich die „Traurigkeit, befürchtet von kleinen Ereignissen die schlimmsten Folgen und kann sich gar nicht beruhigen" (*Hahnemann*) in Entrüstung verwandeln, die sich dann in Form von wirkungslosem Ärger und dumpfem Brüten zeigt.

Schließlich kann ihre edle Gesinnung, die sie nicht nur alles demütig hinnehmen läßt, sondern beide selbst dazu bringt, denen zu helfen, die sie verletzt haben, natürlich zu immer tieferem Groll und stärkerem Leiden führen. Welchen Sinn haben Opfer und hohe Gesinnung, wenn sie weder gesehen noch anerkannt werden? Der enttäuschte Edelmut selbst auferlegter *Demut* wird möglicherweise zu *Demütigung* (so wie diese beiden Worte eine gemeinsame Wurzel haben, sind auch die dazugehörigen geistigen Zustände nur durch eine feine Linie getrennt), und dann, wie oben schon erwähnt, zu heftiger Entrüstung: „Ich bin vom edlen, lange leidenden Menschen zu einem *Ungeheuer* an Entrüstung geworden!"

Das Arzneimittel *Staphisagria* kann jedoch, mehr als *Natrium muriaticum*, den Patienten dazu ermutigen, aktiv zu werden: eine Beziehung zu lösen, denjenigen ruhig zu konfrontieren, der ihn verletzt hat, einen Bruch oder eine Veränderung in die Wege zu leiten – mit einem Wort, von der emotionalen Lähmung durch die stille Entrüstung oder den unterdrückten Ärger wegzukommen und etwas zu *tun*!! (ohne statt dessen krank zu werden). *Natrium muriaticum* bringt eher eine Veränderung der inneren Haltung mit sich.

Staphisagria entrüstet sich, wie *Natrium muriaticum*, besonders über Ungerechtigkeit und Ungleichheit oder die Verletzung irgend eines Ideals. Das Mittel wird häufig gewissenhaften Kindern oder Heranwachsenden verschrieben, die ungerecht von einer Autoritätsperson gerügt oder kritisiert wurden, oder auch solchen mit ausgeprägtem Gerechtigkeitsgefühl, die sich weigern zu akzeptieren, daß Menschen sich unehrenhaft oder absichtlich ungerecht verhalten oder andere belügen können, und dennoch ohne Strafe, ja selbst ohne ein Zeichen der Reue über ihre Missetaten davon kommen. Selbst der Erwachsene kann sich darüber unglaublich aufregen. Statt sich mit diesen Tatsachen abzufinden und zu versuchen darüberzustehen, kämpft er dagegen an, und sein Blutdruck steigt (beide sind wirksame Mittel bei der Behandlung von Bluthochdruck). Dies kann zu einem gekränkten: „Wie *können* die mir das nur antun? Wie *wagen* sie es, einen so guten Menschen wie mich so schlecht zu behandeln?" führen und ihn sich ungemein darüber ärgern lassen, daß so viele selbstsüchtige, unehrenhafte und manipulative Menschen in der Welt wie Unkraut gedeihen, während er – tugendhaft und verdient – unglücklich und unerkannt bleibt und hart arbeiten muß, um zu versuchen, das ganze Unrecht der Welt wiedergutzumachen.

Homöopathische Ärzte neigen zu Beginn manchmal zu dieser Schwäche. Nach einigen Jahren der Praxis, und bevor sie ihren zweiten Aufschwung bekommen, können Ermüdung, Entmutigung, Ungeduld, bessere Resultate zu erhalten, und die Enttäuschung, daß dies nicht passiert, dazu führen, daß sie den Mut verlieren. Gleichzeitig reagieren sie ungehalten über den finanziellen Erfolg und professionellen Ruf ihrer allopathischen Kollegen und beklagen sich, daß ihre eigenen Vorzüge unerkannt bleiben.

„Ich Idiot," sagen sie, „da plage ich mich stundenlang mit der schwierigen und langwierigen Aufgabe, das Simillimum zu finden. Ich opfere meine Zeit, meine Begabung, ja mein Leben der Homöopathie, und nehme tagaus, tagein die Probleme so vieler Patienten in mich auf. Und was bekomme ich dafür? Einen Hungerlohn und keine berufliche Anerkennung. Ein paar Patienten sind dankbar, aber die meisten fordern immer mehr. Wieso, ich verdiene geradezu eine Medaille, allein dafür, wie ich die Telefonanrufe handhabe! Ich weiß nicht, ob ich so weitermachen kann. Es muß doch einen leichteren Weg geben, um seinen Lebensunterhalt zu verdienen!", grummel, grummel.

Die offensichtliche Antwort auf solche Klagen lautet ganz pragmatisch: „Wenn dir die homöopathische Praxis keinen *Spaß* macht, dann laß sie sein! Du hast einen Doktortitel und kannst etwas tun, das leichter oder profitabler ist, wenn du möchtest; niemand zwingt dich, bei der Homöopathie zu bleiben."

„Das stimmt, aber ich möchte schon gerne so praktizieren. Ich kann nur nicht verstehen, weshalb andere weniger Gutes für ihre Patienten tun, mehr Geld verdienen und all die Anerkennung bekommen, während ich mir die Finger wund arbeite ..."

„Das ist im Moment nicht deine Angelegenheit. Überlaß das Rechnen einer höheren Macht, und tu einfach, was dir Spaß macht und was du für richtig hältst. Vielleicht muß die Homöopathie als Belohnung sich selbst genügen, wie andere Tugenden auch!"

In solchen Fällen wird *Staphisagria* häufig dem entmutigten Arzt den Mut und das Durchhaltevermögen geben, um seine schwierige, aber auf geistiger Ebene befriedigende Arbeit weiterzuführen.

Wenn der Patient jedoch ungehalten weitermurrt: „Hmphh! Hoffentlich weiß der da oben, was Er tut. Wenn ich mir den Zustand der Welt so anschaue, dann habe ich manchmal meine Zweifel ...", und in dieser Tonart weitermacht, wird er wahrscheinlich eher *Natrium muriaticum* brauchen, ein Arzneimittel, dessen Entrüstung eine existentielle Dimension besitzt, die *Staphisagria* fremd ist.

Betrachtet man sich diesen Aspekt näher, so kommt häufig die Frage auf, ob *Natrium muriaticum* arrogant ist oder nicht. Die Antwort auf diese Frage fällt nicht leicht, da *Natrium muriaticum*, anders als *Arsenicum*, *Lycopodium*, *Nux vomica* und *Platina*, wenig persönliche Arroganz besitzt. Obwohl er kritisch ist, fühlt er sich anderen als Person oder Persönlichkeit nicht überlegen; tatsächlich meint er nur allzu oft, unterlegen zu sein. Was er jedoch verspürt, ist, wie man sagen könnte, eine sublimierte Arroganz gegenüber Gott. Seine eigene Verletzung sitzt so tief, und er erlebt die Welt als so trostlos und beschwerlich, daß er sie nicht so akzeptieren kann, wie sie ist. Wenn er, *Natrium muriaticum*, für die Schöpfung verantwortlich wäre, würde er es um einiges besser machen. Er mißt sich also nicht an anderen Sterblichen; seine Arroganz besteht eher in einem Wettkampf zwischen seinem Verständnis und den kosmischen oder karmischen Regeln des Universums. Dies erklärt, weshalb seine chronische Entrüstung nur schwer überwunden werden kann. Wie kann man Gott etwas entrüstet entgegenhalten oder etwas aktiv gegen ihn unternehmen? Außerdem sieht er, daß die Welt keine Anstalten macht, sich zu verändern oder Reue zu empfinden, daher fährt er, um nicht auf ewig ein „Fremder im eigenen Land“ zu bleiben, resolut damit fort, sie zu bessern (was manchen dann als arrogant erscheinen mag).*

Staphisagria steigert sich nicht so leicht in Entrüstung über soziale und existentielle Belange hinein, sondern bleibt eher *persönlich* betroffen.

Ein extremes Beispiel aus der Literatur ist Miss Wade aus *Dickens Little Dorritt*, eine frühe literarische Studie darüber, wie sich krankhaftes Denken zur Neurose verdichtet. Davon überzeugt, daß niemand sie je lieben kann, und sich mit imaginären Kränkungen quälend, hält Miss Wade ehern daran fest, ihr Los im Leben zu beklagen, Zurückweisung und Demütigung im Handeln ihrer Wohltäter, ja selbst in den Motiven des guten Mannes zu sehen, der sie heiraten möchte. Es folgen nun einige Passagen aus dem „autobiographischen“ Kapitel, das mit dem Titel „Geschichte eines selbstquälerischen Menschen“ überschrieben ist und die Entrüstung dieser furchteinflößenden jungen Frau beschreibt.

Sie beginnt ihr Bekenntnis mit der arroganten Feststellung:

> „Ich habe das Pech, kein Dummkopf zu sein. Schon in sehr jungen Jahren habe ich entdeckt, was meine Umgebung vor mir zu verbergen trachtete. Wenn ich mir etwas hätte vormachen lassen können, statt gewöhnlich die Wahrheit zu entdecken, hätte ich vermutlich so glatt gelebt wie die meisten Dummköpfe.“

Dann fährt sie fort, ihr Bedürfnis, sich gedemütigt zu fühlen, darzulegen:

* Solche Gefühle und Gedanken sind nicht nur bei *Natrium muriaticum* zu finden. Fast jeder kennt sie irgendwo an sich selbst, und sie haben schon viele gute Werke inspiriert. Wenn sie jedoch die Leistung und Produktivität eines Patienten lähmen oder das wohlindizierte Mittel nicht wirkt, kann das potenzierte Kochsalz bessere Resultate bewirken.

„Ich muß ungefähr zwölf Jahre alt gewesen sein, als ich zu merken begann, wie hartnäckig diese Mädchen mich gönnerhaft behandelten. Man sagte mir, ich sei eine Waise. Es gab keine andere Waise bei uns; und ich bemerkte (einer der Vorzüge, kein Dummkopf zu sein), daß sie mich in anmaßendem Mitleid und im Gefühl der Überlegenheit versöhnlich stimmten. Ich tat diese Entdeckung nicht übereilt ab. Ich stellte sie oft auf die Probe. Es gelang mir kaum, sie dazu zu bringen, sich mit mir zu zanken. Wenn mir dies bei einer von ihnen gelang, so kamen sie bestimmt nach ein oder zwei Stunden, um sich mit mir zu versöhnen. Ich habe sie immer und immer wieder auf die Probe gestellt, und ich habe nie festgestellt, daß sie darauf warteten, daß ich einmal zuerst auf sie zukam. Sie waren es, die mir vergaben, in ihrer Eitelkeit und gönnerhaften Art."

Diese Haltung wird zu verzerrtem Stolz:

„Die Mutter (des Mädchens, dem sie Privatunterricht gibt) war jung und hübsch. Von Anfang an tat sie so, als ob sie sich mir gegenüber mit großem Feingefühl verhalte. Ich behielt meine Verstimmung für mich, aber ich wußte genau, daß dies ihre Art war, das Wissen zu liebkosen, daß sie meine Herrin war, und daß sie sich ihrer Untergebenen gegenüber auch anders verhalten konnte, wenn es ihr in den Sinn kam."
„Ich war ihr deshalb weder böse noch das Gegenteil, aber ich zeigte ihr, indem ich ihr nicht gefällig war, daß ich sie verstand. Wenn sie mich drängte, Wein zu nehmen, trank ich Wasser. Wenn es bei Tisch einmal etwas besonderes gab, schickte sie es mir; aber ich lehnte jedesmal ab und aß von den zurückgegangen Speisen. Diese Enttäuschung ihres gönnerhaften Verhaltens waren eine scharfe Entgegnung, und bewirkte, daß ich mich unabhängig fühlte."

Schließlich gipfelt ihre ausgeprägte Neurose in der verstockten und willentlichen Zurückweisung des ehrenwerten Mannes, den sie liebt.

„Ich liebte ihn... Wenn ich mir auch in seiner Gegenwart all die mir zugefügten Kränkungen und Beleidigungen ins Gedächtnis rief und mir überlegte, ob ich nicht sofort aus dem Haus fliehen und ihn nie wiedersehen sollte (was sie bald danach tut) – ich habe ihn wirklich geliebt."

Obwohl sie von einem *Sepia/Natrium-muriaticum*-Hintergrund herkommt, ist Miss Wades hochmütige Entrüstung eher typisch für die Art von *Staphisagria*. Sie trägt viel schwerer an dem Gefühl, ungerecht behandelt und gedemütigt worden zu sein, als *Sepia* mit ihrer vor allem negativen Art, sich selbst herabzusetzen („ich bin nicht gut genug... Mich *kann* niemand lieben..." usw.); *Natrium muriaticum* ist auch nicht undankbar und reagiert auf Freundlichkeit (vielleicht zunächst unwillig), obwohl sie davon überzeugt sein kann, daß die Leute schlecht über sie denken. Sie versucht auch, ihre ständige Entrüstung durch gute Werke zu überwinden, während die unversöhnliche *Staphisagria* sich eher unproduktiv darin badet.

Die verzerrten Gefühle und unversöhnlichen Seelenqualen von *Staphisagria* bringen uns zu *Lachesis*, dem zweiten Mittel, das unter „Entrüstung" ins *Kentsche Repertorium* gehört.

Bei beiden Mitteln trifft man häufig leidenschaftliche Ausbrüche an Entrüstung, die von Erniedrigung und verletzter Ehre auf sexuellem Gebiet herrühren. Die Ausstrahlung, die von *Staphisagria*s unglücklicher Liebe ausgeht, hat nichts mit dem Verlust an Identität bei *Ignatia* zu tun („Ohne ihn bin ich nichts!"), oder mit *Orpheus*, der auf der Suche nach seiner verlorenen Eurydike durch die Welt zieht, nicht wissend, wohin er sich wenden oder wie er ohne sie weiterleben soll; auch ist *Staphisagria* nicht die für *Natrium muriaticum* typische „Kleine Meerjungfrau" aus dem Märchen von *Andersen*, die sich bereitwillig darein fügt, daß ihr die Zunge abgeschnitten wird (die Unfähigkeit von *Natrium muriaticum*, ihre Liebe auszudrücken), und einen messerscharfen Schmerz bei jedem Schritt verspürt (die unfehlbare Gabe dieses Typs, sich Verletzungen offen auszusetzen), um ein Mensch zu werden und so dem – letztlich dann unerreichbaren – Mann näher zu sein, den sie liebt. Die Ausstrahlung von *Staphisagria* ist mehr die eines betrogenen, verletzten Individuums.

Die Hölle kennt keine schlimmere Furie als eine verschmähte *Lachesis*- oder *Staphisagria*-Frau: beide sind „eifersüchtig" und „argwöhnisch" (*Kent*), obwohl diese Züge bei *Lachesis* stärker ausgeprägt sind. Um Beispiele aus Werken der beiden schon genannten Autoren zu nennen, die ungehaltenen „starken Frauen" der späten Novellen von *Dostojewski* – Nastasja Filipowna in *Der Idiot*, Lisaweta Nikolaewna in *Die Besessenen*, und Katerina Iwanowna in *Die Brüder Karamasow*, gequälte Seelen, die zwischen extremer Zärtlichkeit und Rachsucht, zwischen Selbstverleugnung und krankhafter Eifersucht hin- und hergerissen werden und die, trotz des „stärksten Hasses, der jeden Moment aus ihr hervorblitzen kann" (*Die Besessenen*), kein Opfer für den Mann scheuen würden, den sie gleichzeitig lieben – und Rose Dartell in *David Copperfield*, deren erniedrigende Abhängigkeit und servile Stellung in einem fremden Haushalt (erzwungene Ergebenheit) und ihre vereitelte Liebe für Steerforth sie zu seltsamen Manierismen (und rachsüchtigem Verhalten) treiben – all sie sind typische *Lachesis*/*Staphisagria*-Figuren.

Bei beiden Typen kann die Entrüstung aus enttäuschter Liebe und anderen Gründen zwanghafte Formen annehmen und sich als *verbale Üppigkeit* äußern. Da ihnen kein anderes Ventil oder Instrument zur Verfügung steht, als ihre Verletzungen immer und immer wieder auszusprechen, führen sie mit Leidenschaft und Erregung Gespräche, in denen sie stets das selbe Thema behandeln. Wenn sie es nicht von Angesicht zu Angesicht tun können, lassen sie mit ihren zahllosen langen Anrufen die Telefondrähte heißlaufen, wobei ihre Entrüstung mit jeder Wiederholung steigt. Wieder und wieder bearbeiten sie Gründe und Ursachen, direkte und indirekte Folgen einer bestimmten Demütigung, untersuchen sie beharrlich in all ihren Variationen und verwenden auf ihr Thema so viel intellektuelle Energie wie *Bach* auf seine neununddreißig *Goldberg-Variationen*, bis der Strudel ihrer Emotionen zur Gänze verbal bearbeitet und weitestgehend gelöst ist.

Zwischen den beiden Typen gibt es jedoch einen Unterschied. Wenn *Lachesis* seine „Entrüstung" totredet, wird er jedoch den Gegenstand seiner Klage nicht verlassen. Der verbale Ausdruck ist für ihn sowohl ein kreativer, als auch ein kathartischer Prozeß, der nicht unbedingt seine natürlichen Grenzen hat. *Staphisagria* besitzt dagegen nicht die emotionale Energie von *Lachesis*, und auch wenn die Entrüstung seinen Schmerz für den Moment erleichtert, wird er es möglicherweise müde, die selbe Geschichte zu wiederholen. Sie wird ihm zur Last, außerdem spürt er, daß er damit anderen zur Last wird (*Lachesis* tut das nicht). Seine eher gehemmte Natur sucht sich eine andere Art der Verlautbarung; wenn es möglich wäre, würde er einen Ausrufer mieten, der die Kränkung in einer umfassenden öffentlichen Bekanntmachung der ganzen Welt kundtun würde, und wäre dann fertig damit. Diese *Staphisagria*-Methode ist zweifellos der Ansporn für so manches tragische Werk der romantischen Literatur gewesen.

Die zweite Art der Entrüstung, die von beiden Mitteln geteilt wird (auch von *Natrium muriaticum*) ist *übertrieben eifrig* („Erregt sich über Dinge, die ihn nicht betreffen": *Hahnemann*). *Lachesis* regt sich jedoch eher über die Sexualmoral der jungen Leute, den verkommenen Zustand der Welt und den drohenden, unvermeidlichen Kollaps der Zivilisation auf, während *Staphisagria* sich vor allem über das Schicksal eines ungerecht behandelten Freundes, Kollegen oder Familienmitglieds entrüstet, für den er sich (möglicherweise unangebracht) verantwortlich fühlt. Obwohl er, wie *Causticum* oder *Nux vomica*, Mitleid haben kann mit den hungernden Eingeborenen irgend eines Landes in der Dritten Welt, wird er sich nicht über sie entrüsten, wie *Lachesis* oder *Natrium muriaticum* es gerne tun.

Auch erscheint *Lachesis*, auch wenn er sich tief entrüstet, häufig persönlich unberührt, als sei er durch einen Reinigungsprozeß gegangen und habe seine subjektive Entrüstung auf eine reinere intellektuelle, ethische oder moralische Ebene erhoben. Sicherlich basiert seine Entrüstung ursprünglich auf einer persönlichen Erfahrung, aber er weigert sich, von seinen Emotionen überwältigt zu werden und errichtet über ihnen eine unpersönliche Struktur. Im Gegensatz dazu kann die Entrüstung von *Staphisagria* sehr wohl eine moralische Dimension besitzen, aber er kann sie nicht in diesem Ausmaß sublimieren. Er kann es zwar versuchen, aber, wie oben schon erwähnt, bleibt er fast immer sichtbar und persönlich betroffen.

Wir beschließen dieses Kapitel mit dem Fall einer Patientin, die vor allem *Lachesis* war, und deren ereignisreiches und von Entrüstung geprägtes Leben im Verlauf einiger Jahre die Behandlung mit jedem der fünf oben erwähnten Mittel erforderte, mit *Staphisagria* als krönendem Abschluß.

Sie war eine intelligente und intellektuell kreative Frau Ende Dreißig, Universitätsprofessorin für Geschichte und Schriftstellerin, die wegen saisonaler Allergien, chronisch entzündeter Nebenhöhlen und Haarausfall in einzelnen kleinen Bereichen (Alopecia areata) in homöopathische Behandlung kam.

Ein auffallendes Geistessymptom war Entrüstung über den Status von Frauen in der akademischen Welt. Obwohl sie selbst gut behandelt worden war und es in ihrem Beruf weit gebracht hatte, hatte sie legitime Gründe für ihre Entrüstung (eine bekannte juristische Fakultät mit sechzig Professoren, unter denen nur eine oder zwei Frauen waren, usw.!).

Eine Gabe *Lachesis* 5 M bereinigte ihre Allergien auf dramatische Weise, ließ ihre Nebenhöhlen einen dicken grünen, faulig riechenden („steinzeit-alten“, wie sie sich ausdrückte) Schleim absondern, änderte jedoch nichts an ihrem Haarausfall.

In ihrer Ehe fing es zu dieser Zeit zu kriseln an, und sie wurde immer ungehaltener über ihren Ehemann. Er war ihr sozial oder intellektuell nie ebenbürtig gewesen, nun aber wütete sie intolerant gegen seine Langsamkeit, Selbstsucht, mangelnde Sensibilität, und gegen die Idee, sie verschwende sich an einen unterlegenen Partner. Sie bekam *Arsenicum* 10 M, und eine Zeitlang milderte sich ihre Haltung ihm gegenüber ab, und ihr Haar fing an den pfenniggroßen kahlen Flecken wieder an zu wachsen.

Dieses Arzneimittel half ihr jahrelang, wann immer die Alopezie wieder auftrat.

Bald danach verliebte sie sich in einen Studenten, der jung genug war, um ihr Sohn zu sein (typisch *Lachesis*). Als er sie schließlich wegen einer Frau, die vom Alter her besser zu ihm paßte, und mit der er zur gleichen Zeit eine Beziehung hatte, verließ, machte ihr hysterischer Kummer und ihre Entrüstung darüber, daß sie betrogen worden war, *Ignatia* nötig.

Die Liebesaffäre beschleunigte die Scheidung ihrer schon zerrütteten Ehe. Sie entwickelte sich zu einem bitteren und in die Länge gezogenen Kampf, in dem sie durch inkompetente, wenn nicht skrupellose Anwälte vertreten wurde. Nach deren Beendigung lag sie in einem langen Rechtsstreit mit ihrem früheren Mann wegen des Kindesunterhalts. Obwohl ihre Anwaltsgebühren die dürftigen Zahlungen, die sie aus ihm herausholte, bei weitem überschritten, zerrte sie ihn, aus Prinzip und ganz entsprechend ihrer gewohnten hochmütigen Entrüstung („Für alle geschiedenen und alleinstehenden Mütter im Land!"), immer wieder vor Gericht. *Natrium muriaticum* mit seinen ausgeprägt weltfremden Prinzipien war das Mittel, das ihr durch diese schwierige Zeit half.

Mittlerweile war sie in einer befriedigenden Beziehung zu einem (wieder einmal) etwas jüngeren Mann zur Ruhe gekommen. Nun Anfang vierzig, begann sie an einem ausgeprägten prämenstruellem Syndrom zu leiden, das eine Woche vor dem Einsetzen ihrer Menses begann. Sie pflegte dann in unkontrollierte, empörte Anklagen gegen ihren unschuldigen Partner auszubrechen und ihn die ganze Nacht mit ungerechten Anschuldigungen, er liebe sie nicht genug, wachzuhalten. Kurz, sie schien entschlossen, ihre gute Beziehung zugrunde zu richten („Ich weiß, daß ich mich provozierend benehme und psychologische Gefahren heraufbeschwöre, aber ich kann es einfach nicht lassen, wie destruktiv mein Verhalten auch sein mag.").

Das Mittel war nun wieder *Lachesis* 5 M. Zwei Wochen später hatte sich ihre prämenstruelle Manie deutlich gebessert, aber im Gesicht und an den Armen brach ein feuerroter, entstellender Hautausschlag aus, der unerträglich juckte. *Natrium muriaticum* half, aber die prämenstruellen Wutausbrüche kamen wieder, und *Lachesis* wurde verschrieben, diesmal in niedrigerer Potenz (C 30). Es hatte die gleiche wohltuende Wirkung auf die geistige Symptomatik, aber eine noch verheerendere Wirkung auf die Haut – der Ausschlag kam noch schlimmer heraus. Offensichtlich berührte das Mittel zu tief eine psychische Ebene während dieser verletzlichen Zeit, und *Natrium muriaticum* wurde gegeben, um sowohl den wütenden Ausschlag, als auch die ständige Entrüstung gegen ihren früheren Mann (und ihre Anwälte) zu bändigen.

Die sich lange hinziehenden Gerichtsprozesse brachten sie jedoch in einen höchst reizbaren und nervösen Zustand; ihre gelegentlichen Migränekopfschmerzen mit Übelkeit, Unfähigkeit zu erbrechen und sporadischer Schlaflosigkeit, besonders nach 3 Uhr morgens, erforderten *Nux vomica* 200 in regelmäßigen Intervallen. Dieses Mittel versetzte sie allmählich in die Lage, auf *Lachesis* ohne allzu starke Erstverschlimmerung zu reagieren (vgl. den Abschnitt „Der große Reiniger" im Kapitel *Nux vomica*).

Die ganze Zeit setzte sich ihre Odyssee durch die Gerichtssäle fort – nun ging es um das Sorgerecht, und ihre Entrüstung über das rachsüchtige Verhalten ihres ehemaligen Mannes begann nun, seinen Tribut auf einem höchst verletzlichen Gebiet zu fordern: ihrer Fähigkeit zu denken und zu schreiben. Sie nahm ein Forschungsjahr, aber die sich in die Länge ziehenden Schlachten vor Gericht, die ihre emotionale Energie und einen Großteil ihres Gehaltes aufzehrten, hinderten sie, ihre Gedanken zu ordnen und sich auf ihre wissenschaftliche Arbeit zu konzentrieren, die sie schreiben wollte. Früher war sie in der Lage gewesen, ein Buch in wenigen Monaten zu produzieren, indem sie Tag und Nacht schrieb. Nun putzte sie stattdessen wie besessen ihre Küche und räumte ihren Schreibtisch und Regale auf. Außerdem litt sie wieder unter Alopezie.

Diese Situation erforderte *Arsenicum*, das sie in die Lage versetzte, sich wieder besser auf ihre Wissenschaft zu konzentrieren.

Eines Tages, mitten in einem der immer noch andauernden Gerichtsprozesse, starb ihr früherer Mann unerwartet an einem Herzschlag. Paradoxerweise befreite sie dies emotional nicht oder verursachte ihr Genugtuung, sondern ließ sie nur noch mehr empört sein und gab ihr sogar das Gefühl, all die Jahre mißbraucht und ausgebeutet worden zu sein. Statt ihre Befreiung anzuerkennen, empörte sie sich noch mehr als früher darüber, daß er durch seinen unzeitigen Abgang ihrer Rache entkommen war. Nun konnte sie ihm den Kummer, den er verursacht hatte, nicht mehr vergelten, und jeder Muskel ihres Körpers bebte angesichts dieser Frustration. Darüber hinaus hatte er ein unvollständiges Testament hinterlassen, was dazu führte, daß es heftige Auseinandersetzungen um das Erbe der Kinder gab. Die Krönung des ganzen war, daß sie ihn morgens, wenn sie noch halb schlief, in ihrem Zimmer vor sich sah, wie er sie finster und vorwurfsvoll anblickte und sie für die ungelösten Probleme ihrer Ehe verantwortlich machte.

Dies war die reinste Form unverfälschter Entrüstung: weder der hysterische oder der stille Groll von *Ignatia*, noch die existenziellen Dimensionen oder weltfremden Prinzipien von *Natrium muriaticum*, nicht die moralischen Erwägungen der übersinnlichen *Lachesis*, die Selbstgerechtigkeit oder moralische Überlegenheit von *Arsenicum*, oder die verstärkte Reizbarkeit von *Nux vomica* – es war nur noch berstende Entrüstung darüber, daß er, obwohl er tot war, sie immer noch schikanierte.

Offensichtlich war nun die Zeit für *Staphisagria* gekommen. Nachdem sie das Mittel genommen hatte, hörte sie auf, von ihrem verstorbenen Mann heimgesucht und eingeschüchtert zu werden, und obwohl sie, als *Lachesis*-Frau, immer noch gelegentlich „den Geschmack des Giftes, das er in ihr hatte aufsteigen lassen, im Mund verspürte", wurde ihre Entrüstung wesentlich gebessert. Vermutlich konnte nun auch er, der arme Mann, da er von den Fesseln ihres Zorns befreit war, seinen Groll und verletzten Stolz abschütteln, die ihn noch an diese Erde banden, und sich ungehindert auf eine andere Ebene der Existenz begeben.

Staphisagria, das auch unter dem Namen „Rittersporn"* oder „Stephanskörner" bekannt ist, wurde in früheren Zeiten als Brech- oder Abführmittel gebraucht. Homöopathisch zubereitet, erstreckt sich seine abführende Wirkung wohltuend auf Seele und Körper. Wenn die *stille* oder *offenkundige* Entrüstung des leidenden Menschen (die ihre Wurzeln in empfindlichem Stolz und noblen Vorsätzen hat, die von Erniedrigung, unangenehmen Ereignissen, Kränkung und Demütigung bedrängt werden) zu stark werden, um erträglich zu sein, kann der potenzierte Rittersporn, mehr als jedes andere Mittel, als stützender Stab** dienen.

---

* botanischer Name: Delphinium Staphisagria, also eine Rittersspornart, (d.Ü.).
** Im Original: will serve as a supporting staff or „stave"; Wortspiel: *Staphisagria*, Stephanskörner, im Englischen stavesacre, stave bedeutet Sprosse, i.w.S. – wie staff – auch Stab (d.Ü.).

Tab. 1: HÄUFIGKEIT DER MITTEL BEI ENTRÜSTUNG

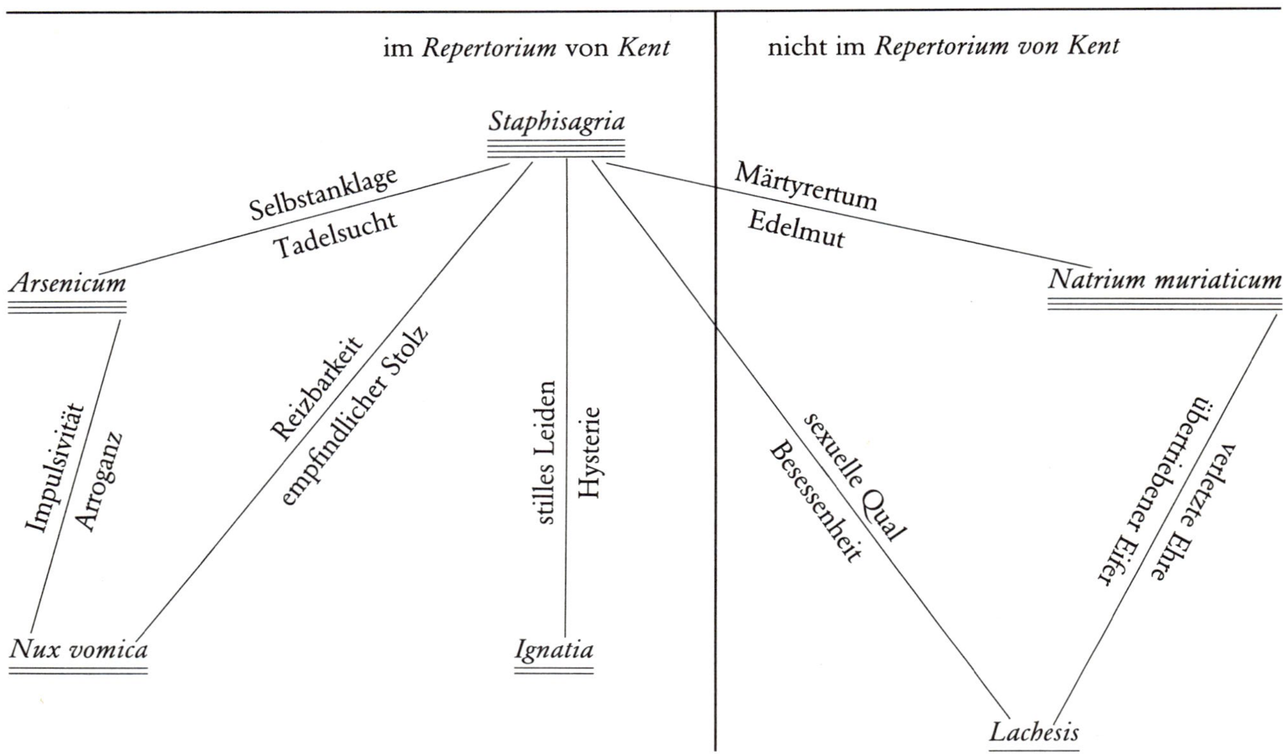

Schlußbemerkung

Die Frage, ob dieser letzte Patient nicht schon längst *Staphisagria* gebraucht hätte, bevor es ihm verschrieben wurde, kann nicht abschließend beantwortet werden. Das gleiche Problem finden wir häufig bei den Nosoden. *Kent* stellt in seinen *Aphorismen* etwas vieldeutig fest: „Einige wenige Mittel werden ähnlich genug sein, um zu heilen, aber es gibt nur ein einziges Simillimum", und dieses Simillimum ist natürlich das Ideal, um das sich jeder Arzt bemüht.* Wenn man jedoch mit einer lebendigen Wissenschaft arbeitet, ist die Realität häufig weniger ordentlich als die Theorie, und man muß sich gelegentlich entscheiden, beispielsweise auf welcher Ebene man für einen bestimmten Patienten verschreibt – der akuten, der chronischen oder der miasmatischen.

Die Wirkungen der ersten und der folgenden Verschreibungen im obigen Fall legen nahe, daß, obwohl einige wenige Patienten „reine" Konstitutionstypen sein mögen und im Verlauf ihres Lebens nur ein einziges Konstitutionsmittel (ihr „Simillimum") benötigen, was immer ihnen auch fehlt (abgesehen von Unfällen, Verletzungen und akuten Erkrankungen), doch das Wesen der meisten Menschen zu vielgestaltig ist, um zu jeder Zeit durch ein einziges Mittel abgedeckt zu werden. Allzu viele Faktoren, wie familiäre Krankheitsbelastung, ethnische Herkunft, Beruf, emotionale Belastung und traumatische Außeneinwirkungen beeinflussen diesen Grundtypus, hinterlassen ihre Spuren und komplizieren das zugrundeliegende konstitutionelle Bild. Der Symptomenkomplex des erkrankten Patienten wird vielleicht von keinem Mittel ganz abgedeckt, mehrere Mittel kommen mit gleich guten Argumenten in Frage, oder das wahre Simillimum ist noch gar nicht bekannt – so daß der Behandler gezwungen ist, sich für ein partielles Simile zu entscheiden, das dann auch nur eine partielle Heilung bewirkt.**

---

* Ein Ausdruck, der diese Idee vielleicht genauer wiedergibt, ist: „Einige wenige Mittel werden ähnlich genug sein, um zu helfen, aber nur das Simillimum wird *heilen*".

** *Hahnemann* diskutiert diese Themen im *Organon*, §§ 162-172, 177-184. Zum Beispiel: „Zuweilen trifft sich's bei der noch mäßigen Zahl genau nach ihrer wahren, reinen Wirkung gekannter Arzneien, daß nur ein Teil von den Symptomen der zu heilenden Krankheit in der Symptomenreihe der noch am besten passenden Arznei angetroffen wird, folglich diese unvollkoimmene Arzneikrankheits-Potenz, in Ermangelung einer vollkommnern angewendet werden muß".

Der Strom des Lebens ist manchmal breit und ruhig, manchmal eng und turbulent, und stets von den Nebenflüssen beeinflußt, die ihr Wasser in ihn leiten. Nur selten wird ein Mittel die Totalität der Symptome für alle Zeiten abdecken. Die deutlichen Zeichen einer *Calcium-carbonicum*-Symptomatologie des Kindes verändern sich, sowie es älter wird – oder die Welt wäre voller *Calcium-carbonicum*-Erwachsener. Die *Sepia*-Hausfrau war nicht unbedingt immer so – und sie wird das *Sepia*-Bild ablegen, sobald die Kinder erwachsen und aus dem Haus sind. Ein Patient, dem die Folgen von zu viel „Wohlleben" zu schaffen machen, braucht *Nux vomica*, vielleicht zum einzigen Mal in seinem Leben. Menschen, die *Natrium muriaticum* benötigen, befinden sich häufig in einem Durchgangsstadium ihrer emotionalen und intellektuellen Entwicklung und werden vielleicht ein anderes Konstitutionsmittel offenbaren. Das Bewußtsein, die Zweifel und Konflikte, die für *Lachesis*-Frauen typisch sind, zeigen sich häufig in mittlerem Alter, während die unterschwelligen religiösen und existenziellen Ängste des *Sulfur*-Mannes oft erst im Alter auftreten.

Der Strom fließt dahin, verbreitert oder verengt sich, wird tiefer oder flacher. Die Landschaft verändert sich, wie auch die Fische und die Vegetation sich verändern. Das Wasser, wie auch die Form des Flußbettes, unterscheiden sich an der Mündung von dem, was sie an der Quelle waren. Der Behandler muß die sich verändernden Bedürfnisse und Arzneimittel des Patienten stets im Auge behalten, und diese Anpassungsfähigkeit ist ein Teil der Schönheit und Stärke der Homöopathie. Dieses Modell der Befragung des Patienten, das Herausbringen von Symptomen *zwingt* den Behandler in der Tat dazu, Veränderungen wahrzunehmen und sie zu berücksichtigen. Nur so kann er individuell und in Einklang mit dem fundamentalen Lehrsatz von *Hahnemann* verschreiben: „[Es ist] die Gesammtheit dieser... Symptome, dieses nach außen reflektierende Bild des innern Wesens der Krankheit, d.i. des Leidens der Lebenskraft, das Hauptsächlichste oder Einzige..., wodurch die Krankheit zu erkennen geben kann, welches Heilmittel sie bedürfe – das einzige, was die Wahl des angemessensten Hülfmittels bestimmen kann..." (*Organon*, Sektion 7).

Gleichgültigkeit*

Gleichgültigkeit: „Mangel an Gefühlen für oder gegen etwas: Apathie; nicht wichtig genug, um einen Unterschied zu machen; nicht leicht zu interessieren oder zu bewegen; weder gut noch schlecht, wünschenswert oder nicht wünschenswert."

Das Wesen der Gleichgültigkeit

Dieser geistige Zustand, von *Webster* vor allem in negativen Begriffen definiert, um eine emotionale Leere zu beschreiben, ist in Wahrheit eine hoch komplexe Emotion, voller Bedeutung und innerer Spannung. Seine Symptome unterscheiden sich sowohl bei den verschiedenen Konstitutionstypen als auch nach den auslösenden Ursachen.

Bei *Phosphor* zeigt sich Gleichgültigkeit häufig als Verantwortungslosigkeit, bei *Lycopodium* als emotionale Distanz, bei *Sulfur* als egozentrisches Verhalten, bei *Natrium muriaticum* als Selbstverleugnung, bei *Sepia* als Interesselosigkeit, bei *Lachesis* als „Abschalten", usw.

Manchmal scheint die Gleichgültigkeit angeboren (*Lycopodium*), manchmal erworben (*Phosphor*, *Acidum phosphoricum*), manchmal sorgfältig kultiviert (*Natrium muriaticum*, *Staphisagria*), manchmal als eine Mischung davon (*Sepia*).

In ihrer reinsten Form ist Gleichgültigkeit eine Krankheit als Folge eines totalen körperlichen Zusammenbruchs oder seelischen Schocks,

---

Dieses Kapitel ist als gesonderter Ergänzungsband unter dem Titel „Portrait of Indifference", A Supplement to Portraits of Homoeopathic Medicines. North Atlantic Books, Berkeley, California, 1989, erschienen.

* Im Original: Indifference. Das entsprechende Stichwort für „Indifference" in der deutschen Übersetzung des *Kent*schen Repertoriums von *v. Keller* und *Künzli v. Fimmelsberg* ist „Teilnahmslosigkeit" (d.Ü.).

wobei die Kraft fehlt, sich um etwas zu kümmern. Diese Form spricht auf Mittel wie *Acidum phosphoricum* und *Carbo vegetabilis* an. Manchmal ist sie jedoch auch Teil eines *Heilungsprozesses* und stellt für das verletzliche Individuum eine Möglichkeit dar, zu seinem emotionalen Gleichgewicht zu finden, hilft ihm, sich von einer unerträglichen Wirklichkeit innerlich abzukoppeln.

In diesen Fällen wird der Arzt mittlere statt hohe Potenzen verwenden, um die Abwehrmechanismen nicht bei ihrer Arbeit zu stören. Die Wirkung der homöopathischen Arzneimittel ist nämlich paradox: dasselbe Mittel, das in der Lage ist, eine ungesunde Gleichgültigkeit aufzulösen, kann eine heilsame in Gang halten und unterstützen.

Der Arzt lernt auch, echte Leere von einer, die eine darunterliegende Verletzbarkeit oder Zwangsvorstellung verdeckt, zu unterscheiden. Letztere kann wiederum unterteilt werden in gesunde und ungesunde verdekkende Gleichgültigkeit. All diese Formen werden weiter unten besprochen.

Anhaltende Gleichgültigkeit ist jedoch, auch wenn sie heilsam ist, häufig unnatürlich. Zu fühlen, zu sorgen, sich zu freuen, sich auf andere zu beziehen, interessiert oder neugierig zu sein, all dies sind integrale Bestandteile des Menschseins. Echte Gleichgültigkeit, im Sinne eines emotionalen Stillstands, leugnet daher einen vitalen Aspekt menschlicher Erfahrung. Selbst die „heilende" (oder „schützende") Gleichgültigkeit, die die Form von Selbstverleugnung oder Selbstdeprivation annimmt, bringt einen gewissen Rückzug vom Leben mit sich. Und ein Mensch, der zu lange in einer emotionalen Leere verharrt, in der es an positiven Gefühlen mangelt, riskiert, das Vakuum mit negativen zu füllen. Diesem Übel vorzubeugen, indem er den Patienten aus dem Morast der Gleichgültigkeit herauszieht und ihn in die Lage versetzt, die Fülle des Lebens wieder zu leben, wird zum primären Ziel des Arztes.

Eine ganz andere Art der Gleichgültigkeit ist nicht die Verweigerung zu leben, sondern lediglich ein Verweigern von allzu heftigen und unkontrollierten Emotionen, die die Gelassenheit eines Menschen bedrohen. Sie ist die Ruhe nach einem emotionalen Sturm, die aufkommt, wenn Schmerz und Bitterkeit erschöpft, emotionale Ungerechtigkeit und Enttäuschung überwunden sind und Ärger und Groll sich aufgelöst haben. Der Patient hat sich über seinen zerstörerischen Ärger, der dazu neigte, sich gegen ihn zu wenden, über seine „äußerste Abscheu vor dem Leben" (*Hahnemann*) hinaus entwickelt und hat einen Zustand der Gleichgültigkeit erreicht, der einen Weg eröffnet, die quälenden emotionalen Unklarheiten zu konfrontieren und persönliche Rigidität zu erweichen, ohne einen Bruch zu riskieren. Die Aufgabe der homöopathischen Arzneimittel kann oft die sein, dem Patienten zu helfen, in diesen äußerst wünschenswerten Zustand von Ausgeglichenheit und Gelassenheit zu gelangen.

Der Ausdruck „Gleichgültigkeit" beinhaltet also eine ganze Reihe von Funktionen, sowohl heilender, als auch verdeckender Art, von Emotionen, die sowohl gesund als auch ungesund sein können, und Symptomen, die wünschenswert und nicht wünschenswert sein können – was bedeutet, daß wir in der Homöopathie eine große Anzahl von möglichen Mitteln zur Verfügung haben. Abgesehen von *Acidum phosphoricum*, dem jüngsten Arzneimittelbild unserer Portraitreihe, werden auf den folgenden Seiten vor allem einige Arzneimittel in ihren feineren Schattierungen angesprochen, die in diesen *Portraits* schon diskutiert worden sind.

Diese Auswahl spiegelt vor allem die eigenen Beobachtungen der Autorin und ihre Erfahrung mit Fällen wider, die diesen emotionalen Zustand, den man „Gleichgültigkeit" nennt, aufwiesen, und soll nicht bedeuten, Mittel wie *China*, *Platina*, *Lilium tigrinum* und Dutzende weiterer Mittel auszuschließen, die man ebenfalls als hilfreich für Patienten gefunden hat, bei denen Gleichgültigkeit ein auffallendes Symptom ist.

Echte Gleichgültigkeit als Folge von körperlichen Erkrankungen oder seelischer Erschütterung

Echte Gleichgültigkeit im Sinne einer emotionalen Leere kann durch akute Erkrankungen wie Influenza, Pneumonie, Mononukleose, Malaria, Typhus und andere hervorgerufen werden. Der Patient ist zu schwach, um die Kraft für eine geistige oder emotionale Reaktion aufzubringen.

Als erstes Mittel kommt hier *Carbo vegetabilis* in Betracht, und zwar für die völlige Gleichgültigkeit, die den Kollapszustand begleitet, der auf eine schwere Erkrankung folgt. Der Patient nimmt seine Umgebung wahr, hört aber „alle Dinge ohne Wohlgefallen oder Unbehagen, und ohne darüber nachzudenken" (*Hering*). Er kann sich „zu nichts aufraffen oder ein Bedürfnis in sich wachrufen, etwas zu tun... (er ist) unfähig, die Eindrücke zu empfinden, die bestimmte Dinge sonst hervorriefen" (*Kent*). Diese Geistessymptome spiegeln einen Aspekt der gut belegten „Trägheit" (*Kent*) von *Carbo vegetabilis*.

Dieser Polychrest leidet jedoch unter dem Mangel an idiosynkratischen oder genau beschriebenen psychologischen Symptomen. Abgesehen von diesem Bild der Gleichgültigkeit und geistigen Trägheit setzt sich das unzureichende geistige Bild dieses wichtigen Mittels vor allem aus Variationen der von *Hering* („Schwäche oder zeitweiliger Verlust des Gedächtnisses ... mit Neigung zu fixen Ideen; geistige Verwirrtheit, die das Denken erschwert") und *Hahnemann* („Schlecht gelaunt, große Reizbarkeit, Verdrießlichkeit; ungeduldig nach einem Wutausbruch") erwähnten Symptome zusammen.

Ein weiteres Mittel, das oft bei Gleichgültigkeit nach einer erschöpfenden Krankheit (vor allem Influenza) angegeben wird, ist *Gelsemium*. Hier passen die Geistessymptome „Dumpfheit, Mattigkeit und Apathie" (*Boericke*) zu dem körperlichen Bild des Patienten: hängende Augenlider, schwere Glieder und vollkommene Kraftlosigkeit. Und, obwohl dies auf einem vielleicht allzu weit gefaßten Begriff des Simile-Prinzips beruht, sowohl der körperliche, als auch der geistige Zustand von *Gelsemium* gleichen der trägen, schwülen Schläfrigkeit, die der trunken machende Duft von gelbem Jasmin hervorruft, aus dem das Mittel hergestellt wird.

Auch *Psorinum* sollte bei Gleichgültigkeit durch geschwächte Lebenskraft und lange anhaltender Schwäche bei Patienten in Betracht gezogen werden, die nach einer Krankheit nie wieder richtig genesen sind – ein weiteres Parallelsymptom zu den „never well since"-Symptomen, die weiter oben (Kapitel „*Psorinum*") diskutiert wurden.

Acidum phosphoricum ist ein weiterer Kandidat für totale Gleichgültigkeit gegenüber der Umgebung. Obwohl *Boericke* schreibt, „Geistige Schwäche zuerst, später körperliche," haben viele Ärzte das Mittel schon in Fällen von Gleichgültigkeit hilfreich gefunden, die auf eine schwächende körperliche Erkrankung folgte, wo der Patient einfach *zu wenig Kraft* besitzt, um sich um irgend etwas zu kümmern.

Gleichgültigkeit kann auch Folge von schwerer seelischer *Erschütterung* sein – nach einem Schreck oder überwältigendem Kummer.

Die unmittelbaren Folgen können nach *Aconitum* oder *Ignatia* verlangen. Wenn der ursprüngliche Schock überwunden ist, kommen dagegen häufig *Opium* mit seinen „Beschwerden durch Schreck" (*Hering*) oder

Acidum phosphoricum mit seinen „verheerenden Wirkungen von... Kummer oder Verlust" (*Boericke*) zur Anwendung.

Die „Betäubung (und) Gleichgültigkeit" (*Hahnemann*) von *Opium* ist leicht zu erkennen für alle, die mit den Wirkungen von Opiaten vertraut sind („Klagt nicht, verlangt nach nichts; ruhige Gleichgültigkeit gegen irdische Dinge": *Hahnemann*) und muß nicht weiter anhand von Beispielen erläutert werden.* Die Gleichgültigkeit von *Acidum phosphoricum*, die über Patienten hereinbricht, die die Erschütterung durch „Gram, Kummer oder Enttäuschung in der Liebe" (*Hering*) durchgemacht haben, benötigt jedoch weitere Erläuterung.

Wie nach einem Stein, der in ruhiges Wasser geworfen wurde, erschöpfen sich nach der ursprünglichen Erschütterung die Gefühle in einer Reihe von Wellenkreisen abnehmender Stärke, und *Acidum phosphoricum* ist ein Hauptmittel für diesen Nachhall an der Peripherie. Daher paßt es besser im zweiten Stadium emotionaler Verletzungen, wenn der akute Schock zur „hartnäckigen Verzweiflung" (*Boericke*) geworden ist, die die Form von Gleichgültigkeit annehmen kann.

Der *Acidum-phosphoricum*-Patient ist ruhig und scheinbar gelassen. Obwohl er vielleicht ganz in Anspruch genommen zu sein scheint, glimmen in Wahrheit keine Gefühle oder Empfindungen unter der Oberfläche („Die Leere in mir schreit nicht", wie ein Patient sich ausdrückte). Er ist Gesprächen abgeneigt und unfähig, angemessen zu reagieren („Er spricht wenig und beantwortet Fragen ungern": *Hahnemann*) – nicht weil er mürrisch oder schlecht gelaunt ist (obwohl er vielleicht „sehr übellaunig und mürrisch aussieht" [*Hahnemann*]), sondern weil er es für sinnlos hält. Kein Wort ist dem Trauma, das er durchlebt, angemessen, und niemand, der nicht einen ähnlichen Kummer erfahren hat, kann dies verstehen. Er erlaubt sich keine Gefühle, damit nicht die alten Wunden aufbrechen und der frühere Schmerz wieder belebt wird. Pflichtgemäß wird er die erforderlichen Dinge des Lebens mechanisch erledigen, aber er wirkt abwesend – fast wie in einem Traum. Oder er sitzt da, starr und betäubt, und starrt leer in den Raum.

Er kann sich sagen, er solle das Haus saubermachen, im Garten arbeiten oder Freunde besuchen, fügt dann aber hinzu: „Ach weshalb denn?

---

* Der Leser sei dennoch an die einzigartige Rolle dieses Mittels bei so extremen Fällen von Gleichgültigkeit erinnert, wie Bewußtlosigkeit nach einer schweren Kopfverletzung oder ähnlichen Dingen (in zweiter Linie *Belladonna* und *Helleborus*).

Warum soll ich vorgeben, mich darum zu kümmern? Nichts bedeutet mehr etwas..." In extremen Fällen liegt er bewegungslos im Bett, „wie ein Klotz, vollkommen ungeachtet seiner Umgebung" (*H.C. Allen*), und will nicht gestört werden.

Acidum phosphoricum kann aber auch im entgegengesetzten Falle angezeigt sein –, wenn der Patient nicht gleichgültig ist, sondern offenkundig leidet, wenn er sichtbar zerrissen, unkontrolliert und außer sich ist („Hysterie": *Hering*; „Innere Unruhe... Weinerlichkeit... Hastigkeit beim Sprechen": *Hahnemann*).

Eine fünfzigjährige Frau, bei der vor einigen Jahren Multiple Sklerose diagnostiziert worden war, realisierte plötzlich, daß ihr Leiden unheilbar war. Sie hatte es tapfer ignoriert und versucht, normal zu leben, aber ihre fortschreitende körperliche Behinderung bewirkte nun, daß sie ständig stolperte und hinfiel. In den letzten Monaten hatte sie erst einen Stock, dann ein Laufgestell benötigt, und nun war sie auf den Rollstuhl angewiesen. Ihr Rücken schmerzte ständig, und nachts hatte sie starke, ziehende Schmerzen in den Beinen; sie konnte weder Darm noch Blase kontrollieren; und mit ihren ungeschickten Fingern konnte sie weder Einmachgläser noch Flaschen öffnen, oder etwas halten, ohne es fallen zu lassen. Ihre Zunge war zudem so dick und unbeweglich, daß sie wie betrunken klang, wenn sie sprach.

So hatte sie vollkommen ihre Fassung verloren und kam zum Arzt, schluchzend vor Entsetzen und Verzweiflung.

Zunächst wurde für ihren hysterischen Zusammenbruch *Ignatia* gegeben, dann verschiedene andere Arzneimittel versucht, aber der Fall nahm erst eine Wendung durch *Acidum phosphoricum* C 200 (in wöchentlichen Gaben einen Monat lang), das aufgrund zweier eher unscheinbarer Symptome verschrieben wurde: „Besserung durch Bettwärme und durch warme Speisen" (*Hering*).

Heute, zehn Jahre später, ist die Patientin von ihrer degenerativen Krankheit zwar nicht geheilt, ihr Befinden hat sich jedoch eindeutig verbessert. Sie kann laufen, wobei sie nur gelegentlich einen Stock benutzt, besitzt fast vollständige Kontrolle über Stuhl und Urin, spricht normal und hat mehr als achtzig Prozent ihrer manuellen Geschicklichkeit wiedererlangt. Sie bekommt mindestens einmal im Monat ihr Konstitutionsmittel, um die Besserung ihres Zustandes aufrechtzuerhalten, und wenn sie in Furcht und Hoffnungslosigkeit verfällt, hilft ihr *Acidum phosphoricum* jedesmal wieder heraus.

In diesem Zusammenhang interessant ist die Tatsache, daß *Acidum phosphoricum* („Schwäche und ausgeprägte Kraftlosigkeit der Extremitäten; ziehende Schmerzen in Gelenken, Knochen und Periost; stolpert leicht und macht Fehler"), wie auch *Acidum picricum* („große Schwäche der Extremitäten, müdes, schweres Gefühl über den ganzen Körper hin, besonders in den Gliedern, akute aufsteigende Paralyse": *Boericke*), zu der Handvoll Mitteln gehören, die sich als besonders wertvoll bei der Behandlung von Multipler Sklerose erwiesen haben.*

Acidum phosphoricum ist (wie *Carbo vegetabilis*, siehe oben) ein weiteres wichtiges homöopathisches Arzneimittel, das nicht mit einer gut entwikkelten oder klar definierten Persönlichkeit ausgestattet ist. Obwohl es über eine ganze Reihe körperlicher Symptome verfügt, ist sein geistiges und emotionales Bild eher dürftig – stets überschattet durch das verwandte und farbigere Bild von *Phosphor. Hering* hat die Persönlichkeit von *Acidum phosphoricum* zu ein paar kennzeichnenden Zügen zusammengefaßt: „Nicht gewillt zu sprechen; teilnahmslos, apathisch; *bemerkenswerte Gleichgültigkeit gegenüber allem im Leben* ... schwaches Gedächtnis; arm an Ideen; geistige Schwäche; kann seine Gedanken nicht sammeln; kann das richtige Wort beim Sprechen nicht finden; antwortet zögernd und langsam, oder kurz und unrichtig." Spätere Lehrbücher der Materia medica wiederholen mehr oder weniger dieses Bild oder führen es weiter aus; der Verschreiber muß sich daher vor allem an die körperlichen Symptome und die begleitenden Modalitäten halten.

Aufgrund seiner Kraft, die Gleichgültigkeit, die aus Verzweiflung, Negativität, Interesselosigkeit oder emotionaler Leere resultiert, zu lösen und die Vitalität und Fähigkeit zur Fürsorge des körperlich oder emotional erschöpften Patienten wiederherzustellen, sowie seiner Fähigkeit, dem verzweifelnden Patienten zu helfen, eine *heilsame* Gleichgültigkeit zu erlangen, und dem stoischen, sein seelisches Gleichgewicht in Zeiten geistiger und emotionaler Beanspruchung zu erhalten, verdient *Acidum phosphoricum* jedoch einen Platz unter den homöopathischen Polychresten.

---

* Andere sind: *Natrium muriaticum, Plumbum, Causticum, Staphisagria, Nux vomica, Phosphor, Gelsemium* und *Ignatia*. Der Patient wird während der stets langwierigen Behandlung in der Regel zu einigen dieser Mittel tendieren.

Verdeckende Gleichgültigkeit

Häufig ist die Gleichgültigkeit nicht echt, sondern aufgesetzt – eine Hülle, die eine darunterliegende Tendenz, Furcht oder Verletzlichkeit verbirgt. Ziel dabei ist nicht die Täuschung. Die Maske der Gleichgültigkeit hilft, Selbstkontrolle und emotionale Stabilität zu erhalten. Sie ist auch ein Appell an andere, diese Zurückhaltung nicht zu durchbrechen, sondern zu respektieren.

In all diesen Fällen spielt *Acidum phosphoricum* eine hervorragende Rolle.

Ein hierfür beispielhafter Fall war der Mann mittleren Alters, der an arthritischen Schmerzen litt, die erst kürzlich eingesetzt hatten, und der trotz bester Absichten kaum die chronische Untreue seiner attraktiven, jungen Frau ertragen konnte. Seine Liebe zu ihr und zu ihren beiden kleinen Kindern ließ ihn, zusammen mit seinem ihm angeborenen Gleichmut, seinen Schmerz hinter einer Maske der Gleichgültigkeit verbergen, und seine ruhige Art, die ihn offenbar unfähig zu Erbitterung sein ließ, half ihm, gelassen zu erscheinen. Nur seine traurigen, flehenden Augen – wie die eines Hundes, der inständig seinen Herrn anblickt und unfähig ist, seinen Schmerz auszudrücken – verrieten seine wahren Gefühle. Obwohl er in seinem Herzen seiner Frau vergab und unberührt von ihrem Verhalten zu sein schien, besaß sein Körper einen eigenen Willen. Indem er dem Kummer durch die Gelenkschmerzen Ausdruck verlieh, weigerte er sich, die wiederholten seelischen Verletzungen zu ignorieren.

Acidum phosphoricum, das chemisch eng verwandt ist mit *Phosphor*, besitzt die gleiche Affinität zu Knochen und Gelenken – mit „ziehenden“, „brennenden“, „bohrenden“ oder „krampfigen“ Schmerzen – und dieses Mittel wurde (in mittleren Potenzen) mit erfreulichen Ergebnissen verschrieben. Der körperliche Schmerz verschwand, und selbst die emotionale Verletzung wurde eher erträglich.

Es gibt natürlich auch andere homöopathische Arzneimittel, die Patienten helfen können, die ihre Verletzungen unter dem Deckmantel der Gleichgültigkeit verbergen, deren Körper aber nicht bereit ist, zu vergeben und zu vergessen, sondern statt dessen eine Krankheit entwickelt. *Natrium muriaticum* ist hierfür ein hervorragendes Beispiel – er verbirgt seine Sorge unter einem strahlenden Lächeln, um andere nicht mit seinen endlosen Schwierigkeiten zu belasten („Nein, es ist nichts ... ja, mir geht es gut!“) oder hält eine gleichmütige Fassade mit steifer Oberlippe aufrecht, um seine Gefühle nicht allzu wirklich werden zu lassen.

Auch *Staphisagria* ist hier ein Hauptmittel – dessen Maske der Gleichgültigkeit verbirgt die emotionalen Ursprünge seiner Bursitis, seines Rheumas, Ischias, seiner Tendinitis usw. sogar vor ihm selbst.

Manchmal erkennt der Patient die emotionale Basis seiner Krankheit erst im nachhinein – wenn *Staphisagria* erfolgreich verschrieben wurde und die körperliche Erkrankung geheilt hat.

Ein typischer Fall war eine Frau mit hartnäckigen Ischiasschmerzen, die allen Schmerzmitteln widerstanden. Nachdem sie alle verfügbaren medizinischen Diagnoseverfahren, inklusive einer Computertomographie, versucht hatte, wandte sie sich schließlich mit der Bitte um Hilfe der Homöopathie zu. Zunächst wurde sie mit den üblichen Ischiasmitteln wie *Rhus toxicodendron*, *Hypericum* und *Colocynthis* behandelt; als diese sich als nutzlos erwiesen, befragte der Arzt sie näher zu ihrer Familie. Es stellte sich heraus, daß ihrer Krankheit der Ärger über die Lehrerin ihres Sohnes zugrunde lag, die sein Verhalten kritisierte und unempfänglich für seine Bedürfnisse war. Sie verbarg dies unter einer lässig wirkenden Gleichgültigkeit („Nun, sie ist eben unfähig. Vermutlich kann sie einfach nicht anders. Jedenfalls wird sie nach diesem Schuljahr aus seinem Leben verschwunden sein!“), aber ihr Körper ließ nicht zu, daß sie diesen Ärger unterdrückte und setzte sich auf unmißverständliche Art und Weise durch, bis *Staphisagria* die Situation bereinigte.

Bis hin in solche psychische Tiefen wirkt das homöopathische Arzneimittel, selbst ohne die bewußte Mitwirkung des Patienten. Ohne ihn zu zwingen, mühsam die bedrückende Gegenwart zu analysieren, oder die traumatische Vergangenheit auszugraben und wiederzubeleben (in diesem Fall war es die übermäßig kritische Haltung der Eltern, der die Patientin in der Kindheit ausgesetzt war), schickt sich das Simillimum an, ihre schlimmen Folgen zu beseitigen.

Gleichgültigkeit gegen alles

„Gleichgültigkeit“ besitzt im *Kent*schen Repertorium eine Anzahl von Unterrubriken.* Wir beginnen mit derjenigen, die den größten Umfang aufweist – „Gleichgültigkeit gegen alles“.

---

* Vgl. Fußnote auf S. 293 (d.Ü.).

Diese Art der Gleichgültigkeit ist verwandt mit *Langeweile*, jenem Zustand geistigen Überdrusses und allgemeiner Unzufriedenheit, den man früher als eine Krankheit der begüterten Klasse betrachtete, die sich jedoch unter den heutigen demokratischen Bedingungen in allen Schichten gleichermaßen findet.

Der Patient zeigt weder eine *Hamlet* ähnliche Abscheu vor dem Leben aus intellektueller *Angst** oder Ambiguität heraus, noch einen an *Werther* erinnernden Lebensüberdruß aus Kummer oder Verzweiflung, mit Sehnsucht nach dem Tod; seine Haltung ist eher *defätistisch*, seine Stimmung ruhig, seine Einstellung jedoch düster.

Acidum phosphoricum ist für diesen Zustand eine der Hauptstützen der Homöopathie. Das Mittel paßt auf den Patienten, dem es an Interesse für seine Umgebung vollkommen mangelt. Auch wenn er noch jung ist, ist er geistig so erschöpft, so fest davon überzeugt, daß Vergnügen, Erfolg, Zuneigung und Freude nicht für ihn da sind, daß er aufgehört hat, nach Glück oder Sinn im Leben zu streben.

Es ist nicht ein Gefühl der Unzufriedenheit, das ihn davon abhält zu reagieren, sondern eher Entmutigung und Demoralisierung – eine mutlose Reaktion auf seine Umgebung. Er zeigt keinen Antrieb, keinen Wunsch nach Erfüllung, keine Ungeduld, seine geistige Stagnation zu überwinden – sich aus seinem emotionalen Gefängnis herauszubewegen. „Ich brauche Zeit, um krank zu sein ... Ich habe nicht die Energie, um es mir wieder besser gehen zu lassen ... Ich muß in diesem apathischen Zustand noch eine Zeitlang bleiben ... Bitte drängt mich nicht!“, lauten in der Regel seine flehentlichen Bitten; „Ich will *keine* von Ihren Arzneien. *Verschonen* Sie mich mit Ihren Potenzen!“ ist eine eher unübliche Reaktion.

Ein Geistlicher, der schwach und deprimiert von einer Reise in die Dritte Welt in offizieller Mission zurückgekehrt war, nahm nur sehr widerwillig die Pflichten für seine Gemeinde wieder auf. Während die Diarrhöe, die er sich in Afrika zugezogen hatte, ihn schon genügend schwächte, hatte sich noch etwas subtileres und tieferes als jedes körperliche Leiden während seiner Reise ereignet. So viel Armut, Krankheit, Hunger und Leiden in seinem geschwächten Zustand zu erleben, hatte seinen Glauben untergraben, und er stand nun ziemlich gleichgültig dem spirituellen Wohlergehen seiner amerikanischen Gemeinde gegenüber. Er sah

---

* Deutsch im Original (d.Ü.).

keinen Sinn mehr darin, seine Mission auf dieser Erde fortzusetzen. Kurz gesagt, er hatte aufgegeben: „Ich spüre, daß ich den Höhepunkt meines Lebens überschritten habe; von nun an geht es nur mehr bergab."

Die uncharakteristische, aber tiefsitzende Gleichgültigkeit des Priesters war so bestürzend, daß ein Freund ihm empfahl, eine homöopathische Behandlung zu versuchen. Auf der Grundlage seines anhaltenden Durchfalls (ein auffallendes Symptom bei *Acidum phosphoricum*), und der Modalität „beim Gehen im Freien ... zunehmend ... zu Hause verging es allmählich ..." (*Hahnemann*), eines der wenigen charakteristischen Symptome des Mittels, wurde es in der 1 M-Potenz verschrieben.

Die Wirkung war spektakulär! Es stellte nicht nur den früheren Optimismus und das fröhliche Wesen des Geistlichen wieder her, sondern vollbrachte die noch eindrucksvollere Tat, seinen Glauben an einen letztlich barmherzigen Gott (auch wenn Seine Wege nicht immer zu verstehen sind) zu erneuern.

Die „Gleichgültigkeit gegen alles" von *Phosphor* stellt einen fast noch bemerkenswerteren Gegensatz zu der sonst so ausgeprägten Lebhaftigkeit oder *Lebensfreude* dieses Typs dar. Manchmal spiegelt seine ausbleibende Reaktion einen allgemeinen *Überdruß* an den Freuden des Lebens wider, nachdem er die Kerze von beiden Enden her – und in der Mitte – abgebrannt hat. Ein andermal ist das „auffallendere, sonderliche, ungewöhnliche und eigenheitliche" Zeichen der plötzliche Verlust seiner früheren, anziehenden Begeisterung.

Ein homöopathischer Arzt Mitte dreißig, der relativ neu im Geschäft war, verlor plötzlich das Interesse an allem in seinem Leben – einschließlich Familie, Freunde, Hobbies, selbst (was schwer zu verstehen ist) an seinem Beruf. Seine frühere Überschwenglichkeit und sein Eifer, der homöopathischen Lehre zu folgen, hatte sich zunächst in tiefe Verzweiflung („Die Welt war ihm erschrecklich, nur Weinen konnte ihn erleichtern": *Hahnemann*), danach in einen weniger besorgniserregenden Zustand der Lustlosigkeit verwandelt („bald darauf gänzliche Abgestumpftheit und Gleichgültigkeit": *Hahnemann*). Als er sich schließlich hilfesuchend an einen Kollegen wandte, hatte dieser keine Schwierigkeiten, an die Wurzel des Problems zu gelangen.

Einige Jahre zuvor war er als frisch gebackener Doktor von einer dieser energetischen, charismatischen Führerfiguren zur Homöopathie bekehrt worden, die diese Bewegung gelegentlich hervorbringt, die sich als mehr als bloße Lehrer etablieren – eher als „Meister“ oder „Gurus“ – und demzufolge eine starke und hingebungsvolle Gefolgschaft an sich ziehen.

Einige wenige Jahre lang war dieser Patient der Lieblingssohn gewesen, eine privilegierte Position, die seinen Studien und seiner Arbeit sehr förderlich war. Als er jedoch, wie das eben so ist, von einem jüngeren Schüler überflügelt wurde, wurde sein Enthusiasmus gedämpft und erlosch schließlich ganz. Er hatte nicht mehr den Mut, die Gemeinschaft seiner früheren Kollegen zu suchen oder auch nur Homöopathie zu praktizieren, und wurde gegen alles in seinem Leben recht gleichgültig.

Phosphor ist ein Enthusiast, und wie viele Enthusiasten, benötigt er eine äußere Quelle, um sein Interesse zu nähren und aufrechtzuerhalten (der *Phosphor*-Persönlichkeit kann es, wie wir uns erinnern, an einem klar definierten Kern oder an eigener Identität fehlen), und in diesen Fällen ist Enthusiasmus eher eine Schwäche als eine Stärke. Wenn diese nährende Kraft sich entzieht, ist er verloren und leer, und nicht in der Lage, aus sich selbst heraus zu funktionieren. Dann lamentiert er über die haltlosen Versprechungen, die er nicht weniger ernst genommen hat, weil sie weitgehend stillschweigende waren, und fühlt sich zurückgewiesen und beraubt. Schließlich sieht er sich, da es sich um eine Kraft von „außen“ handelte, die er nie ganz verstanden hat, konfrontiert mit dem Schmerz der Desillusionierung, daß ein Gott (der „über jeglichem menschlichem Verständnis“ steht) gefehlt hat. Dieses war die mißliche Lage des Patienten.*

Er hatte schon *Aurum metallicum*, *Ignatia*, *Natrium muriaticum* und andere Mittel genommen, aber erst nachdem ihm *Phosphor* verordnet wurde – vor allem aufgrund des Gegensatzes zwischen seiner momentanen Gleichgültigkeit und seines früheren ausgeprägten Enthusiasmus –, begann er, langsam aus seinem schwächenden geistigen Zustand wieder herauszukommen. Schließlich nahm er seine frühere Praxis wieder auf – etwas ruhiger diesmal, aber mit echter innerer Stärke.

---

* Dies ist zugegebenermaßen das Dilemma eines jeden Enthusiasten, wie immer sein Konstitutionstyp auch sein mag (vgl. den verliebten *Ignatia*). Da er sich selbst nicht nähren kann, verlangt er von seinem Idol immer größere Heldentaten (Enthusiasmus saugt genauso aus, wie er unterstützt), und alle, selbst die geschicktesten Führer der Menschheit befinden sich in der gefährlichen, um nicht zu sagen unaufrichtigen, Lage, über ihre natürlichen Fähigkeiten hinausgehen zu müssen, um ihre Jünger zu befriedigen und ihnen gefällig zu sein.

Natrium muriaticum kann nach einer schmerzlichen Enttäuschung oder einem Nachlassen der Begeisterung genauso gleichgültig gegen alles werden, reagiert aber auf andere Weise. Nur selten gibt er alle Aktivitäten auf, was mit seinem Pflichtgefühl zu tun hat, und bringt trotz seiner Apathie das, was ihm vorher so viel bedeutete, mechanisch und freudlos hinter sich. Seine Gleichgültigkeit hat daher mehr von unterschwelligem Ärger und Groll an sich als die von *Phosphor*, *Acidum phosphoricum* oder *Carbo vegetabilis*.

Sie wird jedoch nur selten konsequent aufrecht erhalten. Eher wechselt sie mit Phasen voller Eifer, Lebhaftigkeit und wiedererwachendem Enthusiasmus, was insgesamt seinen Teil zu den bekannten Stimmungsschwankungen dieses Typs und seinen plötzlichen Umschwüngen von Geschmack oder Meinung beiträgt.

Obgleich *Natrium muriaticum* tatsächlich gleichgültig sein mag, was sein eigenes Leben oder Wohlergehen anbetrifft, ist er nicht gleichgültig gegenüber dem Tod. Auf einer abstrakten Ebene mag er ihn vielleicht willkommen heißen, aber daß dann niemand mehr da sein wird, der sich um die Angelegenheiten dieser Welt kümmert, das läßt ihn nicht gleichgültig. Wer wird die Dinge richten, wenn er nicht mehr da ist? Also muß er hierbleiben – zumindest bis ein anderer erscheint, der ebenso weitsichtig und verantwortlich seine wichtigen Pflichten übernimmt. Und schließlich stürzt er sich, wenn er sich von einer schwächenden Gleichgültigkeit erholt hat, mit einem Eifer ins Leben, als habe man ihm auf wunderbare Weise eine weitere Gelegenheit gewährt, der Welt bei ihrer mühevollen Arbeit zu helfen.

Lycopodium zeigt ein ganz anderes Bild der „Gleichgültigkeit im höchsten Grad... Unempfindlichkeit des Geistes für äußere Eindrücke (*Hahnemann*). Stets skeptisch, was Gefühle betrifft, und sowohl relativistisch als auch ambivalent darin, wie er die Welt wahrnimmt, rührt seine Apathie selten von nachlassender Begeisterung, sondern ist eher ein Ausdruck innerer Distanz. Sowohl instinktiv als auch aus Prinzip verweigert er alles, was seine Distanz gefährden könnte: Enthusiasmus, Eifer, und allzu starke Emotionen.

Ein Fall, der für die prinzipielle Weigerung von *Lycopodium*, Begeisterung zu zeigen, bezeichnend ist, war eine Gärtnerin, deren wachsende Gleichgültigkeit dem Leben gegenüber durch eine Mid-life-crisis noch verstärkt worden war. Als ein Freund sie aufforderte, sie möge doch etwas zu einem wunderschönen Geranienbeet sagen, erwiderte sie: „Ich finde dieses Blumenbeet kein bißchen interessant. Aber vielleicht liegt der Fehler ja in den Geranien selbst, und nicht in meiner Apathie. Bestenfalls sind sie wenig anregende Blumen und ziehen die Aufmerksamkeit auch der gesundesten Personen nicht auf sich."

Diese *Lycopodium*-Eigenheit ist nicht leicht zu analysieren, wird im Zusammenhang mit dem Kontext jedoch vollkommen deutlich. Ein anderes Beispiel ist seine Art, auf die aufgeregte Besorgtheit eines anderen mit einem kühlen „Ist das wirklich so wichtig?" zu reagieren. In kosmischen Relationen gedacht, mag das Ereignis wirklich nicht so wichtig sein, aber man hat es nicht so gesehen, bis *Lycopodium* es in die rechte Perspektive rückte.

Oder wenn man ihm sagt, dieses oder jenes Ereignis werde ganz sicher „unvergeßlich" sein, kann *Lycopodium* sarkastisch „ganz bestimmt" erwidern. Womit er natürlich andeutet, daß die Erfahrung den Erwartungen des Begeisterten wohl entsprechen wird, aber nicht unbedingt auf die erwünschte Art und Weise.

Man könnte einen solchen lakonischen, ausgeglichenen Skeptizismus nachsichtig als Weigerung betrachten, seine eigenen Gefühle oder die anderer allzu wichtig zu nehmen – ein gesunder Charakterzug, wenn er nicht Begleiterscheinung emotionalen Rückzugs ist. Wer weniger parteilich der typischen *Lycopodium*-Reserviertheit gegenübersteht, schreibt diese „Gleichgültigkeit" dem unnachgiebigen Wunsch nach psychologischer Überlegenheit zu.

Bei *Calcium carbonicum* besitzt die „Gleichgültigkeit gegen alles" einen Beiklang von *Resignation*.

Während einer Krankheit kann dies als „Gleichgültigkeit um seine Genesung" auftreten, wobei der Wunsch, die Krankheit zu überwinden, fehlt.* In Zeiten der Gesundheit kann er sich weigern, sich um die Zukunft zu sorgen: „Was sein wird, wird sein", spricht er mit orientalischem Fatalismus. „Mir reichen die Probleme, die ich bis zum heutigen Tag habe."

So widersetzt er sich dem modernen Tempo, das von Hast und Druck geprägt ist, und handhabt alle Konflikte und Ambiguitäten mit ruhiger

---

* Wenn die Krankheit mit starken körperlichen Schmerzen und Leiden verbunden war, ist das Mittel häufig *Arsenicum album* („Um ihren nahen Tod unbekümmert, hofften sie weder, noch wünschten sie ihre Wiedergenesung": *Hahnemann*).

Gleichgültigkeit. Verfolgt er die Spur durch die Fallgeschichte hindurch zurück, findet der Arzt vielleicht heraus, daß die Gleichgültigkeit in einer Enttäuschung wurzelt, daß ein erhofftes Ereignis nicht geschehen oder eine lange erwartete Veränderung nie eingetroffen ist. Der Patient hat die Hoffnung aufgegeben und ist gleichgültig geworden, um nicht ein zweites Mal enttäuscht zu werden.

Es sind nicht nur ältere Menschen, die ihr Bedürfnis nach Leidenschaft und Intensität ausgelebt haben mögen, die an Gleichgültigkeit und Trägheit leiden, sondern genauso auch jüngere. Dieser Zustand ist vergleichbar mit der emotionalen „Stase" (*Farrington*) von *Sepia*, aber ohne dessen „verbittertes" Aussehen. *Calcium carbonicum zieht Ruhe der Bewegung vor* – auch wenn dies (da Leben Bewegung ist) in mancher Hinsicht ein Leugnen des Lebens beinhaltet.

Oblomov, diese archetypische *Calcium-carbonicum*-Figur, die wir in diesen Portraits schon mehr als einmal erwähnt haben, steht für diese Gleichgültigkeit gegen alles – er ist der Mann, der nur in Frieden gelassen werden will. Um dies zu erreichen, opfert er Liebe, Freundschaft, Ziele, ja sogar seine Selbstachtung.

Diese *Calcium-carbonicum*-Gleichgültigkeit, die *weder verdammt noch vergibt*, weist das Leben nicht generell zurück, sondern hält einfach sein eigenes für wenig wert.

Eine liebe und empfindsame, aber einsame *Calcium-carbonicum*-Frau litt an Schwindel, Verstopfung, schlechtem Schlaf, Verspannungen in Nacken und Schultern, Sodbrennen und geringem Selbstwertgefühl. In ihrer Ehe hatte sie sich schon längst damit abgefunden, ein Mensch zweiter Klasse zu sein, und nun, da ihre Kinder erwachsen und aus dem Hause waren, litt sie auch noch unter der besonderen Einsamkeit des „leeren Nests". Ihre Lebensgeschichte wies weder Tragödie noch Trauma auf, nur Stagnation und eine unklare Vorstellung davon, wie sie ihr Potential nutzen konnte. Sie hatte sich in ihre Schale zurückgezogen und war „unaufgelegt zu Sprechen, ohne mißlaunig zu seyn" (*Hahnemann*). Eingedenk der Tatsache, daß diesem Typus manchmal nur durch einen äußeren Stimulus aus seiner passiven Gleichgültigkeit geholfen werden kann, ordnete der Arzt mit seiner ganzen, eindrucksvollen Autorität an, sie solle sich ein Kätzchen und zwei Kanarienvögel anschaffen. Diese Anweisung, verstärkt durch die Verschreibung der potenzierten Austernschale, brachte die erwünschte körperliche Besserung zustande.

Es kam sogar zu einer Besserung ihrer geistig-seelischen Verfassung, wie man aus einer Bemerkung ein paar Monate später erkennen konnte: „Natürlich wird uns bei der Geburt ein schwächeres oder stärkeres Blatt ausgeteilt, aber nun wird mir klar, daß dies keine fatalistische Gleichgültigkeit dem Spiel gegenüber rechtfertigt, das gespielt wird. Die Herausforderung liegt darin, *wie* man seine Karten spielt, indem man so viele Tricks landet, wie man kann. Eine nicht allzu originelle Entdeckung natürlich, aber eine, die ich in meiner Apathie bis jetzt nie so richtig wahrgenommen habe." Sie seufzte. „Ich vermute, daß ich nun, wo das Kätzchen ausgewachsen ist und die Kanarienvögel zufrieden vor sich hinsingen, entscheiden muß, wie ich *meine* Karten besser spiele. Ich Arme! Was für eine beängstigende Vorstellung!"

Die „Gleichgültigkeit gegen alles" von *Staphisagria* folgt in der Regel auf eine Verletzung oder Beleidigung, die das Bewußtsein nicht sehen will, während das körperliche Befinden unnachgiebig darauf besteht, die Angelegenheit nicht einfach zu übergehen.

Eine junge Frau, die wegen eines nervösen Zusammenbruchs zeitweilig in eine Anstalt eingewiesen worden war, war nicht in der Lage, ihren Harn ohne Katheter zu lassen. Sie zeigte das Vollbild der Gleichgültigkeit, saß ohne zu reagieren da und starrte aus dem Fenster. Ihre Urinretention, die in der Klinik begonnen hatte, legte den Gedanken an *Staphisagria* unmittelbar nahe, und die nähere Befragung erbrachte, daß unterdrückte Entrüstung eine Rolle spielte. Ihre Zimmertür hatte innen keinen Knauf, und sie war wütend über die Demütigung gewesen, so eingesperrt zu sein. Nachdem sie zwei Tage lang deshalb Szenen gemacht hatte, hatte sich ihre Wut gelegt, sie war in Gleichgültigkeit verfallen, und seit dieser Zeit hatte sie sich geweigert zu urinieren oder konnte es nicht.

Drei Gaben des Mittels in hoher Potenz, im Abstand von jeweils zwölf Stunden gegeben, deblockierten sowohl ihren Urin als auch ihren Ärger. Nach diesem erneuten Gefühlsausbruch war sie bestrebt, aus der Klinik entlassen zu werden, verhielt sich kooperativ und wurde rasch wieder gesund.

Sepia und *Sulfur*, zwei Hauptmittel in dieser Unterrubrik, werden in den folgenden Abschnitten ausführlich behandelt werden. Wir müssen hier nur festhalten, daß die allgemeine Gleichgültigkeit von *Sepia* („sehr gleichgültig gegen alles: der Tod eines nahen Verwandten oder ein glückliches Ereignis lassen sie gleichermaßen unberührt": *Hering*) – für die sich ein vorausgegangenes Trauma oder Leid immer nachweisen läßt – häufig vor allem ihre chronische körperliche Lethargie und Erschöpfung spiegelt, die sie unfähig sein läßt, Gefühle zu empfinden („liegt [gleichgültig] mit geschlossenen Augen da“: *Kent*). Die Gleichgültigkeit gegen alles von *Sulfur* fällt andererseits dem Arzt gewöhnlich als vorübergehender, unnatürlicher Zustand auf, der in starkem Kontrast zu dem gewohnten selbstbewußten Wesen des Betreffenden steht.

Gleichgültigkeit gegen Vergnügen* und gegen Geld

Gleichgültigkeit gegen „alles“ ist weniger häufig als Gleichgültigkeit gegenüber bestimmten Aspekten oder Teilgebieten des Lebens. Diese kann einerseits auf einem echten Mangel an Empfänglichkeit beruhen oder andererseits ein starkes Gefühl oder Schuldbewußtsein anzeigen, die der Patient bekämpft. In jedem Fall dient sie häufig als Leitsymptom.

Von den zahlreichen Unterrubriken im *Kent*schen *Repertorium* gehören „Gleichgültigkeit gegen Vergnügen, gegen angenehme Dinge“ zu den faszinierendsten.

„Vergnügen“ bedeutet hier nicht ausschließlich sinnlichen Genuß – Bequemlichkeit, Sexualität, Ruhe, Schönheit – obwohl dies teilweise natürlich auch gemeint ist. Wir sprechen jedoch eher von Vergnügen in dem Sinne, wie man es im achtzehnten Jahrhundert verstanden hat – als das *angeborene, rechtmäßige Erbe* des Menschen. Oder, um aus *Wordsworth's Preface to Lyrical Ballads* zu zitieren, „das große, elementare Prinzip (das) die ursprüngliche und nackte Würde des Menschen (ausmacht)... (und der Weg ist, auf dem) der Mensch weiß und fühlt und lebt und sich bewegt“.

Diese kühne Behauptung stellt das Vergnügen in das Zentrum des Selbstverständnisses des Menschen: unser Menschsein beruht auf der Fähigkeit, Lust zu erleben und hochzuschätzen. Gleichgültigkeit gegen Vergnügen bedeutet daher einen schweren psychischen Defekt, die Negation eines lebensnotwendigen menschlichen Attributs.

Die Rolle von *Acidum phosphoricum* in dieser Kategorie ist marginal. Seine Gleichgültigkeit gegen Vergnügen ist gewöhnlich ein Aspekt seiner umfassenden emotionalen Leere. Er kann aufgrund einer lange bestehen-

---

* Im Original: pleasure, auch: Freude, Genuß, Lust (d.Ü.).

den, unterschwelligen Depression und schwacher Energien nicht auf angenehme Stimuli reagieren („große allgemeine Schwäche“: *Clarke*). Nichts ist es wert, um darum zu kämpfen; er fühlt sich weder wohl noch nicht wohl, weder glücklich noch traurig; Vergnügen ist ihm gleichgültig, da das Leben kein Versprechen und keine Hoffnung mehr für ihn bietet.

Acidum phosphoricum war die Frau mittleren Alters, die, leicht übergewichtig, nachts häufig große Mengen farblosen Urins ließ. Ihr eindrucksvollstes Merkmal war jedoch ihre innere Haltung. „Ich fühle mich grau, flach, leblos, unmotiviert, völlig uninteressiert *und* uninteressant. Ich weiß nicht, weshalb ich nicht mehr zeichne – früher hat mir das Spaß gemacht. Ich denke, ich sollte es wieder aufnehmen, aber…“ Sie zuckte gleichgültig die Achseln.

„Haben Sie denn an gar nichts mehr Spaß?“, fragte der Arzt besorgt.

Sie dachte eine Weile nach. „Nicht wirklich. Ich bin ein wenig herablassend zu meinen langweiligen Nachbarn, das bereitet mir ein wenig Vergnügen –wenn dies überhaupt als legitimes Vergnügen anzusehen ist. Die meiste Zeit kann ich mich jedoch nicht einmal dazu aufraffen.“ Als sie das sagte, stieß sie einen Seufzer des Bedauerns über die entgangenen Gelegenheiten aus.

Dies war zugegeben nicht eben viel, um in einem Fall zu verschreiben, auf den viele Polychreste zutrafen. Der Arzt griff jedoch nach diesem Strohhalm („unaufgelegt selbst für angenehme geistige Arbeit“: *Hahnemann*), und als er einmal auf der Spur von *Acidum phosphoricum* war, fand er ein weiteres Symptom, seine Mittelwahl zu bestätigen. Die Patientin konnte, nachdem sie mehrfach aufgestanden war, um zu urinieren, nicht wieder einschlafen, ohne ein paar Schlucke Fruchtsaft getrunken zu haben. Wasser, Milch, verschiedene Kräutertees und ähnliches genügten nicht. Sie *mußte* frischen Fruchtsaft trinken; andernfalls blieb sie den Rest der Nacht wach.

„Verlangen nach Früchten (und) saftigen Dingen“ (*Kent*) ist ein Schlüsselsymptom für *Acidum phosphoricum*. Dieses, zusammen mit dem leichten Diabetes in mittlerem Alter, bei dem dieses Mittel häufig angezeigt ist, ließ wenig Zweifel daran, daß dies die heilende Verschreibung war.

Die Gleichgültigkeit gegen Vergnügen von *Carbo vegetabilis* wird durch *Hahnemann*s Beobachtung „Musik, die er liebt, spricht ihn den ganzen Tag nicht an“ angedeutet.

Ein diesbezüglicher Fall war der Mann mit einem unklaren, verschleppten Husten und mangelhafter Verdauung. Als der Arzt nach einem Leitsymptom suchte, gestand der Patient: „Ich empfinde gar keine Freude am Leben, auch nicht bei meinen liebsten Freizeitbeschäftigungen. Natürlich fühle ich mich durch die vielen Belastungen geschwächt, aber selbst eine passive Beschäftigung wie Fernsehen befriedigt mich aus irgendwelchen Gründen überhaupt nicht – vielleicht ist es wegen dieser schrecklichen Werbespots!"

„Sie könnten doch nichtkommerzielle Fernsehprogramme wählen, wie zum Beispiel öffentlich-rechtliche Programme", schlug der Arzt vor.

„Das habe ich schon ausprobiert. Aber diese ‚geschmackvollen' Tierfilme und die ‚intelligenten' wissenschaftlichen Dokumentationen langweilen mich. Selbst die tadellos gespielten britischen Dramaserien öden mich an. Mich läßt das alles einfach gleichgültig!"

Er schien hoffnungslos verloren zu sein!

Für diesen Patienten waren nämlich die bildende und darstellende Kunst das Lebenselixier gewesen. Er konnte einen guten Film als „religiöse Erfahrung", ein gutgespieltes Stück als „mystische Offenbarung" bezeichnen. Selbst ein Stück Leinwand mit gekritzelten Linien oder ein paar wenigen Farbklecksen konnten seine Augen zum Glänzen bringen, und er pflegte dann zu murmeln: „Nun, Kunst *ist* einfach das einzige auf der Welt, für das es sich zu leben lohnt!"

In der übertriebenen Ausprägung seiner neuen Haltung lag jedoch die homöopathische Erlösung. Dies war so offensichtlich eine Variation der *Carbo-vegetabilis*-Gleichgültigkeit gegen „Musik, die er liebt" (*Kent*), daß der Arzt dieses Mittel mit vollkommenem Vertrauen in seinen Erfolg verschrieb.

Anders als die Gleichgültigkeit von *Staphisagria*, die, häufig Folge einer tiefen Verletzung, ihn unfähig sein läßt, selbst auf Vergnügen zu reagieren („die angenehmsten Dinge machen keinen Eindruck auf ihn": *Hahnemann*), ist die Gleichgültigkeit gegen Vergnügen von *Sepia* („Abwesenheit von Freude … keine Neigung zu den angenehmen Dingen des Lebens": *Kent*) weitgehend Folge von körperlicher Erschöpfung. Sie ist einfach zu müde.

Wir erinnern uns, daß die *Sepia*-Frau, wenn man sie drängt, sich zu unterhalten oder gesellschaftlich zu verkehren, noch nicht einmal die Energie haben mag, die Gesichtsmuskulatur zu einem Lächeln zu verziehen, Worte zu artikulieren, zu essen oder angemessen auszusehen und zu reagieren – weit weniger noch genießt sie angenehme gesellschaftliche Anlässe, die Schönheit der Natur oder der Kunst oder die anziehenden Gesichtszüge eines Gesprächspartners.

Ihre Gleichgültigkeit ist gelegentlich so allesbeherrschend, daß sie sich eine Veränderung noch nicht einmal *vorstellen* kann, daher steht sie den Folgen von Ereignissen recht gleichgültig gegenüber. Wenn ihre körperliche Mattigkeit jedoch nicht das Ausmaß ihrer geistigen Apathie annimmt, kann der Arzt ein unterschwelliges Verlangen entdecken, Freude zu erleben: „Leben denn alle Menschen so?", klagt sie. „Ohne Glück? Ohne jedes Interesse an Vergnügungen? Was für ein trübseliger und bedrückender Gedanke!"

Daß die Sehnsucht von *Sepia* nach einem erfüllteren und freudigeren Leben echt ist – im Gegensatz zum neurotischen Typus, die ihr Elend nicht aufgeben wird –, beweist ihre *Transformation* (kein anderes Wort ist hier genug!), wenn sie von einer heftigen, den Adrenalinspiegel hebenden Tätigkeit in Anspruch genommen ist.

Ihre Gleichgültigkeit gegen angenehme Dinge kann sich auch auf die Nahrung erstrecken. „Ich habe einfach auf nichts Appetit", ist eine häufige Bemerkung.

Dieser Zustand darf nicht mit Anorexie verwechselt werden (obwohl *Sepia* auch anorektisch sein kann) – hier ist die Patientin von dem Gedanken an das Essen wie besessen und reduziert freiwillig ihre Nahrungsaufnahme aus Stolz auf ihre Selbstkontrolle, um zu demonstrieren, wie wenig sie zum Überleben braucht (*Arsenicum*), um sich selbst zu bestrafen (*Natrium muriaticum*), oder aus Kummer (*Ignatia*). Der Grund für *Sepia*s mangelndes Interesse am Essen ist häufig eine Verdauungsträgheit, die bewirkt, daß jede Nahrung reizlos für sie wird.

Das verwirrende Bild einer Patientin mit klimakterischer Depression, häufigen Hitzewallungen und anderen Symptomen ließ den Arzt zwischen *Sulfur*, *Lachesis*, *Pulsatilla* und *Sepia* schwanken. Schließlich entschied er sich für letzteres, als sie sagte: „Ich bin auch in meinen besten Zeiten noch nie ein großer Esser gewesen, aber in letzter Zeit mag ich überhaupt kein Essen mehr. Es legt sich mir schwer in den Magen und bleibt stumm protestierend dort liegen. Die schlimmste meiner täglichen Pflichten im Haushalt ist die, daß ich für die ganze Familie kochen muß!"

Die Frau, die nichts mit den Ritualen der Ernährung von sich selbst oder anderen zu tun haben möchte, ist sehr häufig *Sepia.*

Die Gleichgültigkeit von *Sulfur* gegenüber Gaumenfreuden spiegelt weniger eine Abneigung gegen Essen als Achtlosigkeit, was er zu sich nimmt, wann er ißt, ja selbst ob er ißt, da sein Denken von „höheren" Dingen in Anspruch genommen ist.

Das *mangelnde Interesse* dieses Typs an materiellen Dingen unterscheidet sich von der *Unfähigkeit* von *Sepia*, *Acidum phosphoricum* oder *Carbo vegetabilis*, Angenehmes zu empfinden. Es spiegelt sein völliges Versunkensein in seinen Gedanken, das wiederum Achtlosigkeit seiner Umgebung gegenüber zur Folge hat („Gleichgültigkeit gegen äußere Dinge": *Kent*). Seine Traum- und Vorstellungswelt kann um so vieles reicher, um so vieles lebhafter sein als jedes Vergnügen, das die reale Welt bietet, daß er gegenüber letzterer gleichgültig wird. Er ist nicht erschöpft, sondern eher ich-zentriert.

Seine Gleichgültigkeit gegen Vergnügen kann auch einen philosophischen oder ideologischen Hintergrund haben – ihre Wurzel liegt dann mehr in *Thoreau* als in einer echten Ablehnung weltlichen Komforts begründet. Um einer höheren Spiritualität willen schätzt er die Trivialitäten, den schnöden Materialismus der zeitgenössischen Kultur gering. Aber selbst der reinste und bewundernswerteste *Sulfur*-Ideologe in seiner aufrichtigen Rebellion gegen gesellschaftliche Eitelkeit wird eine Achillesferse besitzen. Obwohl er bereit ist, die meisten Annehmlichkeiten aufzugeben, besitzt er irgendeine menschliche Schwäche – für guten Wein, Essen oder bestimmte Kleidungsstücke, wie feine Lederschuhe, seidene Krawatten oder eine noble Uhr. Rakhmetov, der Held von *Tschernyschewskis* Novelle *„Was tun?"* ist ein perfektes Beispiel. Der revolutionäre Idealist, der den für *Sulfur* typischen Hang zur Askese besitzt, jeden Luxus, jedes Sichgehenlassen ablehnt und für eine bessere Welt kämpft, kann dennoch dem Vergnügen nicht widerstehen, äußerst teure Zigarren zu rauchen!*

Wenn *Arsenicum* gleichgültig gegen Vergnügen ist, so gewöhnlich aus *Liebe zur Arbeit*. Jedes andere lenkt ihn von diesem, dem für ihn größten Vergnügen, ab, und er hat keine Zeit dafür.

---

* Der *Sulfur*-Dandy verrät seinen Konstitutionstyp auf ähnliche Weise – durch eine Kleinigkeit, die den Gesamteindruck untergräbt. Sein Hemdzipfel schaut unter seiner todschicken Jacke heraus; seine teuren, blank polierten Schuhe haben Löcher in den Sohlen, usw.

Natrium muriaticum, der ebenfalls tief empfindet, daß Luxus und Genuß den Hochgesinnten bloß von bedeutenderen Dingen ablenken, ist noch unbeirrbarer in seiner Gleichgültigkeit gegen Vergnügen.

Um sich von der „Leibeigenschaft der dekadenten Werte einer bourgeoisen Gesellschaft, die nur um der Jagd nach dem Vergnügen willen besteht" zu befreien, wie sich ein Patient, der sich aufrichtig der Hilfe für „Unterprivilegierte" verschrieben hatte, in aller Ernsthaftigkeit ausdrückte, sucht er nach einer Art Würde, indem er dem Vergnügen *widersteht*. Für diesen Konstitutionstyp, der bestenfalls einen undeutlichen Abglanz von Lust erfährt, und der sich mit denjenigen, denen er hilft, überidentifiziert, liegt die „ursprüngliche und nackte Würde" des Menschen nicht im Vergnügen, sondern im sich selbst verleugnenden Entsagen all dessen, was angenehm ist.

Natrium muriaticum ist jedoch ein aktiver Mensch, der stets auf der Suche ist nach dem, was seine Menschlichkeit ausmacht; er kann nicht lange bloß gleichgültig bleiben. Seine Ablehnung des Vergnügens – was nichts anderes bedeutet, als sich selbst einer guten Möglichkeit zu berauben, den Härten des Lebens zu entfliehen – führt unweigerlich dazu, daß er sich mit *Leiden* als einem wesentlichen Zug seines Menschseins abfindet, und er beginnt bald, die Fähigkeit zu leiden als Grundstock menschlicher Würde zu begreifen. Seine Gleichgültigkeit ist daher weit entfernt von emotionaler Leere, sie pulsiert vielmehr vor Aktivität und Spannung und neigt dazu, sich in eine Form der Selbstbestrafung oder zu dieser speziellen Art der Selbstkasteiung zu entwickeln, die so häufig den Ausgangspunkt seiner Handlungen und Reaktionen bildet.

Auf diese Art und Weise bringt er sich in jenen „trostlosen" seelischen Zustand, für den *Natrium muriaticum* so bekannt ist.*

Andererseits kennt *Natrium muriaticum* Zustände, in denen er *außer sich vor Freude* ist – in gewisser Weise sind diese antagonistisch zu der Gelassenheit des Vergnügens. Für gewöhnlich kann dieser transzendente Zustand nicht lange aufrechterhalten werden und wird bald abgelöst von einem Zusammenbruch der Verzweiflung (ebenso: *Phosphor* und *Lachesis*). Diese Eigenart ist ein weiterer Grund für die heftigen Stimmungsumschwünge dieses Typs.

* Diese Seite von *Natrium muriaticum* ist im Band 1 dieser *Portraits* besprochen worden.

Gleichgültigkeit gegen *Geld* – nicht als Vergnügen *an sich*, sondern als Mittel, um es zu erlangen – muß gesondert berücksichtigt werden. Die drei Mittel, die sich hier unmittelbar bei Patienten aufdrängen, die diese Form der Gleichgültigkeit zeigen, sind *Sulfur*, gefolgt von *Phosphor* und *Natrium muriaticum*. Alle anderen rangieren weit hinter diesen dreien.

Die Gleichgültigkeit gegen Geld von *Sulfur* rührt wieder einmal von einer ideologischen Überzeugung her. Statt Geld als neutrale Erscheinung zu betrachten, die zu guten oder schlechten Zwecken benutzt werden kann, mag dieser Konstitutionstyp es aufgrund seiner Fähigkeit zu korrumpieren verachten und die Annehmlichkeiten und das Vergnügen, die es bietet, geringschätzen.

Diese Haltung ist gelegentlich bloße Pose: *Sulfur*, der größte Gleichgültigkeit zur Schau trägt, kann in Wahrheit Geld enorm hochschätzen.* Mit seiner gleich großen Wertschätzung des Nichtmateriellen (Ideen, Wissenschaft, Lernen) mag *Sulfur* jedoch versuchen, seine niedrigen Instinkte zu leugnen. Einen Teil von ihm verlangt es ernsthaft nach höherer Spiritualität, und er kämpft gegen seine materialistische Seite (hier findet sich wieder die Idee, das Leben auf die reinsten Notwendigkeiten zu beschränken). Und wenn er sie nicht überwinden kann, so kann er wenigstens so *reden* als hätte er es getan!

Im Gegensatz dazu steht *Arsenicum*, der, ob er nun großzügig oder sparsam, wohlhabend oder mittellos ist, stets Geld schätzt und ihm nur selten gleichgültig gegenübersteht. Wie könnte er auch, da er doch so viel Zeit damit verbringt, sich darum Sorgen zu machen?

Der *Phosphor*-Patient, der seine Gleichgültigkeit gegen Geld bekennt, sagt gewöhnlich die Wahrheit. Er denkt wenig praktisch, daher interessiert ihn Geld nicht besonders; es zerrinnt ihm schnell unter den Händen (als Schüler oder Student gibt er sein Taschengeld in den ersten paar Tagen aus). Auch wenn er nicht einfach unverantwortlich ist, weigert er sich, sich mit Geld abzugeben, und vertraut darauf – wie die Lilien auf dem Felde, die nicht arbeiten und nicht spinnen –, daß der Herr ihn ernährt.

Auch *Lachesis* kann so verschwenderisch und sorglos sein (erinnern wir uns an die Spielsucht dieses Typs), ist aber selten gleichgültig, was Geld

* Personen, die sich im Erwachsenenalter etwas von der Hippie-Mentalität der sechziger Jahre bewahrt haben, besitzen häufig starke *Sulfur*-Züge; eine typische *Sulfur*-Polarität ist jedoch, daß viele ehemalige Hippies, die mit zunehmendem Alter äußerst materialistisch werden und den Gütern dieser Welt zugetan sind, ebenfalls *Sulfur* sind. Gelegentlich wird dieser Typ auch zugeben, ein „heimlicher Materialist" zu sein.

betrifft. Nur allzu deutlich spürt er seine Eigenschaft als Machtsymbol und Garant der Freiheit.

Natrium muriaticum kann, wie *Sulfur*, Geld als die Wurzel allen Übels verachten; oder er weigert sich, wie *Phosphor*, sich all zu sehr damit zu beschäftigen. Die Tönung ist jedoch eine andere: Seine Gleichgültigkeit wirkt sich nur selten zu seinem eigenen Vorteil aus. Um irgendeines hochgesinnten Prinzips oder einer noblen Geste willen, legt er eine grauenhafte finanzielle Naivität an den Tag.

Ein Scheidungsanwalt, der sehr bemüht um das Wohlergehen seiner Klienten war, berichtete dem Homöopathen, der ihn wegen brennender Schmerzen im Magen behandelte, über seine beruflichen Nöte. „Es sind nicht die aggressiven, fordernden Klienten, die mir Magengeschwüre bereiten. Mit denen, die jeden Pfennig aus ihren getrennt lebenden Ehepartnern herauspressen wollen, kann ich wohl umgehen. Aber der Himmel bewahre mich vor diesen irrtümlich Edlen, die nicht für ihre Interessen einstehen, und die, um feindselige Gefühle oder Gewissensbisse zu vermeiden, meine Anstrengungen untergraben, eine faire Vermögensregelung zu arrangieren. Wie kann ich sie vertreten, wenn sie (besonders die Frauen) die Interessen ihres getrennt lebenden Ehemannes statt ihrer eigenen verteidigen?"

Der Arzt hätte dem frustrierten Anwalt am liebsten eine große Flasche *Natrium muriaticum* oder *Staphisagria* 50 M für seine verstockten Klientinnen mitgegeben, mußte sich aber damit zufriedengeben, dem Juristen selbst *Nux vomica* zu verschreiben.

Wenn schließlich Geldscheine ständig gebleicht und in Fetzen in den Taschen der frisch gewaschenen Kleider aufzufinden sind, was an eine unterschwellige oder prinzipielle Geringschätzung des Geldes denken läßt, läßt der Besitzer dieser Kleider in der Regel starke *Sulfur*- oder *Natrium-muriaticum*-Züge in seiner Konstitution erkennen.

Das Thema Geld, bei dem sich Arbeit und Vergnügen überschneiden, führt uns zu unserem nächsten Gegenstand – Gleichgültigkeit gegen Arbeit, Beruf oder Erwerbstätigkeit.

Gleichgültigkeit gegen Beruf und Bildung

Acidum phosphoricum wird häufig der Gleichgültigkeit eines Patienten gegen seine gewohnte Arbeit oder Beschäftigung entgegentreten. Unter anderem ist sie das Ergebnis von äußerem Druck und gewöhnlich begleitet von unterschwelligen Gefühlen des Versagens und der Niederlage.

Dieses Bild zeigte ein klinischer Psychologe, der plötzlich seinem Beruf völlig gleichgültig gegenüberstand („Gleichgültigkeit gegen geschäftliche Angelegenheiten“: *Kent*). Sein auffälligstes Merkmal war der vollständige Verlust seiner sonst so guten Laune und seiner Geschicklichkeit im Umgang mit Klienten. Die psychologischen Abwehrmechanismen, die er vorher so erfolgreich auseinandergenommen hatte, empfand er nun als unüberwindbare Hindernisse.

„Menschen zu verstehen, heißt, ihre Neurosen kennenzulernen“, klagte er. „Und die Neurosen meiner Patienten wurzeln fast immer in Groll gegen die Eltern oder andere Autoritätsfiguren oder in der Unfähigkeit, ihnen gegenüberzutreten. Heutzutage jedoch *nicht* auf seine Eltern wütend zu sein, spricht für einen Mangel an psychologischer Reife oder zumindest für das Fehlen von Sensibilität und Feinheit. Was mich betrifft“, setzte er leidenschaftslos fort, „stelle ich zunehmend die Nützlichkeit meiner Arbeit in Frage. Mache ich mir etwas vor und beschäftige mich mit Dingen von bloß scheinbarer Wichtigkeit? Selbst wenn ich nach langwieriger Behandlung einem Klienten helfen kann, seine Eltern so zu nehmen, wie sie sind, so warten doch tausend andere mit den selben Komplexen darauf, seinen Platz einzunehmen. Weshalb versuche ich es also überhaupt?“

Eine so ausgeprägte Mutlosigkeit und Gleichgültigkeit seinem Beruf gegenüber war für diesen ausgezeichneten Therapeuten, der sich über jeden kleinen Fortschritt bei seinen Klienten freuen konnte, ganz uncharakteristisch. Er war geistig wach, konnte sich gut ausdrücken, war einfallsreich und inspiriert, gleichzeitig aber auch diszipliniert und methodisch. Aber weder *Phosphor* noch *Arsenicum*, seine üblichen Konstitutionsmittel, erwiesen sich in diesem Falle als hilfreich. Der Arzt dachte dann an *Acidum phosphoricum*, einmal aufgrund seiner engen chemischen Beziehung zu *Phosphor* – und weil nichts gegen diese Wahl sprach.

Er wurde nicht enttäuscht. In der 1 M-Potenz verabreicht, veränderte es die Haltung des Psychologen vollkommen und gab ihm sein früheres Selbstvertrauen und seine Hingabe an seinen Beruf wieder.

Die Gleichgültigkeit von *Sulfur* gegen geschäftliche Angelegenheiten („Die mindeste Arbeit ist ihm zuwider... Er sitzt stundenlang unbeweglich und träge, ohne bestimmte Gedanken, obgleich er Manches zu verrichten hat": *Hahnemann*) wird meist durch eine spirituelle oder existenzielle Angst verursacht, die in extremen Fällen von der *Hobbes*schen* Ansicht begleitet wird, das Leben sei „widerwärtig, brutal und kurz". Diese Haltung, die bei ihm eine Entwicklung zum Müßiggänger fördern kann, steht im Gegensatz zu der für diesen Typus sonst so charakteristischen glücklichen Beziehung zu nützlicher Beschäftigung – seien es geschäftliche Angelegenheiten, verwaltende, wissenschaftliche, künstlerische oder auch nur handwerkliche Arbeiten.

Die Gleichgültigkeit von *Calcium carbonicum* gegen Arbeit kann der von *Sulfur* gleichen, kommt jedoch aus einer tieferen Trägheit.

Ein junger, talentierter Mann, Student an einer der Elite-Universitäten im Osten der USA, der kurz vor dem Studienabschluß stand, verspürte absolut kein Interesse an seiner zukünftigen Karriere, obwohl seine Studienkollegen sich schon tatkräftig auf die ihre vorbereiteten. „Ich besitze ein gefährliches Erbe", gestand er seinem homöopathischen Arzt. „Ich bin russischer Herkunft und stamme aus einer Familie, wo die Männer seit Generationen vor allem von den Frauen finanziell unterhalten worden sind. Ich habe das Gefühl, daß es nur wenig gibt, was Ihre Medizin gegen meine Gleichgültigkeit in bezug auf eine Karriere tun kann."

Zu einem gewissen Grad hatte er recht. Er zeigte nie viel Ehrgeiz oder Hingabe an seine Arbeit, aber *Calcium carbonicum* brachte ihn immerhin so weit, daß er hinausging und sich um eine Stelle bemühte – ungeachtet seines Erbes.

Der *Sepia*-Frau macht ihre Arbeit meistens Spaß, Gleichgültigkeit ist daher dem nun schon bekannten Bild der Erschöpfung zuzuschreiben. Häufig ist sie begleitet von Selbstabwertung: „Ich bin nicht gut genug... Meine Arbeit interessiert sowieso niemanden... Wieso versuche ich es dann?" usw.

Der *Sepia*-Mann kann einen ähnlichen Mangel an Interesse zeigen, schwärzt sich jedoch meist nicht so an. Er ist des Konkurrenzkampfes einfach müde und sehnt sich danach, sich in den Frieden und die Ruhe von Maine oder Vermont zurückzuziehen, um dort ruhigeren Interessen nachzugehen. Potenziertes *Sepia* hat daher Frauen geholfen, ihre Gleichgültigkeit gegen ihre Arbeit zu überwinden, indem es ihrem Selbstwertge-

---

* *Thomas Hobbes*, engl. Philosoph, 1588-1679 (d.Ü.).

fühl aufhalf; es hilft auch Männern in ihrem beruflichen Endspurt, die letzten paar Jahre vor der Pensionierung durchzustehen.

Die „Gleichgültigkeit gegen geschäftliche Angelegenheiten“ (*Kent*) von *Pulsatilla* ist von Unentschiedenheit geprägt. Dieser Konstitutionstyp denkt kompliziert, aber selten präzise, da er keinen klaren Grund dafür kennt, eine Vorliebe, eine Handlungsweise einer anderen vorzuziehen. Dies geht Hand in Hand mit der Überzeugung, daß ihm Hilfe zuteil werden wird, wenn sie (oder er) nur lange genug wartet. „Warum sollte ich mich deshalb selbst bemühen?“

Gleichgültigkeit gegen Arbeit findet sich gelegentlich, als Ausdruck der „Alles oder nichts“-Haltung dieses Mittels, selbst bei *Arsenicum* (vgl. das entsprechende Kapitel). Sie steht in deutlichem Kontrast zu der gewohnten Rennpferd-Natur von *Arsenicum*: nervös, reizbar, kompetitiv, entschlossen zu führen. Der Patient wird seiner Arbeit gegenüber gleichgültig, wenn er keine Spitzenleistung mehr erbringen kann; wenn er nicht der beste sein kann, zieht er es vor, nichts mit dem Teilnehmerfeld zu tun zu haben. Daher verbirgt seine Gleichgültigkeit die darunterliegende Sorge, Bedauern oder selbst Verzweiflung, nicht mehr so leistungsfähig zu sein.

„Nein, ich bin nicht dumm“, kommentierte ein an Schlaflosigkeit leidender *Arsenicum*-Patient, dessen Geschäfte schlecht gingen, und der – törichterweise, wie er selbst wußte – am liebsten alles hinwerfen würde, so gleichgültig war ihm alles geworden. „Aber meine Arbeit ist bedeutungslos geworden. Ich fühle mich, als ob ich in die zweite Liga abgestiegen wäre, nachdem ich in der ersten gespielt habe. Da ziehe ich es doch vor, ganz auszusteigen.“

Die Gleichgültigkeit von *Arsenicum* gegenüber seiner Arbeit ist daher ein verquerer Ausdruck des starken Leistungswillens dieses Typs sowie seines Glaubens an seine eigenen Fähigkeiten und Klarheit – und auch seiner Ablehnung von Mittelmaß und seines unablässigen Strebens nach Perfektion. In geschäftlichen Angelegenheiten besitzt er, wie auch auf anderen Gebieten, das Fordernde eines Künstlers und die Neigung des Künstlers, in Gleichgültigkeit oder Verzweiflung zu verfallen, wenn er seine selbst auferlegten Ziele nicht erreichen kann.

Kommen wir schließlich zur Gleichgültigkeit von *Natrium muriaticum*, die, wie der ganze Typus, von allen das verwickeltste Bild bietet.

Arbeit ist, *unter anderem*, für ihn ein Refugium für seine Gedanken und lenkt ihn von weniger angenehmen Dingen ab. Wie *Arsenicum* ist er stets bereit, sich mit anderen Sterblichen in den Weinbergen zu plagen. Gleichgültigkeit gegen Arbeit nimmt ihm daher (wie Gleichgültigkeit gegen Vergnügen) einen Fluchtweg aus seiner tief verwurzelten trostlosen Weltsicht oder seinen verzehrenden Zwangsvorstellungen.

Stets verletzt ihn das, was er liebt (der Schwimm-Champion entwickelt eine Chlorallergie; der begabte Tennisspieler reagiert empfindlich gegen Sonnenhitze; der vielversprechende Maler bekommt eine Allergie gegen Terpentin, die Finger eines Musikers schwitzen so profus und schälen sich, daß er nicht länger auftreten kann, und so weiter ad infinitum), und *Natrium muriaticum* reagiert darauf, indem er seinem Beruf gegenüber gleichgültig wird.* Diese recht natürliche Reaktion wird jedoch idiosynkratisch durch die Beharrlichkeit und Gründlichkeit, mit der er sie verfolgt. Er kultiviert seine Gleichgültigkeit geradezu wie eine Mission. Zumindest ist sie ein komplexer, angeeigneter Geisteszustand, und wird sorgfältig gepflegt, um den Schmerz der Enttäuschung zu verbergen, vergebliche Sehnsucht zu unterdrücken und den Schmerz der Erinnerung an Glück oder vergangene Erfüllung auszulöschen.

Sinnbildlich stellte diesen Typ eine alleinstehende Frau fortgeschrittenen Alters dar, eine Romanschriftstellerin, die wegen einer Reihe von Beschwerden, einschließlich Kopfschmerzen, Zucken der Augenlider, Jucken der Kopfhaut und Interesselosigkeit an ihrem früher so geliebten Beruf, homöopathische Hilfe suchte. Auf der Suche nach ihrem Heilmittel ermutigte sie der Arzt, über ihren interessanten Beruf zu sprechen. „Ich habe mein Schreiben stets als langen und schmerzlichen Übergang von Besessenheit zu heilsamer Gleichgültigkeit gesehen“, erklärte sie, „so daß ich, wenn ich ein Werk fertiggestellt habe und mich in letzterem Zustand befinde, natürlich zögere, mich wieder auf diesen schmerzlichen Weg in das Reich der aufwühlenden Emotionen zu begeben. Aber ich kann diese Phase nicht umgehen**. Am liebsten würde ich friedlich in meiner heilsa-

* Die Gleichgültigkeit von *Natrium muriaticum* gegen das, was er am meisten liebt, d.h. seiner Berufung oder seinem Lebensinhalt, unterscheidet sich qualitativ von der „Gleichgültigkeit gegen Musik, die er liebt“ von *Carbo vegetabilis*. Letztere ist vor allem eine gleichgültige Reaktion auf eine angenehme Beschäftigung.

** In der Literatur ist es eine Binsenweisheit, daß man *überzeugend* nur über Gefühle schreiben kann, die man selbst erfahren hat. Im Gegensatz zur Handlung, Ereignissen oder Dialogen, können Gefühle nicht erfunden werden.

men Gleichgültigkeit verbleiben, aber ich bin nicht verheiratet, habe kein unabhängiges Einkommen und muß von meinem Schreiben leben. Am liebsten hätte ich ein Mittel gegen die gegenwärtige *unproduktive* Gleichgültigkeit, ohne meine *schützende* aufgeben zu müssen."

Der Arzt wog diesen anspruchsvollen Auftrag hin und her, bis er verstand, wie gut er zu der Auffassung von *Natrium muriaticum* paßte, künstlerisches Schaffen als „schmerzlichen" Übergang zwischen Besessenheit und befreiender Losgelöstheit zu betrachten – statt als Quelle der Freude, als Selbsterforschung, intellektuelle Herausforderung, beinahe religiöse Ekstase oder was auch immer.

Die Wahl des Mittels wurde durch zwei körperliche Symptome bestätigt: Zucken („Zittern": *Kent*) des rechten oberen Augenlids, und ihr „arges Jücken auf dem Kopfe" (*Hahnemann*), und vor allem dadurch, daß der Arzt sich daran erinnerte, daß trotz des erklärten Stolzes der Patientin auf ihre Unabhängigkeit und Selbstgenügsamkeit, all ihre Schriften Liebesromane waren, in denen die Protagonisten nach schrecklichen Schicksalsprüfungen und Wechselfällen des Lebens schließlich zueinander fanden und „von nun an stets glücklich miteinander waren".

Durch ihr Schreiben bearbeitete diese Schriftstellerin die Realität ihres oft so einsamen Lebens, um in einen Zustand schützender Gleichgültigkeit zu gelangen. Die wiederholte künstlerische Wiederbelebung einer Wirklichkeit, der sie gleichgültig gegenüber zu stehen behauptete, diese Sublimation ihrer Emotionen, paßte vollkommen zu der Art von *Natrium muriaticum*.*

Nicht vergessen werden dürfen übrigens diejenigen, die *gleichgültig gegen Kritik an ihrer Arbeit* zu sein vorgeben – die sie in der Tat scheinbar willkommen heißen, in Wahrheit aber gelobt werden wollen.

Arsenicum und *Lycopodium* täuschen eine solche Gleichgültigkeit vor, kommen ihren Kritikern aber geschickterweise zuvor, indem sie die Kritik zuerst aussprechen und so ihr Selbstwertgefühl retten.

Natrium muriaticum und *Calcium carbonicum* hören Kritik zunächst mit scheinbarer Gleichgültigkeit, fangen dann aber an, sich selbst zu ver-

* Der kreative Prozeß beinhaltet eine Reorganisation der Realität, und der Schreibende kann sich auf diese Weise häufig von unerwünschten Emotionen befreien. *Natrium muriaticum* neigt jedoch dazu, in dem Schmerz der Erinnerung zu versinken, auch wenn er bestrebt ist, die Vergangenheit durch das künstlerische Schaffen loszulassen. Hierdurch wird sein seelischer Schmerz noch verstärkt.

teidigen, nehmen sich die Kritik allzusehr zu Herzen und sind jahrelang, wenn nicht für immer, nachtragend.

An *Phosphor* und *Acidum phosphoricum* prallt, obwohl sie ängstlich bemüht sind zu gefallen und gerne gelobt werden, Kritik häufig wirkungslos ab. Sie versuchen zwar, ihren Kritikern einen Gefallen zu tun, letztlich verfahren sie jedoch auf ihre eigene, ungebundene Art und Weise.

Ein Patient, der wegen Harnbeschwerden (milchiger Urin mit ständigem Drang) immer wieder *Acidum phosphoricum* als Konstitutionsmittel benötigte, war ein Literat, der seine Abhandlungen mit Vorliebe an Freunde zur Beurteilung verschickte. Da seine Art sich auszudrücken aber recht eigenartig war, kamen die Manuskripte voller rotgeschriebener Anmerkungen zurück. Seine Freunde wunderten sich über seine sanguinische Haltung ob dieser Tatsache und über seine gutgelaunten Versuche, seinen Stil den Empfehlungen seiner Kritiker anzupassen. Eines Tages rief er jedoch in einem Anfall von Wut aus: „Wenn ich meine Prosa zur Stellungnahme verschicke, wünsche ich mir eigentlich positive Rückmeldung wegen meiner Ideen, keine Kritik an meinem Stil. Die Regeln der Grammatik und der Interpunktion sind für Ausländer und Ungebildete da, aber nicht für mich. Englisch ist *meine* Sprache, und ich werde sie so gebrauchen, wie es mir gefällt."

Gleichgültigkeit gegen Bildung ist eine Variante der Gleichgültigkeit gegen Arbeit; auch hier gehört der allgegenwärtige *Sulfur* zu den führenden Mitteln – und zeigt damit einmal mehr ein charakteristisches Merkmal, das im genauen Gegensatz zu seiner gewöhnlichen Vorliebe für Studium und Bildung steht.

Wir erinnern uns, daß *Sulfur*, der typische Gelehrte, Pädagoge, Philosoph (der echte und der falsche), der Wahrheitssuchende, gerne Fakten und Informationen anhäuft. Er kann eine gefesselte Zuhörerschaft stundenlang ergötzen, sei es mit einer eloquenten Erörterung über die anatomischen Strukturen der 650 Unterarten der Stechfliege, oder mit detaillierten und erschöpfenden Erklärungen der indischen oder chinesischen Wurzeln von Worten wie „Polo" oder „Tee"; er kann aber auch genauso das Lernen verachten und seinem Wert oder seiner Bedeutung gegenüber vollkommen gleichgültig gegenüberstehen (vgl. das Kapitel über *Sulfur*).

Dies ist ein Grund, weshalb *Sulfur* so häufig das Simillimum für den früher so neugierigen und intellektuell aufgeweckten Heranwachsenden ist, der nun rebelliert und entschieden gleichgültig seinen Studien gegenüber geworden ist.

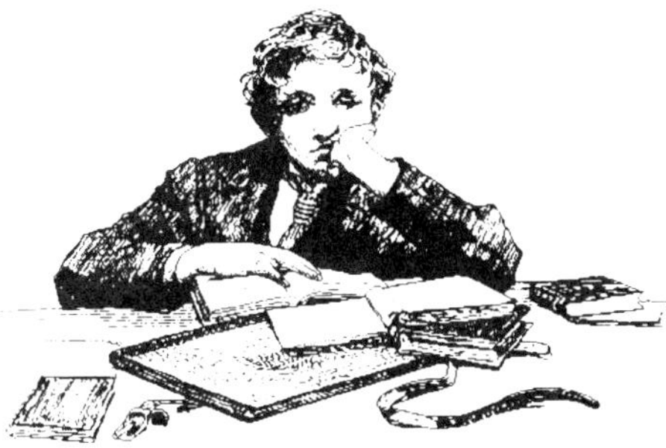

Calcium carbonicum zeigt eine ähnliche Gleichgültigkeit, ohne jedoch die Geringschätzung von *Sulfur* aufzuweisen. Er hat einfach „keine Lust", sein Studium fortzusetzen – ein Symptom, auf das die *Kent*-Rubrik „Gleichgültigkeit gegen wichtige Dinge" paßt (wo *Calcium carbonicum* eines von nur zwei aufgeführten Mitteln ist). Dieser Charakterzug spiegelt häufig die angeborene Trägheit und den Mangel an Ehrgeiz von *Calcium carbonicum* wider.

Ein intelligenter Oberschüler, der sein Wissen als ausreichend betrachtete, um ohne weitere Bildung im Leben zu bestehen, benutzte seine chronischen Katarrhe und Nebenhöhlenbeschwerden als Ausrede, um von der Schule abzugehen. Seine Entscheidung war weder auf Rastlosigkeit oder Unfähigkeit, sich zu konzentrieren, noch auf körperliche Schwäche oder Erschöpfung zurückzuführen, sondern vor allem auf Apathie: nichts, was die Oberschule ihm bis dahin geboten hatte, hatte ihn wirklich zufriedengestellt.

All seine körperlichen Symptome paßten auf *Calcium carbonicum* und wurden durch dieses Mittel auch zum großen Teil gebessert, sein Mangel an Motivation blieb jedoch unberührt. Bekanntermaßen ist das Denken eines hartnäckigen *Calcium-carbonicum*- Menschen schwer zu verändern, wenn körperliches Wachstum und Entwicklung einmal beendet ist. Wäre das Mittel früher, in den Entwicklungsjahren, verordnet worden, hätte das Ergebnis vermutlich anders ausgesehen.

Im Gegensatz zu *Calcium carbonicum* hat die Gleichgültigkeit gegen Bildung von *Lachesis* etwas Rebellisches an sich und spiegelt häufig ein darunterliegendes, heftiges Gefühl. Ein Beispiel hierfür ist der Sechzehnjährige, der wegen seiner Neigung zum Schule schwänzen behandelt wurde; obwohl er ungewöhnlich intelligent war, versäumte er seine Kurse und zeigte einen vollkommenen Mangel an Verantwortung. Er war nicht anti-intellektuell, weigerte sich aber zu lernen und vergeudete seine Zeit und die von anderen, indem er den Klassenkasper spielte. Seine scharfe Zunge und oft geäußerte Ansicht, ein Collegeabschluß sei vollkommen bedeutungslos (er verspottete ihn, um seine Gleichgültigkeit zu rechtfertigen) waren typisch *Lachesis*.

Körperlich war er gesund und ohne Symptome, aber er war noch in anderer Hinsicht *Lachesis* und besaß die hellen, blitzschnellen Augen, wie auch die mißtrauische Natur dieses Typs. „Ich will nicht, daß sie mir Schlangengift oder so was geben", protestierte er, noch bevor sich der Arzt zu einem Mittel entschlossen hatte. Und nachdem die Medizin unter die Zunge appliziert worden war, versuchte er prompt, die sich (glücklicherweise!) schnell auflösenden Körnchen auszuspucken.

Mehrere darauffolgende Wochen lang gab es kein Anzeichen, daß er seine Abschlußarbeiten einreichen oder sich seine Haltung verändern würde. Eines Morgens erwachte er jedoch und beschloß, seine rebellischen Neigungen aufzugeben und sich seinen Büchern zuzuwenden. „Ich weiß auch nicht, warum ich diese Entscheidung getroffen habe", sagte er. „Es war wie sich plötzlich zu entscheiden, mit dem Rauchen aufzuhören."

Dies war seine einzige Erklärung zu der subtilen Einwirkung von *Lachesis* auf seine Psyche.

Der Patient, der *Acidum phosphoricum* braucht, wird meist aufgrund äußerer Faktoren gleichgültig gegen seine Studien: Schwierigkeiten in Beziehungen, Erschöpfung durch Streß, Überarbeitung oder eine vorangegangen Erkrankung. Es ist nicht ein Mangel an Interesse an sich, keine prinzipielle Haltung, kein ideologischer Protest, noch ist diese Gleichgültigkeit diesem Typus angeboren. Er hat einfach nicht die emotionale Kraft, seine Studien fortzusetzen („geistige Schwäche": *Kent*).

Typisch hierfür war die junge Frau, die sich auf der Universität wohlfühlte, nach einer Reihe von Influenzaerkrankungen aber nicht mehr dazu gebracht werden konnte, ihre Studien wieder aufzunehmen. „Ich leide an einer Schwächung des Gedächtnisses und mangelnder Vorstellungskraft", beharrte sie. „Jeder strukturierte Denkvorgang macht mich schwindeln."

Dies war eine nahezu exakte Wiedergabe von *Hahnemann*s „Geistes-Schwäche.. beim Nachdenken wards ihm schwindeligt... träger, stumpfer, schwungloser Geist, ohne Phantasie... kann die Gedanken nicht in gehörige Verbindung bringen". Der Arzt merkte dies jedoch erst nach einer gewissen Zeit.

Inzwischen waren verschiedene Mittel ohne Ergebnis verschrieben worden. Ein auffallendes und damit führendes Symptom war, daß sie trotz ihrer Schwäche ausgesprochen gesund aussah. *Acidum phosphoricum* paßt, wie *Phosphor*, auf dieses Charakteristikum („Sieht nicht wirklich krank aus": *Hahnemann*), und war dann auch das Mittel, das sie schließlich dazu brachte, ihr Studium fortzusetzen.

Gleichgültigkeit gegen gesellschaftliche Konventionen und Gepflogenheiten

Gleichgültigkeit gegen gesellschaftliche Konventionen und Gepflogenheiten, gegen akzeptiertes Verhalten, ist eine schwer erfaßbare Eigenschaft, da sie wenig mit Verstand oder Logik zu tun hat, aber doch häufig stärker ist als diese. Sie ist eine Kampfansage an die unausgesprochenen Grundannahmen der Gesellschaft.

Offene Gleichgültigkeit gegen die vorherrschenden Verhaltensnormen ist bei jungen Menschen der verschiedensten Konstitutionstypen nicht selten. Bleibt diese Haltung jedoch bis in das Erwachsenenalter hinein bestehen und legt der Patient ein chronisch unkonventionelles Verhalten an den Tag, so läßt das an bestimmte, typische Arzneimittelbilder denken: am markantesten *Natrium muriaticum*, *Lachesis* und *Sulfur*, weniger auffällig *Acidum phosphoricum*.

Der *Acidum-phosphoricum*-Mensch, der sich merkwürdig verhält, ist meist Opfer eines emotionalen Traumas. Er ist ruhig und zurückhaltend, recht höflich und sogar scheinbar aufmerksam und rücksichtsvoll, in Wahrheit ist er jedoch abgelenkt und seine Gedanken sind woanders. Er schenkt dem, was andere meinen, keine Beachtung, da er durch seine eigenen Belange in Anspruch genommen ist. Die Durchschnittsprobleme, die andere beschäftigen, lassen ihn unberührt. Er schließt sich ab von denen, die nicht das gleiche Trauma durchlebt haben und wird gleichgültig gegen konventionelle Werte.

Ruthie Stone, die empfindsame und tief verletzte junge Protagonistin des Buches *Housekeeping* von *Marilynne Robinson*, die unter den „chronischen Folgen von Schreck" (*Hering*) nach dem Selbstmord ihrer Mutter leidet, ist ein literarisches Beispiel für diesen Typ. Indem sie das exzentrische Verhalten und die Manieriertheiten ihrer sich stets auf Reisen befindlichen Tante annimmt, begibt sie sich auf eine andere Ebene, auf der sie sich nicht länger an gesellschaftliche Konventionen gebunden fühlt.

Bei *Natrium muriaticum* ist es etwas anders. Er sucht wiederholt erfolglos nach Akzeptanz für seine von Natur aus eigenartige Persönlichkeit; dann versucht er, und scheitert wieder, seinen Charakter an die Erwartungen anderer anzupassen; schließlich beschließt er, oder ist gezwungen, seine Bestrebungen aufzugeben und fügt sich in seine merkwürdige Art und in die wachsende Entfremdung von der Gesellschaft, manchmal sogar von der Familie.

Schließlich sind es die Umgangsformen, die, als Ausdruck implizierter sozialer und kultureller Werte, Menschen zusammenbringen oder sie trennen, stärker noch vielleicht als selbst die Religion, Politik oder moralische Werte.

Außerdem bleibt *Natrium muriaticum*, wie ernsthaft seine Bemühungen, sich an die herrschende Norm anzupassen, auch sein mögen, und trotz des Einflusses, den seine Altersgenossen oder die Gesellschaft auf ihn ausüben, letztlich doch seinem charakteristischen Wesen hartnäckig treu. Und wenn er einmal zu seiner trotzigen Haltung gefunden hat, nimmt er schnell eine selbstgerechte Überheblichkeit an und wird zunehmend gleichgültig gegenüber gewöhnlichen Konventionen und Gepflogenheiten. Es wird dann immer schwieriger für ihn, zur „Normalität" zurückzukehren.

Das typische *Natrium-muriaticum*-Symptom „gleichgültig in Gesellschaft" (*Kent*) ist nicht einfach Abneigung, seinen Schutzpanzer ein Stück aufzumachen und sich mit seiner Verletzbarkeit fremden Menschen zu zeigen. Es ist auch nicht mangelnder Wille, Teil einer Gruppe zu sein, die er nicht dominieren kann. Es ist einfach so, daß er unter diesen Umständen absolut nichts zu sagen hat.

Mit nahen Freunden, und besonders im vertrauten Gespräch, wo alle Beteiligten ehrlich und ernsthaft reden, kann er der lebhafteste aller Gesprächspartner sein. Aber in einer größeren Gruppe reagiert er, ob zu Recht oder zu Unrecht, empfindlich auf die Inhaltslosigkeit der Unterhaltung und die Unwahrheit, die sich in den Gruppenprozessen zeigen. Er ist der Meinung, daß subtile Ideen so allzusehr simplifiziert werden, daß Emotionen, wenn sie einmal verbalisiert sind, falsch werden, daß feine Gefühle zu rohen, und tiefe zu oberflächlichen oder egoistischen werden, und daß alle Bedeutungen jämmerlich verdreht und verrenkt werden.

Seine „Gleichgültigkeit in Gesellschaft" ist jedoch weit von Unverantwortlichkeit der Gesellschaft gegenüber entfernt. Seine scheinbare Teilnahmslosigkeit verdeckt eine starke Leidenschaft für die Menschheit im allgemeinen oder, grob gesagt, Besessenheit von der Idee sozialer Ungerechtigkeit und Ungleichheit. Er sucht Anerkennung für seine vornehme Haltung und Rechtschaffenheit (die er aufgrund seines unkonventionellen Gebarens nur schwer erhält) und reagiert dabei, auch wenn er ihr selbst entfremdet ist, doch stets empfindlich auf die soziale Ordnung und ist stets bestrebt, die Welt auf den „rechten Weg" zu führen. Er streckt seine Hand aus, um zu helfen, und wenn er nicht helfen kann, reagiert er in seiner Ernüchterung vielleicht mutlos, aber niemals gleichgültig.

Auch *Lachesis* benutzt verdrehtes oder sprunghaftes Verhalten als Ventil, wenn er sich den akzeptierten Normen nicht anpassen kann. Obwohl er wiederholt versichert, er liebe das Leben und habe viel Freude daran, läßt seine Vorgeschichte häufig lange „Pechsträhnen", eine Reihe von Mißgeschicken erkennen, die nahelegen, daß auf kaum faßbare Weise etwas in ihm zerbrochen sein muß, und die Entfremdung von den vorherrschenden gesellschaftlichen Regeln und seine Gleichgültigkeit ihnen gegenüber einen Schutz darstellt.

Er läßt sich von diesen Härten nicht unterkriegen, sondern wird dadurch eher in einen höheren Energiezustand gebracht, einen manischen Gefühlstaumel, in dem die Empfindung für die Stigmatisierung, die Exzentrizität mit sich bringt, abnimmt.

Eine solche Patientin war die Frau, die ein herrliches „auffallenderes, sonderliches, ungewöhnliches und eigenheitliches" Symptom aufwies: tägliches Anschwellen der linken Brust und tatsächlich auch der linken Seite des Thorax und des linken Oberarms. Das Herz selbst fühlte sich geschwollen an, wie sie beharrte („Herz, wie geschwollen": *Boger*), und sie pflegte häufig nachts mit einem Gefühl der Atembeklemmung aufzuwachen, als ob ein pelziges Tier sich genau unter ihrem Kinn an ihre Brust anschmiegte*. *Lachesis* half ihr ausgezeichnet, nachdem die Allopathie nicht in der Lage gewesen waren, ihr auf irgend eine Weise hilfreich zu sein oder auch nur eine Diagnose zu stellen.

---

* Glücklicherweise war das pelzige Tier gutartig – wie ein „freundliches Kätzchen", wie die Patientin berichtete. In zwei anderen Fällen, die die Autorin kennt (beide *Lachesis*) waren die pelzigen Wesen auf der Brust böse (der männliche Patient rang mit einem Sukkubus, die Patientin mit einem Inkubus).

Ebenso „auffallend, sonderlich, ungewöhnlich und eigenheitlich" waren die Wirkungen auf ihre Psyche. Eines Tages rief sie voller leidenschaftlicher Dankbarkeit dem Arzt gegenüber, der, wie sie fühlte, ihre geistige Gesundheit gerettet hatte, aus: „Ich bin Ihnen so dankbar für alles, was Sie getan haben, daß ich für Sie sterben würde!"

„Bitte nicht", protestierte der Arzt. „Dies würde unsere ganze Arbeit zunichte machen!"

„In Ordnung", antwortete sie, nur leicht irritiert durch die prompte Zurückweisung ihres dargebotenen Opfers. „Dann backe ich Ihnen stattdessen einen Heidelbeerkuchen."

Der Arzt nahm letztere Alternative dankbar an.

Eine andere weibliche Patientin mit einer lange bestehenden linksseitigen Gesichtsneuralgie, die merkte, daß man sie für sonderbar hielt, diesem aber gleichgültig gegenüber stand, erklärte unaufgefordert: „Was kümmern mich Konvention und gesellschaftliche Gepflogenheiten? Vierzig Jahre lang war ich eine gesetzestreue Bürgerin, die jeden Sonntag in die Kirche ging, aber das Leben hat mir so widerspruchslos gezeigt, daß keine *gute* Tat unbestraft bleibt, kein Bemühen um Anpassung an akzeptiertes Verhalten anerkannt wird, daß ich mich schließlich dagegen entschieden habe, mich um Anerkennung nach den Bedingungen anderer zu bemühen. Nun handle ich, wie es mir gefällt, in *völliger* Gleichgültigkeit gegen die öffentliche Meinung."

Der Arzt spürte die Wahrheit ihrer Beobachtungen. In der Tat konnte er, als Homöopath am Rande des von der Medizin Akzeptierten, sogar mit ihnen sympathisieren. Ihre arrogante Mißachtung der gesellschaftlichen Normen forderte jedoch ihren Tribut. Durch ihr willkürliches und sprunghaftes Handeln setzte sie sich ins Abseits und bezahlte den Preis in Form von Isolation und Entfremdung.

Es brauchte viele Monate homöopathischer Behandlung, vor allem mit *Lachesis* 5 M als Konstitutionsmittel, um die Patientin von ihren Symptomen zu befreien und sie in die Lage zu versetzen, eine Balance zwischen Gleichgültigkeit gegen die Anforderungen der Gesellschaft und Respekt vor ihnen zu finden.

Die Gleichgültigkeit von *Sulfur* gegen soziale Erwartungen hat ihre Wurzeln in der *Weigerung*, beeinflußt oder verändert zu werden, Kompromisse selbst bezüglich eines Jotas seiner bestimmten Haltung oder Überzeugung zu schließen.

Lycopodium kann ähnlich selbstgerecht sein, ist aber selten so gleichgültig gegen die Erwartungen, die an ihn gestellt werden. Er respektiert soziale Erwartungen.

Gleichgültigkeit bedeutet bei beiden nicht unbedingt einen Mangel an sozialem Bewußtsein oder eine Haltung, die andere ausnutzen möchte. Beide hegen einfach die Überzeugung, daß „Was mir nutzt, nutzt der ganzen Welt!" und erwarten, daß die ganze Welt sich entsprechend angleicht.

Alle in diesem Abschnitt diskutierten Konstitutionstypen neigen zu moralischer Überheblichkeit. Wenn sie einmal den Fuß auf den Pfad des Unkonventionellen gesetzt und das berauschende Gefühl, von sozialen Einengungen und Grenzen befreit zu sein, erfahren haben, wenn sie sich einmal über weltliche Belange und die Trivialitäten des gewöhnlichen Lebens erhoben haben, neigen sie dazu, jede andere Verhaltensweise geringzuschätzen.

Gleichgültigkeit gegen Konventionen und Umgangsformen muß jedoch von Gleichgültigkeit gegen moralische Werte unterschieden werden. Kriminelles oder soziopathisches Verhalten ist ein separates Thema, das über Gegenstand und Absicht dieses Kapitels hinausgeht.

Eine spezifische Form der Gleichgültigkeit gegen die Meinung anderer ist „Gleichgültigkeit gegen die eigene Erscheinung" (*Kent*).

Der Rebell hat immer schon seinen Konflikt mit der Gesellschaft dadurch kundgetan, indem er seine Kleidung und Erscheinung vernachlässigt hat. *Sulfur* ist das einzige Mittel, das unter dieser Rubrik bei *Kent* aufgeführt ist, einige andere könnten jedoch gleichfalls genannt werden.

Die Mißachtung der äußeren Erscheinung bei *Sulfur* gründet, wie seine Gleichgültigkeit gegen Vergnügen, häufig in der prinzipiellen Kampfansage gegen „dekadente bürgerliche Werte". Wenn er seine Haare schneiden oder sich elegant anziehen würde, würde seine Erscheinung nicht mit seinen hochgesinnten Prinzipien harmonieren, sein Äußeres würde nicht in Einklang mit seinem inneren Selbst stehen, und *Sulfur* weigert sich, bei einem so groben Betrug mitzumachen.

Auch seine mit sich selbst beschäftigte Egozentrik spielt eine Rolle. Völlig in Anspruch genommen von seinen Gedanken, vergißt er seine Umgebung – die (in seinen Augen) trügerischen, oberflächlichen weltlichen Dinge (das Mittel ist, wie wir uns erinnern, auch bei *Kent* unter der Rubrik „Gleichgültigkeit gegen äußere Dinge" aufgeführt). Seine nicht zueinanderpassenden Socken oder fehlenden Hemdenknöpfe könnten Zeichen für geistige Abwesenheit sein, seine ungekämmte, ungepflegte Erscheinung rührt jedoch von Mißachtung anderer.

Er braucht nicht auf sich zu achten. *Ihn* stört sein eigener Körpergeruch nicht. Weshalb sollte er sich dann um Reinlichkeit und Sauberkeit scheren? *Sulfur* gibt auch nicht gerne etwas von sich selbst her (z.B. Haare, Kleider), und das ganze wird noch durch einen unterschwelligen Hang zum Geiz verschlimmert. Baden verbraucht Seife und heißes Wasser; Rasieren verbraucht Rasierklingen (die er nur ungern ausrangiert) und Elektrizität (für die er bezahlen muß); das Waschen der Kleider nutzt sie vorzeitig ab, und so weiter. Ein *Sulfur*-Ehemann betrachtete jeden Versuch seiner Frau, seine schmutzigen Kleider zur Wäsche zu tun, als Anschlag auf seine Würde. Wenn sie sie nachts im Schutze der Dunkelheit verschwinden ließ, pflegte er aufzuwachen und in gespielter Verzweiflung, gemischt mit echter Irritation, auszurufen: „Warum nimmst du meine Kleider weg, bevor sie wirklich schmutzig sind? Das ist, als würde man mich begraben, bevor ich wirklich tot wäre."

Manchmal zeigt der *Sulfur*-Mann, der einem Landstreicher ähnelt, oder die Frau, die wie eine Pennerin aussieht, peinliche Sorgfalt auf irgend einem bestimmten Gebiet. Sich um ihr Aussehen zu kümmern, so argumentieren sie, würde sie nur von ihrer wahren Lebensaufgabe ablenken.

Wenn *Calcium carbonicum* seiner persönlichen Erscheinung keine Aufmerksamkeit widmet, so ist dies, wie immer, Ausdruck seiner angeborenen Trägheit. Jedenfalls zieht er Komfort dem guten Aussehen vor, d.h. weite, sackartige Kleidung, Hosenträger statt Gürtel (er kann, wie *Lycopodium*, keinen Druck auf Taille oder Bauch ertragen), Schlappen, formlose Hüte und so weiter.

Außerdem hat er Schwierigkeiten, sich an die Arbeit zu machen, besonders wenn er zuhause arbeitet, und wird leicht abgelenkt durch unwichtige, nebensächliche Dinge. Schon alleine seine Kleider morgens anzuziehen kann für den Rest des Tages jede Konzentration unmöglich machen. Daher findet man ihn leicht – zu jeder Tages- und Nachtzeit – im Bademantel oder Schlafanzug bei der Arbeit. Befragt man ihn deshalb, wird er so berühmte Schriftsteller wie *Samuel Johnson*, *Puschkin* oder *Balzac* zitieren, die wie er auch nur im Morgenrock schreiben konnten (vielleicht hatten auch sie viele *Calcium-carbonicum*-Anteile in ihrer Konstitution).

Die fehlende Aufmerksamkeit für Äußeres erstreckt sich auch auf das Zuhause. Weder *Sulfur* noch *Calcium carbonicum* räumen hinter sich her. Der Schreibtisch ist bedeckt mit Ringen, die unzählige Tassen und Gläser hinterlassen haben; die Tassen selbst sind voller Tinte, die Gläser bedeckt mit Fettflecken. Ein Teller vom Abendessen letzte Woche, der einen verschrumpelten und nicht mehr zu identifizierenden Happen beherbergt, dient als Briefbeschwerer oder thront auf einem Stapel Bücher. Schmutziges Geschirr stapelt sich in der Spüle, und Zeitungsstapel, Einkaufstüten, leere Flaschen und ähnliches verunzieren die Räumlichkeiten.

Bei *Sulfur* spiegelt dies dessen „Sammler"mentalität, bei *Calcium carbonicum* läßt sich das Hängen an unnützen Dingen dagegen häufig auf einen traumatischen Verlust zurückführen. Nachdem er schon so viel in seinem Leben verloren hat, weigert er sich nun, auch nur irgendetwas herzugeben.

Natürlich, die *Calcium-carbonicum*-Frau wird aufräumen, wenn Gäste kommen; aus Schuldgefühlen oder auch Stolz auf ihr Zuhause wird sie, wenn sie von ihrem Kommen vorgewarnt wird, hektisch umherhasten, um ihr Haus in einen vorzeigbaren Zustand zu bringen. Wenn die Gäste dann aber nicht auftauchen, wird sie ärgerlich brummen: „Was für eine Verschwendung! Wie ein Idiot habe ich mein Haus für nichts und wieder nichts geputzt!"

Auch *Natrium muriaticum* ist Kleidung manchmal gleichgültig. Seltsamerweise weiß sie um ihre Erscheinung ziemlich genau Bescheid, ist aber, wie in so vielem anderen, auch in dieser Hinsicht reichlich verquer. Wenn sie, aus Gründen wie Größe, Gestalt, Aussehen des Gesichtes oder Geldmangel ihre eigenen, häufig eigenartigen Maßstäbe nach Eleganz der Kleidung nicht erfüllen kann, verfällt sie in das andere Extrem und zieht sich an, was immer sie zur Hand hat. Oder sie verachtet das Schwelgen in solchen Nichtigkeiten, wo doch so viele existenzielle Probleme zu lösen bleiben; ihr unordentliches Haar, die altmodische Kleidung und ihr vernachlässigtes Zuhause sind daher bewußter Ausdruck ihres Protests. Wie *Sulfur* glaubt sie, daß die äußere Erscheinung getreulich das innere Sein spiegeln sollte, daher meint sie, daß elegante Kleidung oder Frisur einem Menschen, der sich des beklagenswerten Zustands der Welt so sehr bewußt ist, schlecht ansteht.

Auch *Acidum phosphoricum* kann sein Aussehen oder das seines Hauses gleichgültig sein, es handelt sich jedoch hier um eine vorübergehende

Abweichung, die im Gefolge einer Krankheit, eines Schocks oder emotionalen Traumas auftreten kann. Sie ist weder so chronisch und langanhaltend wie die Gleichgültigkeit von *Sulfur* oder *Calcium carbonicum*, und auch nicht so prinzipiell und konsequent wie die von *Natrium muriaticum*. Im Gegensatz zu *Lachesis* spiegeln der unordentliche Zustand seiner Kleidung auch nicht seelischen Aufruhr, innere Unruhe oder eine gestörte und chaotische Psyche.

Gleichgültigkeit gegen Liebe und Zuneigung, gegen Bindungen

Befassen wir uns abschließend mit Gleichgültigkeit gegen Liebe und Bindungen („Gleichgültigkeit gegen geliebte Personen“: *Kent*), die vielleicht häufigste Form dieses seelischen Zustandes.

Beziehungen zu anderen Menschen und Erwartungen an sie bringen unweigerlich auch Schmerzen und Enttäuschungen mit sich. Jeder von uns pflegt einen gewissen Grad an Gleichgültigkeit, der wie ein Graben um die Festung des Herzens die seelischen Erschütterungen durch Verlust und Enttäuschung abwehrt.

Acidum phosphoricum ist ein Hauptmittel für Patienten, die, um sich selbst zu schützen, *jeden* Zugang zu tieferen emotionalen Bindungen verbauen wollen.

Eine Frau mittleren Alters, die wegen arthritischer Schmerzen und besorgniserregendem Haarausfall in Behandlung war (ihr Haar fiel in Büscheln aus – ein Schlüsselsymptom für *Acidum phosphoricum*), hatte eine lange, nervenzehrende Ehe hinter sich und war von ihren beiden Adoptivkindern schwer enttäuscht worden. Nachdem sie die mangelnde Stabilität menschlicher Zuneigung erfahren und die Hoffnung aufgegeben hatte, Befriedigung in einer engen Beziehung zu erfahren, war sie Familie und Freunden gegenüber gleichgültig geworden und hatte sie verlassen, um alleine zu leben.

Auf die Frage, ob sie sich einsam fühle, antwortete sie: „Zuerst schon, aber dann gewöhnt man sich daran und und denkt nicht mehr an das Alleinsein. Zumindest fühlt man sich nicht zerrissen von Schmerz, Zweifel und falschen Erwartungen. Schließlich schert man sich nicht mehr um die, die einen verletzt haben, und mit der Zeit fällt es schwer, sich das eigene Leben anders als einsam und alleinstehend vorzustellen. Ich akzeptiere dies nun als natürliche Lebensform und wünsche mir nichts anderes.“

Acidum phosphoricum zeigt nur wenig Sympathie für *Tennysons** „Es ist besser, geliebt und verloren, als niemals geliebt zu haben." Sie glaubt, es sei besser, niemals geliebt als so gelitten zu haben, wie sie gelitten hat. Im Gegensatz zu der ausgeprägten Romantik von *Phosphor*, *Tuberkulinum* oder *Ignatia*, die ihren Seelenfrieden für Momente der Ekstase opfern und darauf bestehen, daß sie trotz Schmerz und Kummer, die sie durchgemacht haben, diese bestimmte Liebe nicht hätten missen wollen, bevorzugt *Acidum phosphoricum* eine *wohltuende* Gleichgültigkeit.

Der Arzt hütete sich, diese Stabilisierung durch Gleichgültigkeit zu stören. Wenn Liebe und Fürsorge so viele Schmerzen verursachen, sollte der Abwehrmechanismus nicht gestört werden. Der Körper der Patientin war jedoch offensichtlich nicht mit diesem neuen psychischen Zustand einig und weigerte sich, ihre emotionale Leere zu verzeihen.

Ihre körperliche Gesundheit wurde, ohne ihre immer noch zerbrechliche heilsame Gleichgültigkeit zu gefährden, durch einige Gaben *Acidum phosphoricum* in mittlerer Potenz (C 30) wieder hergestellt (eine höhere Potenz hätte ihren psychischen Zustand verschlimmern können). Ein tragfähiges Gleichgewicht war offenbar zwischen Körper und Seele geschaffen worden.

Eine andere Patientin, die diese für *Acidum phosphoricum* typische Gleichgültigkeit für Gefühle aufwies und die seit fünfzehn Jahren an einem schwächenden Husten litt, wurde über Nacht von einer Gabe dieses Mittels geheilt. Ihr Leiden hatte nach einer gescheiterten Liebesbeziehung begonnen. Seither war sie gegen romantische Neigungen gleichgültig geworden – sie hatte diese Seite ihres Gefühlslebens einfach abgeschnitten, wie es schien, und sie in eine der hintersten Ecken ihrer Seele verbannt. Der Arzt wollte auf diesen lange bestehenden emotionalen Zustand einwirken, daher verschrieb er *Acidum phosphoricum* in der 10 M. Dies beseitigte den Husten, die Patientin verließ jedoch kurz danach die Stadt, so daß über die nachfolgende emotionale Entwicklung nichts bekannt ist.

Die emotionale Gleichgültigkeit von *Ignatia* ist weniger anhaltend als die von *Acidum phosphoricum*; meist fängt der Patient bei der ersten Gelegenheit wieder an, zu reagieren und Gefühle zu zeigen (vgl. das Kapitel *Ignatia*). Manchmal ist es jedoch schwierig, zwischen beiden zu unter-

* *Alfred Tennyson*, engl. Dichter, 1809-1892 (d.Ü.).

scheiden; die Wahl kann dann von den begleitenden körperlichen Symptomen, den allgemeinen Modalitäten, oder, wenn der Arzt Glück hat, von einem „auffallenderen, sonderlichen, ungewöhnlichen und eigenheitlichen" Zeichen abhängen. Die folgenden beiden Tierbeispiele sollen dies illustrieren.

Der erste war eine kurzhaarige, schwarze Promenadenmischung, deren Eigentümer verzogen waren und sie bei Nachbarn zurückgelassen haben. Sie glich einer Kreuzung zwischen einem Labrador und einem Chihuahua, mit einem buschigen, eichhörnchenähnlichen Schwanz, der nach oben zeigte, und einer Schnauze wie ein Schweinsrüssel (wenn man sich eine so unbeholfene Mischung überhaupt vorstellen kann). Am auffälligsten war jedoch ihre Persönlichkeit. Sie lief frei herum in ihrer halb ländlichen Umgebung und zeigte dabei die unablässige, ziellose Energie und planlosen Bewegungen einer surrenden Fliege. Manchmal rannte sie aus schierer Freude an ihrem Dasein im Kreis herum, und sie hatte auch eine Gabe, mit ihrem hohen Gekläff und ihrer Art, sie zu foppen, die anderen Hunde in der Nachbarschaft aufzubringen.

Dieses kleine Wesen wurde nun vollkommen apathisch; ihre vorher hellen, hervortretenden Augen waren glanzlos und eingesunken. Sie wollte nicht fressen, wies jede Zuneigung zurück und weigerte sich, nach draußen zu gehen und mit ihren Freunden herumzutoben. Statt dessen lag sie den ganzen Tag hinter dem Ofen.

Ihre vorher so „aktive, lebhafte, fröhliche Stimmung" und ihre Variante des Leitsymptoms „Traurig, ernsthaft, mutlos bloß beim Gehen im Freien, zu Hause... ward er heiterer" (*Hahnemann*) wiesen eher auf *Acidum phosphoricum* hin als auf *Ignatia*.

Nach ein paar Tagen hatte sie ihre frühere Lebhaftigkeit so völlig wiedererlangt und war der Geräuschpegel in der Nachbarschaft so gestiegen, daß ihre neuen Eigentümer es etwas bedauerten, daß die Medizin so gut gewirkt hatte.

Der zweite Fall war ein Waschbärjunges, drei oder vier Wochen alt, das von einem heftigen Gewitter aus dem Nest geworfen worden war. Der Förster hatte es in das Haus eines Tierliebhabers gebracht. Offensichtlich sehnte es sich nach seiner Mutter und verweigerte Futter und Milch. Seine Überlebenschancen waren verzweifelt gering, bis *Ignatia* C 200 verschrieben wurde – täglich eine Gabe über drei Tage.

Auch hier erwies sich das Mittel als fast zu wirksam. Das Tier gedieh und wurde zu einer Hausplage. Mit seinen geschickten, Händen ähnlichen Pfoten öffnete es Schränke und Schubladen, zerriß Geldscheine und Briefe, pflegte tagsüber im elektrischen Mixer und nachts im Bettchen des Babys sein Schläfchen zu halten. Schließlich mußte es in einen Kinderzoo gegeben werden, wo es ein größeres Publikum mit seinen bezaubernden Possen und seiner liebenswürdigen Persönlichkeit unterhielt.

Die Frage bleibt jedoch stets: Wenn die Mittel, die die beiden Tiere erhalten hatten, ausgetauscht worden wären, wären die Ergebnisse dann genauso befriedigend gewesen?

Da jeder Fall einzigartig ist, kann eine eindeutige Antwort nicht gegeben werden. Die Erfahrung legt jedoch nahe, daß ein Patient zu einem gegebenen Zeitpunkt häufig von mehr als nur einem Mittel profitieren kann.

Natürlich gibt es nur ein *Simillimum*, da nur ein Mittel das *„ähnlichste"* sein kann. Aber Gott ist gnädig, und andere Mittel, obwohl sie nur „ähnlich" (*simile*) sind, können auch hilfreich wirken. Wahrscheinlich besitzt jedes eine etwas andere Wirkung im Zuge des Heilungsprozesses auf die Gesamtheit von Körper und Seele – sozusagen als Resonanzen auf anderer Ebene.*

Die Gleichgültigkeit von *Phosphor* gegen Zuneigung, die *Kent* unter verschiedenen Rubriken, wie „Gleichgültigkeit gegen geliebte Personen... gegen Verwandte... gegen die eigenen Kinder" aufführt, besitzt eine charakteristische flüchtige, instabile oder oberflächliche Ausstrahlung.

Diese Unfähigkeit, Gefühle zu zeigen, steht im Gegensatz zu der üblichen Wärme, Zuneigung und Sensibilität für die Bedürfnisse anderer dieses Typs. Der selbe Mensch mit seiner emotionalen Empfänglichkeit, der sich früher *einzuschmeicheln* suchte, kümmert sich nicht mehr darum, ob er anderen gefällt oder nicht. Als ob er es müde wäre, strahlend, fröhlich und empfänglich zu sein, versucht er nun, sich seiner Verantwortung zu entziehen. Seine Anmut, sein Charme, die stets andere in seinen Bann gezogen haben, erlegen ihm nun allzu große Forderungen auf.

Die Gleichgültigkeit von *Phosphor* ist daher erworben, nicht angeboren, und wird primär von dem bestimmt, was sie negiert: dem Bedürfnis

---

* Diese breiteren methodischen Fragen werden in den Kapiteln *Silicea* und *Staphisagria*, sowie in der Schlußbemerkung zu *Staphisagria* diskutiert.

nach Gesellschaft, der Angst vor dem Alleinsein, und, tatsächlich, seiner Eigenliebe.

Die Gleichgültigkeit gegen Zuneigung, die *Lycopodium* an den Tag legt, wirkt im Gegensatz dazu echter und stellt einen innewohnenden Bestandteil seiner konstitutionellen Beschaffenheit dar; sie ist das logische Resultat seiner Losgelöstheit.

Auf einer Ebene schätzt er Freundschaften, respektiert Familienbindungen und glaubt an die Ehe. Immer wieder jedoch hört man einen *Lycopodium*-Patienten über seine Ehe sagen: „Ich liebe meine Frau, respektiere sie und wünsche ihr nur Gutes. Sie ist jedoch einfach nicht wesentlich für mein Glück." Dann aber ist es *niemand*. Das Zerbrechen von engen Bindungen übersteht er leicht, trotz der Anstrengungen, die er auf sozialer Ebene unternimmt, um diese Tatsache vor sich selbst und anderen zu verbergen. Schließlich ist sein bewußter und sein unbewußter emotionaler Haushalt zu großen Teilen darauf ausgerichtet, *verbindliche* Beziehungen zu meiden, die möglicherweise unangenehm oder in zu nahem Kontakt mit seinen tieferen Gefühlen sein könnten. So bleibt er, nach anfänglichen Unannehmlichkeiten oder Mißhelligkeiten, letztlich gleichgültig, was das Auseinandergehen betrifft – er ist sogar erleichtert, daß die emotional fordernde Beziehung ein Ende gefunden hat (vgl. das Kapitel *Lycopodium*).

Um *Lycopodium* jedoch Gerechtigkeit widerfahren zu lassen, muß man sagen, daß seine naturgegebene Gleichgültigkeit tiefen Bindungen gegenüber nicht auf berechnender Eigensucht, Gefühllosigkeit oder Mißachtung für diese Beziehungen beruht. Seine Haltung kann ihn selbst sogar bedrücken. Aber er lehnt es instinktiv ab, sich festzulegen. Dies ist der Grund, weshalb er, wenn er nicht bewußte Anstrengungen gegen diese Tendenz unternimmt, den Menschen, die ihm am nächsten stehen, unmerklich zu verstehen gibt, daß er kaum mehr für sie übrig hat als für eine zufällige Bekanntschaft, für seine Arbeit, seine Reisen, oder seine prächtige Bücher- oder Schallplattensammlung.

Arsenicum ist nicht so subtil. Er kann höflich sein, aber wenn er „große Gleichgültigkeit und Theilnahmslosigkeit" (*Hahnemann*) empfindet, so ist dies an seiner Stimmlage klar zu erkennen.

Auf Gleichgültigkeit gegen Zuneigung bei *Sulfur* deutet hin, daß *Kent* das Mittel unter „Gleichgültigkeit gegen das Wohlergehen anderer" aufgeführt hat (als einziges Mittel, dem diese Ehre widerfährt). Dies ist eine Ungerechtigkeit anderen Mitteln gegenüber, die diesen Zug gleichfalls aufweisen, aber *Sulfur* ist sicher freimütiger und verbirgt weder seine positiven, noch seine negativen Eigenschaften. Wie bei einem ausbrechenden Vulkan gelangt alles in ihm an die Oberfläche und ist dort für alle zu sehen (wir erinnern uns, wie seine körperlichen und emotionalen Probleme sich häufig auf der Haut äußern).

Ansonsten ähnelt seine Gleichgültigkeit gegen enge Bindungen eher der von *Lycopodium* und beruht auf seiner ausschließlichen Beschäftigung mit seiner Arbeit, Hobbies oder anderen Interessen. Oder sie spiegelt seine Egozentrik und die daraus folgende Unfähigkeit, die Sichtweise eines anderen zu würdigen.

Ein Schriftsteller, der nichts lieber tat, als seine eigenen Schriften immer wieder zu lesen, erklärte nur halb im Scherz: „Offen gesagt, fange ich nach zehn Minuten an, mich zu langweilen, wenn ich mich in der Gesellschaft eines anderen Autors als mir selbst befinde."

Sepia ist jedoch Spitzenreiterin im Feld derer, die gleichgültig gegen Zuneigung sind. Meist beruht ihre Apathie auf körperlicher Trägheit – einer Erschöpfung, die so ausgeprägt ist, daß selbst das Vortäuschen von Zuneigung zur Last wird.

Die Unnahbarkeit der *Sepia*-Frau bezüglich familiärer und romantischer Liebe („Gleichgültigkeit gegen die, die sie am meisten liebt": *Hering*) ist schon ausreichend in dem entsprechenden Kapitel besprochen worden. Hier genügt die Anmerkung, daß obwohl ihre sexuelle Gleichgültigkeit manchmal echt sein kann, ihre offensichtliche Apathie auch eine strategische Masche sein kann.

Sie ist nicht schwer von Begriff und weiß recht gut, daß scheinbare Zurückhaltung oder Distanz auf das andere Geschlecht sehr attraktiv wirkt. Viele Männer ziehen es in der Tat vor, wenn ihre Frauen kühl sind (vergleiche *Ring Lardners* halb komische Abhandlung dieses Themas in seiner Kurzgeschichte „Some Like 'Em Cold"). Wenn sie ihre Gleichgültigkeit nach dem Vorbild des *Lycopodium*-Mannes formt (dessen emotionales Ausweichen einer der Schlüssel für seine sexuelle Attraktivität ist), so tut sie dies nicht nur, um sich selbst zu schützen, sondern auch, um Macht über den anderen zu haben.

Eine kluge und attraktive Frau, die an Menstruationskrämpfen litt, die sie zu jeder Tätigkeit unfähig sein ließen, wurde als *Sepia*-bedürftig erkannt, als sie gestand: „Als ich warm und empfänglich war, waren Männer nicht an mir interessiert und schreckten gar zurück. Nun, wo ich Gleichgültigkeit vorgebe oder unachtsam – manchmal sogar arrogant – mit ihnen umgehe, erkennen sie mich an. Vielleicht werden sie durch das, was sie für Stärke halten, angezogen, oder vielleicht sehen sie meine Unzugänglichkeit als interessante Herausforderung an – wer weiß? Meine Zurückhaltung wird mir nun zur zweiten Natur, und ich empfinde echte Gleichgültigkeit den meisten Menschen gegenüber. Ich möchte zwar nicht verhärten, aber ich will auch meine Gleichgültigkeit nicht wieder aufgeben und verletzbar werden."

Dieses Dilemma, und die Menstruationskrämpfe, wurden zur Zufriedenheit der Patientin von *Sepia* 10 M gelöst.

Alles in allem lernt dieser Typ leichter als *Natrium muriaticum*, *Staphisagria*, *Ignatia* oder *Phosphor*, daß man sich in Beziehungen häufig emotional zurückhalten muß, um anderen die Gelegenheit zu geben, die Initiative zu übernehmen. Ein ständig gebender Mensch wird leicht als selbstverständlich betrachtet, während Abstand und Gleichgültigkeit Bewunderung und Respekt hervorrufen.

Diese Strategie ist natürlich bei kleinen Kindern nicht angemessen, aber *Sepia* kann, fälschlicherweise oder unbewußt, sogar „gleichgültig gegen die eigenen Kinder" (*Kent*) sein.

Manchmal beruht ihr scheinbarer Mangel an Zuneigung oder Gefühlen tatsächlich auf einer leidenschaftslosen Entscheidung. Einer Patientin, die unter schweren klimakterischen Hitzewallungen litt, und an einer Ehe, die am Auseinanderbrechen war, wurde das Mittel mit Erfolg auf teilweiser Basis ihrer eigenartig unberührten Reaktion auf die drohende Trennung verschrieben. „Natürlich fällt es mir schwer, zu sehen, wie meine fünfundzwanzigjährige Ehe auseinandergeht, da ich meinen Mann liebe, und dies völlig seine Entscheidung ist. Aber andererseits habe ich beobachtet, daß Frauen mehr durch Enttäuschungen in der Liebe wachsen, als durch irgendeine andere Erfahrung. Vielleicht ist dies der einzige Weg, sie aus ihrem psychologischen Stillstand in die neue Rolle zu werfen, die sie gegen Ende des 20. Jahrhunderts einzunehmen haben werden – der einzige Weg, sie zu zwingen, ihre Talente und Möglichkeiten zu entdecken und sich zu entscheiden, was sie zum Überleben dieses Planeten beitragen können. Weshalb (mit einem gleichgültigen Schulterzucken, das jedes Selbstmitleid zerstreute) sollte ich von dieser Möglichkeit zu wachsen ausgenommen sein?"

Die Gleichgültigkeit von *Natrium muriaticum* und *Staphisagria* ist fast immer eine Reaktion auf emotionale Verletzung. Da die Ausbeute an Schmerzen, die diese beiden Typen aus den Wunden ihrer Zuneigung gewinnen, bezüglich Reichhaltigkeit und Überfluß selbst ihre eigenen Erwartungen stets übertrifft, lernen sie, Maßnahmen zu treffen, um der nächsten reichen Ernte vorzubeugen. Der Ersatz des Leidens durch „süße Gleichgültigkeit", wie sich die romantischen Dichter des neunzehnten Jahrhunderts auszudrücken beliebten, ist daher eine tatsächliche Befreiung.

Die ruhige Oberfläche verbirgt jedoch heftige und tatkräftig aufrechterhaltene emotionale Aktivität.

Ein Fall, der die erstaunliche Fähigkeit von *Natrium muriaticum* illustriert, alten Groll unter dem Deckmantel eines Mangels an Interesse zu hegen, war ein vierzigjähriger Mann, der homöopathische Hilfe suchte, weil es ihm seelisch nicht gut ging. Die Befragung erbrachte, daß er seine Familie mit achtzehn Jahren verlassen und mehr als zwanzig Jahre fast keinen Kontakt zu ihr hatte. Der Anlaß war die erschütternde Entdeckung gewesen, daß seine Mutter, die in ihrer Ehe nicht glücklich war, Liebesaffären hatte. Mehrere Jahre, nachdem er dies herausgefunden hatte, war er aufgebracht darüber, dann aber war sie ihm völlig gleichgültig geworden, was fast zwei Jahrzehnte so geblieben war. Darunter schwelte aber noch ein ausgeprägter Groll. „Ich habe eine gewisse Gleichgültigkeit entwikkelt", gab er zu, „aber ehrlich gesagt ist mir immer noch danach, sie zu verprügeln."

Ein halbes Dutzend Gaben *Natrium muriaticum* 50 M, dazwischen gelegentlich *Staphisagria* 50 M, waren im darauffolgenden Jahr nötig, um diesen schwer gekränkten und unangebrachten Idealisten dazu zu bringen, seine moralische Rigidität aufzugeben und seine ungesunde Gleichgültigkeit zu riskieren. Erst nach dieser intensiven Behandlung war er wieder bereit, Gefühle bezüglich seiner Eltern zuzulassen – die ihrerseits ihren verlorenen Sohn liebevoll willkommen hießen.*

Gelegentlich geben *Natrium-muriaticum-* und *Staphisagria-*Eltern zu, Gleichgültigkeit vorzutäuschen, während sie sich in Wirklichkeit nach *emotionaler Verbundenheit ohne Bestrafung und Enttäuschung* sehnen. Hält

---

* Die Beziehungen von *Natrium muriaticum* zu seinen (oder ihren) Kindern sind jedoch häufig eine Ausnahme. Da er so viel an seinen Eltern gelitten hat, ist er häufig außergewöhnlich empfänglich für die Bedürfnisse seiner Kinder und hat eine gute Beziehung zu ihnen.

das Schicksal dieses Geschenk nicht für sie bereit, oder wenn sein Besitz nicht dazu angetan ist, ihr Verlangen nach Liebe zu befriedigen, kultivieren sie eine gleichgültige *Pose.*

In diesen *Natrium muriaticum-* oder *Staphisagria*-Beispielen, wie auch in anderen Fällen emotionaler Verletzung, muß sich der Patient ein Gefühl oft nur zugestehen, und der schmerzliche Prozeß des Aufarbeitens und Analysierens unbewußter Inhalte kann umgangen werden.

Mit ihrer wunderbaren Einfachheit und Fähigkeit, das Knäuel der stets geheimnisvoll bleibenden Beziehungen von Körper und Geist zu *durchschneiden* (eher als es zu entwirren), erinnert uns an die Märchen der *Brüder Grimm*, in denen einfache Lösungen Erfolg haben, wo gelehrte Erklärungen und komplizierte Pläne gescheitert sind. Die Prinzessin, die über ein höchst unglückliches Ereignis nicht weinen kann, wird dadurch geheilt, daß sie eine Zwiebel schält; der junge Mann, der trotz ausgeklügelter Versuche, ihm Angst einzujagen nicht zittern und schaudern kann, tut dies schließlich, als sein Bett mit kaltem Wasser aus dem Fluß (und den darin enthaltenen sich windenden Aalen) übergossen wird, und so weiter.

Dies ist die heilende Kraft des Simillimums.

Gesunde Gleichgültigkeit

Abschließend wollen wir noch einmal betonen, daß kein feinfühliger Therapeut einem Patienten die schwer erworbene schützende (wenn auch manchmal nur hauchdünne) Gleichgültigkeit wegnehmen wird. Um diese kostbare Erwerbung zu hegen, muß er sanft und behutsam vorgehen.

„Gesunde" Gleichgültigkeit ist eine Frage der Balance. Eine, die Apathie, Trägheit, Mangel an Interesse und Selbstverleugnung verbirgt, ist dagegen vitalen Gefühlen oder Liebesbeziehungen untergeordnet. Für einige überaus empfindliche und allzu verletzliche Menschen kann eine gewisse Gleichgültigkeit mehr als nur wünschenswert sein – sie ist eine Notwendigkeit. Sie stellt die Selbstachtung wieder her, indem sie stoischen Gleichmut und Zurückhaltung fördert, die von der prinzipiellen Weigerung herrühren, mehr Schmerzen zu erleiden, als die Situation unbedingt erfordert. Außerdem fungiert sie als ausgleichendes Zwischenstadium während der Verarbeitung von seelischem Schmerz.

Gleichgültigkeit kann, von daher gesehen, als gesundes Übergangsstadium von Schmerz und Verzweiflung zu der ruhigen Akzeptanz betrachtet werden, die Heilung bedeutet.

Tab. 2: HÄUFIGKEIT DER ARZNEIMITTEL BEI GLEICHGÜLTIGKEIT

<table>
<tr><th colspan="2">echt</th><th></th></tr>
<tr><th></th><th colspan="2">verdeckend</th></tr>
<tr><td></td><td>ACIDUM PHOSPHORICUM</td><td></td></tr>
<tr><td>CARBO VEGETABILIS</td><td>SEPIA</td><td>NATRIUM MURIATICUM</td></tr>
<tr><td>Gelsemium</td><td>Phosphor
Sulfur</td><td>Staphisagria</td></tr>
<tr><td>Psorinum</td><td>Calcium carbonicum
Lycopodium</td><td>Ignatia</td></tr>
<tr><td>Opium</td><td>Pulsatilla</td><td>Arsenicum album</td></tr>
</table>

Bibliographie

Allen, Henry C.: Keynotes of Leading Remedies. Roy Publishing House. Calcutta, 1964 (Nachdruck); dt.: Leitsymptome wichtiger Arzneimittel der homöopathischen Materia Medica. Übersetzt u. hrsg. von *Manfred Frhrr. v. Ungern-Sternberg.* Burgdorf-Verlag, Göttingen, 2. Aufl., 1987.

–: Materia Medica of the Nosodes. Boericke and Tafel, Philadelphia, 1910; dt.: Nosoden. Barthel & Barthel, Berg, 1986.

Allen, Thimothy F.: Encyclopedia of Pure Materia Medica. 11 Bände. Boericke and Tafel, New York, 1874-1879.

Blackie, Margery G.: Classical Homoeopathy. Beaconsfield Publishing Ltd., Buckinghamshire, 1986.

–: The Patient, Not the Cure. McDonald and Jane's, London, 1976.

Boenninghausen, C.M.F.: Characteristics and Repertory. Übersetzt, zusammengestellt und ergänzt von *C.M. Boger,* M.D. Parkersburg, West Virginia, 1905.

Boericke, William: Materia Medica with Repertory. Boericke and Tafel, Philadelphia, 1976 (Nachdruck); dt.: Homöopathische Mittel und ihre Wirkungen. Übersetzt u. hrsg. von *Margarethe Harms.* Verlag Grundlagen und Praxis, Leer, 3. verb. Aufl., 1986.

Boger, C.M.: A Synoptic Key of the Materia Medica. B. Jain, New Delhi, 1972 (Nachdruck).

Borland, Douglas M.: Children's Types. The British Homoeopathic Association, London, o.J. (Nachdruck); dt.: Kindertypen. Arkana-Verlag, Heidelberg, 1986.

–: Homoeopathy in Practice. Beaconsfield Publishers Ltd., Buckinghamshire, 1982.

Clarke, John Henry: A Dictionary of Practical Materia Medica. 3 Bände. The Homoeopathic Publishing Company, London, 1925.

Cooper, Dorothy J.: "The Nosode Carcinosin." The British Homoeopathic Journal, Bd. 71, 4, Oktober 1982.

Coulter, Catherine R.: Portraits of Homoeopathic Medicines – Psychophysical Analyses of Selected Constitutional Types. Bd. 1. Wehawken Book Company, Washington, D.C., 1986; dt.: Portraits homöopathischer Arzneimittel – Zur Psychosomatik ausgewählter Konstitutionstypen. Bd. 1. Karl F. Haug Verlag, 2. Aufl., Heidelberg, 1989.

Coulter, Harris L.: Divided Legacy – A History of the Schism in Medical Thought. 3 Bände. Wehawken Book Company, Washington, D.C., 1973, 1975, 1977.

–: Aids and Syphilis – The Hidden Link. Jain Publishing Company, New Delhi, 2. Auflage 1990.

Coulter, Harris L. und *Fisher, Barbara Loe:* DPT – A Shot in the Dark. Harcourt Brace Jovanovich, New York, 1985.

Farrington, E.A.: A Clinical Materia Medica. Boericke and Tafel, Philadelphia, 1897 (Nachdruck).

Foubister, Donald M.: "The Carcinosin Drug Picture." The British Homoeopathic Journal, Bd. 47, 3, Juli 1958.

Gutman, William: Homoeopathy – The Fundamentals of its Philosophy, the Essence of its Remedies. The Homoeopathic Medical Publishers, Bombay, 1978 (Nachdruck); dt.: Grundlage der Homöopathie und das Wesen der Arznei. Karl F. Haug Verlag, Heidelberg, 2. erw. Aufl. 1987.

Hahnemann, Samuel: Die Chronischen Krankheiten – ihre eigenthümliche Natur und homöopathische Heilung. 5 Bände. Faksimile-Nachdruck, Karl F. Haug Verlag, Heidelberg, 1979.

–: Reine Arzneimittellehre. 6 Bände. Faksimile-Nachdruck. Karl F. Haug Verlag, Heidelberg, 1979.

–: Organon der Heilkunst. 6. Auflage, Faksimile-Nachdruck. Hippokrates Verlag, Stuttgart, 1982.

Hering, Constantin: The Guiding Symptoms of Our Materia Medica. 10 Bände. American Homoeopathic Publishing Co., Philadelphia, 1879-1891.

Kent, James Tyler: Lectures on Homoeopathic Materia Medica. Jain Publishing Company, New Delhi, 1972 (Nachdruck); dt.: Kents Arzneimittelbilder – Vorlesungen zur homöopathischen Materia medica. Karl F. Haug Verlag, Heidelberg, 6. Aufl., 1987.

–: Lectures on Homoeopathic Philosophy. North Atlantic Books, Berkeley, California, o.J.; dt.: Zur Theorie der Homöopathie. Verlag Grundlagen und Praxis, Leer, 3. Aufl., 1985.

–: Final General Repertory of the Homoeopathic Materia Medica. Revidiert, korrigiert, ergänzt u. hrsg. von *Pierre Schmidt* und *Diwan Harish Chand.* National Homoeopathic Pharmacy, New Delhi, 1982.

Kents Repertorium der homöopathischen Arzneimittel. 3 Bände. Übersetzt u. hrsg. von *Georg v. Keller* und *Künzli v. Fimmelsberg.* Karl F. Haug Verlag, Heidelberg, 10. Aufl., 1984.

Miller, Gibson: Homoeopathy in Accidents and Ailments. The British Homoeopathic Association, London, o.J.
Moskowitz, Richard: "The Case Against Immunizations." Journal of the American Institute of Homoeopathy, 1983.
Nash, E.B.: Leaders in Homoeopathic Therapeutics. Boericke and Tafel, Philadelphia, 1913; dt.: Leitsymptome in der Homöopathischen Therapie. Karl F. Haug Verlag, Heidelberg, 14. Aufl., 1986.
Ortega, Proceso Sanchez: Notes on the Miasms. National Homoeopathic Pharmacy, New Delhi, 1980; dt.: Anmerkungen zu den Miasmen. Karl F. Haug Verlag, Heidelberg, 3. Aufl., 1987.
Roberts, Herbert A.: The Principles and Art of Cure by Homoeopathy. Homoeopathic Publishing Co., London, o.J.
Shepherd, Dorothy: A Physicians's Posy. Health Science Press, Essex, 1981.
Tyler, Margaret L.: Homoeopathic Drug Pictures. Health Science Press, Sussex, 1970; dt.: Arzneimittelbilder. Burgdorf-Verlag, Göttingen, 1987.
Wheeler, Charles A.: An Introduction to the Principles and Practice of Homoeopathy. C.W. Daniel Co., Ltd., Essex, 1948.
Whitmont, Edward C.: Psyche and Substance – Essays on Homoeopathy in the Light of Jungian Psychology. North Atlantic Books, Berkeley, California, 1980; dt.: Psyche und Substanz, Essays zur Homöopathie im Lichte der Psychologie C.G. Jungs. Burgdorf-Verlag, Göttingen, 1988.

Arzneimittel, die im Text erwähnt werden, und ihre gebräuchlichen Namen

Acidum nitricum	Salpetersäure
Acidum picricum	Pikrinsäure
Aconitum napellus	Blauer Eisenhut
Argentum nitricum	Silbernitrat
Arnica montana	Bergwohlverleih
Arsenicum album	Weißes Arsenoxid, As_2O_3
Aurum metallicum	Metallisches Gold
Bacillinum	Tuberkulose-Erreger aus einer menschlichen Lunge
Barium carbonicum	Bariumcarbonat
Belladonna	Tollkirsche
Bellis perennis	Gänseblümchen
Berberis vulgaris	Gemeine Berberitze, Sauerdorn
Bryonia alba	Weiße Zaunrübe
Calcium carbonicum	Calciumcarbonat aus Austernschalen
Calcium phosphoricum	Calciumphosphat
Cantharis	Spanische Fliege (Käfer)
Carbo vegetabilis	Holzkohle
Carcinosinum	Nosode aus Brustkrebsgewebe
Causticum Hahnemanni	Ätzstoff *Hahnemanns* aus frisch gebranntem Kalk und Kaliumhydrogensulfat
Chamomilla	Kamille
China	Chinarinde, enthält Chinin
Cistus canadensis	Ziströschen
Cocculus	Indische Kockelskörner
DPT	Potenzierter DPT-Impfstoff (Diphtherie, Pertussis, Tetanus)
Ferrum phosphoricum	Eisenphosphat
Gelsemium sempervirens	Gelber Jasmin
Hepar sulfuris calcareum	Kalkschwefelleber, aus gleichen Gewichtsteilen des weißen Inneren von Austernschalen und Schwefelblume, im geschlossenen Tiegel zur Weißglut erhitzt; Sonderverarbeitung nach *Hahnemann*.

Hyoscyamus niger	Bilsenkraut
Hypericum perforatum	Getüpfeltes Johanniskraut
Ignatia amara	Ignatiusbohne
Juniperus sabina	Siehe *Sabina*
Kalium bichromicum	Kaliumbichromat, $K_2Cr_2O_7$
Kalium jodatum	Kaliumjodid
Kalium phosphoricum	Kaliumphosphat
Lac caninum	Hundemilch
Lachesis trigonocephalus	Gift der Buschmeisterschlange
Ledum palustre	Sumpfporst
Luesinum	Siehe *Syphilinum*
Lycopodium	Getrocknete Sporen des Bärlapp
Medorrhinum	Nosode aus Gonokokkeneiter
Mercurius vivus	Quecksilber
Myristica sebifera	Ucubabaum, Brasilien
Natrium muriaticum	Natriumchlorid, Tafelsalz
Natrium sulfuricum	Natriumsulfat, Glaubersalz
Nitricum acidum	Siehe *Acidum nitricum*
Nux vomica	Brechnuß, Krähenauge
Opium	Getrockneter Milchsaft aus Schlafmohnkapseln
Pertussinum	Keuchhustennosode
Phosphor	Elementarer Phosphor
Picricum acidum	Siehe *Acidum picricum*
Psorinum	Nosode aus Krätzebläschen
Pulsatilla pratensis	Küchenschelle
Ranunculus bulbosus	Knollenhahnenfuß
Rhus toxicodendron	Giftsumach
Sabina	Sadebaum
Sanguinaria canadensis	Kanadische Blutwurzel
Sepia	Inhalt des Tintenbeutels des Tintenfischs
Silicea	Reiner Feuerstein, Siliciumdioxid, SiO_2
Staphisagria	Stephanskörner, Samen von Stephanskraut
Sulfur	Elementarer Schwefel
Syphilinum	Syphilisnosode
Thuja occidentalis	Arbor vitae, Lebensbaum
Tuberkulinum	Nosode aus Tuberkuloseerregern
Veratrum album	Weiße Nießwurz

Sachregister

K

L

M